中共佛山市委宣传部
佛山市社会科学界联合会　主编

佛山市人文和社科研究丛书
FOSHANSHI RENWEN HE SHEKE YANJIU CONGSHU

佛山养生文化探源

FOSHAN YANGSHENG WENHUA TANYUAN

刘继洪 主编

南方日报出版社
NANFANG DAILY PRESS
中国·广州

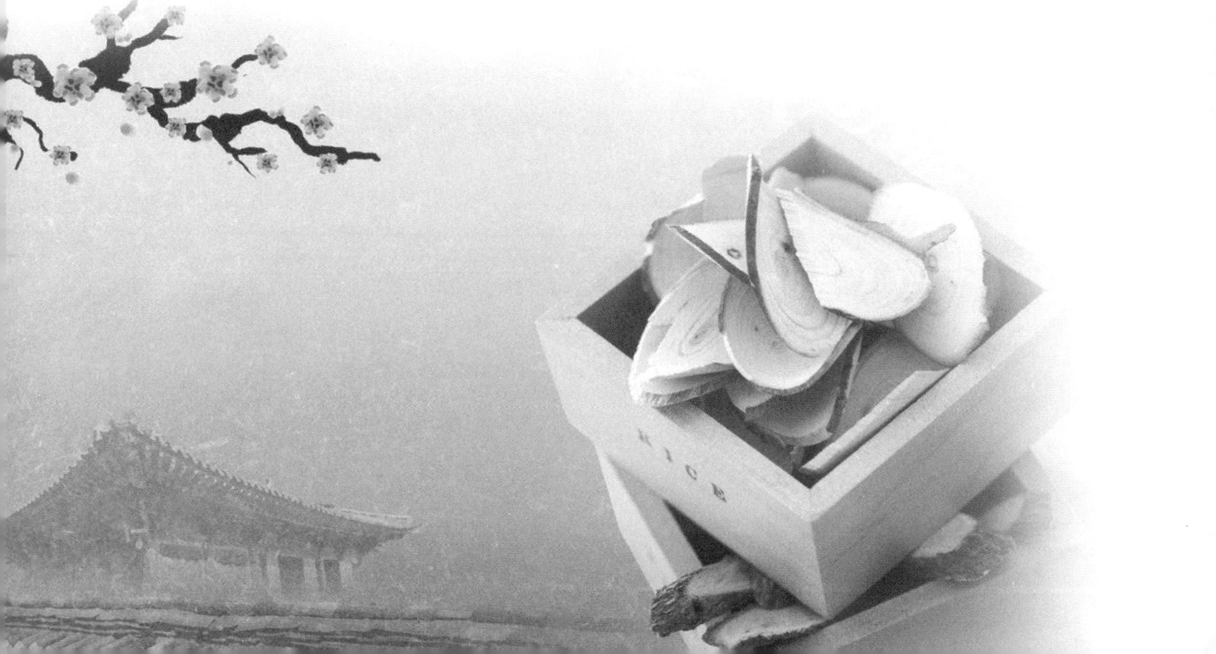

图书在版编目（CIP）数据

佛山养生文化探源 / 刘继洪主编. — 广州 : 南方日报出版社，2017.6
（佛山市人文和社科研究丛书）
ISBN 978-7-5491-1591-4

Ⅰ. ①佛… Ⅱ. ①刘… Ⅲ. ①养生(中医)—文化—研究—佛山 Ⅳ. ①R212

中国版本图书馆 CIP 数据核字(2017)第 051698 号

FOSHAN YANGSHENG WENHUA TANYUAN
佛山养生文化探源

主　　编：刘继洪
出版发行：南方日报出版社
地　　址：广州市广州大道中 289 号
出 版 人：周洪威
出版统筹：周山丹
责任编辑：李佳航
装帧设计：阿　里
责任技编：王　兰
责任校对：阮昌汉
经　　销：全国新华书店
印　　刷：广东信源彩色印务有限公司
开　　本：787mm×1092mm　1/16
印　　张：23.75　插页：1.5
字　　数：350 千字
版　　次：2017 年 6 月第 1 版
印　　次：2017 年 12 月第 2 次印刷
定　　价：56.00 元

投稿热线：(020) 87373998-8503　读者热线：(020) 87373998-8502

网址：http://www.nanfangdaily.com.cn/press　http://www.southcn.com/ebook

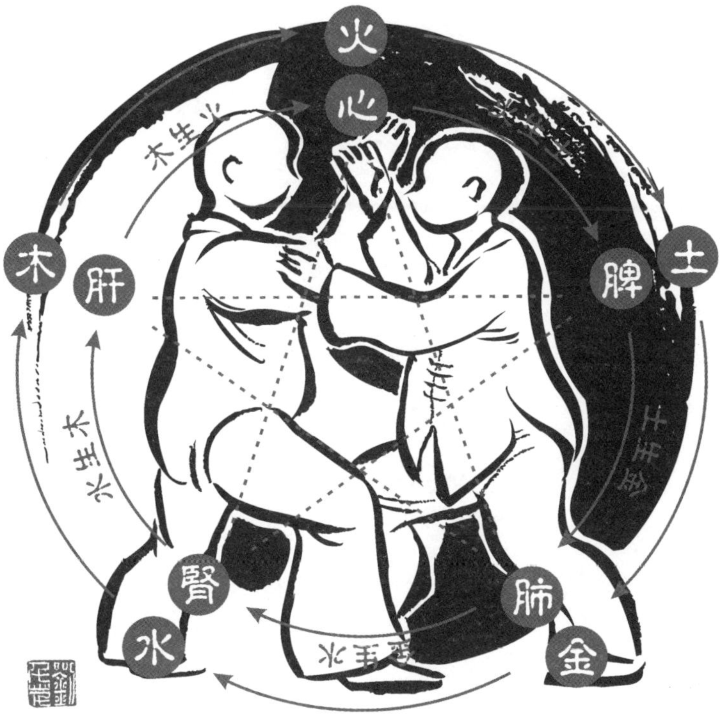

“道生一，一生二，二生三，三生万物。万物负阴而抱阳，冲气以为和……”治病养生求其本，本于阴阳五行之和。此《太极推手阴阳五行图》（刘千芊作）为2015年5月佛山市中西医结合学会治未病专业委员会成立大会的主题会标，它展现了中国养生文化与佛山特色文化的融和关系。“道可道，非常道”，寻根探源智慧生。今以此图作为引子，以阐释写作本书及“上工治未病”的目的和意义。

——刘继洪

“佛山市人文和社科研究丛书”
出版前言

文化是一座城市的品格和基因，佛山是座历史传统悠久、人文气息浓郁、文化积累深厚的城市。近年来，佛山经济社会发展日新月异，岭南文化名城建设如火如荼，市、区有关部门及镇街从各自工作职能或地方发展特点出发，陆续编辑出版了一些人文社科方面的书籍及资料。但从全市层面看，尚无一套完整反映佛山历史文化和人文社科方面的研究丛书，实为佛山社会文化传承的一大憾事。为弥补这不足之处，中共佛山市委宣传部、佛山市社会科学界联合会决定联合全市社会科学研究力量，深入挖掘佛山历史文化资源，梳理佛山哲学社会科学研究成果，编辑出版“佛山市人文和社科研究丛书”，并力争将其打造成为佛山市的人文社科研究品牌和城市文化名片。

本套丛书的策划和编辑，主要基于以下几个方面的考虑：一是体现综合性。丛书从全市层面开展综合性研究，既彰显佛山社会经济文化综合实力，也充分展现佛山人文社科研究水平，避免了只研究单一领域或个别现象，难以形成影响力的缺憾。二是注重广泛性。丛书对佛山历史文化、名人古迹、民俗风情、非物质文化遗产和经济、政治、社会、生态等各个方面都给予关注，而佛山经济社会发展亮点、历史文化闪光点和研究空白领域更是丛书首选。三是突出本土性。丛书选题紧贴佛山实际，具有鲜明的地方特色，作者主要来自佛山本地，也适当吸收外部力量，以锻炼培养一批优秀的人文社科研究人才。四是侧重研究性。丛书严格遵守学术规范，注重学术研究的广度、深度和高度。注重理论的概括、提炼和升华，在题材、风格、构思、观点等方面多有独到之处，具备权威性、整体性、系统性和新颖性，是值得收藏或研究的好书籍。五是兼顾通俗性。丛书要求语言通俗易懂，行文简洁明了，图文并茂，条理清晰，易于传播，既可做阅读品鉴之用，也是开展对外宣传和交流的好读物。六是坚持优质性。丛书综合考虑研究进度和经费安排，本着宁缺毋滥的原则，采取成熟一本、出版一本的做法，“慢工出细活”，保证研究出版的质量。七是力求系统性。

每年从若干选题中精选一批进行资助出版，积沙成塔，形成规模，届时可再按历史文化、哲学社会科学、佛山典籍整理等形成系列，使丛书系列化、规模化、品牌化。八是讲究方便性。每本书，既是整套丛书的一部分，编排体例、形式风格保持一致，又独立成书，自成一体，各有风采，避免卷帙浩繁，方便携带和交流。

自2012年底正式启动丛书编辑工作以来，包括这一辑在内，共已编撰出版四辑。每一辑书籍的编撰，编委会都要多次召开专门会议，讨论确定研究主题、编辑原则、体例标准、出版发行等事宜。经过选题报告、修改完善、专家审定、编辑校对等环节，形成每一辑的“佛山市人文和社科研究丛书”。此次第四辑“佛山市人文和社科研究丛书”包括《佛山企业家文化研究》《佛山家风家教研究》《佛山木版年画研究》《佛山养生文化探源》《佛山历史村落》等五本著作。今后，编委会将继续从全市各单位、各院校及社会各界广泛征集项目进行论证遴选和资助出版，力争通过数年的持续努力，形成一整套覆盖佛山人文社科方方面面的研究丛书，使之成为建设佛山岭南文化名城、增强地方文化软实力的一项标志性工程。

本套丛书的编辑得到了佛山科学技术学院、华南师范大学、广东东软学院、顺德职业技术学院、佛山市中医院等单位和全市广大人文社科工作者的大力支持，中国社会科学院首批学部委员、著名学者杨义教授欣然为丛书作总序，南方日报出版社为丛书的出版做了大量艰苦细致的工作，在此一并表示衷心的感谢，并对所有关心和支持丛书编撰工作的社会各界人士致以深深的敬意！

佛山市人文和社科研究丛书编委会

2017年2月

都来了解佛山的城市自我
——“佛山市人文和社科研究丛书”总序

杨　义
（中国社会科学院首批学部委员）

大凡有文化底蕴的地方，都有它的身份、品格和精神，有它的人物、掌故和地方风物，从而在祖国文化精神总谱系中留下它独特的文化DNA。佛山作为一座朝气蓬勃而又谦逊踏实的岭南名城，自然也有它的身份、品格、精神，有它的人物、掌故、风物和文化DNA。对于佛山人而言，了解这些，就是了解他们的城市自我；对于外来人而言，了解这些，就是接触这个城市的“地气”。

佛山有“肇迹于晋，得名于唐”的说法。汉武帝派遣张骞通西域之后，中国始通罽宾，即今之克什米尔。罽宾属于或近于佛教发祥之地，在东汉魏晋以后的数百年间，多有高僧到中原传播佛教和译经。唐玄奘西行求法，就是从罽宾进入天竺的。据清代《佛山志》，东晋时期，有罽宾国僧人航海东来传教，在广州西面的西江、北江交汇的“河之洲”季华乡结寮讲经，宣传佛教，洲岛上居民因号其地为“经堂”。东晋安帝隆安二年（398年），初来僧人弟子三藏法师达昆耶舍尊者，来岛再续传法的香火，在经堂旧址上建立了塔坡寺。因而佛山经堂有对联云：“自东晋卓锡季华，大启丛林，阅年最久；念西土传经上国，重兴法宇，历劫不磨。”其后故寺废弛。到了唐太宗贞观二年（628年），居民在塔坡岗下辟地建屋，掘得铜佛三尊和圆顶石碑一块，碑上有“塔坡佛寺”四字，下有联语云：“胜地骤开，一千年前，青山是我佛；莲花极顶，五百载后，说法起何人。”乡人认为这里是佛家之山，立石膀纪念，唐贞观二年镌刻的“佛山”石膀至今犹存。佛山的由来，因珠江冲击成沙洲，为佛僧栽下慧根，终于立下了人杰地灵的根脉。

明清以降的地方志，逐步发展成为记录地方历史风貌的百科全书。地方志一类文献，成为了解地方情势，启示就地方而思考“我是谁”的文化记忆遗产。毛泽东喜欢读地方志书，在战争年代，每打下一座县城，就找县志来读。1929 年红军打下兴国县城，获取清代续修的《瑞金县志》，他如获至宝，挑灯夜读。新中国成立后，毛泽东到各地视察、开会，总要借阅当地志书。1958 年在成都会议之前，就率先借阅《四川通志》《蜀本纪》《华阳国志》，后又要来《都江堰水利述要》《灌县志》，并在书上批、画、圈、点。他在这次成都会议上，提倡在全国编修地方志。1959 年，毛泽东上庐山，就借阅民国时期吴宗慈修的《庐山志》及《庐山续志稿》。可见编纂地方人文社会科学文献，是使人明白“我从何而来”“我的文化基因若何”，保留历史记忆，增加文化底蕴的重要工程。

从历史记忆可知，佛山之得名，是中外文化交流的一个靓丽的典型。它栽下的慧根，就是以自己的地理因缘和人文胸怀，得经济文化的开放风气之先。因为佛教东传，不只是一个宗教事件，同时也是开拓文化胸襟的历史事件。随同佛教而来的，是优秀的印度、波斯、中亚和希腊文化，它牵动了海上丝绸之路。诸如雕塑、绘画、音乐、美术、珍宝、工艺、科技、思想、话语、逻辑、风习，各种新奇高明的思想文化形式，都借助着航船渡过瀚海，涌入佛山。佛山的眼界、知性、文藻、胸襟为之一变，文化地位得到提升。

但是佛山胸襟的创造，既是开放的，又是立足本土的。佛山的城市地标上“无山也无佛”，山的精神和佛的慧根，已经化身千千万万，融入这里的河水及沃土。佛山的标志是供奉道教的北方玄天大帝（真武）的神庙，而非佛寺，这是发人深省的。清初番禺人屈大均的《广东新语》卷六说：“吾粤多真武宫，以南海佛山镇之祠为大，称曰祖庙。”那么为何本土道教的祖庙成了佛山的标志呢？就因为佛山为珠江水流环抱，水是它的生命线，如屈大均接着说的：“南溟之水生于北极，北极为源而南溟为委，祀赤帝者以其治水之委，祀黑帝者以其司水之源也。”于是，从北宋元丰年间（1078—1085 年）起，佛山就建祖庙，宋元以后各宗祠公众议事于此，成为联结各姓的纽带，遂称“祖庙”。祖庙附有孔庙、碑廊、园林，红墙绿瓦，亭廊嵯峨，雕梁画栋，绿荫葱茏，历数百年而逐渐成为一座规模宏大、制作精美、布局严谨，具有浓厚岭南地方特色的庙宇建筑群。

这种脚踏实地的开放胸襟，催生和推动了佛山的社会经济开发的脚步。晋唐时期的佛山，还只是依江临海的沙洲，陆地尚未成片。到了宋代，随着中原移民的大量涌入和海外贸易的兴起，以及珠江三角洲的进一步开发，佛山得到了进一步的发展，于是有“乡之成聚，肇于汴宋”的说法。佛山临近省城，可以分润省城的人才、文化、交通、商贸需求的便利；但它又不是省城，可以相当程度地摆脱官府权势压力和体制性条条框框的约束，有利于民间资本、技艺、实业和贸易方式的发育。珠江三角洲千里沃野，需要大量铁制的农具，因而带动了佛山的冶铁铸造业。屈大均《广东新语》卷十五说："铁莫良于广铁，……诸炉之铁冶既成，皆输佛山之埠，佛山俗善鼓铸，……诸所铸器，率以佛山为良，陶则以石湾。"生产工具的改进和省会、海外需求的刺激，又进一步带动了以桑基鱼塘为依托的缫丝纺织业。

起源于南粤先民的制陶业，也在中原制陶技术的影响下，迅速发展起来了。南宋至元，中原移民把定、汝、官、哥、钧诸名窑的技艺带到佛山石湾，与石湾原有的制陶技艺相融合，在吸取名窑造型、釉色、装饰纹样的基础上，使"石湾集宋代各名窑之大成"。石湾的土、珠江的水，在佛山人手里仿佛具有了灵性，它们在南风古灶里交融裂变、天人合一，幻化出五彩斑斓的石湾陶。清人李调元《南越笔记》卷六记载："南海县之石湾善陶。凡广州陶器，皆出石湾，尤精缸瓦。其为金鱼大缸者，两两相合。出火则俯者为阳，仰者为阴。阴所盛则水浊，阳所盛则水清。试之尽然。谚曰：'石湾缸瓦，胜于天下。'"李调元是清乾嘉年间的四川人，晚年著述自娱，这也取材于《广东新语》。水下考古曾在西沙沉没的古代商船中发现许多宋代石湾陶瓷。在东至日本朝鲜、西至西亚的亚曼和东非的坦桑尼亚等地，也有不少石湾陶瓷出土。自明代起，石湾的艺术陶塑、园林建筑陶瓷、手工业用陶器不断输出国外，尤其是园林建筑陶瓷，极受东南亚人民的欢迎。东南亚各国如泰国、越南、新加坡、马来西亚、印度尼西亚等地的出土文物中，石湾陶瓷屡见不鲜。至今在东南亚各地以及香港、澳门、台湾地区的庙宇寺院屋檐瓦脊上，完整保留的石湾制造的瓦脊就有近百条之多，建筑饰品更是难以计其数。石湾陶凭借佛山通江达海的交通条件和活跃的海外贸易，走出了国门，创造了"石湾瓦，甲天下"的辉煌。石湾陶瓷史，堪称一部浓缩的佛山文化发展史，也是一部精华版的岭南文化发展史：南粤文化是其底色，中原文化是其彩釉，而外来文化有如海风拂拂，引起了令人惊艳的"窑变"。

佛山真正名扬四海，还因其在明清时期演绎的工商兴市的传奇。明清时期的佛山，城市空间不断拓展，商业空前繁荣，由三墟六市一跃变为二十七铺。佛山的纺织、铸造、陶瓷三大支柱产业，都进入了繁荣昌盛的发展阶段。名商巨贾、名工巧匠、文人士子、贩夫走卒，五方辐辏，汇聚佛山。或借助产业与资本的运作，富甲一方，造福乡梓；或潜心学艺，精益求精，创业自强。于是，佛山有了发迹南洋的粤商，有了十八省行商会馆，有了古洛学社和佛山书院，有了诸如铸铁中心、南国丝都、南国陶都、广东银行、工艺美术之乡、民间艺术之乡、中成药之乡、粤剧之乡、武术之乡、美食之乡等让人艳羡的美名，有了陈太吉的酒、源吉林的茶、琼花会馆的戏……百业竞秀，名品荟萃，可见街市之繁华。乡人自豪地宣称："佛山一埠，为天下重镇，工艺之目，咸萃于此。"外地游客也盛赞："商贾丛集，阛阓殷厚，冲天招牌，较京师尤大，万家灯火，百货充盈，省垣不及也。"清道光十年（1830 年）佛山人口据说已近 60 万，成为"广南一大都会"，与汉口、景德镇、朱仙镇并称"天下四大名镇"，甚至与苏州、汉口、北京共享"天下四大聚"之美誉，即清人刘献廷《广阳杂记》卷四所云："天下有四聚，北则京师，南则佛山，东则苏州，西则汉口。"佛山既非政治中心，亦非军事重镇，它的崛起打破了"郡县城市"的旧模式，开启了中国传统工商城市发展的新途径。它以"工商成市"的模式，丰富了中国城市学的内涵。

近现代的佛山，曾经遭遇过交通路线改变、地理优势丧失、经济环境变化的困扰。但是，佛山没有步同列"四大名镇"的朱仙镇一蹶不振的后尘，而是在艰难中励志探索，始终没有松懈发展的原动力，在日渐深化的程度上实行现代转型。改革开放以来，佛山又演绎了经济学家津津乐道的"顺德模式"和"南海模式"。前者是一种以集体经济为主、骨干企业为主、工业为主的经济发展方式。借助这种模式，顺德于 20 世纪 80 年代完成了从农业社会到初始化工业社会的过渡，完善了有利于科学发展的体制机制，诞生了顺德家电的"四大花旦"——美的、科龙、华宝、万家乐。后者是以草根经济为基础，按照"三大产业齐发展，五个层次一起上"的方针，调动县、镇、村、组、户各方面的积极性和社会资源，形成中小企业满天星斗的局面。上述两种模式衍生了佛山集群发展的制造业基地、各显神通的专业市场、驰名中外的佛山品牌、享誉全国的民营经济。

佛山在自晋至唐的得名过程中埋下了文化精神的基因，又在现代产业经济发展中，培育和彰显了一种敢为人先、崇文务实和通济和谐的佛山精神。这种文化基因和文化精神，使佛山人得近代风气之先，走出了一批影响卓著的名人：从民族资本家陈启源到公车上书的康有为，从"近代科学先驱"邹伯奇到"铁路之父"詹天佑，从"岭南诗宗"孙蕡到"我佛山人"吴趼人，从睁眼看世界的梁廷枏到出使西国的张荫桓，从岭南雄狮黄飞鸿到好莱坞功夫巨星李小龙。在现代工商发展方式上也多有创造，从工商巨镇到家电之都，从"三来一补"到经济体制改革，从专业镇建设到大部制改革，从简镇强权到创新型城市建设，百年佛山人在政治、经济、文化领域引领风骚，演绎了一个个岭南传奇。佛山适时地开发了中国最具经济实力和发展活力之一的珠江三角洲腹地，位于亚太经济发展活跃的东亚及东南亚的交会处的地理位置优势，由古代"四大名镇"之一转型为中国的改革先锋。

佛山人生生不息、与时俱进的创造力，蕴含着深厚的文化血脉和丰富的文化启示，值得进行系统的梳理和深层次的阐释。当代的佛山人，在默默发家致富、务实兴市的同时，应该自觉地了解生于斯、长于斯的这个城市的“自我”，总结这个城市发展的风风雨雨、潮起潮落的足迹，以佛山曾是文献之邦、人文渊薮的传统，来充实自己的人文情怀，提高“佛山之梦”的境界。佛山人也有梦，一百年前“我佛山人”吴趼人在《南方报》上连载过一部《新石头记》，写贾宝玉重入凡世乃是晚清社会，他不满于晚清的种种奇怪不平之事，后来偶然误入“文明境界”，目睹境内先进的科技、优良的制度，不胜唏嘘。他呼唤“真正能自由的国民，必要人人能有了自治的能力，能守社会上的规则，能明法律上的界线，才可以说自由”；而那种“野蛮的自由”，只是薛蟠要去的地方。这些佛山文化遗产，是佛山人应该重新唤回记忆，重新加以阐释的。

“我佛山人”是我研究小说史时所熟悉的。我曾到过佛山，与佛山人交流过读书的乐趣和体会，佛山的文化魅力和经济成就也让我感动。略有遗憾的是，当我想深入追踪佛山的历史身份、品位和文化DNA时，图书馆和书店里除了旅游手册之类，竟难以找到有丰厚文化底蕴的新读物。“崇文”的佛山，究竟隐藏在繁华都市的何方？“喧嚣”的佛山，可曾还有一方人文净土？我困惑着，也寻觅着。如今这套“佛山市人文和社科研究丛书”，当可满足我的精神饥渴。它涵盖了佛山的方方面面，政治、经济、文化、历史、人文、地理，城市、人物、事件，时空交错，经纬纵横，一如古镇佛山，繁华而不喧嚣，富有而不夸耀；也如当代佛山，美丽而不失内秀，从容而颇具大气。只要你开卷展读，定会感受到佛山气息，迎面而来：佛山味道，沁人心脾；佛山故事，让人陶醉；佛山人物，让人钦佩；佛山经验，引人深思；佛山传奇，催人奋进。当你游览祖庙圣域、南风古灶、梁园古宅之后，从容体味这些讲述佛山文化的书籍，自会感到精神充实，畅想佛山的过去、当下和未来。我有一个愿望，这套丛书不止于三四本，而应该是上十本、上百本，因为佛山的智慧和传奇，还在书写着新的篇章，佛山是一部读不完的大书。佛山，又名禅城。佛山于我们，是参不透的禅。这套丛书可以使我们驻足沉思，时有顿悟！

我喜欢谈论人文地理，近来尤其关注包括佛山在内的南中国地区的历史文化。但是对于佛山，充其量只是走马观花、浮光掠影，爱之有加，知之有限。聊作数言，权作观感。是为序。

2017年3月

序一

普及养生文化 提高生活质感

郑启谦

我与继洪是文友。他本职是佛山市中医院年轻的主任医师，但并不妨碍我们笔墨交往。当时佛山市中医院搞了个大型的周年庆专刊，我们一起策划、组稿；后来他们想搞李广海题材的文艺作品，我们也曾一起探讨过。

继洪曾带我赴顺德碧江考察中医药基地的建设。一路上，他谈笑风生，或抒发人生抱负，或趣议文坛逸事……但说得最多的话题是“治未病”与养生。原来，他已调到治未病中心，开展新的领域的诊治和科研工作。看着他那满怀壮志的笑脸，我从心底祝福他不断取得成果。

时隔多年，我听到了他的喜讯。一周前，他送来一本已四易其稿洋洋洒洒数十万言的《佛山养生文化探源》（以下简称为《养生》）的打印稿，嘱我在该书开篇前写几句话。我感到有点突然。我从没有为社科类读物作序，这有些班门弄斧啊！但我还是愉快地答应了。一是祝福继洪事业有成，二是先睹为快，望能借此增长我较为欠缺的养生文化知识。

我原以为这类史海寻珍、求证探源的文本，一般都费读难解。但当我粗翻了前言及开头几章，就改变了看法，我被它深深地吸引了。当继续粗看了后半部分，便豁然开朗，对养生文化有了基本的认识，并产生了兴趣。我的简单评价是：这是一部通俗易懂内容丰富的佛山养生文化史。通俗易懂很重要，是增强文章可读性的要素。该书何以能做到这一点，我试从下述两个方面谈些看法：一是《养生》一书结构严谨、概括力强，它写的是佛山养生文化，但能从大处着眼，主线明晰，从祖国新石器时代的养生文化到新中国成立后的养生文化，按历史时期分十个章节详尽阐述了祖国的养生文化发展的轨迹。与这条主线相互呼应的，则是养生文化系列包括精神宗教、顺应四时、环境变迁、运动养生、饮食文化、艺术娱乐及医药卫生八个方面的横线，内容细化，丰富多彩。主线横线，粗中有细，纲举目张，佛山养生文化之源一目了然。这种谋篇布局，使人读来顺畅自然，深感中华养生文化博大精深，佛山养生文化别开生面。二是《养生》一书深入浅出，可读性强。这正是该书技巧高明之处。一般来说，文化探源之类书籍，若只重在研究，会陷入本本的寻史论证上，而显得有些枯燥乏味。但《养生》的主创们扬长避短，大量巧用文学手段，把文字写得鲜活起来。除了主编刘继洪外，编委中好多位都是文学或艺术爱好者，文字书写得心应手。在《养生》中，他们大量引用带着传奇色彩的养生传说，精辟解读许多富于哲理的养生名言。读来让人获得许多新知，特别是不断插入的诸如庄子养生故事、释迦牟尼人生观之转变、秦始皇寻找不老药的偏狂、葛洪炼丹为民等生动例证，读来使人明白养生文化的发展。《养生》的问世，我以为意义是深远的。其一，它是佛山地区首本研究养生文化的专著，填补了佛山养生文化研究的空白。其二，它普及了养生文化知识，推动了佛山乃至全国养生活动的展开。以前，我与许多人一样，对养生认识肤浅，只晓得养生、养生，有生就有养，与生俱来，读了《养生》一书，才发现养生不是一个概念，而是一门大学问，自成体系，是祖国传统文化的一个重要组成部分，从简单到精致，养生伴随着历史的发展而演变。原来，宗教、运动、环境、文艺、体育……都与养生息息相关。我觉得这部通俗易懂的读物一经推广，将会受益者众。认识到身体调理和精神修炼这养生两大方面，做到合理施行，特别是调整好人与自然的和谐关系，及实施“治未病”的前瞻性养生，将会提高当代人的生活质感，此乃关乎国计民生的大事。因此，我郑重推荐《养生》，并祝福大家有一个健康美好的人生。

2016 年 11 月

（作者系中国作家协会会员，佛山市作家协会名誉主席、佛山市文联顾问）

序二

考证养生史实　弘扬佛山医药

余海波

在漫长的历史发展过程中，人类一直在为健康生存、延年益寿而努力，这种在长期的生活实践中创造出的有关养护身体和生命的物质、精神文化即养生文化。

佛山养生文化源远流长，据文史记载及史实考证，早在东晋时期，早期医学家葛洪因寻找长寿仙丹巡游佛山，在今南海丹灶炼丹，从而奠定了佛山养生文化的基石。后随着地方产业及经济的发展，佛山盛行中医药养生保健、武术健身、文化修身，这也是佛山成为武术之乡，岭南成药和粤剧发源地的原因。

如今的佛山人深谙养身之道，他们擅长饮食养生，在疾病的不同阶段都会加上一些中药煲汤进行补养；他们热爱健身运动，在节假日及休闲时间都会带上亲朋好友一起健身。如果你在佛山住上一段时间，你就会被佛山地域的养生文化所感染：如餐馆、家庭都会做针对地理气候的除湿、清热药膳；街上“凉茶多过米铺”，户户“药油”看门口。

本书主编刘继洪是我多年同事，他热爱传统文化、一直致力于中医药事业，平素文史涉猎甚广，深受佛山养生文化的熏陶，对养生文化的传播不仅做了大量的工作，也做了深入的研究，《佛山养生文化探源》就是其研究成果之一。刘继洪也是我学会治未病专业委员会主任委员，他影响并团结了全市从事治未病工作的医务人员及各届人士，开展了有声有色的治未病科研学术及社会公益活动。作为在佛山市中医院从事治未病工作的专职负责人，在繁忙的日常工作之余，利用点滴时间沉下心来寻根探源，带领编写团队深入调研、埋头苦干、不懈努力、十易其稿，确实难能可贵，三年的汗水结出丰硕的果实，在本书即将付印之际，特表示祝贺，希望他再接再厉再创佳绩！

该书以时间为纵轴，从精神宗教、顺应四时、环境变迁、饮食文化、运动养生、艺术娱乐、医药卫生、代表人物等层面对佛山养生文化的形成与发展进行了探究。该书内容丰富、图文并茂、通俗易懂，具有一定的科学性、知识性和可读性，有益于读者对佛山养生文化有一个相对全面而深入的了解，对提高读者的文化生活、养生水平具有一定的促进作用。

2017 年 5 月

（作者系佛山市中西医结合学会副秘书长，佛山市中医院骨伤科教授）

前言

《大学》有云：“物有本末，事有终始，知所先后，则近道矣。”佛山的养生文化源远流长，是岭南养生文化乃至中华养生文化的一颗明珠。佛山早在四五千年以前的新石器时代，就有百越先民居住繁衍。“肇迹于晋，得名于唐”，历史悠久，文化底蕴深厚，民风纯朴，名医辈出：古有葛洪炼丹南海丹灶仙湖，祖庙、西樵山等地儒释道文化交融，近代以岭南成药发祥地、武术养生家喻户晓，今有全国卫生城市、三水“长寿之乡”美誉，中西医技术位居全国一流水平。这里历代经济富庶，人民安居乐业。这里的人们有着较强的保健和追求长寿的意识，也有一定物质基础和经济条件来支撑他们实现自己的愿望……知所先后，寻根探源，不仅是对佛山养生文化的总结，亦对今人后辈养生保健有诸多教益。

养生，古人也称为摄生、道生、卫生、保生等，简言之，养生就是保养人的生命。中国养生文化，凝聚了中华民族前人的智慧和经验结晶，早在先秦时期的《道德经》《庄子》等典籍中就有专门论述，创建中医学理论体系的《黄帝内经》的问世，更是中医养生学史上的一块里程碑。中国先民至少在早于孔子的管仲时代就已经具有了明确的保养生命以达长寿的意识。在漫长的人类发展历史中，健康与长寿一直是人们向往和追求的美好愿望，融合了自然科学、人文科学和社会科学诸多的因素，它不单是人体本身的问题，也与人们所处的社会生活及其自然环境有着千丝万缕的联系。研究和探求养生文化，不能仅仅囿于人体生物模式之中，而必须结合社会、经济、政治、哲学，乃至艺术的诸多层面加以综合考察。中国养生文化是中华文化的重要组成部分，由于有着古代哲学和中医基本理论的底蕴，汇集了我国历代劳动人民防病健身的众多方法，糅合了儒、道、佛及诸子百家的思想精华。随着时代的发展，养生文化不断丰富和充实，堪称一棵充满勃勃生机和浓厚东方神秘色彩的智慧树。中华养生文化博大精深，包括环境养生、饮食养生、运动养生、调神养生、娱乐养生、药物养生、针灸按摩养生、房室养生等形式内容。

传统文化中的“养生”

养生在中国文化中占有重要地位，反映在文化发展的方方面面，例如，甲骨文、上古神话、宗教、哲学、政治、经济等。接下来，我们从这些方面一一举例，谈谈何为“养生”。

养，甲骨文写作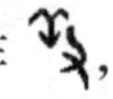，为（羊）加上（攴，手持鞭子），表示在山地驱赶羊群。所以，“养”的造字本义就是放牧羊群。《说文解字》里写到，“养，供养也。从食，羊声。”生，甲骨文写作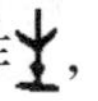，为草叶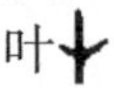（屮）下面加（表示地面的指事符号），表示新芽破土而出。《说文解字》里解释道：“生，进也。象艸木生出土上。凡生之属皆从生。”追根溯源，“养生”的含义则是：像牧养羊群一样，保养破土而出的生命。中国人自称炎黄子孙，我们视炎帝和黄帝为自己的祖先，“炎黄”分别指中国原始社会中两位不同部落的首领。上古传说中，炎帝与黄帝都被视为华夏民族的始祖。传说他们出自同一个部落。后来成为两个敌对部落的首领。炎帝姓姜，是炎帝族的首领。黄帝姓姬，号轩辕氏，是黄帝族的首领。他们自西方游牧进入中原，与以蚩尤为首领的九黎族发生了长期的部落间冲突。最后炎帝被迫逃到涿鹿（今河北省），得到黄帝族援助，攻杀蚩尤。但随后炎黄两族在阪泉（据说，阪泉在河北怀来县）发生了三次大冲突。黄帝族打败了炎帝族，由西北进入了中原地区。黄帝族与炎帝族，又与居住在东方的夷族、南方的黎族、苗族的一部分逐渐融合，形成了春秋时期的华族，汉以后称为汉族。在当时中原地区的民族和部落中，黄帝族的力量较强，文化也较高，因而黄帝族就成为中原文化的代表。炎黄二帝就成为汉族的始祖。也被人们称为中华民族的始祖。因而，人们往往称中华民族是炎黄子孙。后来传说中的几位上古帝王，一直到夏、商、周三代帝王，都被认为是黄帝的直系子孙，连所谓的蛮、夷也被纳入了这个系统。以后中国历朝的帝王也都声称他们是黄帝的后裔。几乎所有的姓氏都将自己的远祖追溯到炎帝、黄帝或他们的臣子。而接受了华夏文化的少数民族（如匈奴、鲜卑、契丹、女真等等）也声称自己是炎黄子孙。

实际上，炎帝和黄帝也是中医药的始祖。炎帝神农氏尝百草的神话故事流传久远，《史记·补三皇本纪》里说：“神农氏作腊祭，以赭鞭鞭草木，尝百草，始有医药。”而《淮南子》中也说：“神农氏尝百草之滋味，一日而遇七十毒。”所以，炎帝神农氏作为创造者的化身，不仅是农耕之祖，更被历代医家奉为医药之祖。黄帝轩辕氏是最早统一“中国”的部落联盟领袖，他不但是中华民族的创始人，也是最早向人们无私地传授医学知识的人，因此也被后人奉为医家之祖。我国现存最早、最系统的医学经典《内经》，就是托黄帝轩辕氏之名而称为《黄帝内经》的。它是以黄帝提问，精通医药的臣子回答的形式编写而成。相传岐伯是黄帝的首席大臣，精通医学理论，所以在《黄帝内经》中黄帝和岐伯的问答最多，后世也因此把医学称为“岐黄”。相传雷公也是黄帝的臣子，擅长医药，尤其是针技。此外，还有精药物的臣子桐君、精脉理的臣子鬼臾区、精外治法的俞跗以及少俞、伯高等，他们在《黄帝内经》中也都和黄帝有着精彩的医药问答。我国的先人早在远古时期就已经非常关注和重视人的生命健康，而炎帝和黄帝作为中华文明的始祖，则把医药学的概念和精髓引入了人们的头脑，并得以发扬光大，这也是他们被后人奉为中医药之祖，并备受尊崇的主要原因。

从印度传入中国的佛教里有一则耳熟能详的关于疾病、衰老和死亡的故事。相传，释迦牟尼出家之前贵为净饭王之子。有一次，他分别从东、西、南、北四座城门出城游览。在前三座城门外，他分别目睹了病痛的人，迟暮的人以及死去的人；而在第四座城门，他遇到了一位僧侣，由此他看穿了人世间的烦恼。最终，他在夜色的掩映下，骑着快马，越出宫墙，扬长而去；到达南方强大的摩揭陀国，苦苦修行直至在菩提树下顿悟成佛。这则佛经故事很美也很残酷。它的美定格在印度王子逃离王宫的那一越；他的残酷在于深刻地展示了生命的烦恼和痛苦。佛陀参悟了人从生到死的过程，因而放弃了衣食无忧的贵族生活，用苦行养护自己的生命，也用宗教给那些“没法越过宫墙”的人在世俗中生活的勇气，这又何尝不是对众生的养护呢？

中国哲学里也有一则耳熟能详的庄子养生的故事。“庖丁为文惠君解牛，手之所触，肩之所倚，足之所履，膝之所踦，砉然向然，奏刀騞然，莫不中音。合于《桑林》之舞，乃中《经首》之会。文惠君曰：‘嘻，善哉！技盖至此乎？’庖丁释刀对曰：‘臣之所好者，道也，进乎技矣。始臣之解牛之时，所见无非牛者。三年之后，未尝见全牛也。方今之时，臣以神遇而不以目视，官知止而神欲行。依乎天理，批大郤，导大窾，因其固然，技经肯綮之未尝，而况大軱乎！良庖岁更刀，割也；族庖月更刀，折也。今臣之刀十九年矣，所解数千牛矣，而刀刃若新发于硎。彼节者有间，而刀刃者无厚；以无厚入有间，恢恢乎其于游刃必有余地矣，是以十九年而刀刃若新发于硎。虽然，每至于族，吾见其难为，怵然为戒，视为止，行为迟。动刀甚微，謋然已解，如土委地。提刀而立，为之四顾，为之踌躇满志，善刀而藏之。’文惠君曰：‘善哉！吾闻庖丁之言，得养生焉。’”

庄子笔下的丁氏屠牛大师只是在梁惠王面前“吹捧”了自己的宰牛专业技能而已，怎能令梁惠王参透养生的道理呢？个中奥妙在何处呢？其实，我们经常把技艺达到炉火纯青的状态，称为“游刃有余”。这种“游刃有余”也应是一个人对待自己生命的状态，也就是养生所达到的境界。庖丁的宰牛技巧符合牛身体的结构，人的休养生息则要符合自然的规律。

哲学家、佛陀重视养生保健，而古代帝王们对长生不老的追求更达到痴迷甚至心醉神驰的境地。秦始皇听从方士徐福的言说，派遣三千童男童女去蓬莱、瀛洲、方丈三神山寻找长生不老的仙丹。《汉书·郊祀志》记载，汉武帝于建章宫中修建高达二十丈的承露盘，采集天地之甘露，再和以玉屑饮之。他相信，这来自于云端的灵水必定有着永生的功效。但无论是始皇，还是武帝，他们都没能超越死亡，永存只是一种幻想。看似荒谬的求仙问道行径实则反映了他们对生命长度的渴望。

近代社会中的“养生”

如果将历史的时间尺度拉长，从古至今，从中到西，这种对生命的渴望，其实从未停止。没有人不希望自己身体健康、长命百岁。但人们怎样看待自己的身体，用什么方法来追求养生却在不断变化。明末清初，西医传入中国。而到了清末民初，西医与中医产生强烈对抗，并逐渐在中国占据主流地位。建立在人体解剖学上的西医视中医的五行脏腑理论为封建迷信，将人的精神、情绪排除在医学之外。随着中医的没落，养生的概念也逐渐为人忽视。另一个概念则登上历史舞台：保健。养生、保健看似差别很小，但细细品味，其差异还是很大的。一提起养生，我们会想起五禽戏、太极拳、运动饮食。而一提起保健，我们会想到脑白金，21 金维他，等等。所以，养生，养护的是生命，不仅包括药物对人肉体的治疗，也包含对人精神的修炼、净化、调整与升华。保健，不仅保护人的身体健康，更关注对人精神层面的关怀康复。

现代社会里，什么样的人群会重视养生呢？往往都是老年人。年轻人、中年人更注重事业发展和赚钱。这看似合乎常识的答案背后，实则隐藏着一个悖论：年轻时候用健康换金钱；步入中老年以后，用金钱换健康。从身体机能来看，当代社会的人们普遍都处于亚健康状态。例如，曾经被认为是老年疾病的颈椎病、腰椎病在年轻人身上也渐渐多了起来。生活在大城市里的人们往往都不同程度忍受着抑郁、焦虑、失眠的煎熬。所以，养生应该与年龄非正相关；养生应该是一种对待生活的态度：并非仅仅关注眼前的利益，而要顾及到长久之后的事态发展。这与中医里“治未病”的思想一脉相承。疾病的治疗应在它发于体表的时候就及时治疗，等到病人膏肓之时，神医也无能为力了。

当代中国面临的一个很严重的挑战就是生态环境的恶化。几十年前，路上处处可见草叶上晶莹的露珠。但现在，雾霾阻隔天地水汽交流，已经很少看到露珠了，也很少有人关注露珠的存在。如果汉武帝真的长生不老，活到现在，他老人家的承露盘里还能收集到晶莹的甘露吗？

总而言之，养生体现了对生命的爱护和尊重。养生应具有三层内涵：首先，它指通过饮食、运动等方式来有效调理身体；其次，它告诫人们，要管理你的精神，丰富你的精神世界，来对抗世俗的烦恼；最后，他强调人与自然的协调，人的休养生息要符合自然的法度。现代人如果不养环境，又怎能养护己身？

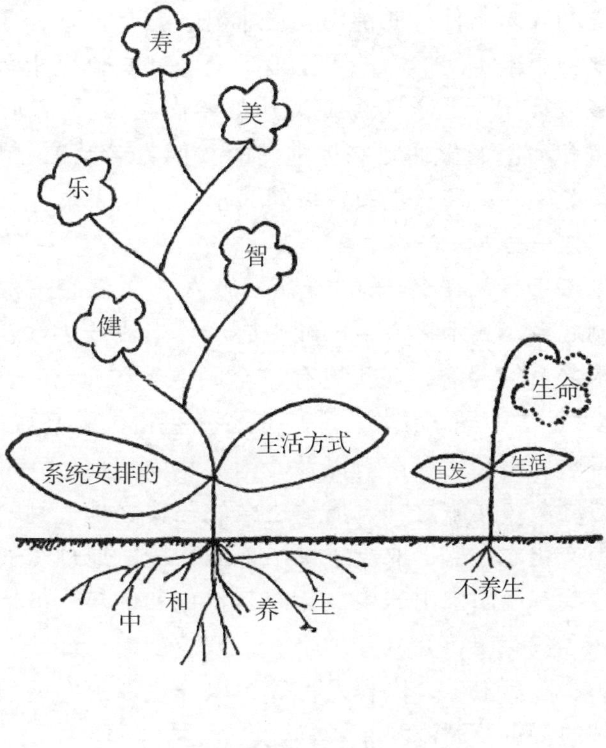

岭南文化与养生

岭南文化是悠久灿烂的汉文化的有机组成部分。岭南先民遗址的出土材料证明，岭南文化为原生性文化。基于独特的地理环境和历史条件，岭南文化以农业文化和海洋文化为源头，在其发展过程中不断

① 图片来源：宋为民. 养生解惑当代养生争论热点剖析. 北京：中国中医药出版社，1994.

吸取和融会中原文化和海外文化，逐渐形成自身独有的特点。岭南养生文化是中华养生文化的有机组成部分，又有其自身独有特点。佛山为中国千年古镇，历史文化名城，居岭南文化中心地带，为广府及岭南文化的代表。

佛山的历史，远远早于其得名。根据近年来在佛山发现的多处贝丘遗址和山冈遗址可以推知，早在四五千年以前的新石器时代，百越先民们就在佛山这片气候温和的沃土上过着渔猎和采集生活。公元前213年，秦始皇命令任嚣、赵佗平越，并设南海、桂林、象郡三郡，佛山地域隶属南海郡番禺县。佛山位于广东省中南部，珠江三角洲腹地，东倚广州，西接肇庆，南连珠海，北通清远，毗邻港澳，地理位置十分优越，可以看作是广东各地的辐辏之地，为广东地理之“聚”。得天独厚的地理位置与交通环境和气候条件，使佛山物产丰富，贸易发达，成为物资与人员的聚散之地。唐宋年间佛山的手工业、商业和文化已十分繁荣，至明清时更是发展成商贾云集、工商业发达的岭南重镇，与湖北的汉口镇、江西的景德镇和河南的朱仙镇并称中国的“四大名镇”，曾为中国南方最大的商品集散中心、商贸重镇，被列为全国“四大聚”（北京、佛山、苏州、汉口）之一。

佛山“肇迹于晋，得名于唐”，历史悠久，文化底蕴深厚，素有陶艺之乡、粤剧之乡、武术之乡、广纱中心、岭南成药之乡、南方铸造中心、民间艺术之乡等美誉，现代更有“全国卫生红旗市”“国家卫生城市”“长寿之乡”“中国书法城”“广东省幸福指数最高城市”等称号。在学术上，考察佛山文化在广府以及岭南文化中的地位，可以看出佛山乃岭南的衣冠之薮、文献之邦、风情之乡、辐辏之地，是岭南文化的核心地带。佛山文化之兴盛，取决于佛山地域环境、地理交通位置和经济发展水平。这些都说明佛山养生文化有其特色和优势，可追寻其历史脉络逐一论述，寻根探源，并从精神宗教、顺应四时、环境变迁、运动养生、艺术娱乐、医药卫生、代表人物等领域分述佛山发展的各个时期的养生文化领域的特点及源流。

本书关键词是“养生”，具体包括远古时期先民的生存之道、先秦时期养生文化、秦汉三国养生文化、魏晋南北朝养生文化、隋唐五代养生文化、宋金元时期养生文化、明清时期养生文化、民国时期养生文化、新中国成立后的养生文化及中医养生文化启示十个篇章，着力表明在精神养生方面要做到形神统一、情志养生；在顺应四时方面要注意四季体质养生；在环境变迁方面要创造美好养生生态环境；在运动养生方面要注意饮食有节配搭得当；在运动养生方面要做到形神合一持之以恒；在艺术娱乐方面可选择身心愉悦形式多样的方式；在医药卫生方面，提倡中医“治未病”，以达“未病先防、既病防变、瘥后防复”的目的。

《佛山养生文化探源》编委会

2017 年 3 月

目　录

第一章

远古时期先民的生存之道

［大背景］远古时期的原始社会，生产力较为低下，生存作为一种本能需要，促使人们去探求祛病延年的方法，养生思想处于萌芽状态。如在原始人类寻找食物的过程中，发现了某种食物吃后可使体质增强，疾病减少；遂由偶然获得变为主动摄取，这就是食养的起源。旧石器时期，火的发明和利用，成为食养、食治的伊始。原始人为了生存必须顺应外环境，尽量选择自然生存条件较好的河谷区域群居，这即环境养生的最早起源……

第一节　远古时期佛山的地理、气候及环境

要了解一个地区的人文历史、风土人情，需要追根溯源到这个地区的自然环境。

两万年前，珠江的出海口在现今中国南海大陆架的南沿。当时整个大陆架是一片葱绿的滨海平原，生长着茂盛的热带、亚热带落叶乔木。沼泽和低湿地区，则长满了水草和灌木丛，很多野生动物栖息其间。经过一系列沧海桑田的变化，大约在6000年前，珠江三角洲最终形成。那时候，佛山位于古珠江三角洲的南部滨海地区，那时距离海边约一二十千米。现在佛山则处于目前统称的珠江三角洲的中部偏北，距离西江出海口磨刀门100千米左右。

珠江是西江、北江、东江三大河及其他支流组成的水系的总称。珠江水系一进入三角洲地区，愈向下游，分叉愈多，纵横交错。在珠江出口，又为一系列东北至西南走向的滨海岛屿群落所包围，将水收束分流，从八大门出海。这种密布、交错的河网状况，为航运交通和商业贸易的发展创造了有利条件。而佛山正处在西北两江干流通往广州的要冲上。

珠江三角洲气候属副热带海洋季风气候，位于北回归线以南，冬季极短，阳光充足，全年平均气温为21—22℃，七月平均为28—29℃之间。年平均霜日仅1—3天。由于受海洋气候的影响，除山区外，大部分地区空气中的水蒸气较多，热能消散较慢。珠江三角洲雨量充沛，年平均雨量1600—2000mm以上。冬季吹东北风，夏季吹东南风。这种温热多雨的气候有利于农作物的生长成熟。但珠江三角洲夏秋间易受台风袭击，在汛期往往因为台风涌潮顶托，洪水威胁加重。①

---

① 佛山市博物馆．佛山市文物志．广州：广东科技出版社，1991．

第二节　新石器时代佛山先民的衣食住行

在佛山市郊南部澜石至城区一带，发现遗址多处，有贝丘遗址和山岗遗址两类，以贝丘遗址居多。其中，最重要的一个考古地点为河宕遗址。它位于石湾大帽岗西麓河宕村旁，面积约 10000 平方米，属新石器时代晚期遗址。文化堆积共分为三层。最下面的第三层为贝壳层，厚 50—90 厘米，分布有新石器晚期密集的洞穴遗迹、遗物及墓葬。

出土文化遗物有石、玉、陶、骨、蚌等生产工具和生活用品。石器以有肩或带肩带段石磷为多，制作以磨制为主。骨器工具有镞和针，镞菱形圆铤。牙质器物以饰物为主，其中象牙制品最精美，有环及发柬等。陶器品类甚多，有夹砂陶和泥质陶。夹砂陶又分粗砂和细砂，陶色有黑、灰及红褐色；泥质陶有硬陶和软陶，陶色多橙红、橙黄；还有少量白陶、灰陶。陶纹主要是印纹，以大方格纹、曲折纹、梯格纹、条纹、绳纹、叶脉纹及编织纹为最多。器形有釜、罐、壶、盘、豆等 15 种。此外发现有少量彩陶，施红色或赭色带状彩。墓址共清理墓葬 78 座，除一例女性合葬外，其余全部为单人葬。墓坑不甚明显，均东西向。其中只有 28 座有不多的随葬品，女性随葬品多陶纺轮，男性多为磷、釜、镞等。

河宕遗址的考古报告向我们展示了新石器时代在佛山定居的人们的居住和饮食状态。此外，居住在佛山的先民们的穿着如何呢？要回答这个问题，还要从岭南考古发掘中的树皮衣谈起。

近年考古发现，约 7000 年前的深圳咸头岭遗址，出土不同时期的圆角长方形树皮布石拍。早期拍面沟槽痕均为两面，沟槽痕较粗疏松散；晚期单面拍面石拍较常见，拍面沟槽痕一般细密紧凑。用碳十四测年法测此石拍，其年代上限在 6600 年前或者更早。这是迄今所知世界上最早的树皮布石拍，这不仅反映咸头岭遗址早晚期石拍的差异，更说明珠江口树皮布石拍源远流长及自身演化进展的特质。

香港中文大学考古队进一步在香港、澳门等地进行田野考古工作，发掘了多处史前遗址。其中，1996 年与中国社会科学院考古研究所在香港南丫岛大湾遗址的发掘，揭露了距今 6000 多年的房址遗迹，同时出土树皮布石拍。广西革新桥遗址也发现了一些可能是新石器时代的石拍。这些考古材料均表明，在环珠江口周围，涌现了世界最古老的树皮布文化体系。

此外，东亚、太平洋岛屿乃至中美洲地区也具有树皮衣的传统。从考古学角度，可以初步探讨树皮布文化出现与扩散的过程。近年从香港大湾文化揭露了极丰富的树皮布文化。树皮布技术扩散的过程，很可能是由华南地区→中南半岛→菲律宾→台湾岛→中美洲的传播途径。树皮布技术扩散与人类学上东亚及太平洋上南岛语族Y染色体的分析在传播途径上有着惊人的相似。因而学术界明确提出世界树皮布文化很可能是起源于中国的南方。①

通过以上考古资料可知，新石器时期，树皮衣在珠江三角洲地区广泛分布。佛山也是珠江三角洲地区的重要地段，其先民在此阶段，也有可能已经具有穿着树皮衣的文化。

第三节　珠江三角洲的先民——百越

越即粤，古代粤、越通用。越族是生活在长江以南的一个古老的民族。夏朝称“于越”；商朝称“蛮越”或“南越”；周朝称“扬越”“荆越”；战国称“百越”。宋朝人罗泌的《路史》说：“越常、骆越，瓯越、瓯皑，且瓯、西瓯，供人，目深、摧夫、禽人、苍吾、越区、桂国、损子、产里、海癸、九菌、稽余、北带、仆句、区吴，是谓百越。”

百越又称为百越族，是居于现今中国南方和与古代越人有关之各个不同族群的总称。文献上也称之为百粤、粤，其分布甚广，内部“各有种姓”，杂处于现今中国南方各地。在中国历史上，整个广大的江南之地，即所谓“交趾至会稽七八千里”，在秦汉以前都是百越族的居住地，他们所使用的古越语，与中国北方所使用的古汉语也相差极大，彼此不能通话。根据语言学者的研究，在现代汉语七大方言中，北方方言（官北话）可以粗略看成是古汉语数千年来在中国北方发展出来的结果，而其余六大方言吴语、湘语、赣语、闽语、客家话和粤语，却是由于历史上北方居民数度南迁、与南方民族的语言相互影响而逐渐形成的。

现在居住在中国南方属于壮侗语系和苗瑶语系的各个民族，不论是在语言上，或者是在文化习俗上，都与古代的百越族有一定程度的渊源关系。此外，也有某些学者认为，在现今中南半岛的一些民族，比如说泰国的泰族、老挝的佬族、缅甸的掸族、越南的京族和芒族、甚至属于南岛民族的台湾原住民，也都和百越族有着相当密切的关联。关于神农氏教民播

① 树皮衣：一个世界性的学术课题．中国文物报，2011．http://www.chnmuseum.cn/

种五谷的传说，古史多有记载，如《周易》记载："神农氏作，斲木为耜，揉木为耒，耒耨之利，以教天下。"《拾遗记》写道："时有丹雀衔五穗禾，其坠地者，帝乃拾之，以植于田，食者老而不死。"《白虎通义》记载道："古之人民皆食禽兽肉，至于神农，人民众多，禽兽不足，于是神农因天之时，分地之利，制耒耜，教民农作，神而化之，使民宜之，故谓之神农也。"课本上的引言和古文引文便源自上述《逸周书》和《白虎通义》。此外，《淮南子》上尚记载有"神农乃始教民播种五谷，相土地宜"和"尝百草之滋味，水泉之甘苦"等功劳。

根据有关文献的记载，早在商、周时期，就有被称为"越"的古民族（古代中国人泛称东南方蛮族为"越"，北方蛮族为"胡"），生活在现今中国的东南及南部地区。春秋晚期至战国前期，越族曾在今江浙一带建立强大的越国，共传 8 代，历 160 多年，与当时中原国家会盟，雄视江淮地区，号称"霸主"。有学者根据《史记·越王勾践世家》的描述，认为越族是夏禹的后代。不过，研究百越族的中国学者宋蜀华认为，"勾践的祖父夫镡以上至夏少康庶子无余，世系不清楚；夏少康经商至周敬王共 60 余代，两者世系相差近 1000 年，把越王勾践说成是夏少康的后裔，实难信服"。此外，宋蜀华也认为夏文化和越文化截然不同，因为："夏人活动地区从未发现过'印纹陶文化'，而'印纹陶'流行地区也从未发现过'二里头文化'"。时贤任百强 60 余万字的《我佛山人评传》考证近代佛山小说大家吴趼人的远祖世系家谱，证明了佛山的望族吴姓系"战国七雄之一"——吴王夫差的后裔。

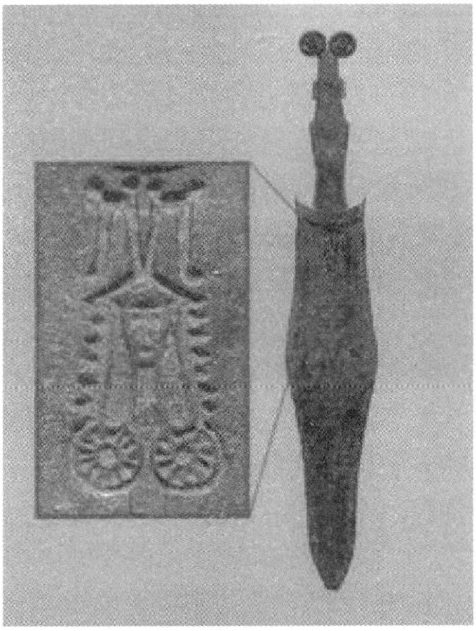

越王勾践剑

根据目前考古学的证据，距今 7000 年前的浙江河姆渡文化遗址，很可能就是古越族所创造出来的文化。河姆渡遗址发现了稻谷、稻草和稻壳的堆积，是当时世界发现最早的稻作文化，后来在黄河流域的裴李岗遗址、贾湖遗址和长江中游流域的彭头山遗址等地发现了更早的稻作文化。此外，现在的考古学家也普遍认为，广泛分布于中国南方各地的以几何印纹陶为主要特征的文化遗存，可能也是由古越族所创造出来的。最近数十年来的考古发掘表明：这种以几何印纹陶为主要特征的文化遗存，在时间上从4000多年前的新石器时代晚期开始，一直延续到商周秦汉时期，在空间上则遍布于中国东南地区及岭南一带河姆渡的磨制石器，主要器形有石斧、石锛等，还有专门用作木材加工的原始刨光工具石扁铲，和用于加工木板的石楔等，共出土约90件。河姆渡原始居民用骨器多于石器，出土各种骨器七倍于石器，最常见的有骨耜。骨耜上部安装一根木棍，称为耒。用耒耜耕作，称为耜耕农业。

我国是世界上最早种植水稻的国家，世界上的人工栽培稻，有亚洲稻和非洲稻两种。目前已知的最早非洲栽培稻，考古学家认为起源于非洲西部的尼日利亚，最早可追溯到3500年前。亚洲栽培稻要比非洲稻早得多。长期以来学术界大多认为印度是亚洲稻的起源中心，印度曾发现公元前2000多年的人工栽培稻遗存，20世纪70年代又发现公元前6000—前4000多年的人工稻遗址。而我国河姆渡遗址和另一处浙江桐乡罗家角遗址出土的人工稻谷距今7000年左右。1988年我国考古工作者又在湖南澧县彭头山发现了更早的碳化稻壳遗迹，距今年代为8000—9000年。后来，考古工作者又发现了距今约10000年的湖南道县玉蟾岩的人工栽培水稻。一些学者认为，我国是水稻的发源地。而另外一些学者则认为：中国和印度都应是亚洲稻的主要起源中心之一。

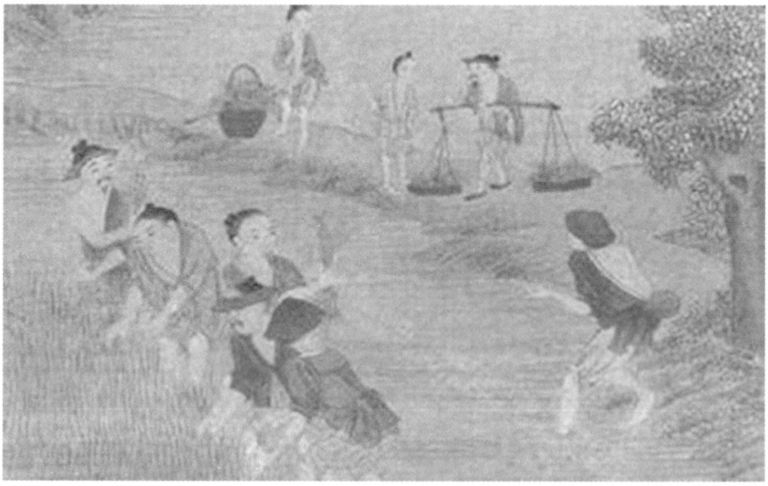

古人耕作图

我国是世界上最早种粟的国家。世界农学界几乎都认为，粟的种植是中国人的首创。我国和世界上发现的最早人工栽培粟，出土于河北武安磁山遗址，距今年代为7300年左右。此后，西安半坡原始居民，也大量种植粟，半坡遗址发现了窖藏和罐藏的粟子。日本农学家认为，大约早在新石器时代，中国粟就向东传到日本、朝鲜，向西传入阿拉伯、小亚细亚、俄国等国家和地区。

第四节　佛山先民的养生活动萌芽

养生活动的形成和发展经历了漫长的岁月，历代养生家、医家和广大劳动人民通过长期防病保健的实践，不断丰富和发展了摄生保健的内容，逐步形成了一套较为完整的理论体系和系统的养生方法，对中华民族的繁衍生息做出了卓越贡献，并在世界范围内产生了深刻的影响。

中国是一个历史悠久的文明古国，如果从原始群居的猿人算起，已经历了近 200 万年的漫长过程。到公元前 21 世纪的夏代，即第一个奴隶制王朝建立以前，大概可分为原始群、母系氏族公社、父系氏族公社等几个历史阶段。在这个时期内，为了生存和发展，我们的祖先在与大自然斗争的过程中，逐渐地认识了自然界，并通过自己的劳动，努力创造条件，以适应自然、改造自然，维持自己的生存与种族的发展。他们懂得创造简单工具去寻觅、猎取食物以充饥；择居处、筑巢穴以避风寒、防野兽；存火种以照明、御寒、熟食；以及用语言、舞蹈等方式传递信息，表达感情等。

火种的发现和应用改善了人类茹毛饮血的饮食条件。人们吃熟食，不仅缩短了对食物的消化过程，使人体获得更多的营养，也防止了一些肠道传染病的发生。对于人类的生存和发展具有非常重大的意义。

火的应用，可使人类战胜严寒，温暖人体的肢体关节、胸腹、腰背。除驱散寒冷之外，我们的祖先还懂得了一些用火治病的简单医疗方法，如灸（火芮）、熨等，用以治病除疾，养生防病。

我们的祖先，包括佛山的先民，原在河谷地区聚族而居，因为河谷地区水源充足，土壤肥沃，食物丰富，可以满足人类生存的基本需要。即使遇到自然灾害，被迫迁徙时，也总要进行一番选择，要“观其流泉”“度其隰原”（《诗经·大雅·公刘》），以确定新的居处。这说明，上古时期，由于生存的需要，人类已经注意到居住地域环境条件的选择。不仅如此，由于“古者禽兽多而人少，于是民皆巢居以避之，昼拾橡栗，暮栖木上”（《庄子·盗跖》），说明古人筑巢穴、栖木上是为了躲避野兽，以防猛兽的伤害。而为了适应自然界气候变化，所以，“冬则居营窟，夏则居橧（zēng）巢”（《礼记·礼运》）。“古者民不知衣服，夏多积薪，冬则炀之”

(《庄子·盗跖》)，这说明当时的人们已经懂得改变居住环境以适应寒暑之变。在火种发现并得到广泛应用之后，则又进一步懂得了筑房舍以安居，开窗户以透光、通气。如“修火之利，范金合土，以为台、榭、宫室、牖户”(《礼记·礼运》)。足以看出，在长期的生活实践过程中，我们的祖先逐渐懂得了居处环境的好坏，对于人类生存和发展是至关重要的。

劳动是人类赖以生存的手段。在原始社会，人类靠劳动寻觅食物、索取火种、制造工具、修筑巢穴，以充饥、御寒、逃避野兽、维持生命。劳动是人类使用工具来改变自然，使之适合于自己需要的有目的的活动。同时，劳动也促进了人类对大自然的认识，开阔了眼界，增长了智慧，保护了生命，强壮了身体。劳动是与人类生存和发展息息相关的。如《易·系辞下》中有如下一段传说：“古者包牺氏之王天下也……作结绳而为网罟，以佃以渔”，“包牺氏没，神农氏作，斫木为耜，揉木为耒，耒耨之利，以教天下”，“神农氏没，黄帝、尧、舜垂衣裳而天下治……刳木为舟，剡木为楫，舟楫之利以济不通……服牛乘马，引重致远，以利天下……断木为杵，掘地为臼，臼杵之利，万民以济……弦木为弧，剡木为矢，弧矢之利，以威天下……上古穴居而野处，后世圣人易之以宫室，上栋下宇、以待风雨……”概括地说明了上古时期劳动促进人类社会进步的情形。

由此可以看出，在漫长的劳动实践中，人们逐步认识到人与自然的关系及生命规律，并学会运用自然规律去支配自然界，从而改善了人类生活环境，增长了智慧，强壮了身体，延长了寿命。养生思想在此时已经开始萌芽。

第二章

先秦时期养生文化

［大背景］先秦时期，中国古人养生知识和实践经验得以进一步积累。在个人卫生方面，夏商时期，人们已养成洗脸、洗手、洗脚等习惯；到周代，定期洗浴已成了人们的生活习惯。商朝伊尹作的《汤液论》是一部食疗专著，周代《山海经》记载的药品有不少具有食疗作用。导引行气术在战国初期就广为流传。诸子百家总结各个领域的经验，上升为理论，其中包括了许多养生保健的精辟论述。《周易》着眼于宇宙天地，立足于人类自身，以求认识宇宙运动变化规律，探讨生命奥秘，进而把握生命的思想，是中医养生理论的本源。儒家非常重视修身养性，提出了许多重要的饮食养生保健的观点。道家思想以哲学上阐述了养生的意义和根据原则，提出了精、气、神的基本概念，倡导以静为主的养生思想。起源于此时期的《黄帝内经》构建了中医养生的理论体系，养生基本观点、法则和诸多方法在书中有充分论述。

第一节　中原的春秋战国时期与珠江三角洲的青铜时代

春秋战国时期距今已超过 2000 年。其整体风貌通过史书为后人所知晓。春秋战国时期，佛山属于百越地。春秋战国是我国历史上第一次社会大变革时期。政治上诸侯争霸，分裂割据；经济上铁工具开始使用，私有制出现；文化上思想解放，百家争鸣。该时期特殊的历史背景为社会变革与文化繁荣创造了绝佳时机，为中华传统文化的形成奠定了坚实基础。传统文化的组成部分——旅游文化亦繁荣于这个时期。消遣娱乐本是人的天性，然而受礼制的束缚，人们不能恣情妄为，尤其是对一举一动都能造成社会影响的统治阶级来说更是无法纵情于山水，享受出游所带来的快感。春秋战国礼崩乐坏的社会背景使得人们的天性冲破礼的束缚，以统治阶级为代表的旅游活动开始兴盛起来。上至王公贵族、文人士阶层，下到普通百姓，人们借助各种机会实现出游目的，因此这时期的旅游活动不论是出游主体的地位，还是出游的形式、性质较以往有了较大转变，值得深入探究。

春秋战国时期，旧制度、旧统治秩序被破坏，新制度、新统治秩序在确立，新的阶级力量在壮大。隐藏在这一过程中并构成这一社会变革的根源则是以铁器为特征的生产力的革命。生产力的发展最终导致各国的变革运动和封建制度的确立，也导致思想文化的繁荣。在西周初期的几个世纪中，占人口绝大部分的农民显然作为依附者（以家庭为单位）依附于他们为封建主耕种的土地上。这种土地使用制是一种被描述为井田制的理想化的形式，它几乎可以肯定是存在的，虽然现代学者几乎对它的实施的所有方面提出疑问。实际上，它不可能符合孟子（约前 372—前 289）及其他战国和汉代学者所总结成的几何图形。根据这些人的理想化的记述，每一块称为井的大方块土地，像棋盘那样分成九小块土地，其中八块分别由占用它们的家庭为自己的需要耕种。中央的第九块由八家共同耕种，以便向封建主提供用益权的物品。井田制一直是许多后来的作者带着浓厚感情来对待的一个题目，他们怀旧地追忆在更早和更单纯的时代中共同生活的种种想象的美德。但是，作为一个真正实行的制度，除非封建主代理人施加压力，它几乎不可能给耕作者提供刺激，以推动他们提高超过最低需要的产量。另一方面，封建主有一定的义务供应依附者的衣食，或者保护他们及他们的家庭。

但是，据史籍记载，公元前 594 年，从鲁国开始，新的税制已在几个国家纷纷出台。虽然记载的条目简略且令人不解，但一般来说，新税基本上包括农民以实物支付来代替原来的个人劳役。在有些情况下，这些支付可能直接缴给该国的中央政府而不是给种植者依附的封建主，这样就造成了封建主和依附者之间传统关系的逐步解体。由于各国越来越多地耕种原来的荒地（这些地不在传统的分封制领地以内），这种解体加快了。有人争辩说，作为半独立耕作者的农民的这种新自由可能鼓励他们更勤奋地劳动，从而有助于提高所假设的晚周的农业产量。但是新的自由又迫使农民完全负责他们自己的需要，而得不到封建主原来提供的保护。到了周代的最后一个世纪，土地的买卖已经变得很普遍，结果富人获取大量土地，而农民则再次沦为佃户或作为农业劳动者而被人雇佣。如果有贫富差距，那么从晚周至秦汉差距已经扩大而不是缩小了。但是史料的缺乏和含糊不清往往只能使以上的概括成为一种猜测。工商业的变化，晚周时期工商业无疑有了相当的发展，虽然像其他许多情况那样，无法精确地估量所发生的情况。一个重要的标志是在不同的国家出现了不同的、有固定价值的金属货币，在公元前四五世纪更是如此。（据说秦的通货最早在公元前 336 年发行。）这类钱币显然便于商业交易，虽然某些像谷物和布那样的商品，在大宗交易中继续用作交换媒介。商业的发展当然有助于城市的成长，并且还出现了工业按地点进行专业化的趋势。《史记》和其他史籍还记载了几个著名的商人，首先是孔子的弟子子贡，直至秦统一全国之前不久的丞相吕不韦。大商人不经营主要商品，它们量大，容易坏，只有在短缺时才有利可图；他们宁愿集中经营奢侈品或者通山泽之利。政府并不像集散主要商品那样直接关心这些商品。

从考古的角度，我们则能更加深入到这个时代的细节。首先，中原与岭南的发展具有差异。如果将春秋战国时代的中原地区视为中心，那佛山所位于的岭南地区则可被视为边缘。文化的融合与传播需要一定的时间。从考古遗迹来看，中原的春秋战国时期，岭南仍然处于新石器时代与青铜时代时期。在《史记》中，岭南被称为百越之地，也称“南蛮之地”。古中国的南方并不如中原繁华，且不适合大面积开垦耕种粮食，由于南方一带群山环绕，野生动物富饶，所以“南蛮之地”的“蛮子”多以狩猎、打渔为生。其实，两者虽然在文化发展的程度上有差别，但并不代表文化传播仅仅从中心向边缘的单向传播，而边缘完全被动的接受中原文化。岭南地区的古越族一面发展自己的文明，一面通过部族贸易吸收来自中原的文明。

第二节 诸子百家养生观传入佛山

春秋战国时期，我国开始进入封建社会，生产力快速发展导致人们的生活水平迅速提高，学术上出现了“诸子蜂起，百家争鸣”现象，形成了“九流十家”等学术派别，在养生方面也涌现了各种观点、流派。而佛山由于距离中原十分遥远，可以想象，诸子百家的养生思想在春秋战国时代的佛山并不像中原地区那样百花齐放、繁荣昌盛。但这些思想就像一粒粒种子，为日后养生思想的传播、发展奠定了基础。所以在此，很有必要将诸子各家的养生观回顾一番。

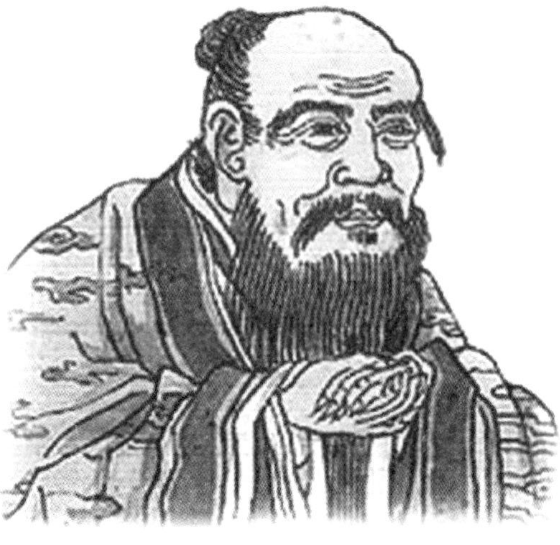

道家学派创始人 老子

老子的《道德经》关于“人法地，地法天，天法道，道法自然”是顺应自然而养生思想的渊源，而其“淡然无为，神气自满，以此将为不死药”和清心寡欲、知足常乐的思想是调养心神的重要理论，对后世影响深远。

庄子宗承老子之学，也极力提倡顺应自然、“调理四时”、“清静无为”、“忘我”、“无欲”，倡导采用气功和导引的养生方法，吐故纳新，延长寿命。

孔子指出，“寝处不时，饮食不节，劳逸过度者，疾共杀之”，认识到日常生活关系到身体健康，强调衣食住行的重要性。他提出“食不厌精，脍不厌细”，“肉败不食，色恶不食，臭恶不食，失饪不食，不时不食”，“食不语，寝不言”。他说，“智士仁人，将身有节，动静以义，喜怒以时，无害其性，虽得寿焉，不亦宜乎？”针对不同年龄的特点，孔子提出，“君子有三戒，少之时，血气未定，戒之在色；及其壮也，血气方刚，戒之在斗；及其老也，血气既衰，戒之在得。”

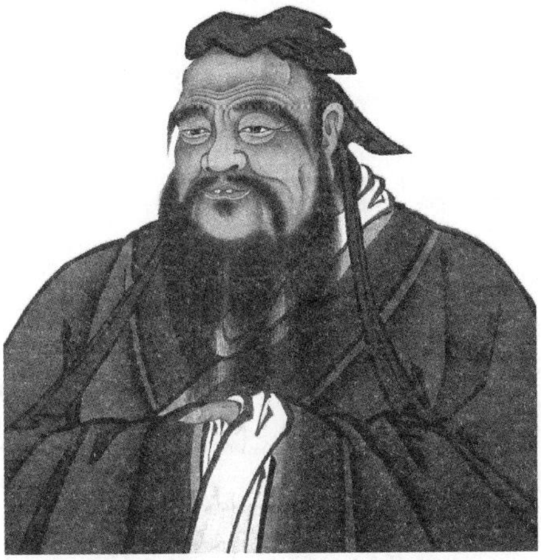

儒家学派创始人　孔子

荀子修身养性的养生思想具有积极和务实的特点，他指出，平时要注意养生，经常运动可以预防疾病，提倡节欲而不禁欲，“欲虽不可尽，可以近尽也；欲虽不可去，求可节也”，并提倡以“礼”规范自己的行为而达到节制人的种种欲望的目的，指出“凡用血气志虑由礼则志通，不由礼则勃乱；食饮、衣服、动静、居处，由礼则知节，不庄礼则触陷生疾”，“君子之能以公义胜私欲也”，由礼而做到治气养生，修身保命，并能达到长寿的目的。

管子认为，“精”对生命至关重要，主张存精养生，他说，“精存自生，其外安荣，内脏以为泉源”，要节欲存精。他还提倡顺应自然和生活养生的方法，“起居时，饮食节，寒暑适，则身利而寿命益”。

《吕氏春秋》综合了当时各家学说的思想；提出取利去害，保神长寿；主张运动防病，“形不动则精不流，精不流则气郁，郁处头则为肿为风，处耳则为挶为聋”。

可见养生保命的思想在中国古代早已有之，而且与古代哲学思想是联系在一起的。

其中道家体现的养生思想，为中国养生学奠定了坚实的基础。此时的养生智慧主要有以下三点：

一、崇尚自然，顺乎自然

此时，人们开始进一步探求与总结有关疾病的防治和保健养生的方法。管子在《形势篇》中提出了“起居时，饮食节，寒暑适，则身得而寿命益；起居不时，饮食不节，寒暑不适，则形累而寿命损”的养生观点。老子提出了顺乎自然、顺乎四时的养生思想：“人法地，地法天，天法道，道法自然。”《吕氏春秋·尽数》对顺应四时气候进行养生有了较为明确的论述：“天生阴阳、寒暑、燥湿，四时之化，万物之变，莫不为利，莫不为害，圣人察阴阳之宜，辨万物之利以便生，故精神安乎形而年寿得长焉。”人生于天地，长于天地，与天地一体，必定与天地相应。因此，顺应天地四时，便成为养生术的基本法则。长沙出土的马王堆简书《十问》中也提到了“君若欲寿，则察天地之道”的观点。《论衡·谈天》所提出的“因天之生，也以养生”就成了顺乎自然的中医养生学的理论依据。

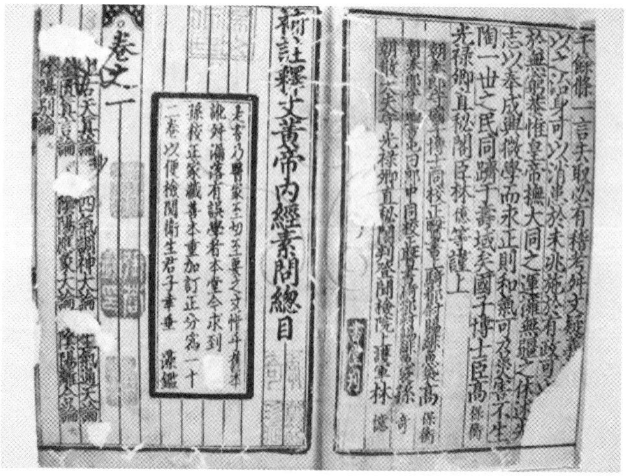

黄帝内经

二、强调重视精、气、神

这源于《内经》提到的人身“三宝学说”。《内经》认为精、气、神是人身的三宝，“得神者生，失神者死”，失去了这三宝，人命就难保。《庄子·知北游》中说：“人之生，气之聚也。聚则为生，散则为死”；《管子·内业》说：“精存则生，其外安荣”；《庄子·刻意篇》又说，神与精一样，“四达并流，无所不极，上际于天，下蟠于地，化育万物”。

三、主张静态养生

古人提倡“返朴归真”“清静无为”“少私寡欲”。老子在《道德经》中指出：“淡然无为，神气自满，以此将为不死药。”以上说明心神宁静、不轻举妄动、情态淡泊、不要有过多的欲望，精气便会内安并有益于延年。庄子在《天道篇》中说：“静则无为……无为则俞，俞者忧患不能处（意即精神愉快，忧患就不能侵扰），年寿长矣。”韩非子也认为静养精神对养生十分重要，他在《解老篇》中说：“圣人爱精神而贵处静。”《老子·八十章》中提出了致静的具体方法，要“少私寡欲”，“甘其食、美其服、安其居、乐其俗”，中国养生者崇尚的静养原则由此发展而来。

中医初步创立了呼吸功养生的方法。《庄子·刻意篇》介绍了“吹呴呼吸，吐故纳新，熊经鸟伸”这一吸取真气、排出废气的调气法，此法后来被发展成“六字诀”而广泛应用于养生锻炼，“熊经鸟伸”则成了华佗“五禽戏”的基础。中医认为，人们经常处于虚和平易的地位，就可以避免过早地衰老。《道德经》云：“柔弱者，生之徒。”老子主张“无欲”“无知”“无为”“返朴归真”，认为治病要“为之于未有，治之于未乱”，还强调“夫唯病病，是以不病”，意思是没病时防病，就不会生病了。这为以后“不治已病治未病，不治已乱治未乱”的中医养生学打下了基础，实际就是以防为主，采取措施去主动防病，不是消极应付生病。此时古人也已关注到房事与人体健康的关系，《左传·昭公元年》说：“晋侯有疾……求医于秦。秦伯使医和视之，曰：疾不可为也，是谓近女室……公曰：女不可近乎？对曰：节之。”医和认为，晋侯有病是房事过度造成的，要他节制以防病。

第三节 《周易》与《黄帝内经》的深远影响

佛山养生文化离不开传统养生文化和中医理论的滋养和影响，是中国养生文化的一部分。《周易》着眼于宇宙天地，立足于人类自身，以求认识宇宙运动变化规律，探讨生命奥秘，进而把握生命的思想，是中医养生理论的本源。《黄帝内经》构建了中医养生的理论体系，养生基本观点、法则和诸多方法在书中有充分论述。《周易》与《黄帝内经》有着密切的关系。《周易》成书早于《黄帝内经》，《黄帝内经》个别篇章有引用《易传》的情况，表明《周易》对《黄帝内经》有影响。该影响更重要是体现在思维方式层面。《周易》的思维方式可以归结为“阴阳”（象数）思维方式，它是《黄帝内经》理论体系形成的基础。成书于此时期的《周易》与《黄帝内经》，对当时及后期的佛山养生文化产生了深远的影响。

一、《周易》

（一）《周易》概述

《周易》即《易经》，是传统经典之一，内容包括《易经》和《易传》两个部分。《周易》是一部中国古代关于研究宇宙万物运动变化发展规律

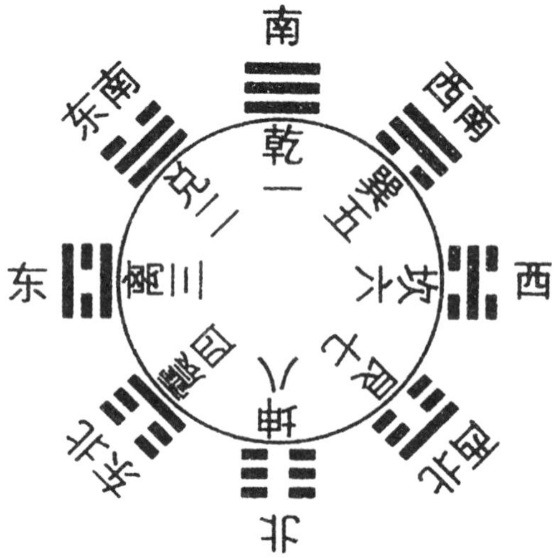

先天八卦图

的中国自然哲学典籍，阐明自然宇宙之理，人生之理，是中国传统文化的一部开山著作。在漫长的中国古代社会被列为“五经”之首，“大道”之源，被称为“中华第一经”。

《汉书·艺文志》中说：“易曰伏羲氏仰观象于天，俯观象于地，观鸟兽之纹，与地之宜，近取诸身，远取诸物，于是始作八卦。”这一观点在2000年来基本未变。“三圣”是指上古伏羲画八卦，中古的周文王演为六十四卦系以经文，近古的孔子传十翼。显然，《周易》并非出自一时一人之手，而是从西周至战国由卜筮或哲人共同完成的一部经典著作。

自古以来就有“医易相通”和“医易同源”之说，中国古代著名医药学家孙思邈说：“不知易，不足以言知医”，充分说明了《周易》对中医学的重要影响。在养生学方面，《周易》蕴含着丰富的养生理论，奠定了中医养生学的基本观点，对中医养生学的形成和发展起了积极的作用。《周易》是我们祖先生活及生产斗争实践的产物，是对自然界发生、发展、变化规律的总结。它蕴藏着深邃的思想，以阴阳来阐述宇宙间事物的变化规律，即所谓“一阴一阳之谓道”。宇宙万物时刻在运动着、变化着，天体的运转，地壳的变迁，四时寒暑，昼夜晨昏的更替，无一例外，人亦如此，《周易》将这种变化称为“变易”。然而，这种变化无论在宇宙，还是人体生命活动中，都有一定的规律。这种规律是客观存在的，不以任何人的主观意识而改变。因而，《周易》将这种规律称之为“不易”。了解了变易与不易的基本规律，就可以知道事物发展变化过程中渐变及突变的动向，因而可以遵循、掌握它。《周易》称此为“简易”。故《易·系济上》云：“易与天地准，故能弥纶天地之道，仰以现于天文，俯以察于地理，是故知幽明之故。原始反终，故知死生之说。”《周易》着眼于宇宙天地，立足于人类自身，以求得在认识宇宙运动变化规律中，探讨生命的奥秘，从而懂得生与死的缘由和规律。

《周易》上通天文，下通地理，中通万物之情，穷天人之际，探讨宇宙、人生必变、所变、不变的机理，进而阐明人生知变、应变、适变的大法则。这种学术思想，也直接影响着祖国的医学理论。诸如阴阳学说，天人相应学说等等。养生学中，顺应自然、调和阴阳，未病先防等原则，亦源于易理，故有医易相通之说。《周易》立论的目的在于掌握自然变化规律，着眼于自身的安危，强调审时度势，顺应自然，力求主观与客观的协调统一，以防患于未然。恰如《易·系辞下》所说：“君子安而不忘危，存而不忘亡；治而不忘乱，是以身安而国家可保也”，“惧以终始，其要无咎，此之循易之道也”。这种居安思危，未变先防的思想，正是中医养生思想的理论渊源。

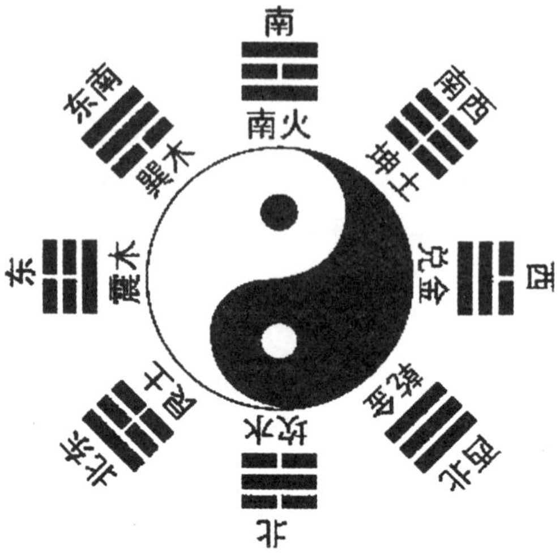

后天八卦图

（二）《易经》奠定了中医养生原则的理论基础

《易经》的哲学思想直接影响着中医养生学理论，使中医养生的理论更完整。还有很多理论原则亦源于易经。如万物本原的天道观、动静互涵的运动观、阴阳和调的平衡观、顺应天时的达生观、柔静顺缓的静养观、抑阳益阴的调养观等。《易经》的哲学思想直接影响着中医养生学养生保健理论，使中医养生的理论更完整。

1. 万物本源的天道观

“道”是中国古代哲学思想中最为博大精深的哲学概念，它体现了自然万物的本源和运动变化法则。易学是研究天地万物法则、揭示事物发展变化规律的，揭示的目的就是让人们认识、运用并发挥其作用。简言之，易学旨在论一阴一阳之道。《周易》云：“乾，阳物也；坤，阴物也。阴阳合德，而刚柔有体。”说明了“道”正是万物发展变化过程中的法则。也就是说宇宙万物都得遵循自然法则，万物变化、生灭、治病保健都要服从这个根本。应用《周易》升降、损益、刚柔和阴阳消长的原则，进行各种养生实践活动，可以达到养生防病，健康长寿的目的。

2. 天人相应的整体观

天人相应是《周易》的重要命题之一。这个思想具体体现了天地—人一社会的三维观。《周易》认为宇宙万物是一个整体，而且周而复始地运动变化着。《周易·系辞》曰：“往来不穷，谓之通”，“日往则月来，月往则日来，日月相推而明生焉；寒往则暑来，暑往则寒来，寒暑相推而岁成焉”。自然宇宙是人类生命的源泉。人类生活在这一整体的动态循环的运动中，必定受自然法则的支配和制约，自然界有什么样的规律，人类社会也当有类似的规律。实践证明，随着人类的繁衍，社会的进化，心理因素和社会因素对人体生理及病理的影响越来越大。《周易》天人相应的整体观思想更能体现中医养生的整体调节的优势，在当今医学模式演变过程中将会发挥更突出作用。

3. 动静互涵的运动观

乾卦和坤卦，一主阳动，一主阴静，成为了中国养生学的两大原则。动、静和刚与柔都是对立统一体，乾卦虽主动，但也有静的一面，坤卦虽主静，也有动的用事。道家和儒家都很推崇《周易》的运动观，并以之作为养生宗旨。两家都极为重视导引健身。医学家华陀的“五禽戏”，孙思邈提倡的按摩导引等，其思想皆源于《周易》。这种动静统一的运动观是符合生命机体运动的客观规律的，这也正是中国传统养生防病的重要原则。后世养生家在养生方法上虽然各有侧重，有重在养神和重在养形的不同，但在本质上都提倡动静兼修、刚柔相济。

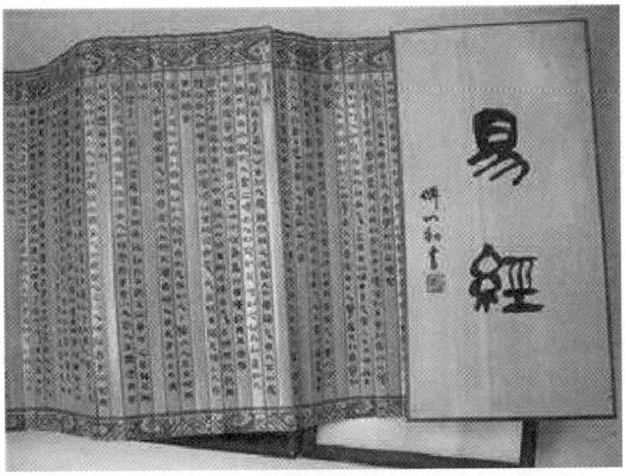

周易古籍图

4. 阴阳和调的平衡观

中医养生的阴阳平衡理论主要根源于《周易》的阴阳平衡观。阴阳对立是《周易》的核心，《周易》只用阴爻（— —）和阳爻（——）两个符号来代表，这就是阴阳，其所以用交，含有阴阳交错而生变化之意。《周易》的平衡观还反映在卦的结构上，无论八卦，还是六十四卦对于阴阳爻的数量、位置的分布都是平衡的，体现出了平衡是动态的、相对的原理，亦即是在发展中、变化中的平衡。平衡是为了维持整体的统一性。一切养生防病的措施和方法必须顺应阴阳消长规律。在治疗、康复保健方面，亦以恢复阴阳的平衡为宗旨，“阴平阳秘”是人体生命活动的正常标志之一，只有养生者善于调和阴阳以维持体内的阴阳相对平衡，才能确保健康无病，生命长久。

5. 居安思危的预防观

养生虽然不能使人长生不老，也不能使人返老还童，然而只要健身防病、防止未老先衰，却病延年，尽终其天年是完全可以实现的。《周易》从不同角度阐明了预防保健的哲理和方法。在此，《周易》明确提出了未病先防、居安思危的预防为先和德体共养的可贵思想，在这一思想的影响下，后世医家和养生家都非常强调预防为主的健身防病原则。《周易》养生，主要可概括为两个方面：一是养生必须内外结合，相辅相成。《无妄卦·象辞》谓：“刚自外来而为主于内，动而健，大亨以正，天之命也。”天地自然是养生的外在环境，而人体素质则是养生的根本。养生应遵循自然法则，自强不息，方可达到目的。二是实行道德修养和精神调节。“颐贞吉”就是要求养而正，养生尚须养德。《蛊卦·象辞》谓：“君子以振民育德”；《蹇卦·象辞》谓：“君子以反身修德”等，都一致强调道德修养和精神调养是养生的重要内容。

6. 顺应天时的达生观

《周易》中的六十四卦，反映出了阴阳盛衰的规律。自然界阴阳消长存在着一定规律，故人体的养生原则也必须顺应自然界的天地四时阴阳盛衰变化规律。即应用《周易》升降，损益、刚柔、阴阳消长的原理，才能获得摄生养性的效果。可见，人体只有根据自然界的阴阳四时日月盈亏，昼夜交替的规律，采取相应的方法和措施，加以调节，才能颐养天年。《内经》的“春夏养阳，秋冬养阴”观点正是以此确立的因时制宜的摄生法则。

7. 柔静顺缓的静养观

“生命在于运动”是养生学的一大宗旨，但是，《周易》在强调动的同时，又很重视静养在养生中的重要性。儒家、道家及佛家都重视静养，包括“心静”和“体静”两个方面的内容，尤其对“心静”至为推崇，由此创立了很多静养功法。《周易》坤卦主柔静顺缓，对中医养生产生了深刻的影响，道家是以坤卦为首的，奉行“少思寡欲”“清净虚无”“自然无为”；中医顺应四时养生防病的观点与老庄“自然无为”是一致的，其“修真之道”，主张“恬淡虚无，真气从之，精神内守，病安从来”等；儒家孔孟在精神修养方面，主张“修心养性”，尤其主张积德行善而养生；佛家更以静坐为宗，如“坐禅”“定”“慧”等，所有这些都说明静养在中国养生学中占有重要地位。静养的宗旨是指通过清静、无欲产生一种心理、生理效应，让生命体获得休整；静养的目的在于“节能”，静坐、静养都能降低人体代谢，减少消耗，以维持细胞持久的活性。

8. 抑阳益阴的调养观

阳主动，阴主静，天为刚阳，地为柔阴，天地之道，阳常盈，阴常亏。故阳常应抑，阴常宜益，这个观点清清楚楚反映在《周易》中。《黄帝内经》吸取了《周易》损益的观点，十分重视阴精保养的重要意义。后世在养阴观点的指导下，创立了不少防治疾病、养生保健的原则和方法，如气功的吞津养生法、房事保精法等，都体现了保养阴精的思想。从人体的生命活动来看，保养阴气，减少消耗，是长寿秘诀之一，因为阳气是源于阴精的。

综上所述，《周易》指导中医养生的哲学思想是极为丰富的，它不仅提出了一些重要的养生原则，而且还有精辟的论述。近年研究发现，《周易》理论和原则广泛地指导着中医养生学、中国气功学、针灸学和药食学等方面的深入发展。深入学习和研究《周易》，对揭示人体生命的活动规律和指导人类的养生实践活动具有深远意义。

新中国成立以来，中国养生文化得到了大发展，学术发掘整理方面，校勘注释了大批古代文献，总结了大量现代临床经验和学术成果，出版了很多现代养生专著，积极开展学术交流活动。在科学研究上，借助现代研究手段，对传统养身理论和方法进行了大量的研究。佛山养生文化追求天人相应，动静互涵，阴阳和调，居安思危，顺应天时，柔静顺缓，这些观念都来源于《周易》，后世的葛洪等人亦继承了《周易》的观点，对后世养生文化产生了深远的影响。

二、《黄帝内经》

（一）《黄帝内经》概述

《黄帝内经》又称《内经》，是中国最早的典籍之一，也是中国传统医学四大经典之首。相传为黄帝所作，因以为名。

《黄帝内经》分为《素问》和《灵枢》两部分。

《素问》重点论述了脏腑、经络、病因、病机、病证、诊法、治疗原则以及针灸等内容。

《灵枢》是《素问》不可分割的姊妹篇，内容与之大体相同。除了论述脏腑功能、病因、病机之外，还重点阐述了经络腧穴，针具、刺法及治疗原则等。

关于《黄帝内经》成书时代的争论，古人主要有三种观点：

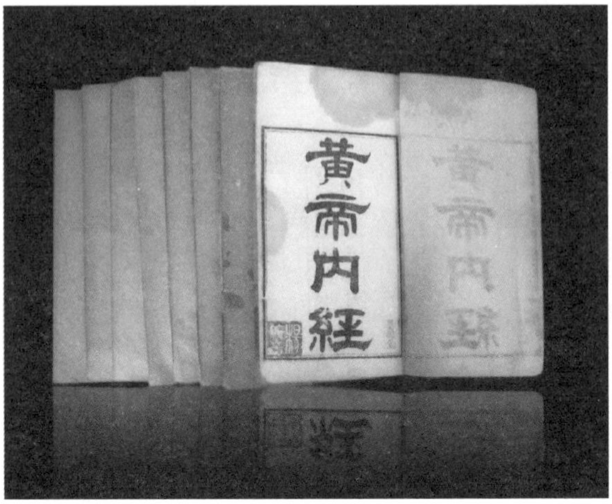

黄帝内经图

1. 先秦时期

持这种观点的人有晋代的皇甫谧，宋代的林亿、高保衡等。他们认为像《黄帝内经》这样的科学巨著，非通晓智慧的圣贤大智不能为之，所以必定是黄帝所作。

2. 战国时期

持这种观点的人有宋代的邵雍、程颢、司马光、朱熹，明代的桑悦、方以智、方孝儒、清代的魏荔彤等。其主要理由是：首先，将《黄帝内经·素问》与同样是战国时代的《周礼》相比较，有许多相同之处，足以充分证明两书是同一时代、同一思想体系的作品；其次，《史记·扁鹊仓公列传》中有关医理的内容，与《黄帝内经·素问》的内容相类似，但却朴素、原始得多，而《史记·扁鹊仓公列传》中有关医理的内容却比《黄帝内经·素问》有所进步，由此推断：《黄帝内经》应当是扁鹊时代以后、仓公时代之前的作品，也就是战国时代的作品。最后，以《黄帝内经》的文体为例，也可以说明这一点：先秦之文，多作韵语，而《素问》中韵语的文字特别多。

清代《四库全书简明目录》进一步肯定了这一说法，因为《四库全书》在中国古代学术界有相当高的地位，这种说法也就被许多人所接受。

3. 西汉时期

明代郎瑛从夏禹时仪狄造酒的传说和“罗”出现于汉代等证据推断《素问》产生于西汉时期。

现代中医学专家刘长林、吴文鼎等人也持这种意见。其主要理由是：其一，《黄帝内经》全书约计 20 万字，这在 2000 多年前可以说是一部巨著。编著这样的医籍需要有一个安定的社会环境，需要花费巨大的人力、

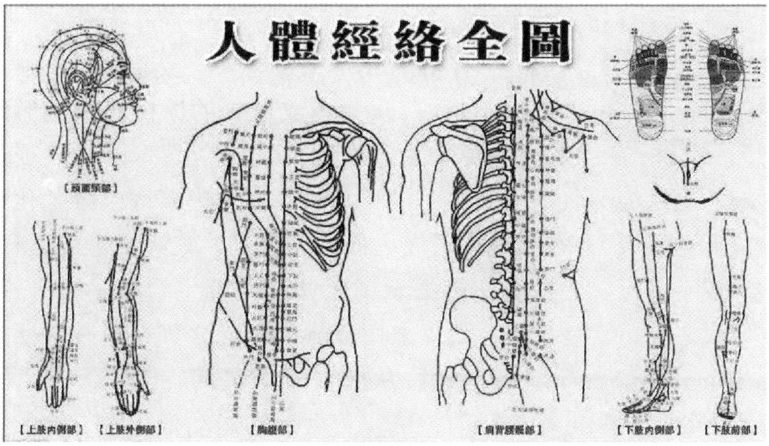

经络图

物力，这在战事连年、七雄割据的战国时代是不可能办到的。只有在西汉时期，随着政治的稳定，经济的发展，才为医学家编著医籍提供了现实的条件；其二，西汉初淮南王刘安的《淮南子·修务训》曰："世俗人多尊古而贱今，故为道者必记之神农、黄帝而后能入说。"《黄帝内经》在书名和思想内容上与"黄老学派"的密切联系，也为只有在西汉"黄老学派"鼎盛时期才能成书提供了佐证；其三，西汉司马迁在《史记·扁鹊仓公列传》中，记述了西汉初年名医淳于意在接受老师公乘阳庆传授给他的十种医书中，竟没有《黄帝内经》，这也足以说明《黄帝内经》不可能成书于西汉之前。

以上观点可以看出，古人认为《黄帝内经》成书为战国时期较为可信。但也不能认为《素问》《灵枢》所有篇章尽出战国。元末明初医学家吕复对此发表过中肯的见解，认为《黄帝内经》非一时之言，亦非一人之手。

后世较为公认此书最终成型于西汉，由中国历代黄老医家传承增补发展创作而来。正如《淮南子·修务训》所指出的那样，冠以"黄帝"之名，意在溯源崇本，借以说明中国医药文化发祥之早。

比较科学的观点是，《黄帝内经》并不是由一个作者完成于一个短时间内，而是多个作者跨越了一个较长的时间段集结而成。

（二）《黄帝内经》的学术思想

《黄帝内经》接受了中国古代唯物的气一元论的哲学思想，将人看作整个物质世界的一部分，宇宙万物皆是由其原初物质"气"形成的。在"人与天地相参""与日月相应"的观念指导下，将人与自然紧密地联系在一起。

1. “气”是宇宙万物的本原

老子在《道德经》云：“有物混成，先天地生。寂兮寥兮，独立而不改，周行而不殆，可以为天下母。”认为构成世界的原初物质是形而上者的“道”。宋钘、尹文将这种原初物质称为“气”。《黄帝内经》受这些学说的影响，也认为“气”是宇宙万物的本原，“太虚寥廓，肇基化元，万物资始，五运终天”。在天地未形成之前便有了气，充满太虚而运行不止，然后才生成宇宙万物。这其实是揭示了天体演化及生物发生的自然法则。在宇宙形成之先，就是太虚。太虚之中充满着本元之气，这些气便是天地万物化生的开始。由于气的运动，从此便有了星河、七曜，有了阴阳寒暑，有了万物。阴阳五行的运动，统领着大地的运动变化和万物的发生与发展。

2. 人与自然的关系

《黄帝内经》认为人与自然息息相关，是相参相应的，自然界的运动变化无时无刻不对人体产生影响。《素问·宝命全形论》说：“人以天地之气生，四时之法成”。是说人和宇宙万物一样，是禀受天地之气而生、按照四时的法则而生长。人生天地之间，必须要依赖天地阴阳二气的运动和滋养才能生存。

人体的内环境必须与自然界这个外环境相协调、相一致，这就要求人对自然要有很强的适应性。《灵枢·五癃津液别》说：“天暑衣厚则腠理开，故汗出……天寒则腠理闭，气湿不行，水下留于膀胱，则为溺与气。”这显然是水液代谢方面对外环境的适应。人的脉象表现为春弦、夏洪、秋毛、冬石，同样是由于人体气血对春夏秋冬不同气候变化所做出的适应性反应，以此达到与外环境的协调统一。如果人们违背了“春生、夏长、秋收、冬藏”的养生之道，就有可能产生病变。就是一日之内、日夜之间，人体也会随天阳之气的盛衰而相应变化。如果违反了客观规律，也会受到损害。

人与自然这种相参相应的关系在《黄帝内经》中是随处可见的。无论是生理还是病理，无论是养生预防还是诊断与治疗，都离不开这种理论的指导。

3. 人是阴阳对立的统一体

人是阴阳对立的统一体，这在生命开始时已经决定了。具有生命力的父母之精相媾，也就是阴阳二气相媾，形成了生命体。生命体形成之后，阴阳二气存在于其中，互为存在的条件。相互联系、相互资生、相互转化，又相互斗争。

从人体的组织结构上看，《黄帝内经》把人体看成是各个层次的阴阳对立统一体，还把每一脏、每一腑再分出阴阳，从而使每一层次，无论整体与局部、组织结构与生理功能都形成阴阳的对立统一。

4. 人体是肝心脾肺肾五大系统的协调统一体

《黄帝内经》所说的五脏，实际上是指以肝心脾肺肾为核心的五大系统。

以心为例：心居胸中，为阳中之太阳，通于夏气，主神明，主血脉，心合小肠，生血、荣色，其华在面，藏脉、舍神、开窍于舌、在志为喜。在谈心的生理、病理时，至少要从以上诸方面系统地加以考虑才不至于失之片面。因此可以每一脏都是一大系统，五大系统通过经络气血联系在一起，构成一个统一体。这五大系统又按五行生克制化规律相互协调、资生和抑制，在相对稳态的情况下，各系统按其固有的规律从事各种生命活动。

5. 生命观

《黄帝内经》否定超自然、超物质的神的存在，认识到生命现象来源于生命体自身的矛盾运动。认为阴阳二气是万物的胎始。对整个生物界，则认为天地万物和人都是天地阴阳二气交合的产物。阴阳二气是永恒运动的，其基本方式就是升降出入。《黄帝内经》把精看成是构成生命体的基本物质，也是生命的原动力。在《灵枢·经脉》还描绘了胚胎生命的发展过程：“人始生，先成精，精成而脑髓生。骨为干，脉为营，筋为刚，肉为墙，皮肤坚而毛发长”。这种对生命物质属性和胚胎发育的认识是基本正确的。

6. 形神统一观

《黄帝内经》对于形体与精神的辩证统一关系做出了的说明，指出精神统一于形体，精神是由形体产生出来的生命运动。

在先秦诸子中对神以及形神关系的认识，没有哪一家比《黄帝内经》的认识更清楚、更接近科学。关于形神必须统一、必须相得的论述颇多，如《灵枢·天年》和《素问·上古天真论》。如果形神不统一、不相得，人就得死。如《素问·汤液醪醴》和《素问·逆调论》。《黄帝内经》这种形神统一观点对中国古代哲学有非常大的贡献。

（三）《黄帝内经》为中医养生学的形成奠定了理论基础

《黄帝内经》总结了先秦时期医药学的丰富的实践经验，先秦道家、儒家、杂家的养生思想为《黄帝内经》养生理论的形成做出了重要贡献。而《黄帝内经》则是集先秦诸子理论及医药学实践之大成，为中医养生学的形成奠定了理论基础。

1. 对生命起源的认识

《黄帝内经》认为生命与自然界息息相关，《素问·宝命全形论》指出："天地合气，命之曰人"，认为自然界的阴阳精气是生命之源，这种认识是符合实际的。

2. 天人相应，顺应自然

《黄帝内经》把人与自然界看成一个整体，自然界的种种变化，都会影响人体的生命活动，即天有所变，人有所应。因而，强调要适应自然变化，避免外邪侵袭。如《灵枢·本神篇》指出，要"顺四时而适寒暑"，《素问·四气调神大论》则提出了"春夏养阳，秋冬养阴"的四时顺养原则。《素问·上古天真论》又明确指出"虚邪贼风，避之有时"，从而开辟了中医防病养生的先河。

3. 对生命规律的阐述

《黄帝内经》对人体生、长、壮、老、已的生命规律有精妙的观察和科学的概括，不仅注意到年龄阶段的变化，也注意到了性别上的生理差异。如《素问·上古天真论》中，男子 8 岁为一生理阶段，女于 7 岁为一生理阶段的生理阶段递变规律，《灵枢·天年》以 10 岁为一阶段的递变规律，分别详细阐述了人的生理变化特点。

4. 对衰老的认识

《黄帝内经》详细论述了衰老的变化过程及衰老表现，并指出情志、起居、饮食，纵欲、过劳等一方面调节失当，是导致早衰的重要原因，并提出要"法于阴阳，和于术数，饮食有节，起居有常，不妄作劳，故能形与神俱，而尽终其天年，度百岁乃去"（《素问·上古天真论》），初步建立了抗老防衰及老年病防治的理论基础。

5. 明确提出养生原则和方法

《黄帝内经》不仅提出了许多重要的养生原则和行之有效的养生方法，如调和阴阳，濡养脏腑、疏通气血、形神兼养、顺应自然等原则，以及调情志、慎起居、适寒温、和五味、节房事、导引按跷、针灸等多种养生方法。而且特别强调"治未病"这一预防为主的原则，将养生和预防疾病密切结合在一起，这一点具有极其重要的意义。

（四）《黄帝内经》中的养生之道诠释

《黄帝内经》中的养生之道是中医长寿之道的理论基础，是研究身体健康益寿延年的理论。总结了 2000 年以来古代人类养生长寿的经验，对养生之道做了高度的概括。

1.《黄帝内经》中的法于阴阳

"提挈天地，把握阴阳……"，这一理论作为养生防病的思想，更主要是要认识到自然界变化的规律，并遵从这一规律，从而减少疾病的发生。因此《黄帝内经》中明确提出“天人相应”的观点。这一观点主要阐明了“气候与养生长寿”的关系和“环境对养生长寿”的影响。《素问·四气调神大论》中具体论述了顺应四时阴阳、调摄精神的养生方法，是“法于阴阳”思想的具体体现，四时阴阳的盛衰消长，表现为自然景象、气候各异，使万物生长收藏。在自然界中，人必须要适应四时之气，方能使自身的阴阳之气得以平衡。又以顺四时而养生长收藏之气来论述“法于阴阳”的精神实质。如《素问·四气调神大论》云：“春三月，此谓发陈，天地俱生，万物以荣，夜卧早起，广步于庭，被发缓行，以使志生”，以适应阳气的生发，生机萌动，万物生发欣欣向荣的自然景色，人类精神活动要愉快无杀罚夺之意，即为“养生之道”。“夏三月，此谓蕃秀，天地气交，万物华实，夜卧早起，无厌于日”，以适应夏季阳气的隆盛、万物蕃秀之特点，精神焕发，热情洋溢，亦谓“养长之道”。“秋三月，此谓容平，天气以急，地气以明，早卧早起，与鸡俱兴”，万物收成，天气劲急，地气清肃，阳气收敛。则应早卧早起，意志安宁，精神收敛于内，以缓解秋天的肃杀之气对人体的影响，即“养收之道”。“冬三月，此谓闭藏，水冰地坼，无扰乎阳，早卧晚起，必待日光”，阳气闭藏，必得太阳升起方可起床，方可避免阴寒之气的侵袭，故曰“去寒就温”，即“养藏之道”。总之，所述是对“法于阴阳”养生原则的全面阐释，也是人们最应遵循的养生法则。

2.《黄帝内经》中的合于术数

《素问·上古天真论》提出“合于术数”是养生重要法则之一。合，即为调和。术乃为修生养性之法。“合于术数”是指要掌握养生健体之术，中医养生术，种类繁多，有走路、导引按摩、叩齿漱津、五禽戏、太极拳、气功等。尽管名目繁多，其目的是通过运动而达到健体强身、延年益寿。古人早就意识到“生命在于运动”。《吕氏春秋》提出：“流水不腐，户枢不蠹，形气亦然，形不动则精不流，精不流则气郁。”华佗更明确指出：“人体欲得劳动，但不当使报耳动摇则谷气消，血脉流通，病不得生，譬犹户枢，终不朽也。”所以他根据古代导引法，模仿禽兽特点而自创“五禽戏”。孙思邈针对老年特点提出“养性之道，常欲小劳，但莫大疲极强所不能堪尔。且流水不腐，户枢不蠹，以其运动故也。”这是对《黄帝内经》“形劳而不倦”的进一步发挥。

3.《黄帝内经》中的食饮有节

2000 年前，《素问·藏气法时论》已为人们总结提出了一些合理的膳食。如“五谷为养，五果为助，五畜为益，五菜为充。气味和而服之，以补精益气”。这个食谱有主食，有副食，而且阐明了各自的作用。五谷：稻、黍、粟、麦、菽之类为主食，含有丰富的碳水化合物，为人体提供了必须的热量与能量；五果、五菜为副食，为人体提供了多种维生素、纤维素及微量元素，在新陈代谢中是必不可少的。五畜：猪、牛、羊、鸡等为人体提供了必须的蛋白质、脂肪和各种氨基酸。因此“谨和五味”是食饮有节的重要方面。另外“饮食自倍，肠胃乃伤”，是指饮食过量而会伤害人体的肠胃功能影响消化。过度贪凉致使中焦寒盛，也可引发多种病症。如指出，寒凉饮食入胃是导致咳嗽的重要内因，《素问·生气通天论》“阴之所生本在五味，阴之五宫伤在五味”，人赖饮食五味以充养精神元气而维持正常生命活动，五味不调和便可伤及五藏，故谨和五味便可气血流通，筋骨强劲，五藏安和，而健康长寿。

4.《黄帝内经》中的不妄作劳

作劳即劳作，包括劳力、劳心、房劳等方面。含义有三：其一是要有劳有逸，劳逸适度；其二是告诫人们不要违背常规地劳动，注重道德养生；其三是节制“房事”，不要妄泄肾精。而那些“以妄为常，醉以入房，以欲节其精者”是造成早衰的重要原因。如注意上述诸多方面，便可成为一个具有很高道德修养、精神饱满、体力充沛的人。如不注意道德修养、违背常规地劳动、不节制房事、不注意保护自己的肾精，必然会造成身体虚弱，加速衰老。

5.《黄帝内经》中的起居有常

起居，就是指作息。有常，是指有一定的规律，起居有常即要求人们生活有规律。《素问·四气调神大论》根据季节变化制定了与之相应的作息制度：春季“夜卧早起，广步于庭”、夏季“夜卧早起，无厌于日”、秋季“早卧早起，与鸡俱兴”、冬季“早卧晚起，必待日光”。人们只要起居有常便有助于身体健康，减少疾病发生。反之则会半老而衰。

6.《黄帝内经》中的地理环境与养生长寿

《素问·五常政大论》有这样的记载：“一州之气，生化寿夭不同，其故何也？岐伯曰：‘高下之理。地势使然也。崇高则阴气治之，污下则阳气治之。阳胜者先天，阴胜者后天，此地理之常，生化之道也……高者其气寿，下者其气夭，地之小大异也，小者小异，大者大异。’”其意是说居住在空气清新，气候寒冷的高山地区的人多长寿。因为高者气寒，植物生长缓慢，生长期长，寿命也就长，下者气热，植物生长较快，寿命也就相应短促。从现代医学观点看，在高山寒冷地带生活的人，因其体内代谢过程缓慢，故能长寿。反之，生活在气候温热地带的人，新陈代谢加速，故生命相应缩短。

7.《黄帝内经》中的恬愉为务

《素问·上古天真论》提出，上古圣贤养生之道是“内无思想之患，以恬愉为务”“智贤而少欲，心安而不惧”“嗜欲不能劳其目，淫邪不能惑其心”。“适嗜欲于世俗之间，无恚嗔之心”，即胸怀开朗，性情乐观，减少欲望，不畏威胁，不受利诱，对人友爱。做到这些就可以“度百岁而动作不衰”，如果经常悲哀忧愁，“喜怒不节”，就会“生乃不固”而影响寿命。

8.《黄帝内经》中的治未病

“治未病”是中医的一贯主张。《素问·四气调神大论》云：“圣人不治已病治未病，不治已乱治未乱……夫病已成而后药之，乱已成而后治之，譬犹渴而穿井，斗而铸兵，不亦晚乎！”可见古人在2000年前就认识到预防疾病的重要意义。因此对于我们医务工作者，要做好预防疾病，做到“未病先防，既病防变”即没病防病，有病时要注意疾病传变，对疾病做到早期预防、早期治疗。

《黄帝内经》中的养生思想深刻影响了佛山的养生文化，佛山养生文化全面继承了《黄帝内经》中的法于阴阳、和于术数、食饮有节、起居有常、不妄作劳等内容，产生了丰富多彩的养生文化形式，如富有佛山特色的饮食、武术、艺术等养生文化。尤其在2008年国家启动“中医治未病”健康工程之后，佛山市中医院等单位响应国家号召，成立治未病中心（专科），全面研究和实践养生保健的理论与方法，成效显著，有效指导了人们的健康保健活动，这体现了对《黄帝内经》治未病思想的传承。

第三章

秦汉三国养生文化

［大背景］中国秦汉时期的诸多帝王君主都是养生长寿的热烈追求者，在此社会背景下，涌现了一大批著名的医家和养生家。秦汉时期道教盛行，黄老学说得以进一步继承发展；西汉之际，汉武帝“罢黜百家、独尊儒术”，儒家思想得以大力发挥；东汉时期，佛教传入并迅速成长起来。道、儒、佛三教思想对当时的养生文化产生了巨大影响。这一时期，《黄帝内经》影响着人们的养生生活，东汉后期，医圣张仲景进一步深化“上工治未病”思想，强调防患于未然的重要性，所著《伤寒杂病论》，奠定了中医及中医养生理、法、方、药的理论基础。

第一节　南海郡与南越国对佛山的影响

佛山在秦汉三国时期尚未得名，仍属于南越国中南海郡的一部分。公元前 221 年，秦始皇统一六国之后，开始着手平定岭南地区的百越之地。公元前 219 年，秦始皇任命屠睢为主将、赵佗为副将率领 50 万大军平定岭南，战争期间，主将屠睢被当地的敌人杀死。秦始皇更命任嚣为主将，经过四年努力，终于在公元前 214 年完成了平定岭南的大业。秦始皇接着在岭南地区设立了南海郡、桂林郡、象郡三郡，任嚣被委任为南海郡尉。南海郡下设博罗、龙川、番禺、揭阳四县，赵佗被委任为龙川县令。

公元前 210 年，秦始皇病逝，秦二世继位。公元前 209 年，秦二世的暴政激起了陈胜、吴广等人的起义，接着就是刘邦和项羽之间的楚汉相争，中原陷入了一片混乱状态。公元前 208 年，南海郡尉任嚣病重，他临死前把时任龙川县令的赵佗召来，向他阐述了依靠南海郡傍山靠海、有险可据的有利地形来建立国家，以抵抗中原各起义军队的侵犯；并当即向赵佗颁布任命文书，让赵佗代行南海郡尉的职务。不久，任嚣病亡，赵佗向南岭各关口的军队传达了据险防守的指令，防止中原的起义军队进犯，并借机杀了秦朝安置在南海郡的官吏们，换上自己的亲信。公元前 206 年，秦朝灭亡。公元前 203 年，赵佗起兵兼并桂林郡和象郡，自称“南越武王”，在岭南地区建立南越国。越南称作赵朝，亦称前赵朝。

公元前 214 年，秦置广东，旧广州、韶州、潮州、惠州、肇庆、南雄诸府州及高州府北境、广西旧平乐府东境、梧州府东南境皆其地，郡治番禺，即今广东省治，汉亦置郡于此，三国吴以后兼为广州治，隋郡废。后复置，唐废；寻复置，又废，宋曰广州南海郡，元以后废。秦汉时期，南海郡，南界冈州（即今新会、顺德、九江、西樵、鹤山、台山、开平一带），西至今广西贺州，北连南岭，包括今粤东、粤北、粤中和粤西的一部分，辖番禺、龙川、博罗、四会 4 个县（据《汉书》记载），郡治番禺。秦始皇将所夺取的岭南地区，设“桂林、象、南海” 3 个郡。南海郡辖境是东南濒南海，西到今广西贺州，北连南岭，包括今粤东、粤北、粤中和粤西的一部分。此外，湛江等地属象郡，粤西有一部分属桂林郡，粤北部分地区属长沙郡。

西汉元鼎六年（前 111 年），地域内置 8 县，四会县隶属南海郡；广信、谢沐、高要、封阳、端溪 5 县隶属苍梧郡；高凉县、临允县隶合浦郡；统属交州。

汉末，交趾部改为交州，今广东省境包括交州辖下的整个南海郡（粤中、粤东），还包括苍梧郡、和浦郡、荆州贵阳郡和扬州豫章郡的一部分。

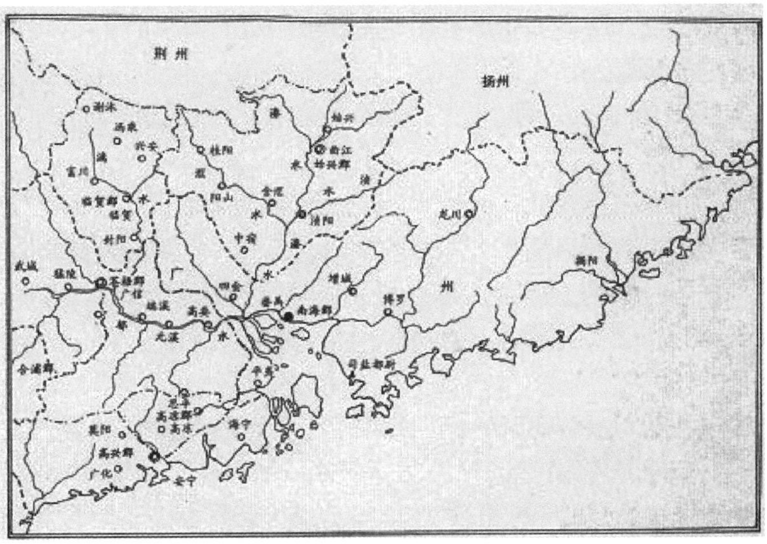

三国时期南海郡地图

南越国是岭南地区的第一个郡县制国家，它的建立保证了秦末乱世岭南地区社会秩序的稳定。来源于秦朝中原地区的统治者，带来了中原先进的政治制度和生产技术，使岭南地区落后的政治、经济现状得到了有效的改善。南越国君主推行的“和辑百越”的政策，促进了汉族和南越国各个民族之间的相互融合，并使汉文化和汉字得以传入岭南地区，改变了岭南落后的文化状况。南越国共传五代王，共 93 年，开国君赵佗，人称南越武帝。社会上中原人与越人之间的通婚联姻越来越普遍，连王室也盛行。南越国王室与越人丞相吕嘉的家族世代有联姻，末代南越王赵建德的母亲也是越人。这些政策对南越国的政权稳定、经济发展、文化交流都起了很有效的作用。在整个南越国时期，中原人和越人和睦共处，逐渐相互融合。

佛山（南海郡一部分）作为南越国的重要组成部分，依托河道便利从中原输入铁器、青铜器和牲畜，引进中原的先进技术，并向中原输出南越国出产的白璧、珠玑、玳瑁、犀牛角、珊瑚、荔枝等土特产。南越国的货币也是从中原输入的，并没有自己铸造的货币，这些货币主要以秦朝和汉朝的“半两钱”为主。南越国与闽越、夜郎等其他周边国家的商贸往来也十分密切，吕后与南越国交恶时期，赵佗即以财物赂遗的方式，以获得闽越、夜郎、西瓯和骆越等国的归属或支持。除了陆路贸易之外，南越国的海上贸易也有很大的发展，据位于今广州市中山四路的秦汉造船工场遗址的考古发掘证明，当时的都城番禺已具备了生产大批内河和沿海航行的船只的能力。当时的南越国人已经开辟了通过南中国海与东南亚和南亚诸国进行商业贸易的路线，这条路线后来被称为“海上丝绸之路”。在南越王墓的遗址中，也发掘了一部分产自于东南亚和南亚诸国的舶来品，包括银盒、象牙、金花泡饰、乳香等。

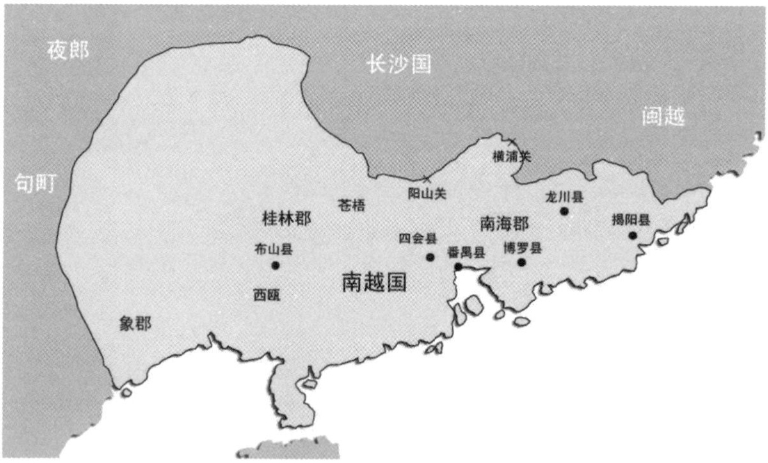

南越国建国初期疆域图

第二节　中原养生思想与养生方法在岭南的发展

张仲景（约150—154至约215—219），名机，字仲景，东汉南阳涅阳县人，东汉末年著名医学家，被后人尊称为“医圣”。张仲景生活的东汉末年，是中国历史上一个极为动荡的时代。统治阶级内部出现了外戚与宦官相互争斗残杀的“党锢之祸”。军阀、豪强也为争霸中原而大动干戈，农民起义的烽火更是此起彼伏。一时里战乱频仍，百姓为避战乱而相继逃亡，流离失所者不下数百万。汉献帝初平元年（190 年），董卓挟汉献帝及洛阳地区百万居民西迁长安，洛阳所有宫殿、民房都被焚毁，方圆二百里内尽为焦土，百姓死于流离途中者不可胜数。

张仲景广泛收集医方，写出了传世巨著《伤寒杂病论》。它确立的辨证论治原则，是中医临床的基本原则，是中医的灵魂所在。在方剂学方面，《伤寒杂病论》也做出了巨大贡献，创造了很多剂型，记载了大量有效的方剂。其所确立的六经辨证的治疗原则，受到历代医学家的推崇。这是中国第一部从理论到实践、确立辨证论治法则的医学专著，是中国医学史上影响最大的著作之一，是后学者研习中医必备的经典著作。

《伤寒杂病论》是集秦汉以来医药理论之大成，并广泛应用于医疗实践的专书，是我国医学史上影响最大的古典医著之一，也是我国第一部临床治疗学方面的巨著。《伤寒杂病论》的贡献，首先在于发展并确立了中医辨证论治的基本法则。张仲景把疾病发生、发展过程中所出现的各种症状，根据病邪入侵经络、脏腑的深浅程度，患者体质的强弱，正气的盛衰，以及病势的进退缓急和有无宿疾（其他旧病）等情况，加以综合分析，寻找发病的规律，以便确定不同情况下的治疗原则。他创造性地把外感热性病的所有症状，归纳为六个症候群（即六个层次）和八个辨证纲领，以六经（太阳、少阳、阳明、太阴、少阴、厥阴）来分析归纳疾病在发展过程中的演变和转归，以八纲（阴阳、表里、寒热、虚实）来辨别疾病的属性、病位、邪正消长和病态表现。由于确立了分析病情、认识证候及临床治疗的法度，因此辨证论治不仅为诊疗一切外感热病提出了纲领性的法则，同时也给中医临床各科找出了诊疗的规律，成为指导后世医家临床实践的基本准绳。

张仲景非常重视食物的疗养作用。考仲景之方，杂有不少食品药物，如生姜、大枣、小麦、大麦、粳米、薏苡仁、赤小豆、鸡子黄、山药、百合、蜂蜜、饴糖、羊肉、酒等。这些食物对五脏具有不同程度的补养作用，特别是对脾胃的调养功能尤著。但饮食须有节制，应当注意卫生，以及相宜、禁忌等。张仲景指出：“凡饮食滋味，以养于生。食之有妨，反能为害。”“所食之味，由与病相宜，由与身为害，若得宜则益体，害则成疾。”他在《金匮要略》中汇集了有关禽兽鱼虫、果实菜谷与饮食禁忌的经验。例如饮酒过度可致“酒疸”“饪之邪”可引起宿食。大凡“秽饭馁肉臭鱼”“六畜自死”“果子落地经宿”“被霜生茶”等，都不可食之。另外，张仲景对服药后的饮食禁忌也被后世医家所推崇。例如他对服桂枝汤的禁忌，包括“生冷、黏滑、肉面、五辛、酒酪、臭恶”等物。这些食物对病体的危害，主要是损伤中焦脾胃之气。尔后脾胃学家李东垣吸取张仲景的经验，擅长调补脾胃之气，在《脾胃论》中还设有“脾胃将理法”“摄养”等专篇，对饮食养生的方法有更多发挥。

张仲景的家族，原来有200多人，自汉献帝建安元年（196年）以来，在不到10年的时间里，就死了三分之二，其中有十分之七是死于伤寒病。一些庸医便趁火打劫，不给病人认真诊脉。张仲景对这些人非常气愤，痛加斥责，他决心要控制瘟疫的流行，根治伤寒病。从此他“勤求古训，博采众方”，刻苦研读《素问》《灵枢》《八十一难》《阴阳大论》《胎胪药录》等古代医书，继承《内经》等古典医籍的基本理论，广泛借鉴其他医家的治疗方法，结合个人临床诊断经验，研究治疗伤寒杂病的方法，并于建安十年（205年）开始着手撰写《伤寒杂病论》。

这时候，东汉王朝四分五裂，张仲景官不能做，家也难回。于是他就到岭南隐居，专心研究医学，撰写医书。到建安十五年，终于写成了划时代的临床医学名著《伤寒杂病论》，共十六卷。经后人整理成为《伤寒论》和《金匮要略》两本书。《伤寒杂病论》系统地概括了“辨证施治”的理论，为我国中医病因学说和方剂学说的发展做出了重要贡献。后来该书被奉为“方书之祖”，张仲景也被誉为“经方大师”。

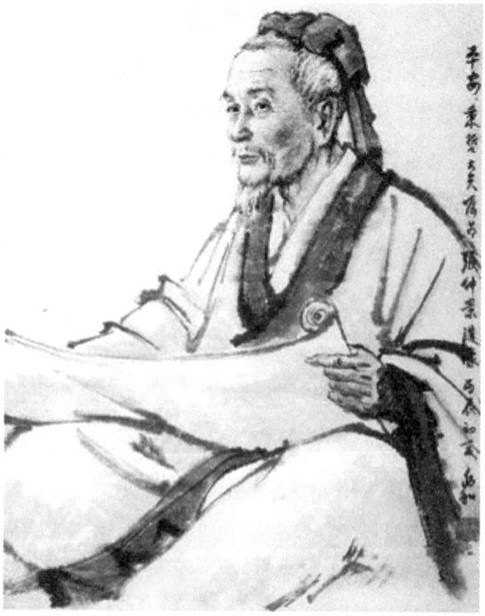

张仲景

张仲景在《伤寒论》中设瘥后劳复辨证施治，它为热病后巩固疗效、预防复发、养胃复原树立了规范。方药论治概括起来为：调中助胃清热的枳实栀子豉汤、解热和胃的小柴胡汤、温中健脾的理中丸、利水解脾肾之困的牡蛎泽泻散、生津养胃清热的竹叶石膏汤等。后人将这些方法推而广之，应用到内伤杂病中去，常收到健脾胃、扶元气、生津液之效，则病情自愈。

强调体内外环境的阴阳平衡是《内经》养生学的基本思想。张仲景为我们留下了不少燮理阴阳、抗衰老的方剂，例如肾气丸，《金匮要略》中凡见四处，具有滋阴助阳的作用。滋阴之虚可以生气，助阳之弱可以生水，肾气振发，气化复原，则病可去，衰可复。后世补肾阴的六味地黄丸方，就是由肾气丸化裁而成。经实验研究及临床实践证明，肾气丸能提高机体抗病能力，增加血液循环，改善肾功能，以及护肝、降压、降血脂、强心、利尿等作用。并用于治疗老年常见病，如高血压、糖尿病、前列腺肥大、肾炎、心脏病等。再如薯蓣丸，是治疗“虚劳诸不足，风气百疾”的方药。岳美中认为此方“很适用于老年人，因高年气血虚损，常有周身不适，头眩、肢痛、麻木诸症”。此方补中有行、不偏阴、不偏阳、不偏气、不偏血、不寒不热、不攻不泻、不湿不燥、调理脾胃、气血双补、内外并治，能使“阴平阳秘，精神乃治”。

西汉的董仲舒提出了“养形体”和“养心神”结合的养生观。他认为：“利以养其体，义以养其心。心不得义不能乐，体不得利不能安。义者心之养也，利者体之养也。”“仁人之多寿者，外无贪，而内清静，心平和而不失中正，取天地之美养其身……得天地泰者其寿而长。”当时的养生学家已认识到先天遗传、后天摄生、体质虚弱与寿命的关系。董仲舒在《春秋繁露》中说：“人之自行乃与其寿夭相益损也……其自行佚而寿长者，命益之也；其自行端而寿短者，命损之也。自行可久之道者，其寿佳谁久；自行不可久之道者，其寿佳谁久。”东汉王充在《论衡·气寿》中说：“夫禀气渥（气盛而丰盛）则其体强，体强则其命长；气薄则其体弱，体弱则其命短。”但是，他又明确指出：“人生而命有长短者，非自然也，皆由将身不谨。”人的寿命虽然有先天遗传因素，但后天调养也很重要，如果养生不得法，不注意，就无法延年益寿。

华佗在年轻时，曾到徐州一带访师求学，“兼通数经，晓养性之术”。沛相陈圭推荐他为孝廉，太尉黄琬请他去做官，都被他一一谢绝，遂专志于医药学和养生保健术。华佗对养生和预防保健尤为注重，并身体力行，在理论和实践方面有其独到之处。华佗“晓养性之术，年且百岁，而犹有壮容，时人以为仙。”他对弟子说：“人体欲得劳动，但不当极耳。动摇则谷气得消，血脉流通，病不得生，譬如户枢终不朽也。”（《后汉书·华佗传》）他总结并创造“五禽之戏”，仿鹿、熊、虎、猿、鸟的动作，时常操练，可强身除病。身体若有不适，做一禽之戏，汗出，即感轻松。华佗还重视节欲保健，他创制了一种具有抗衰老作用，久服可利五脏、轻身、乌发的药物。

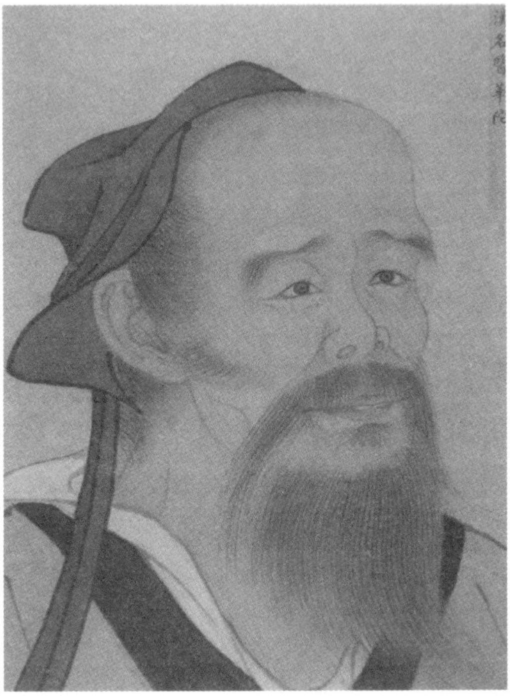

华佗

华佗的弟子李当之，著有《李当之药录》。吴普常练五禽之戏，年高九十多仍耳聪目明，牙齿完坚，著作有《吴普本草》6 卷。樊阿，彭城人，擅长针灸，善深刺要穴，他遵循华佗教授的养生法，享寿百余岁。

第三节　从墓葬考古看秦汉的养生观

上一节中，我们通过秦汉时期的名医，说明了养生思想在岭南的发展。而养生的观念并不仅仅体现在古代医学上。养生在探讨如何保护生命的同时，就不得不直面死亡，所以在秦汉墓葬中也有所反应。接下来，我们通过秦汉时期的墓葬及相关考古资料来展现当时的养生观念。

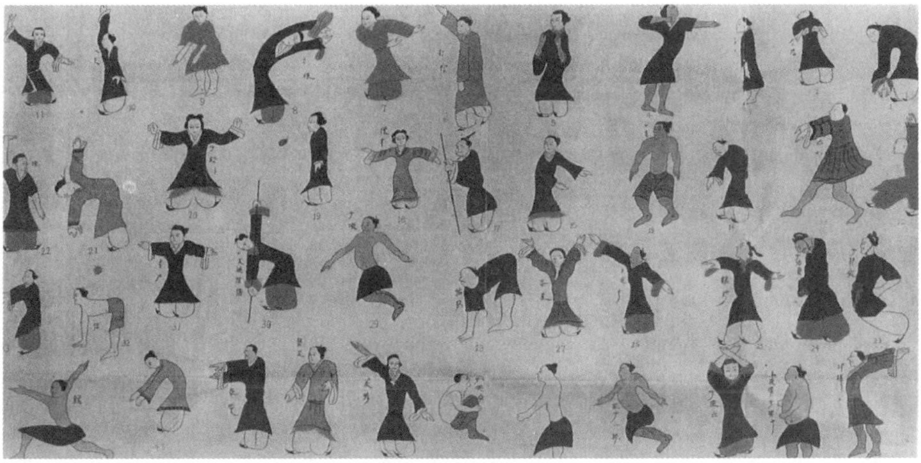

帛画《导引图》

首先，马王堆三号墓出土的帛画《导引图》展现了西汉时期人们的导引养生疗法。帛画宽53cm、长133cm，自右至左包含三个部分：《却谷食气篇》《阴阳十一脉灸经》（乙本）和彩色绘制的《导引图》。[①] “图上绘制了44个或动或静的人物图画：高9—12cm，有男有女，有老有少，或著衣，或裸背，均为工笔彩绘，以黑色线条勾画轮廓，填以朱红或青灰带蓝。除个别人像手持器物外，别无背景。每一个图像的运动姿势尚基本保存，仅有少数图像残破难辨，并有约半数的标题文字无法识别。”[②] 这幅帛画真实、生动的记录了西汉以前的引导方法。

再进一步深入之前，有必要说明一下“导引”的含义。我国古代的导引，是呼吸运动和躯体运动相结合的一种锻炼方法。李颐在注释《庄子·刻意》时写道，导引就是“导气令和”和“引体令柔”。由于呼吸动作是这一运动过程中的重要环节，因此导引也被称为“导引行气”或“行气”。[③]根据复原的导引图可以很清楚的看到，《导引图》中的动作是模仿鸟兽的动作神态来创编的，有的图虽然注文残缺，但仍可看出模仿猴、猫、犬、鹤、燕以及虎、豹扑食等状态。《导引图》也被认为与华佗的五禽戏有紧密的联系。[④]

① 沈寿．西汉帛画《导引图》考辨．体育文史，1989年01期．

② 中医研究院医史文献研究室．马王堆三号汉墓帛画导引图的初步研究．文物，1975年06期．

③ 中医研究院医史文献研究室．马王堆三号汉墓帛画导引图的初步研究．文物，1975年06期．

④ 张淑君．健身气功五禽戏的形成与发展——从马王堆导引图养生功法探研．搏击（武术科学），2010年09期．

除了帛画《导引图》外，玉在汉代与养生也有着密切的联系。许慎在《说文解字》中说道，“玉，石之美者。有五德：润泽以温，仁之方也；䚡理自外，可以知中，义之方也；其声舒扬，专以远闻，智之方也；不桡而折，勇之方也；锐廉而不忮，絜之方也。”玉，是最美的石头，具有五中德性：润泽而温和，是仁人的象征；从外部观察纹理，便可知内部真性，这是义士的象征；玉声舒展飞扬，可以传播到很远的地方，是智士的象征；宁折不挠，是勇士的象征；锐廉而不奇巧，是廉洁之士的象征。其坚硬持久的自然特质和“永恒”的概念相关；另一方面，在汉代，这种玉的自然特质被引申为与升仙有关。玉衣便可视为永恒与升仙思想最有力的象征。

上文曾提及佛山是南越王国的一部分。而南越王墓出土了一件非常有历史价值的文物：南越王的丝缕玉衣。“复原后的南越王丝缕玉衣，由头套、衣身、两袖筒、两手套、两裤筒和两只鞋所组成。全长 1.73 米，共用玉片 2291 片。片形以长方形和方形为主，也有梯形、三角形、五边形等。头套、两手套和两只鞋的玉片，两面打磨光滑，边角钻孔，以丝线穿缀，里面再用丝绢衬贴加固；衣身和两袖筒的玉片，大多利用废旧玉器或边角料切成，厚薄不一，无孔，边缘多数未琢磨，平排并列粘贴于麻布上。玉片表面用窄的朱丝带作对角粘贴，组成菱形网格状的地纹，四边再以宽带

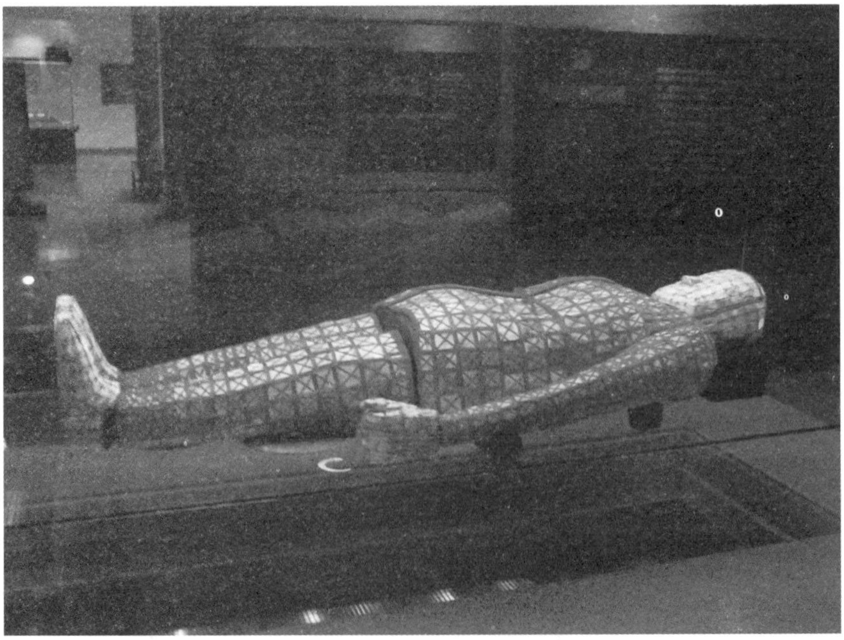

南越王墓出土的丝缕玉衣复原图

粘贴成纵横方格。衣身、两袖筒、两裤筒的朱丝带和粘贴式样完全相同，朱丝带组成的图案显得非常规整鲜艳。”[①]前文提及，汉代之前关于升仙的概念基本为“在今世与此生中成仙”，无限地延长生命，比如追求长生不老仙丹的始皇帝。自汉武帝后，升仙与来世的概念日益接近，其结果便是在宗教及艺术中产生了一种“死后升仙”的概念。玉则成为了连接死亡与升仙的桥梁；玉衣则表达了墓主人对死后升仙与长寿的渴望。这种升仙的思想反应了汉代人们的生死观以及身体观，这也决定了他们采用玉来保护自己的生命和肉体。[②]

① 古方．白云生处的帝乡：图说南越王墓．重庆 ：重庆出版社，2006.

② 巫鸿．玉衣或玉人？——满城汉墓与汉代墓葬艺术中的质料象征意义．礼仪中的美术——巫鸿中国古代美术史文编．北京：三联书店，2005.

第四章

魏晋南北朝养生文化

［大背景］魏晋南北朝时期是我国历史上一个政权分立、民族融合、文化多元的时期。儒学独尊的局面被打破，玄学兴起，佛教、道教发展，先秦诸子学说有不同程度的复兴。此时期，服食丹石药饵的风气盛行，客观上促进了药物养生及道家养生流派的兴起；导引吐纳学术迅速发展，出现了以葛洪、陶弘景为代表的许多倡导引吐纳的养生家，促进了功法养生的发展。东晋著名医学药学家，养生家葛洪（284—364）是与佛山历史最有渊源并在此炼丹居住的古代医家。

第一节　精神宗教：儒教为主，道教盛行，佛教传入

三教融合并行发展，农业经济的发展也促进了岭南文化的繁荣。岭南养生文化是中华养生文化一颗璀璨的明珠。儒家思想、道家文化同源共根与中医科学同步发展。晋代，佛教传入，达摩祖带经广州登岸，在崇山少林寺面壁九年，开创禅学；六祖慧能把佛主坛供奉作为禅宗的经典，很快把这中国化的佛教传来并在此处扎根。儒家思想，在汉代“独学儒术”的大旗感召下，在孔孟之道的轨迹上早已传入民间，成为老百姓的日常行为规范、道德礼貌标准。儒家劲吹“正气”，教吹“仁、义、礼、智、信”，浩然正气也影响了道家，葛洪提倡内道外儒，道术儒方。佛、道、儒三教融合，渗透于民风民俗，成为中华文化的底根，自然也是养生文化的主流。佛、道、儒三教各有不同，儒家吹“正气”，道家吹“清气”，佛教吹“和气”，但它们的核心是一个“善”字，手足在耕种乐园均有一席之地。有书云：“儒山释户道相通，三教源自一祖宗，易、医道、武与孔孟，中华文化尽包含。”三教虽各不相同，但在融合中并行发展。现在佛山市的祖庙路，短短的不满一公里的一条马路，就有儒教的孔庙、佛教的仁寿寺、道教的祖庙，三者和平共处、相安无事，都有自己的信众子弟，善男信女，和谐生活，无忧无虑。

儒家是由孔子创立的中国重要学派之一，以孔孟学说为思想基础，宣扬仁义礼乐之教，以“仁爱”为核心，以“中庸”为准则，以“修身、齐家、治国、平天下”为己任，对中国养生学的发展具有深远的影响。

儒家的“仁爱”思想指导人们追求至善至美的道德修养，追求自我完善。待人要“忠恕”、宽厚，要赐人以惠，待己则“罕言利”，节俭而谦恭有礼。孔子说“不义而富且贵，于我如浮云”。《春秋繁露》说“故仁人之所以多寿者，外无贪而内清静，心和平而不失中正，取天地之美以养其

身”，反映了“修身”与“长寿”之间的内在联系。

儒家强调孝道，客观上推行了尊老养老的道德风尚，魏晋南北朝时期儒道式微，然而孝道却一直为世人奉行。孝亲养老的具体实施，对养生学的发展，尤其是对老年养生医学的发展颇有裨益。儒家认为应当遵循的礼仪，包括了各种典章制度和礼节仪式等，其中涉及生活起居、婚丧嫁娶、饮食卫生的内容，同养生保健有着较为直接的关系。如提出的变质食物不能食用、饮酒不能过量、入寝时不要言语、婚姻嫁娶时应避免近亲婚配等，在养生学上具有积极意义。

儒家提倡“中庸”，要求人们的行为和处事不偏不倚，“以礼节之”，恰到好处，凡事不当太过与不及，否则便能致病。《孔子家语·五仪解》中所谓“劳逸过度者，疾共杀之”，便是中庸观念在养生方面的具体体现，其影响所及，养生学专论中多有引用，养生学领域中多循为准则，如《素问·上古天真论》之“法于阴阳，和于术数，饮食有节，起居有常，不妄作劳”论点，《淮南子·诠言训》之“节寝处，适饮食，和喜怒”论点等，莫不从其“允中”之道。儒家之学，虽本不以养生长寿为专务，但其主张追求人性的自我完善，所以许多思想观念及道德准则为养生学所借鉴，在相当程度上也影响着养生学的发展。“养生”一词始见于《庄子》，所谓养，就是保养、养护的意思，所谓生，就是生命、生存、生长的意思。养生术，就是根据生命生存演化的规律，为达到保养身体、和谐精神、增进智慧、延长寿命而形成的一系列理论和方法。也就是说，它包括保养身体和涵养精神两个方面。我国是一个非常重视养生的国度，数千年来，形成了许多门类的丰富的养生理论和方法，其中道教养生偏重身体修炼，儒家养生偏重道德涵养，佛教养生偏重身、口、意三业转化，医学养生偏重临床，民间养生偏重实用，武术养生偏重技击。

魏晋南北朝时期，养生著作使道教养生思想逐渐系统化。随着道教教义思想逐步丰富和发展，许多道教养生大师承前启后，完成了许多重要的养生著作。如魏伯阳的《周易参同契》，张鲁的《老子想尔注》，葛洪的《抱朴子·内篇》，魏华存传《黄庭经》，陶弘景的《养性延命录》等等。在教义方面提出了重生贵生、天人合一、我命在我、形神相依、众术合修等一系列重要的养生思想，为道教养生术的发展奠定了较为完整的理论基础。在养生方面主要是守窍类、气法类和导引类的养生方法有了较大的发展。《周易参同契》系统阐述了内外丹法的修炼理论，被尊为“万古丹经王”。上清派围绕《黄庭经》形成了一套包括斋戒、叩齿、咽液、起居等多种方法的养生体系。这一时期出现的葛洪、陶弘景两位养生大家即是道教养生学体系定型的标志。

陶弘景，字通明，南朝梁丹阳秣陵（今江苏南京）人，齐梁时期著名的道学理论家。他精于医学，“十岁得葛洪神仙传，昼夜精研，便有养生之志”（《梁书·处士传》），后来成为历史上有名的养生学家。陶弘景一生著述宏富，仅养生方面的专著就有若干种，如《养性延命录》《导引养生图》《养生经》等。《养性延命录》为现存最早的养生学专著，在养生理论和方法上，都比前代有所发展。《养性延命录·教诫篇》里说“仙经曰：我命在我，不在天。”这个口号使人们认识到养生过程中努力发挥主观能动作用，便可以达到健康长寿之目的，他还认为，人体生命的基本要素是形和神，“人所以生者，神也，神之所托者，形也。神形离别则死，死者不可复生，离者不可复返”，故他把调神、养形作为养生的要旨在气功导引方面，陶氏提出一整套的方法，如“常每旦啄齿三十六通，能至三百弥佳，令人齿坚不痛。次则以舌搅漱口中津液，满口咽之，三过之。次摩指少阳，令热以熨目，满二七止，令人目明。每旦初起以两手叉两耳极上下热七止，令人耳不聋。次又引两鬓发举之一七，则总取发两手向上，极势抬上一七，令人气血通，头不迫。又法摩手令热以摩面，以上至下去邪气，令人面上有光彩。又法摩手令热，雷摩身体，从上至下名曰干浴，令人胜风寒时气热头痛。”这个周身按摩的方法为后世医家所接受，直到清代，甚至世纪初期的一些养生书籍中都记载着这个方法，可见影响之大。总之，《养性延命录》对于推动养生学发展，有着重要的研究价值。

嵇康，字叔夜，谯郡（今安徽宿县）西南人，魏时竹林七贤之一，与魏宗室通婚，官中散大夫，世称嵇中散，崇尚老子、庄子，讲求养生服食之道，他著有《养生论》的著名论断《答难养生论》等。在《答难养生论》中，嵇康提出“养生有五难”。他说“养生有五难：名利不灭，此一难也；喜怒不除，此二难也；声色不去，此三难也；滋味不绝，此四难也；神虑转发，此五难也。五者必存，虽心希难老，口诵至言，咀嚼英华，呼吸太阳，不能不回其操，不夭其年也。五者无于胸中，则信顺日济，玄德日全，不祈喜而有福，不求寿而自延，此养生大理之所效也。”他主张养生就要除去妨碍养生的五种有害因素，认为五者不除，即使经常食用灵丹妙药、操练气功导引也是枉然，始终无法避免夭折短命。五者既除，养生就会事半功倍，自然可延年益寿。嵇康又是音乐家，他认为音乐十分有利于养生，他举“窦公”为例，由于坚持以“鼓琴和其心志”，因此寿至岁。他在《琴赋》中说：“余少好音色，长而玩之，以为物有盛衰，而此无变，滋味有厌，而此不倦。可以导养神气，宣和情志，处穷独而不闷者，莫近于音声也。”嵇康从小喜欢音乐，从无厌倦，他认为音乐可以怡情养性，解除烦啮忧闷，使身体健康，是音乐养生的倡导者和践行者。

道教的修炼养生方法是建立在对身神关系深刻认识的基础之上的，也就是要“先明脏腑，次说修行”。道教养生术的根本目的在于追求健康、长寿，进而羽化成仙。要达到此目的，当然要探索和把握人自身的精神和形体关系，这是需要理性认识的。这样，就形成了对于形和神两者关系的看法。也正是在这个基础上，道教发展了养生术，并以此作为传播，实践道教贵生重生乐生长生的重要手段。道教养生学的形神观主要来自道家和医家。道家代表人物庄子从养生角度提出了“形为神舍”的观点，故而人要守形，“神乃长生”。医家经典《黄帝内经》则对形神作了明确说明。在它那里，“形”乃指现实的可感人体，“神”则是可悟而不可见的精神意识。对于两者关系，《黄帝内经》指出神形相依，形为神舍。道教吸取这些形神思想作为养身基础，《太平经》卷七十一说“精神消亡，身即死矣”。在另一处又指出“独贵自然，形神相守”的思想。由此要求“守一”。“守一”即是守形神，只有做到这点，才能长生久视。西晋时葛洪在《抱朴子》里提到形是堤，神是水。“堤坏则水不留”，故而形为神宅，守形为第一要旨，同时要护神，因为神散则命终。《西升经集注》中又说“形不得神，不能自生，神不得形，不能自成。形神合同，更相生，更相成。”这里非常明白地讲出了形神合同思想。

鬼谷子《本经阴符七篇》中说“德之为人，养神之所归诸道，是以德养五气，心能得一，乃有其术。”“五气得养，务在舍神，此之谓化，化有五气者，志也、思也、神也、德也，神其一长也。静和养气，养气得其和。”总的说来，道教讲究形神统一，因此，养生自然既要修形又要养神。道教的形神思想受到《黄帝内经》的影响更为直接，这一点可以对照老子《道德经河上公章句》《黄庭经》等道教早期养生著作与《黄帝内经》来进行分析。《道德经河上公章句·安民章》第三中说“怀道抱一，守五神也。”《道德经河上公章句·守道》第五十九说“人能保身中之道，使精气不劳，五神不苦，则可以长久。”这里所说的“五神”是相对于形而言的，五脏之神就是五脏所藏之神。《道德经河上公章句·成象章第六》中说“人能养神则不死，神谓五藏之神，肝藏魂，肺藏魄，心藏神，脾藏意，肾藏精与志，五藏尽伤则五神去矣。”而《素问·宣明五气篇第二十三》中指出“五脏所藏，心藏神，肺藏魄，肝藏魂，脾藏意，肾藏志，是所谓五脏所藏。”这就是五脏的神志。

《黄帝内经》认为人的元神、魂、魄、意、志分别藏于五脏之中，并认为人的情志与人体脏腑有着具体的联系，情志等心理因素变化会对机体脏腑的生理功能产生直接影响。《灵枢·邪客》中说：“心者，五脏六腑之大主也，精神之所舍也，其脏坚固，邪弗能容也，容之则伤心，心伤则神去，神去则死矣。”显然，《道德经河上公章句》中五脏神的观点与《黄帝内经》是一致的。道教的身神系统为形神相依的思想奠定了基础，为内炼存想存思方法提供了理论依据，对于后来道教养生术的发展有着十分重要的作用。我们如果将养生术分为养形和炼神这两方面的话，炼神在养生术中当然是相当重要的，这里的神又有元神与身神之分。但无论是元神还是身神都需要在形神关系确立的前提下，才能够正确存神、运神，运神即是气的运行、内炼，达到养生、长生的目的。当然，道教内炼养生术还继承发展了《黄帝内经》中经络学等方面内容，对于道教内炼养生术的形成发展同样有着重要的意义。

魏晋时期佛教开始逐渐传入中国，之后逐渐发展兴盛，随着其教义的广布，佛家的经典理论开始影响中国大地。佛教认为生命无常，必然有生老病死等痛苦，任何人都不可能长生不老。因此佛教反对对身体的贪恋执着、过分的关照，认为应将更多的时间和精力用于学佛修道，解决造成人生痛苦的根本原因——贪嗔痴等烦恼，以自利利他，广度众生。另一方面，佛教认为“人身难得”，应备加珍惜。若病痛缠身，即无法安心修道，成就弘法利生事业，死后还可能堕入畜生、饿鬼、地狱三恶道而失去人身。所以学佛认为“借假修真”，应具有健康的体魄和尽可能长的寿命。佛教虽然不追求长生不老，但认为使有限生命延长的长寿是可争取的，甚至凭着愿力和禅定力可“住寿一劫”，一劫相当于一千六百万年。佛教认为，疾病是人生必有的“生老病死”四大苦之一，分为两种，一种是身病，一种是心病，其中大部分的身病都与错误的思想和行为有关，因此它们都可以通过修行得到治疗。佛经中常赞叹佛陀有三十二种大人相，八十种随形好，所以我们在佛教寺院中看到的佛像或菩萨像，不仅身形健硕、相貌庄严，而且神情愉悦、慈祥，这实际上反映了佛教对于健康的一种最高理念，在生理上，眼耳鼻舌身五官端正、健壮、和谐；在心理上，坚毅安祥，充满智慧。只要努力修行，就可以达到这样一种身心和谐的健康状态。事实上，佛教僧团对于新出家或求受比丘戒者也有五官端正、身心健康的要求。能否健康、长寿，与人类所处的自然环境和社会条件是密切相关的，但佛教更强调人自身的思想行为有着决定性的影响。佛教徒的大量实践也证明了这一点。

佛教传入中国以来，历代高僧大德积极实践着佛陀的教导，大都健康、长寿。翻开佛教传记，可知长寿的高僧史不绝书，其中大部分都有明确的生卒年月。梁庭灿著《历代名人生卒年表》一书中，附有《高僧生卒年表》，共录561人，依据佛教史传年过百岁者有十余人。人数虽不算太多，但因他们都是为人传颂的高僧，所以最低限度要具备严持戒律的条件，即过一种清苦、勤劳、节制和规律性的生活。否则就会立即失去徒众的信仰，甚或遭到僧团的驱摈而不称其为高僧，更入不了传记。这也反映出佛教养生理念的合理性，是积极的，主动的，具有重要的指导意义。

现代人常说的养生两大命题为“生命在于运动”和“生命在于静养”。前者偏重于外在的、生理的强化，后者偏重于内在的、心理的涵养。所谓“动形健身”“静神养心”，两者都有道理，不可偏废。佛教修行以禅定为核心，养生自然以静养见长，但对于运动的作用也是十分重视的。如佛教《大毗婆娑论》卷提到“长寿”的条件时说“若有于寿，恒作、恒转，受作、受转时行，处行修梵行食所宜、食应量，生者应熟、熟者弃之，于宜匪宜能审观察服医药、用医言避灾厄远凶戏。由此等故，寿不中夭。”这些条件归纳起来就是经常要做些主动的和集体要求的运动，劳动出行要选择适当的时间、路程，目的是要断除不正当的淫欲，饮食要适宜，尽量避免过生过熟，要仔细盘算适宜不适宜，有病要服医生之药，照医生的话做，关于灾害、厄难之事要远离，避免凶险的戏乐活动。自古以来，养生之道尽管有种种不同，但其原则是一致的。如果一个人能坚持实行“常运动，常劳动，慎行动，节淫欲，慎饮食，从医嘱，避灾厄，远凶戏”，长寿是不难的。而佛教的四众律仪正好都贯彻了这些原则，所以最低限度可以使虔诚奉行的僧俗信徒基本上都能“乐其天年而不中夭”了。

佛教医学著作的大量出现，使佛家养生思想融入到整个养生体系中。佛教自东汉传入中国后，至魏晋南北朝发展到一个高潮，佛家与儒家、道家之间的论争、渗透与融合，使佛教与医学逐渐结合。这一时期涌现出许多佛教医学著作，这些书目中分别有“龙树菩萨”“婆罗门”“湿婆”等佛教菩萨的称谓，或直接以僧人作者命名，比如有《龙树菩萨马鸣菩萨秘法》《婆罗门诸仙药方》《龙树菩萨药方》《释僧匡针灸经》《僧深药方》等。佛教行医，即是行菩萨道，拯救受苦众生，不仅提供心灵上的寄托，而且切实能帮助民众解除疾苦，同时也将佛家特有的养生思想进行传播，使佛教以及佛家养生在魏晋南北朝时期得到长足发展。

佛山“肇迹于晋，得名于唐”。据清代《佛山志》，东晋时期，有罽宾国僧人航海东来传教，在广州西面的西江、北江交汇的“河之洲”季华乡结寮讲经，宣传佛教，洲上居民因号其地为“经堂”。东晋安帝隆安二年（398 年），初来僧人弟子三藏法师达昆耶舍尊者，来岛再续传法的香火，在经堂旧址上建立了塔坡寺。因而佛山经堂有对联云：“自东晋卓锡季华，大启丛林，阅年最久；念西土传经上国，重兴法宇，历劫不磨。”

第二节 顺应四时：气候与河流改变

晋代时佛山一代仍被称为“季华乡”。1944 年，李长傅先生在《淮域形势与中国历史》一文中指出：“离地无人，离人无史，人类活动于地面之上，演出可歌可泣的历史。我们固然不是机械的唯物论者，说一切历史，都受地理环境的支配，但要是彻底明了人类历史的因果，不能不对于人类与其活动的空间在历史上的相互关系有深切的认识。”

就魏晋南北朝史而言，当然也不例外。无论自然地理还是人文地理，魏晋南北朝时期的状况与现今的状况都存在种种的不同，如此，便不能以现今的地理状况阐释魏晋南北朝的历史；又魏晋南北朝之自然地理状况与人文地理状况，本身就是魏晋南北朝史研究的题中应有之义，也是“狭义”的历史研究的必要前提。

一、气候形势

魏晋南北朝时期气候的基本特征是寒冷。寒冷的气候既反映在农业物候上，也反映在气候事件的极端情况上。

以农业物候来说，约成书于公元 533—544 年的北朝贾思勰所撰《齐民要术》颇能说明问题。作为一部农业专著，《齐民要术》大体反映了黄河中下游地区的农业经验。据该书《种谷》记载：“三月上旬及清明节桃始花为中时，四月上旬及枣叶生、桑花落为下时。”与现在相比较，当时春季物候推迟了十天至半个月，即春季温度比现代低，这显然是寒冷期的现象。又《齐民要术·安石榴》：“十月中，以藁裹而缠之（不裹则冻死也），二月初解放。”现在河南、山东等地石榴树可在露地过冬，无需包裹，这表明当时冬季气温冷于现代。

类似的物候记载在《齐民要术》中还有一些。如《黍穄》：“常记十月、十一月、十二月冻树日种之，万不失一。”自注云：“冻树者，凝霜封著木条也。”此种冻树现象即现代的雾凇。当时雾凇现象应该相当普遍，否则贾氏不会以此作为第二年黍子播种宜日的指示现象，而出现雾凇的季节，一般气温较低。

据上，以代表平均状况的物候而论，《齐民要术》所反映的公元 6 世纪上半叶黄河中下游地区的气候，无疑是寒冷的。然而，更能表明此期寒冷气候的，还是一些极端气候事件，如霜雪日期的异常现象。

魏晋南北朝时期的极端霜雪现象，具有气候指示意义。一般来说，霜雪初日提早，则秋季气温下降提前，秋季平均气温较常年偏低；又霜雪终日的推迟，表明春季气温的偏低。以此衡量，上面所列霜雪日期，大部分是接近或超过现代的极端，这说明当时气温较现代低。如吴嘉禾四年七月南京一带陨霜，初霜日至少提前70天，由此推算，该年秋季平均气温要比现代低2.8℃；其他年的资料也可作类似的推算。

当时一些年份霜雪期的延续时间，也反映了严寒冬季的存在。如太元二十一年（396年）十二月，南京一带“雨雪二十三日”；元嘉二十九年（452年）“自十一月霖雨连雪，太阳罕曜”，次年“正月，大风飞霰且雷”；又建元三年（481年）十一月“雨雪，或阴或晦，八十余日，至四年二月乃止”。现代南京一带年雪日数的平均值仅8.4天，以上雨雪日大大超过现代极值，其为严寒冬季无疑。有学者还据此推测，以上东晋南朝时的这三个严寒冬季，苏北沿海或钱塘江等江河可能出现冻结现象，其严寒极端情况，均超过现代气候所见极端现象，而仿佛于明清小冰期时的极端情况。

值得注意的是，在基本特征呈现为寒冷的该时期，寒冷程度也有着一定的波动。据《晋书》《宋书》《南齐书·五行志》《魏书·灵征志》及相关正史本纪所见资料分析，魏晋南北朝时期的第一个寒冷低值过程，出现在公元3世纪80年代至公元4世纪40年代，时间长约60年；在这60年中，寒冷事件的出现频率很高。又第二个寒冷低值过程至迟在北魏初年已有迹象，如神瑞元年（414年）后，北魏平城（今山西大同市东北）一带“比岁霜旱，五谷不登”，云、代等郡人民死亡甚多。此后一直到北魏迁都洛阳间，这一带霜雪极端事件屡见记载。据《魏书·灵征志》，太延元年（435年）七月，平城一带“大陨霜，杀草木”；太平真君八年（447年）五月，“北镇寒雪，人畜冻死”；又公元465、479、483、485等年，情况也都类似。直到太和十七年（493年），“魏主以平城地寒，六月雨雪，风沙常起”，将都城由平城迁往洛阳。当时平城一带6月雨雪，而现代大同一带平均在阳历4月上旬已经断雪，7月正是一年中温度最高的月份，平均温度达20℃左右。又当时长江流域也不例外，如刘宋大明六年（462年），设置凌室于首都建康（今江苏南京市），修藏冰之礼。现代南京一带1月平均气温2℃，河湖结冰时间不长，冰块很薄，不能储藏；当时南京一带既有冰可供收藏，可见当时冬季气温比现在大约冷2℃左右。然则综合有关寒冷事件的各种记载，这第二个寒冷低值过程大约延续到了公元6世纪的20年代。以上两个寒冷低值过程，累计170年左右。这170年左右，是时间跨度长达360余年的寒冷的魏晋南北朝时期相对更为寒冷的时期。

魏晋南北朝时期气候的另一大要素即湿度，呈现出相对于干旱的特征。统计正史五行志、正史本纪有关大水年与大旱年的记载，大旱年出现的次数稍多于大水年；换言之，魏晋南北朝总体上可以被认作是一个寒冷干燥的时期。

二、河流湖泊

魏晋南北朝时期的河流湖泊，颇有不同于今日之面貌者；与先秦秦汉时期相比较，也有众多的河流湖泊发生了频繁而复杂的变迁。魏晋南北朝时期的黄河，仍沿袭着东汉王景公元69—70年治理后所固定的河道。这一河道是从长寿津（今河南濮阳县西旺宾一带）自西汉大河故道别出，循古漯水河道，经今范县南，在今阳谷县西与古漯水分流，经今黄河和马颊河之间，至今利津入海。这条河道比较顺直，距海里程比西汉大河短，所以在形成以后的大约800年时间里，河道比较稳定。魏晋南北朝时期，正处于河道的最稳定阶段，一共只发生了6次河溢，即黄魏时两次，西晋时两次，北魏时两次，平均每60年一次，远远低于王景治河后至东汉灭亡的平均37.5年一次河溢及唐代平均18年一次的河患。

该时期黄河下游河道相对稳定的原因是多方面的。首先，东汉以后大批游牧民族入居泥沙来源最多的黄河中游的黄土高原地区，原来的农耕民族内迁，中游许多土地退耕还牧，次生植被开始恢复，水土流失相对减轻，下游河道的淤积速度减缓，决溢次数就必然减少了。其次，黄河下游两岸存在着许多分流和湖泊，洪水来时起着调节水沙的作用，减轻了干流的负担。再次，十六国时期下游河道两岸土地荒弃颇多，灌木杂草丛生，对固堤有一定作用。还有下游河道入海比较顺直，水流迅急，可将泥沙大量输送入海，有一段时间可能冲刷超过堆积。还可能有海平面下降等因素，也在其中起着一定的作用。

魏晋南北朝时期的淮河，干流相对稳定，独流入海。依据《水经·淮水注》的记述，淮水干流源出桐柏胎簪山，上中游流路与今淮河基本一致，下游自今盱眙以下，与今流路完全不同，它穿过今洪泽湖，东北至今淮阴市，沿废黄河流路至今涟水县东境入海。

淮河是一条多支流的河流，这与黄河不同。魏晋南北朝时期，黄河下游的分流和汊道逐渐淤浅和减少，南岸分流除了漯水外，主要分流是鸿沟水系，内岸则基本上已无分流和汊道。淮河支流却相当密集。《水经·淮水注》记载的淮北平原，有大小19条支流，自西北向东南流注淮河，如汝、颍、沙、涣、睢、泗、汳、沂、沭、游等水，都属重要的淮北支流；相对而言，淮河以南由于山地丘陵逼近淮河干流，平原狭窄，支流相对较少且多数为短小河流。又淮河支流的历史演变，南岸支流除中渎水外，大体稳定少变，北岸支流则变迁较为频繁。

魏晋南北朝时期的海河水系，演变情况复杂。当西汉时，今海河的五大干流即北运河（汉时的沽水）、永定河（汉时的治水）、大清河（汉时的泒水及滱水）、子牙河（汉时的虖池水）、南运河（汉时的清水），从北、西、南三面分别由天津附近的洼淀分流入渤海，还没有形成一个统一的水系。成书于东汉至三国时期的《水经·沽河》云：“又东南至泉州县，与清河合，东入于海。清河者，泒河尾也”。这是海河诸水同归于海的最早记录。东汉末曹操在统一北方的战争中，为了漕运的需要，于建安九年“遏淇水东入白沟”，使东北进入清河，成为日后的卫河，后又凿利漕渠引漳水以增加白沟的水源，为以后南运河的形成奠定了基础。建安十一年，开凿了一条使虖池水改流向北入泒水的平虏渠，其故道大致相当于今青县北至静海独流镇间的一段南运河，把现在的南运河、子牙河、大清河等三大海河干流沟通起来。同年，又凿泉州渠，从今宝坻县西的泃河口入潞河，与南来的清河会合，为以后北运河的形成奠定了基础。

以上平虏、泉州等渠的兴建，使得河北平原上几条大的支流相互连通起来；而这时的渤海西岸陆地又向海有所伸展，合流以后的河道，得以转而向东并流入海，即形成了自今天津市的三岔口向东入海的海河尾闾部分（当时称“泒河尾”，是泒河与其他各河汇流后的下游），至此，海河水系得以初步形成。

海河水系初步形成时，南部的淇水虽经曹操导入白沟与清河合，但在淇水以西今卫河上游的清河，仍由朝歌独流入黄河，到东晋十六国时，始导清合淇入白沟，并入海河水系。又北部的鲍丘水（潮河前身）因未与沽河会合，也不属海河水系。及北魏时，漯水（汉时的治水）、沽水在武清相汇，转而东流，与潮流一起循今蓟运河入海。雍丘县以下的潞河，虽有水道存在，但只是一个枯渎，海河水系被分割为南、北两系。据此，北魏时期海河南北两大水系，尚未正式进入合流局面。海河南北水系连成一体、海河水系各大河在天津附近汇流入海局面的固定，要晚到隋炀帝大业四年开凿永济渠以后。

黄、淮、海以外，魏晋南北朝时期的又一重要河流是长江。据《水经·江水注》，当时仍把岷江作为长江的上源；长江变迁较为复杂者是长江中游的上段即荆江河段。荆江上起枝江，下迄城陵矶，其江陵以西的荆江河段，最突出的问题是江、沱易位；江陵以东的荆江河段，统一河床的塑造。

所谓江、沱易位，缘于荆江分汊河道的南为江、北为沱。先秦两汉时，江、沱约在今松滋涴市合流，然后沿今江道东流至江陵，当时沮水下游在今江陵西南附近折向东流至江陵城南，又东纳入阳水，即江陵县南的北江尚未形成。及魏晋时，江、沱的分流量逐渐趋于平衡，故东晋南朝之际，江又称为外江，沱又称为内江。内江流量增大的结果，沮水下游东折流路被江水劫夺，江水以此紧逼江陵城南，威胁江陵城的安全。东晋时开始沿江北岸创筑金堤，以策安全，同时逼沮南下，形成《水经注》所记载的江陵西南的北江分汊河道。原来江、沮之间的滩地则被水流冲断，形成一系列沙洲，而沮水也改在今江陵西南附近入江。

魏晋南北朝时期，又是江陵以下的荆江统一河床塑造的重要阶段。魏晋时，今石首境内的荆江河段，开始摆脱湖沼区的漫流状态，塑造自身的河床；这时监利境内的荆江河段，仍旧通过云梦湖沼区，尚无独立河床可言，仅有东南方向的大体流路。至南北朝时，荆江河床仍然如此。据《水经·江水注》记载，石首境内的荆江河床形态极为清晰，两岸不但有众多的穴口分流，还有较高爽的自然提供人类定居，江中并有不少沙洲分布；但监利境内的荆江河段，几乎不见任何记载，不但没有城邑，连穴口分流和沙洲也不见记载，这反映了当时监利境内荆江河段横穿云梦泽、尚处于漫流为主要形态的情况。荆江统一河床最后塑造完成，是监利境内云梦泽消失的结果，而这要晚到唐宋时期。

珠江，是一个由西江、北江、东江及珠江三角洲诸河汇聚而成的复合水系，发源于云贵高原乌蒙山系马雄山，流经云南、贵州、广西、广东、湖南、江西 6 个省（区）和越南的北部，支流众多、水道纷纭，并在下游三角洲漫流成网河区，经由分布在广东省境内 6 个市县的虎门、蕉门、洪奇门（沥）、横门、磨刀门、鸡啼门、虎跳门和崖门八大口门流入南海。全长 2214 公里，流域面积 453690 平方公里（其中 442100 平方公里在中国境内，11590 平方公里在越南境内），年径流量 3300 多亿立方米，居全国江河水系的第 2 位，仅次于长江，是黄河年径流量的 7 倍，淮河的 10 倍。其长度及流域面积均居全国第 4 位。

在广东的珠江水系中，东江、流溪河、北江大致由东北向西南流，西江、潭江大致自西向东流，并都汇于珠江三角洲网河区，最后分别由 8 大口门注入南海，整个水系呈扇状水系。

广东珠江流域地势大致自北向南倾斜，最高峰石坑崆海拔达 1902 米。珠江主干流的左岸面积大于右岸面积 3. 5 倍以上。河网密度较大，三角洲地区河网密度达 0. 81 千米/平方千米以上。干流弯曲系数为 1. 34，干流属平原型河流。

汾江是佛山古镇的生命之河，河流至正埠码头前分开西北江两支流，形成三江汇流的局面。佛山人“喜合恶分”，讲究意头，将“分”字添上三点水，称为“汾江”。既有水为财之意，也避讳“分离”“分开”之嫌。汾江北向支流为西北两江经佛山通往广州的唯一水道，东向支流通镇南部栅下及南海、顺德等地。在此地远眺，三江汇流尽收眼底。冬春季节，是汾江的枯水期，河边裸露着发黑的乱石，江面上虽然偶尔还有装载着沙、煤的轮船，但景况已今非昔比，汾江已不再是北、西江水道要冲，南北水上运输的枢纽。但在历史上，由于佛山居广州上游，汾江为北方水路至广州必经之地，所以“四方商贾之至粤者，率以是为归”，“川广云贵各省货物，皆先到佛山，然后转输南北各省”。

由以上叙述，可以大致明了古今河流的变迁概况，然而与河流比较起来，古今湖泊的变迁尤为巨大，竟至每每有面目全非之处。

魏晋南北朝时，反映湖泊状况最为全面的资料，当推北魏郦道元的《水经注》。《水经注》共记有湖泊500余个，其名称各有不同，据统计，有湖114，泽100，陂160，池117，淀12，薮11，海7，其他38。实际上，当时许多湖泊还未计入。还由当时比较大的湖泊的古今情况对照，则湖泊变迁之巨大可见一斑。

第三节　环境变迁：地震的影响

魏晋南北朝时期的地震活动频繁，据不完全统计，从魏明帝青龙二年（234年）十一月洛阳地震开始，至周武帝建德五年（576年）十一月河东地震，在长达243年间，共发生了193次地震，平均1.3年发生一次地震。此时期佛山的环境变迁史料很少，但从当时我国的地震影响的特点，亦有借鉴参考的价值。

从现存的史料，我们可以看出地震发生时，常常有其独特的现象，首先是声音伴随着大地的摇动。魏明帝青龙二年十一月，“京都地震，从东南来，隐隐有声，摇动屋瓦”。（《魏书·明帝纪》）太康九年七月至八月，“地又四震，其三有声如雷”。（《五行志五》）晋穆帝永和九年和十年的地震，晋安帝义熙四年、五年的地震，“有声如雷”。（《穆帝纪》《安帝纪》）宋孝武帝大明六年七月的地震，“有声自河北来，鲁郡山摇地动，彭城城女墙四百八十丈坠落，屋室倾倒，兖州地裂泉涌，二年不已”。（《五行志五》）宋明帝泰始四年和泰豫元年也均发生“有声如雷”的地震。北魏时期，史书记述地震声音也非常形象。孝文帝延兴四年五月，“雁门崎城有声如雷，自上西引十余声，声止地震”。（《灵征志上》）北魏见诸记载地震有声的共有21次之多。这些都说明当时人们对地震发生前的声音有着深刻的认识。其次，地震期间往往有天象、气候甚而物象异常出现。刘聪建元元年正月，平阳地震，“其崇明观陷为池，水赤如血，赤气至天”。（《五行志中》）平阳地震，“雨血于东宫，广袤顷余”。“比年地震日蚀，雨血火灾”。（《刘聪载记》）这里所说的“雨血”可能是地震之后灰尘从天空降下所出现的一种现象。除了地震所引起的尘土飞扬外，地震时还常常伴有大风，刘聪时的平阳地震，“烈风拔树发屋”。（《刘聪载记》）苻坚时的秦雍二州地震，“长安大风震电”。（《苻坚载记上》）而动物在地震来临时也叫声怪异。晋穆帝永和十年地震，“声如雷，鸡雉皆鸣呴”。（《五行志下》）其三，地震常常使地下水涌出。晋惠帝元康四年八月，“上谷地震，水出，杀百余人”。（《五行志下》）晋元帝太兴元年四月，西平地震，十二月，庐陵、豫章、武昌和西陵地震，都出现了“涌水出”的现象。（《五行志下》）晋哀帝兴宁元年四月，“扬州地震，湖渎溢”。（《哀帝纪》）晋海西公太和元年二月，凉州地震，“水涌”。（《五行志下》）义熙三年，广固地震，“天齐水涌，井水溢，女水竭，河济冻合，而渑水不冰”。（《慕容超载记》）前秦苻坚时期，“秦、雍二州地震裂，水泉涌出”。（《苻坚载记上》）北魏宣武帝永平年间，“繁畤、桑乾、灵丘、秀容、雁门地震陷裂，山崩泉涌，杀八千余人”。（《天象志四》）延昌元年四月庚辰，京师及并、朔、相、冀、定、瀛六州地震。恒州之繁畤、桑乾、灵丘，肆州之秀容、雁门地震陷裂，“山崩泉涌，杀五千三百一十人，伤者二千七百二十二人，牛马杂畜死伤者三千余”。（《灵征志上》）周武帝建德三年十二月，“凉州比年地震，坏城郭，地裂，涌泉出”。（《武帝纪上》）地震引起地下水的变动和自然环境的异动，因而出现了水泉喷涌的现象。

这一时期的地震还呈现出地区集中的特点。三国时期所发生的10次地震，其中3次在洛阳、3次在南安郡。西晋时期的35次地震，发生在河东、平阳地区的有3次，丹阳、会稽、吴兴地区的有6次，洛阳的有5次。东晋时期因偏居江南的特殊条件，见诸记载的地震多集中在长江中游的武昌、江陵周边地区，以建康为中心的扬州、会稽、丹阳、晋陵等地，以豫章为中心的庐陵、寻阳等地，共计48次之多。段业占据河西时，“三年之中，地震五十余所”。（《凉武昭王李玄盛传附子士业传》）南朝时期的地震多集中在京城建康一带，有25次。北魏62次地震，多集中在今山西和华北平原一带，其中发生在并州10次，秦州15次，洛阳地区7次，恒州

4 次。在这些地震相对集中的地区中，长江下游地壳相对稳定的地区发生地震应当引起注意。

除了发生地相对集中外，地震爆发的时间也呈现出连续性趋势，有时是连续数年都发生地震，甚至在一年内一个地方多次发生地震。如曹魏正始二年、三年、六年，“南安郡地震”频见记载。孙权嘉禾六年至赤乌二年江东连续地震，故有“嘉禾六年、赤乌二年，地连震动”之说。(《五行志五》) 晋武帝在位 26 年，地震就有 18 次，其中太康五年至九年，连年地震，甚至一年发生 3 次以上地震的年份也多有存在。这种现象在以后的南北朝都是极为普遍的。如北魏延昌三年正月，有关官员上奏称：“肆州上言秀容郡敷城县自延昌二年四月地震，于今不止。”(《灵征志上》)

第四节　饮食文化：池塘养鱼与采桑饲蚕

伴随着水稻的生产，岭南水产农业桑荟鱼沙的特色也发展起来。劳动力丰富盈余，劳力又可种植木瓜、荔枝、龙眼等岭南佳果，水果业也随之发展兴旺。人与自然的和谐，蕴含着丰富的人文内涵。《齐民要术》就有养鱼的记载“水蓄，鱼地也。”珠江三角洲河网纵横，有利于从事渔业生产。楚越之地，地广人稀，从此“饭稻鱼羹”自然突出了岭南饮食文化。以饭为主食，以鱼肉蔬菜为配菜，闲吃水果……朝九晚五、日出而作、日落而息的自给自足的自然经济生活方式更加丰富多彩。葛洪的《西京杂记》就记载：“尉佗献高祖鲛鱼荔枝……”产品丰登，盈余的还可北送西运，物流的发展经济繁荣。

中国养鱼历史悠久，有关养鱼的起始年代主要有两说：一是始于殷末，依据是殷墟出土的甲骨卜辞有“贞其雨，在圃渔”，“在圃渔，十一月”的记载，认为是指在园圃内捕捞所养的鱼。据此，中国养鱼始于公元前 13 世纪；另一种意见始于西周初年，《诗经·大雅·灵台》是一首记述周初文王建灵台的诗，诗中说到“王在灵沼，于牣鱼跃”，认为是中国人工养鱼的最早记载。据此，中国养鱼始于公元前 11 世纪。到了战国时期，各地养鱼普遍展开。《孟子·万章上》说，有人将鲜活鱼送给郑国的子产，子产使管理池塘的小吏将鱼养在池塘里。常璩《华阳国志·蜀志》也说，秦惠文王二十七年（前 311 年），张仪和张若筑成都城，利用筑城取土而成的池塘养鱼。这时的养鱼方法较为原始，只是将从天然水域捕得的鱼类，投置在封闭的池沼内，任其自然生长，至需要时捕。

汉至隋唐时期主要以池塘养鲤为主。西汉开国后，经60余年的休养生息，奖励生产，社会经济有了较大的发展，至武帝初年，养鱼业开始进入繁荣时期。司马迁《史记·货殖列传》说，临水而居的人，以大池养鱼，一年有千石的产量，其收入与千户候等同。主要养鱼区在水利工程发达、人口较多、社会繁富的关中、巴蜀、汉中等地，经营者有王室、豪强地主以及平民百姓。养殖对象从前代的不加选择，变成以鲤鱼为主。鲤鱼具有分布广、适应性强、生长快、肉味鲜美和在鱼池内互不吞食的特点。同时有着在池塘天然繁殖的习性，可以在人工控制条件下，促使亲鲤产卵、孵化，以获得养殖鱼苗。鱼池通常有数亩面积，池中深浅有异，以适应所养大小个体鲤鱼不同的生活习性。在养殖方式上，常与生植物兼作，在鱼池内种上莲、芡，以增加经济收益并使鲤鱼获得食料来源。湖泊养鱼也始于西汉。葛洪《西京杂记》说，汉武帝在长安筑昆明池，用于训练水师和养鱼，所养之鱼，除供宗庙、陵墓祭祀用外，多余的在长安市上出售。到东汉，汉中地区开始稻田养鱼。当地农民利用夏季蓄水种稻期间，放养鱼类。另一种养殖方式是利用冬水田养鱼。这种冬水田靠雨季和冬季化雪贮水沤闲期间的蓄水养鱼。稍后，巴蜀地区也开始稻田养鱼。在汉代养鱼业发达的基础上，出现了中国最早的养鱼著作《陶朱公养鱼经》。该书的成书年代有不同看法，有人认为是春秋珍年越国政治家范蠡所作，一般认为约写成于西汉末年。原书已佚，从《齐民要术》中，得知其主要内容包括选鲤鱼为养殖对象、鱼池工程、选优良鱼种、自然产卵孵化、密养、轮捕等。自三国至隋，变乱相承，养鱼业一度衰落，至唐代又趋兴盛。唐代仍以养鲤鱼为主，大多采取小规模池养方式。养殖技术主要继承汉代的，但这时已人工投喂饲料，以促进池鱼的快速生长。随养鲤业的发展，鱼苗的需要量增多，到唐代后期，岭南（今广东、广西等地）出现以培育鱼苗为业的人。段公路《北户录》说，这些人采集附着于草上的鲤鱼卵，于初春时将草浸于池塘，旬日间都化成小鱼，在市上出售，称为鱼种。至昭宗（889—904年）时，岭南渔民更从西江中捕捞鱼苗，售予当地耕种山田的农户，进行饲养。刘恂《岭表录异》中说，新州（今广东新兴县）、泷洲（今广东罗定县）的农民，将荒地垦为田亩，等到下春雨田中积水时，就买草鱼苗投于田内，一两年后，鱼儿长大，将草根一并吃尽，便可开垦为田，从而取得鱼稻双丰收。

魏晋南北朝相互交融的饮食文化，中国国土面积幅员辽阔，东西南北地域跨度巨大，民族众多，造就了中国丰富多彩的饮食文化。这其中，南北由于地理环境如气候，土壤的差别，使各地区的物产有很大的不同。经过长期的积累，便形成了人们饮食上的差异，从而形成各具特色的地域性饮食习俗和传统，南北饮食习俗因而有较为明显的不同。北方以黄河流域为代表，主产小麦，具有小麦产区饮食文化特点：南方以长江流域为代表，盛产水稻，具有水稻产区饮食文化特色。尽管地域饮食差异始终存在，但是经过两千多年的南北各民族和文化的交流，南北饮食已经形成了相互吸收交融的特征。

魏晋南北朝时期南北方饮食的构成：主食由于秦汉时期政治经济的快速发展，当时的农业比较发达，粮食作物以五谷为主。五谷依《礼记·月令》所记为麻、黍、稷、麦、豆。郑玄在《周礼·职方氏》的注里，又说五谷是黍、稷、菽、麦、稻。两种说法的不同就在于后一种说法以稻取代了前一种中的麻。两种说法分别概括了先秦时期和秦汉时期的粮食作物种类。汉代至南北朝时期，黄河中下游地区以种植大小麦为最多，小麦产量的增多带动了该地区面食的发展。汉代时江南已广泛种植水稻，即南方以米为主食。魏晋南北朝时期政治的动荡使北方人口南迁，北方粮食作物品种南移使得麦类产量一跃上升到第二位，南方主食种类即由单一化向多元化发展。肉食主要包括肉食和蔬果两大类。据《史记·货殖列传》《盐铁论·散不足》记载，以及考古出土的汉石画像砖等考证，秦汉至南北朝时期北方的肉食以牛、羊、猪、狗为主，其他的还有鱼类和禽类。秦汉时期，南方副食以水产品为主，也包括一些野味。汉代到南北朝时期，禽类产品的食用逐渐增多。这一时期，北方肉食的习惯逐渐开始倾向与南方相似。据《临海水土异物志》记载，东南沿海和台湾地区是以水产动物作为主要肉食，马王堆汉墓出土的汉简记载南方饮食中兽类有黄牛、羊、狗、猪、马，禽类有鸡、野鸭、雁、鹌鹑、鹤鸽、天鹅等，鱼类有鲤鱼、鲫鱼、鳜鱼、银鱼等。杨衒之在《洛阳伽蓝记》中所反映的“菰稗为饭，茗饮作浆，呷啜莼羹，唼嗍蟹黄，手把豆蔻，口嚼槟榔……网鱼漉鳖，在河之洲，咀嚼菱藕，捃拾鸡头，蛙羹蚌臛”记述的基本上是江南和岭南的饮食习惯。

水果和蔬菜因南北方地理条件有极大地差异，水果种类南北方差异巨大。北方水果以梨、栗、枣等为主，而南方多以柑橘、荔枝、杨梅等热带和亚热带水果为主，也有南北方都有种植的桃、李等水果。蔬菜的地域适应性较广，因此，在魏晋南北朝时期，南北方蔬菜种类的差异较小，当时的蔬菜种类主要有葵、蔓菁、韭、茄子等。汉代张骞出使西域之后，促进了不同地域间的交流，许多蔬果品种传入了中原，主要有葡萄、石榴、胡麻、胡桃、菠菜、胡萝卜、茴香、胡豆、苜蓿、胡葱等，极大地丰富了中国内地的蔬菜水果的种类。

魏晋南北朝时期饮料种类主要有酒、茶、醋浆。酒作为饮料在中国的南北方分布广泛，南方有特点的饮料有茶和醋浆。据史料记载，茶在这一时期是由西南向东南进行传播的。醋浆在北方的饮用，是该时期胡人进入中原而引入的。茶和醋浆就成为当时南北饮料不同的代表。魏晋南北朝时期南北饮食文化交流产生的影响。秦汉至魏晋南北朝时期，南北方饮食文化的交流在中国饮食文化的发展期产生了重要影响。首先是对中国菜系形成的发展起到了促进作用。中国菜系的形成在宋代，现代可见川食、虏食、南烹之名于宋代诸典籍，但在魏晋南北朝时期，魏晋南北朝相互交融的饮食文化，中国国土面积幅员辽阔，东西南北地域跨度巨大，民族众多，造就了中国丰富多彩的饮食文化。岭南地区气温偏高，盛水产与野味，多食生猛海鲜。当然，不同地域间未曾间断的饮食交流，故当地烹饪重清淡爽口，促进了当地饮食资源的开发与利用，大大加强了饮食文化的交流与融合。

魏晋南北朝时期饮食文化的交流，还反映了当时农业的发展状况和人们思想意识的变化。农业的快速发展为物质交流奠定了基础，而大规模的物质交流又反过来刺激了农业的进一步发展。南北饮食文化的交流，也集中反映了农业发展的繁荣。如在这一时期，北方尚未以茶为主要饮料，但是茶已经由南向北传播开来，至后世隋唐时期，茶叶开始大量北运，当与该时期的传播与发展密切相关。由于国土的扩张，物质的交流，人口的迁徙，饮食文化的交流，使人们开始面对不同的饮食风格并加以选择，逐渐形成了一定的饮食习惯，为中国饮食文化多姿多彩的发展奠定了思想基础。魏晋南北朝时期饮食文化的交流，形成了各地区饮食结构的多样性，促进了民众的身体健康，也为中国独具特色的饮食养生奠定了物质和思想的基础。

第五节　运动养生：劳作结合

魏晋南北朝从公元220年曹王废汉献帝称帝自立开始，到公元590年隋文帝杨坚灭南朝陈，南北重归一统，经历了370年。在这期间朝代更迭，社会动荡，战乱频繁，战乱和灾祸接踵而至的现实生活，极大地损害了人们的身心健康，使得当时人的寿命十分短暂。为了摆脱这种困境，当时的士大夫阶层出于一种生命本能的需要，极力推崇养生之道。在道德修养方面，他们崇尚老庄之学，主张清静无为，顺应自然在具体的养生实践上，则由重视导引吐纳转向炼丹服食，进而形成了一系列颇具道学色彩的养生方法，大大促进了中医养生学理论和实践的进步。

魏晋南北朝时期由于社会动荡，民间在玄学思想影响下，服用寒石散之风气兴盛，导致炼丹术迅速发展，同时也产生许多新的疾病。这样的情形再加上民族融合后文化的交流，当时的医家除了可以认识各民族的医药学外，也有学以致用的机会。所以临床医学迅速发展，各科临证经验更加充实。此时期，在总结整理前代成就的基础上，有许多著名的医方书籍问世。其中因为诊断学和针灸学的基础理论和实践规范化，而较有名的著作有晋朝王叔和的《脉经》与魏晋间皇甫谧的《针灸甲乙经》等。此外，南北朝陶弘景彻底整理前代本草，参考《本经》《名瞥别缘》等著作，再加入其研究心得的《本草经集注》是此时期最有影响力的本草著作，而雷教所撰的《雷公炮炙论》是中国最早的炮炙专著。虽然此时期学术思想领域纷杂，也有许多不利医药学发展的因素，但医药典籍的注释整理、官办医学教育的出现及中西医药进一步交流，还是为医药学的全面发展累积了相当丰富的经验。

魏晋南北朝时期养生著作的一个显著特点是“寒食”“解散”类医著风行。服石在魏晋南北朝时期盛行，如《太一护命石寒食散》《寒食散汤方》《解寒食散方》《寒食解杂论》等。关于对服石的专门研究已有不少，有说服石源于何晏，如皇甫谧说“近世尚书何晏，耽声好色，始服此药，心加开朗，体力转强，京师翕然，传以相授。”服石有一定的疗效作用，在依据病患具体情况下，合理选择运用，可以治愈某些疾病。到魏晋时代，在上层贵族倡导下，世人风行服石，以服石为荣，导致滥用成害，产生种种严重的后果，因服石致残、甚至丧命的现象屡见不鲜。在这样的情况下如何减轻、解决服石的毒副作用，成为当时社会的特点，因此，各种解散服石之毒的医籍也纷纷应运而生。服石、解散类医书是这一时代独特的产物。不过，这里需要指出的是，对于服石，甚或炼丹等现象我们应该有清醒的认识，这些决不是中医的特色所在，只是特定历史条件下的产物，我们应以史为鉴，正确评价服石之风的历史功过。

第六节　艺术娱乐：深厚的中原文化气韵

魏晋南北朝（220—581 年）又称为六朝时代。历经三国、西东晋与南北朝（北朝历北魏、北齐、北周；南朝则历宋、齐、梁、陈），至 581 年为杨坚建立的隋朝所统一。

魏晋时代发展了汉末的察举制度而形成曹魏的九品官制，造成士族特权的垄断，士族由于生活环境优越，产生了一批优秀的文学家和艺术家。因为社会动荡不断，很多人为了逃避现实而畅说空谈，并产生了玄学，而玄学的推动则有利于逻辑思辩的发展，及理论探索的自由空气，并影响文学和艺术的创作。此时期是历史上所谓“五胡乱华”的时代，虽带来灾祸，但也促进了中西文化的交流，尤其是佛教的迅速发展，大量寺院的建筑和造像的盛行，带动了艺术创作的发展；佛经、佛故事的大量传入，拓展了文学与艺术表现的想象空间。受九品官制和玄学的影响，人物品鉴风气盛行，对人物外貌和言行举止的观察入微；又佛画传入印度艺术的表现手法，这些都促进了人物画技法的成熟，及艺术美学的奠基工作。

此时的人物画或雕塑造型，已能用具体自然的动感和技巧去表达，不但能表现人物的外在美，更能透过眼神手势及“飘带精神”，传达人物的内在美，达到人物形神兼备的境界。至于山水和树木的表现仍停留在图案化的阶段。

画论、画史在此时期已建立，如谢赫的《画品》，提出绘画品鉴的六法，而其中的“气韵生动”说更是被历代画评家奉为最高的准则。“气韵生动”这名词，最早出现于南齐谢赫的《古画品录序》中，书中写道：“夫画品者，盖众画之优劣也。虽画有六法，罕能尽该，而自古及今，各善一节。六法者何？一曰气韵生动是也，二曰骨法用笔是也，三曰应物象形是也，四曰随类赋形是也，五曰经营位置是也，六曰传移模写是也。”所谓“气”是付表画中三度空间感的表现，有了气才有生命感；“韵”是付表画中时间感（第四度空间）的表现，画中的形象、动态、线条、色彩及虚实、脉络诸多因素的排列组合，彼此互相感应的结果，产生出调和又有节奏的感觉来，自然仙人有生动感。所以“气韵生动”的定义，简单说就是“因有气而显示出生命的活力，因有韵律自然觉得有感人的动感”。“气韵生动”说因时代的变迁，其内涵有不同的范畴，约可分为三个时期：北宋以前，中国画家的目标是描写客观世界的物像，使之达到“形神兼备”的气韵生动境界，也就是古典写实主义的发展期，描绘各类物像达到“气韵生动”境界的写实成熟期进度亦不相同，例如西汉的云气、神怪（例如马王堆棺木椁外的《云气图》），东汉的动物（南阳画像石上所见），汉末、三国的人物外在美（沂南画像石），两晋的人物内在美（东晋顾恺之的《女史箴图》），以及五代到北宋的山水、花鸟等，所以称此期为“物象”的气韵生动。南宋、元代的画家标榜文人画的精神，重视画家个人的修养和对自然的独特诠释，虽然也是表现自然的物像，但因各人看法有别而有不同的独特笔墨风格，所以称此期为“画家”的气韵生动。

由于魏晋时代的动荡不安，人心希求安静，因而清谈之风大盛；随着道德礼法的崩溃，人们倾向欣赏有个性、风采的人物。在绘画上，要求生动地表现出人的内在精神、气蕴、格调、风度，用铺张的手法去描述而不在乎外在的环境、事件、形状、姿态如何（如汉代的风格）。人物画的描写，不如汉末三国时代的激动表现，而较多是倾向内在心理的描写，例如东晋顾恺之（约 346—407）的《女史箴图》所绘的人物特别强调眼神的悟对，与手势的搭配，而穿在身上的衣裳鼓起，好像有“气”充满体内，加以衣饰襟带理想化的飘举，使人物不但具有动感，亦能借心手的相凑相应，仙人“迁想妙得”，看透人物心理的动感。传为顾恺之所绘的后世摹本《洛神赋图》亦有相同的表现。此期人物画可以说“形神兼备”，达到所谓中国画品评的最高标准“气韵生动”，谢赫“六法”中所说的“气韵生动”原是指此期人物画的表现，于此我们可得到印证。

直至东晋灭亡，山水画仍未达生动的地步。虽然在此时有山水诗（如陶渊明的作品）兴起，隐士对山水开始发生兴趣，《女史箴图》也有一段山水画的描写，但空间感仍很不合理，所表现的正如唐代张彦远《历代名画记·论画山水树石》中所说的：“人大于山，水不容泛，群峰之势，若钿饰犀栉”，而且树石的姿态尚且僵硬，“列植之状，则若伸臂布指”，毫无动感可言，可见此时山水画仍处于萌芽期。

其他著名画家有：曹不兴，三国时吴国人，曾临摹印度僧带来的佛像模板，善画人物和佛像。陆探微（？—约 485），刘宋时人，擅长人物、风俗、佛像画，创造“秀骨清秀”的绘画风格，以描写清谈人士。张僧繇，萧梁时人，是最受梁武帝器重的佛画创作者，他以“凹击晕染法”表现强烈的立体感而成名。曹仲达，来自中亚曹国的北齐画家，以画“梵像”著称，他的“曹衣出水”风格最为有名，这是源自印度笈多王朝造像的特点，当时人称他的画风叫“曹家样”。杨子华，北齐宫廷画家，善于描绘当代题材的人物画和贵族生活的风俗画，代表作《北齐校书图》，画风对唐代影响很大。出土重要作品《竹林七贤》与荣启期像模印砖画，南京丹阳等地南朝大墓中发现多处，其中以南京西善桥墓砖画制作最精细。刻画出魏晋清谈代表人物“竹林七贤”嵇康、阮籍、山涛、王戎、向秀、刘伶、阮咸和春秋时的隐士荣启期，用简练的线条，表达人物内在的气韵。宁懋石室和孝子棺石刻画，是洛阳出土北魏晚期绘画的代表作（527 年），以山石树木为背景刻画孝子的孝行，画中的流云、树石配合，飘举的人物衣带也歪斜地动了起来，构图和谐生动。楼睿墓壁画，北朝晚期墓室壁画屡有发现，其中以山西太原发现的北齐东齐王楼睿墓壁画最有名，墓道左右绘出行、归来图，甬道和墓室前壁绘门卫仪仗，墓室内绘墓主人生活图，壁画中的人物形象特征与《北齐校书图》有许多相近之处，规模宏大，构图完整，技艺高超，可见人物画写实风格至此已达成熟境界。仪仗画像砖：1958年河南邓县南朝墓出土，以浮雕形式表现墓主生前仪仗行列，步伐整齐，表情严肃，有强烈的动感。甘肃嘉峪关出土的魏晋三号墓画像砖，在同一壁上或相邻的几块方形画像砖，可以组合在一起表现共同的主题，大多描写墓主人家居、厨事、屠宰牲畜及牛等，内容十分丰富。

山西大同北魏司马金龙夫妇墓出土的人物故事漆画屏风，画中人物是一些帝王将相、孝子烈女、高士逸人，人物形象与东晋顾恺之《女史箴图》相似。

遗存的北朝石窟壁画是了解该时代佛教绘画的重要资料，最有名的如在今新疆龟兹一带的克孜尔石窟壁画，始于公元4世纪后半期到公元7世纪至8世纪。壁画内容有说法图和佛教故事，其中以“佛本生故事”最多，均以单幅的形式表现一个主题，对敦煌壁画有影响。所谓佛本生故事，是表现释迦所述前世因缘故事，常以前生为国王、王子、婆罗门、商人以及弱小动物的遭遇为比喻，彰显施舍、仁义等思想，宣扬忍辱牺牲、舍己为人的苦行。敦煌莫高窟壁画数量相当多，在艺术史上可以填补部分的空缺，例如现存当时纸本、绢本绘画可补真迹的不足。275窟（十六国）是现存最早的洞窟之一，绘有本生、佛传等故事画，画法豪放，以简单的圈圈晕染表现人体特征，并以细线勾勒，为敦煌壁画早期典型的风格。最有名的壁画是257窟（北魏）的《鹿王本生图》、254窟（北魏）的《舍身饲虎图》、428窟（北周）《须那达太子本生图》。以连环图画的形式表达故事内容，构思十分巧妙。285窟（西魏，建于537—538年）是莫高窟最早有纪年题记的洞窟。其中《五百强盗成佛图》最有名。北朝壁画常以红、白、蓝、绿等浓烈的原色为基调，给人以庄重深沉的感受。

魏晋南北朝时代是各种书体交相发展的时期，这时的隶书已走入公式化的末路，草书经章草阶段发展成今草，行书在隶楷递变过程中逐渐成熟，出现了很多著名书法家和书法理论著作。魏晋南北朝是楷书发展的青年期。南北朝碑刻是现存楷书的宝库，北朝碑刻即所谓的魏碑书法，魄力雄浑，气象浑穆，体态多变，著名的有《龙门二十品》例如《牛橛造像记》（约495年）、《张猛龙碑》（522年）、《郑文公碑》（511年）、《石门铭》（509年）等，以及众多的墓志铭文。南朝有名的碑如《爨宝子碑》（405年）、《爨龙颜碑》（458年）、《瘗鹤铭》（514年）等。草书章草还有点隶味，著名的如西晋索靖的《月仪帖》及出土的晋简牍中的书法。今草采用楷书的体势、笔意发展而成，著名的有王羲之的《十七帖》、王献之的《鸭头丸帖》等。行书是介于楷、草之间的一种书写简易、流畅的书体，以王羲之的《兰亭序》最有名。这个阶段的中原艺术文化的繁荣发展对当时的佛山各种民间艺术的萌芽产生了积极的影响。

第七节　医药卫生：丰富的医药保健

葛洪是曾游历佛山的著名医家。葛洪（284—364）为东晋道教学者、著名炼丹家、医药学家，字稚川，自号抱朴子，汉族，晋丹阳郡句容（今江苏句容县）人。三国方士葛玄之侄孙，世称“小仙翁”。他曾受封为关内侯，后隐居罗浮山炼丹，游历佛山南海丹灶等地，制药炼丹，救治病人。著有《肘后备急方》等。他在《抱朴子·内篇·共向》中响亮提出：“我命在我，不在天”，就是说，生命不再受天地的约束。道家认为：通过修炼可到达最高的境界：“羽化成仙”，长生不老。从现代养生科学分析，养生长寿有“先天因素”和“后天因素”，中医认为：人在母体孕育时，胎儿得到父母的先天之精华，其数量与质量决定小生命。这生命体只能被动接受。出生后，个体生命体会受到各种因素影响，但身外环境包括阳光、雨露、空气、奶水，也包括宇宙的物质、信息与能量。若善于养生则可调控“后天因素”。三国时代曹操说得好：“盈缩之期，不但在天，养怡之福，可得永年。”当今卫生组织认为：人长寿的因素，医疗因素占 8%，气候因素占 7%，社会因素 10%，遗传因素 15%，还有 60% 是自己个人的生活方式，个人的心态。就是说后天因素 75%—85% 是可调控的。因此，一要正确面对“先天因素”，二要科学掌控“后天因素”。南宋诗人陆游说得好：“吾身本无疾，卫养在得宜”。得宜就是科学护养。人之寿夭，首先在于摄养，要十分重视健康饮食和科学的生活方式，丝毫不可轻忽。

我国是文明古国，先人为我们留下十分宝贵的养生路径和方法。从扁鹊到葛洪，易医、道医、中医有许多良方。有病医病，无病防病。尤为重要是治未病，简亦云：科学养生的原则有两项，方法是三条：

第一，顺应四时适寒暑。顺时养生是首务。天有三阴三阳、六气和五行变化，人体也有三阴三阳、六气和五行运行。人体的生命活动与自然变化同一道理，这是“天人合一”，正如《黄帝内经》所述：“人与天地相参也，与日月相应也”，一年四季春温春生，夏热夏长，秋凉秋收，冬寒冬藏。自然界风、寒、暑、湿、燥、火六种气候变化，人体要遵循这一规律变化。正确掌握四时对气血、五脏六腑的影响。虚邪贼风避之有时、起居饮食有节、运动休闲有度。有病医病，无病节气养生。第二，是平衡阴阳，健脾肾。脾为后天之本，肾为先天之本。中医学认为五脏应五时。肝主春，心主夏，脾主长夏，肺主秋，肾主冬。五脏六腑要阴阳平衡，平衡就健康，平衡就长生。养生的方法要做到三项：一是就近自然。要热爱大自然，爱护大自然。道家七十二福地三十六洞天正是养生的良好环境。没有洞天福地环境生活，也要专致环境养生，千万别破坏环境，过乌烟瘴气的生活，过灯红酒绿花花世界的生活。亲近自然，顺应自然，不要做违反自然的傻事。二是贴近生活。养生不是空调抽象的活动，日常生活中处处都有科学养生的内涵。“饮、食、学、动、静、乐；诚、真、爱、悟、净、空”十四字方针是科学的养生方法。三是结合五脏六腑，联系身体实际。学会听懂身体脏腑的呼叫信号，辨证施治。切实落实治未病要求，千万别伤害元气，千万别病入膏肓才去医院。要爱护身体，具体做好八项工程，即健脑髓、和五脏、益六腑、强筋骨、护皮肤、通经络、养气血、排毒素。特别要专致健脾养肾，尤其要保护心肺功能，因为它们是你的“忠实护卫”，每天二十四小时不停地为你的健康服务。

古云：“十道九医。”葛洪是伟大的医学家，他改先秦以来的消极思想为积极思想，有学者把他作为道教迈向成熟的信号，开启了道教被改造为官教的开端。其实重要的是他倡导“内道外儒”。将道教神仙学体系和儒学纲常结合起来，调和儒道关系。“夫道者，内以治身，外以为国”，“道者，儒之本也，儒者道之末也”。开创以金丹术为中心的长寿养生的探索，为后世身内练丹、积极探索长寿之道做出努力。为寻找医物，开拓了人们的视野，增长了人们的知识，促进了天文、气象、地理等学科的发展，促进了中医学、药物学的发展，促进了合成药物研究的发展，功不可没。

魏晋南北朝临床各科医疗经验的积累比起前朝有相应的进步，下面就由内、外、妇、儿、骨伤等九科来大概论述这一时期的医疗进展。

一、内科

（一）伤寒学说的研究进展

伤寒学说的研究在这一时期主要有两方面发展。其一是《伤寒杂病论》的整理和研究，王叔和在这方面作出重要贡献，有关这方面的内容我们将在第四节阐述。其二在总结继承前人临床经验的同时，积极进行新的探索和改革。尤其是对一些传染病的认识有了新的发现，对后世温病学的产生与发展具有深远的影响，晋葛洪《肘后备急方》在这方面的贡献最为突出。

与秦汉时期将温病、时行完全隶属于伤寒不同，此期医家们已试图对

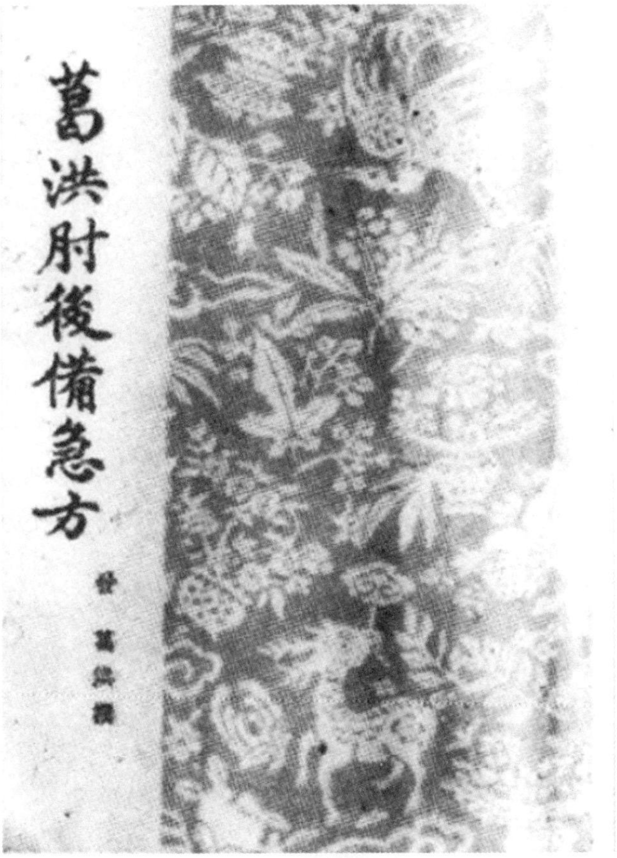

葛洪肘后备急方

三者进行区别，他们虽无专篇论述，但往往作为并列的概念提出。《肘后备急方》认为主要区别在于三者的病因不同，《小品方》则提出不仅病因异气，而且“解宜不同，方说宜辨”。（王焘《外台秘要》卷一，18，四库全书711册，上海古籍出版社，1986），尽管从现存的《小品方》条文来看“解宜不同”的区别并不严格，但医家们已经注意到温病，伤寒有所不同，这对以后温病学的独立发展是有积极意义的。

此时期伤寒的病因说虽基本源于伤寒病温的说法，继承了冬寒夏发的传统理论，但在《肘后备急方》中已经注意到“冬日不甚寒”仍可有伤寒发生这一事实，难能可贵的是提出“疠气”病因。该书指出“其年岁中有疠气，兼挟鬼毒相注，名为温病。”（葛洪《肘后备急方》卷二，15，商务印书馆，1955），第一次明确地将疠气作为温病的病因提出来，并指出瘟疫患者死亡之后仍具有传染性。这较秦汉时代的伤寒病因说显然有了重要的进步。

由于“疠气”的提出，认识到温病是有传染性的。《肘后备急方》中提出防治的具体方药——大黄甘草麻黄杏仁芒硝黄芩巴豆丸，还指明该方除用于治疗之外，“家人视病者，亦可先服取利，则不相染易也。”（葛洪《肘后备急方》卷二，33，人民卫生出版社，1956）。在“治瘴气疫疠温毒方”篇中，载有各种预防方药，用药途径有内服、鼻吸、外敷、佩带、烧熏、悬挂等等，说明当时对于预防温疫的发生确实经过了多种尝试。

《肘后备急方》中对若干传染病的卓越认识是葛洪的突出成就。不少见解和发现，至今仍具有重要科学价值。该书首载以常山、青蒿治疟，现代研究证明，常山确为抗疟特效药，而青蒿的有效成分青蒿素，高效、低毒、速效，被认为是现代抗疟史上继氯喹发现后的一个新突破。狂犬病是当时流行的严重传染病，人们多有警惕，如《北史·王宪传》载其曾孙王晞称“先被犬伤，困笃，不赴，有故人疑其所伤非猘，书劝令赴。晞复书曰：……若疑其是猘而营护，虽非猘亦无损，疑其非猘而不疗，倘是猘则难救。然则过疗则致万全，过不疗或至于死。”（葛洪《肘后备急方》卷一，人民卫生出版社，1982），说明当时社会上对狂犬病的积极防治是很重视的。葛洪在这方面又做出重要探索，《肘后备急方》记载了被狂犬咬伤用狂犬脑敷创口“后不复发”之方，可谓为人工免疫思想的先驱，葛洪这一思想对后世“人痘法”的出现不无影响。葛洪还指出本病的潜伏期，“凡猘犬咬人七日发；过三七日不发，则脱也。要过百日乃为大免耳。”19世纪法国巴斯德证明狂犬的中枢神经组织中具有抗狂犬病物质，并制成狂犬病疫苗用于狂犬病的防治。该书还以时行病发黄来说明有传染性的黄疸病。在记载鬼注、尸注（类似结核病）中指出其“乃至灭门”的传染性也都是创造性的，尤足称道的是该书对豌豆疮（天花）与沙虱（恙虫病）二病的细致描述。

豌豆疮（天花）据现知资料，存在的最早证据是埃及法老拉美西斯五世（前1160年）木乃伊身上留下的麻点。然而世界上对天花的描述，当葛洪《肘后备急方》所述最早。《肘后备急方》指出：“比岁有病时行乃发疮，头面及身，须臾周匝，状如火疮，皆戴白浆，随决随生。不即治，剧者多死。疮瘢紫黑，弥岁方灭，此恶毒气。世人云，永徽（当为永嘉之讹）四年（301年），此疮从西东流，遍于海中……以建武（晋元帝年号）中于南阳击虏所得，乃呼为虏疮。”（葛洪《肘后备急方》卷二，35，人民卫生出版社影印，1956），虏疮后又被称为豌豆疮，也就是天花。葛洪对本病的流行性，病程经过、发疮特点及其预后等均已阐明，并提出了治疗及预防方法。同时，还说明出现这一新的疾病的源流，清楚地指出天花原非中国本土固有的疾病。其后，中国古代著名医家朱丹溪、张景岳也都重复强调了这一点。

葛洪在《肘后备急方》中描述：岭南一带山水之间有一种几乎看不见细小的虫子，叫沙虱。人入溪中或用山水洗浴，或阴雨天在草丛中行走，此虫便可附着人体，钻入皮肤。初起时皮肤发潮，红色疹，如小豆，玉米或粟粒大小，手摩时痛如针刺，三天之后，全身关节强痛、发热、恶寒，红斑上发疮。此虫逐渐侵入心脏，可致人死亡。他指出甲针挑出虫子为疥虫样，放在指甲上映光观察，才能看见它的活动。

沙虱，据学者研究即恙螨，葛洪在1600多年前即最早对恙螨的生态，自然疫源地，恙虫病感染及其初疮，主要症状体征，检查方法和预后等，进行了如此细密的观察及科学的描述，受到国内外学者的高度赞扬。1930年日本学者证实它是由东方立克次体引起的恙虫病。沙虱是恙虫幼虫——恙螨，是该病的传播媒介。

（二）内科杂病

这一时期内科临证医学迅速发展，标志之一是医方书的大量出现，种数约达200种，其中影响较大者如《肘后备急方》《小品方》及《范汪方》《僧深师方》等，这些方书的内科杂病内容大部分甚为丰富，对一些病症的认识和诊断更为深入与细致，治疗上既注重疗效，又提倡简易疗法。尤其突出的是，对诸如脚气病、瘿病等一些当时的常见病、多发病，及时予以了高度重视，其相应的诊治方法也得到发展，并注意到了一些病症的流行病学因素。一些医疗新方法的探索也极有价值。这不仅丰富和发展了防治经验与水平，且对后世产生了一定的影响。具体病证认识与临证水平均有了进一步进展。

1. 脚气病

本病自晋代日渐流行，葛洪《肘后备急方》记载：“脚气之病，先起岭南，稍来江东。得之无渐，或微觉疼痛，或两胫小满，或行起忽弱，或小腹不仁，或时冷时热，皆其候也。”可见当时对该病的主要临床表现已有较全面的认识，对该病某些症状的诊断，已有客观的检查方法，如“若胫已满，捏之没指”。在治法上，虽然当时不可能认识到脚气病与缺乏维生素B_1有关。但其常用的药物如大豆，牛乳、羊乳、松节、松叶等，却都含有丰富的维生素B_1。同时，该书还指出：“不即治，转上入腹便发气，则杀人。”不及时治疗可以发生“脚气攻心”的危重症候。

2. 瘿病

在此以前的史料和医籍中，均有该病的记载。但阐述较精当者，当推《小品方》。其论曰：“瘿病者，始作与瘿核相似。其瘿病，喜当颈下，当中央，不偏两边也。乃不急，膇然则是瘿也。中国人息（恚）气结瘿者……长安及襄阳蛮人，其饮沙水，喜瘿，有核瘰瘰耳，无根浮动在皮中。”概括了该病的体征形态，上述前者由恚气之气结，与今日囊状型甲状腺肿相似；后者由饮用沙水所发，与今日结节型甲状腺肿相仿。

《小品方》将该病按其病因分为上述两类，是当时瘿病史中首创，并对后世的征型分类有深远的影响。在治疗方面，共有治瘿方剂26首。当代的新方共有14种，其中以海藻或昆布单用以及与它药配伍的方剂达11种，另有鹿靥单方1种，而不含海藻、昆布的治方，仅有2种。就海藻、昆布与它药配伍的治方来看，其中配伍槟榔、白蔹、牡蛎、海蛤、土瓜根、桂心、半夏等7味药，是在重用海藻、昆布破散结气的基础上，佐以消肿软坚、降气平喘所组成的。另一鹿靥单方，当为鹿的甲状腺制剂。这是我国南朝宋齐间（5世纪）《深师方》著者僧深师所首创，若与1914年Kendall氏对地方性甲状腺肿开始实施的甲状腺剂疗法相比，可为世界医学史中的光辉一页。

当时医家已非常重视并开始着手研究疾病的分布，以及影响分布的因素，借以认识疾病的病因和发病规律。如对脚气病，《肘后备急方》就有“脚气之病，先起岭南，稍来江东”的叙述，反映当时战乱频繁、人群迁徙、灾荒遍野的社会背景与疾病分布的内在联系。又如瘿病，《小品方》指出，当时南朝所在地域的“中国人息（恚）气结瘿者”与“北方妇人饮用沙水者”，说明了地区分布不同其致病原因和临床表现也不相同，从而突出了该病的流行病学特点。此外，葛洪对沙虱病昆虫媒介及其与沙虱病的关系，进行了深入细致的流行病学调查研究工作，并作了科学的记载。他还对类似血吸虫病的“射工”有了初步的认识。

二、外科

继秦汉时期之后，虽然在外科手术方面未出现像华佗那样突出的高水平代表人物，但在专科医师、外科专著以及一般外科医疗水平等方面，两晋南北朝时期则明显的超过了前代。

（一）外科医师

《晋书》《魏书》中可见有“金疮医”“折伤医”之设。如：前赵国君刘曜，公元329年与石勒交战，伤十余，通中者三，被俘，“幽曜于河南丞，使金疮医李永疗之”，（房玄龄《晋书·刘曜传》，卷103，741，中华书局校点本，1976），曜疮甚，勒载以马舆，使李永与同车而归襄国。又如公元512年，诏曰：肆州（今山西代县一带）地震，陷裂死伤甚多……宜加疗救，可遣太医、折伤医并给所须之药，救治之”。（魏收《魏书·世宗纪》，136，中华书局校点本，1976），由此可知本时期分裂局面下的一些政权都设有为战伤服务的外科与外科医家、或有随军外科医家。《刘涓子鬼遗方·序》中所说的刘涓子，就是随宋武帝北征的一位外科军医。这又证明随军外科医家此期非仅李永一人。

（二）外科专著

由于对《五十二病方》就是《金疮瘛疭方》的见解尚未被普遍接受，因而《刘涓子鬼遗方》可以说是现存最早的外科专著，该书在对化脓性感染等外科疾病有突出贡献，无论诊断与鉴别诊断或全身药物治疗和局部外敷治疗，所用药物多具有良好抗菌作用，各种手术治疗适应症与手术时机的选择等，较前代均有所发展与进步，对外科学的发展产生了深远的影响。例如：关于疗疽等之治疗，强调“三日肿痛”，甚则口禁如痉状。“十日可刺，不治，二十日死”。不但体现了提倡早期治疗的思想，更明确阐明误治可能引起口禁、痉等类似脓毒血症而死亡。

在论述金疮等外伤引起肠出的治疗时，除叙述种种纳肠入腹的医疗技术外，更强调“十日之内不可饮食，频食而宜少，勿使病人惊，惊则煞人”，这些护理原则和要求也是很科学的。又如：对痈、疽等化脓性感染已形成脓肿者，十分重视切开引流的时机，强调：“若背生，破尢善……胸背不可过一寸针”，“风毒，勿针”，“其化为脓者，写则已”，“痈大坚者未有脓，半坚薄，半有脓，当上薄者，都有脓，便可破之。所破之法，应在下逆上破之，令脓得易出，甲铍针”，“脓深难见……用火针”等等，比较系统地论述了不同部位、不同性质化脓性感染保守治疗或切开治疗的原则和适应症；切开部位和所用刀针选择；对深部脓肿为了避免出血过多强调用烙法、火针切开等方法和原则等，都有着比较科学的依据。烧烙法、火针刺之，就是用火烧红手术刀针后刺破、切开脓肿，这种技术要求，既可以达到器具消毒、避免继发感染，又可以达到烧烙伤口，以达到止血之目的。又如：对深部脓肿除强调烧烙法切开的治疗原则外，还正确指出用油纱布引流的要求，说明此时痈疽的医疗技术已达到很高水平。

（三）外科手术与整形手术的新水平

1. 目瘤摘除术

《晋书·景帝纪》记载，“初，帝目有瘤疾，使医割之”。又“景王婴孩时有目疾，宣王令华佗治之，出眼瞳，割去疾而纳之傅药”。如果真是华佗所作，当是司马师生后不久进行的，因为华佗被杀与司马师生年相当，如果司马师是在生下不久便进行了目瘤摘除手术，那么术后健康生存至少40余年。尽管司马师死因可能与目瘤及摘除术有关，但无论术后5年或40年死亡，均能说明该手术是很成功的。

2. 唇裂修补术

晋代我国已有以修补唇裂为专长的外科医家，其技术水平也很高，这一医疗手术技术还得到了较好的传授。并代有改进和提高，这是我国外科学发展史上少见的突出例证。晋代荆州刺史殷仲堪（？—399），“因父病积年，仲堪衣不解带，躬学医术，究其精妙……”因而成为一位精于医道的武官，故其帐下多有名医。《晋书·魏咏之》记载，魏咏之，生而兔缺，为了谋取出路，于18岁时，“闻荆州刺史殷仲堪帐下有名医能疗之，贫无行装……以投仲堪，既至，造门自通。仲堪与语，喜其盛意，召医视之。医曰：‘可割而补之，但须百日进粥，不得笑语’。咏之曰：‘半生不语，而有半生，亦当疗之，况百日邪’。仲堪于是处之别屋，令医善疗之。咏之遂闭口不语，惟食薄粥，其厉志如此。及差，仲堪厚资遣之。”咏之术后恢复了容貌美，乃至接任仲堪职为荆州刺史。这一生动的史实说明，仲堪帐下这位以擅长修补唇裂（即兔缺、兔唇）而名闻遐迩的外科医学家手术技术高超，既以此知名，必然有许多成功的手术记录，如果疗效不高，或失败者多，则不可能遥远的普通老百姓慕名长途跋涉去求治。

三、骨伤科

（一）对危重创伤的认识

葛洪《肘后备急方》最早记载对危重创伤的早期诊断和处理知识，描写了颅脑损伤和外伤大出血致死的症候：“凡金疮，伤天囟、眉角脑户、臂里跳脉（肱动脉）、髀内阴股（股动脉）。两乳上下，心、鸠尾（剑突下）、小肠及五脏六腑皆是死处，不可疗也。”这些部位的创伤是十分危重的。这一见解，后人多予肯定。

《肘后备急方》还描述了类似现代所称的因外伤所致颅内血肿、脑干损伤，对类似创伤休克的症候也有认识。葛洪认为对创伤“昏绝”“欲死”的危象应使伤员安静，并采取外用止血，内服生津液、活血化瘀药抢救。这是我国对创伤休克的早期知识。

（二）关于开放性创伤的诊疗技术

《肘后备急方》对开放创伤（金疮）的认识，较前期有较大的进步，指出金疮伤口因污染水或异物导致“肿痛烦热”；主张用盐水或煮葱白、板兰水洗涤创口；对某些因感染“毒气”而继发的感染（肿痛化脓）主张药水洗后外敷黄连、黄柏为主的药膏。葛洪处理伤口的技术，为后世所推崇。

《肘后备急方》把创伤分为危重创伤、骨折、关节脱位和开放性创伤四大类型。除前述的致死部位外，《肘后备急方》还有“脱折、折骨、诸疮肿”的论述，指出骨折有粉碎性骨折，称为“骨破碎”。

对骨折的治疗，《肘后备急方》首先报告“以竹片夹裹之”行竹夹板外固定，对下颌关节脱位，则用牵推复位法，至今还在沿用。《北史》还记载“子彦少常坠马折臂，肘上骨起寸余。乃命开肉锯骨，流血数升，言戏自若”（李延寿《北史·长孙道生传》，中华书局校点本，1984），说明当时已能进行开放性骨折扩创复位术。

《小品方》描述的附骨疽与现代医学的急性骨髓炎很是相似，将慢性骨髓炎和骨结核作鉴别诊断，并将其分急、慢性两种，称为“附骨急疽”和“附骨缓疽”；还将慢性骨髓炎和骨结核予以鉴别。姚僧垣的《集验方》对肿瘤做了分类，有“肉瘤”“石瘤”和“血瘤”等不同。在治疗上，这时期强调切开排脓以及排脓常用引流条的必要性；主张内外用药，有消肿、溃脓，收口、生肌、除瘢等疗法，初步积累了经验。

四、妇产科

中医妇产科发展到晋代，出现了专科著作。在《小品方》古卷子本残卷序文内，引用的参考书目中，有《治妇人方》13 卷，又据《隋书·经籍志》记载，南北朝时，有《范氏疗妇人药方》11 卷和徐文伯《疗妇人瘕》1 卷，这些妇科著作虽未见流传下来，但从现存医籍文献的有关论述中，可见这一时期，我国妇产科知识更加丰富和充实了。

（一）月经生理

关于月经现象的认识，王叔和在《内经》基本理论指导下，结合自己长期的临床观察，对生理性月经现象进行了仔细的研究。正常月经，古人叫月事、月水、月信，《脉经》则首称为月经。

《脉经》还最早提出各种周期性不规则的月经现象。如将少数女子初潮后，停经一年的月经现象，解释为避年，又称月经三月一来的为居经，表明当时对不规则的生理性月经与月经病已有了区分。关于月经多少与津液盛衰的关系，王叔和分析下利、出汗、小便利而行经量少的患者时，指出：“亡其津液，故令经水少。”如果行经量较前反而增多时，“当言恐大便难”。因此，他在治疗原则上主张，妇女在月经期患病不可用汗法，否则将会导致表里俱虚，而引起郁冒（虚脱）等不良后果。他在治疗另一例下利而经断的患者时，强调“但当止痢，……利止津液复，经当自下”。

这都表明了中医学津血同源的理论，在妇产科辨证论治中运用十分入微。

（二）早孕反应和临产征象

妊娠早期反应，早在《金匮要略》中已将妊娠早期反应，称为妊娠呕吐。《小品方》则首将其反应的临床症候进行了描述。指出："沉重，愦闷不用饮食，不知其患所在，脉理顺时平和，则是欲有胎也"，"如此经二月日后，便觉不适，即结胎也"。并提出了治疗方药，如具有补益气血、调气降逆效用的半夏茯苓汤，温中健脾和胃的茯苓丸，二方均较《金匮要略》治疗妊娠呕吐的干姜人参半夏丸有新的增益和发挥。关于临产征象，王叔和重视研究孕妇临产的临床表现。在《脉经》中，详细描述了孕妇正式分娩前常常出现的脉象改变和症候特点。他说："妇怀妊离经，其脉浮，设腹痛引腰脊，为今欲生也。"又说："妇人欲生，其脉离经、夜半觉，日中则生也。"这对临床观察掌握产程进展，保证胎儿安全娩出，具有重要意义。

（三）孕产期保健

1. 孕期保健——徐之才逐月养胎法

我国的妇产科是从注重妇女生育而开始发展起来的。早在马王堆帛书《胎产书》中，已记述了胎儿在母体中发育的知识。徐氏将其发展提高，认为：妊娠一月始胚；二月始膏；三月始胎；四月成血脉；五月四肢成，毛发初生，胎动无常；六月成筋；七月骨、皮毛成；八月九窍成；九月六腑百节皆备；十月五脏俱备，六腑齐通，关节人身皆备，即产。徐氏关于胚胎形态发育过程的描述与现代的认识相近，并成为现代中医人体胚胎理论知识的主要内容。

徐氏为了促进胎儿健康发育，更将人体胚胎发育的理论知识，首先应用于产科，指导研究孕妇的卫生保健，从而创立了逐月养胎法。对孕妇的情志、饮食、娱乐等，都随着胎儿的发育，逐月加以规定。其主要特点可归纳为以下几点。

（1）注重饮食调摄

孕早期，要求"饮食情熟、酸美受御，宜食大麦，无食腥辛"。孕中期时，"其食稻谷，其羹牛羊"。"调五味，食甘美。"

（2）注意劳逸适度

"身欲微劳，无得静处"；要"劳身摇肢，无使定止，动作屈伸，以运血气"或"出游于野""朝吸天光"。要"无太劳倦""不为力事"。

（3）讲究居住衣着

要"深居其处，厚其衣裳"，要"无处湿冷""避寒殃"。告诫孕妇

“居必静处，男子勿劳”。这对预防流产、早产和产后感染有重要意义。徐氏并指出，孕妇穿衣要“缓带”，应经常“沐浴浣衣”。

（4）调理心神陶治性情施行胎教

中国自古以来，对胎教十分重视，可算是中国医学一大特色，早在《列女传》就记载有周文王之母太壬施行胎教的范例，“目不视恶色，耳不听淫声，口不出傲言”。据《大戴礼记·保傅篇》记载，古人曾把胎教之道“书之于板，藏之金匮，置之宗庙，以为后世戒。”并阐明了古代胎教理论的产生与《易经》中“慎始”的哲学思想有关。

徐氏继承了古代胎教的传统思想，又在对胎儿发育认识的理论基础上，十分重视研究孕妇心理精神因素对胎儿的影响，徐氏指出：妊娠三月，“欲子美好，数视璧玉；欲子贤良，端坐清虚，是谓外象而内感也”。又说“当静形体，和心志”，“应无悲哀，无思虑惊动”，“无大言，无号哭”。唐代医家孙思邈遵循此说，也认为：应当“居处简静……弹琴瑟，调心神，和情志，节嗜欲，庶事清静，生子皆良……聪慧。”他们都已认识到孕妇保持良好的心理精神状态，高尚的道德情操，可以影响胎儿，并与生后小儿的智力发育和性格特征的形成有密切关系。

（四）月经常见病

1. 闭经的辨证治疗

关于闭经的病因病机，王叔和大致总结归纳为虚实两大类。虚者，可因肝血不足：“左手关上脉阴虚者，是厥阴（肝）经也。妇人病苦月经不利，腰腹痛”。实者，或因伤堕瘀积：“女人月事不来，时亡时有，得之少时有所坠堕”。或因气血壅阻：“血气实，妇人经脉不利”。在治疗方法方面，《针灸甲乙经》详述了针刺疗法，如针刺阴交、中极、会阴、带脉、血海、照海等穴治疗月水不通；针刺气冲、行间、临泣等穴治疗月水不利或暴闭塞。

2. 崩漏的预后和治疗

王叔和应用脉法诊断妇科疾病、同样积累了丰富的经验，首次提出了根据脉象变化来推断崩漏的预后。他说：“诊妇人漏下赤白不止，脉小虚滑者生，大紧实数者死”。这确是长期医疗实践的科学总结。对观察分析大出血患者的病情预后，至今仍具有临床实用价值。

在治疗方面，《小品方》记载了用生蓟根汁，或槐耳，或牡蛎、兔骨、或大枣、黄芪、甘草等药物治疗崩漏的丰富经验。从用药中，可看出当时治疗崩漏已应用了活血化瘀、凉血止血、益肾固涩、益气固冲等多种治法。同时，在《针灸甲乙经》中，还记载了针刺疗法，选用的穴位有天枢、血海、太冲、然谷、阴谷等。

（五）妊娠常见疾病

1. 对漏胎、胎动不安（先兆流产）的认识

妊娠阴道出血，《金匮要略》已有记载，称妊娠下血。《脉经》首称为漏胎，并认识到了漏胎对胎儿、孕妇的严重危害，指出："血下如同月水来，漏极胞干主杀胞，亦损妊母须忧虑。"对胎动不安的治疗，《小品方》则用了多种安胎良方，如安胎止痛方等。

2. 对妊娠子冒（子痫）的认识

《小品方》记载："妊娠忽闷，眼不识人，须臾醒，醒复发，亦仍不醒者，名为痉病，亦号子冒。"后世巢元方《诸病源候论·妊娠痉候》则把妊娠子冒直称为妊娠子痫（妊娠中毒症），所描写的症候，两者几乎相同。

3. 难产的处理

《隋书·经籍志》记载，南朝著名僧医于法开（约306—365），于旅途投宿中，见一产妇"积日不堕"（滞产），遂"令食羊肉十余脔，然后针之，须臾即下。"这可说是中医妇产科史上，应用大补气血促使子宫收缩转强，并配合针刺治疗滞产的一个成功典型病例。

（六）反对早婚早育

魏晋期间，政府为了增殖人口、发展生产力，强制女子早婚，鼓励早婚多育。据《晋书·列女传》记载，有出嫁婚龄的女子中，其成婚年龄在13—15岁之间，并规定："女年十七，父母不嫁者，使长吏配之。""家有五女者给复（免役）。""一胎多子者常赐乳婢、谷食、彩帛等物"（房延龄等《晋书》，907、2542、2737，中华书局，1974年）。然而当时有些医家，对此极力反对，明确主张晚婚，并提出了婚育的适当年龄。如《小品方》指出："古时妇人，病易治者，晚嫁，肾气立，少病，不甚有伤故出，今时嫁早，肾根未立而产，伤肾故也。是以今世少妇有病，必难治也，早嫁、早经产，虽未病亦夭也"。在《妇人大全良方》引述的南齐诸澄《褚氏遗书·求嗣门》中也提出："合男女必当其年。男虽十六而精通，必三十而娶；女虽十四而天癸至，必二十而嫁。皆欲阴阳气完实而交合，则交而孕，孕而育，育而子坚壮强寿，今未笄之女，天癸始至，已近男色，阴气早泄，未完而伤，未实而动，是以交而不孕，孕而不育，育而子脆不寿。"这种根据妇女生长发育理论和优生观点来反对当时政府实施早婚多育的措施，表现了我国南北朝时期妇产科的进步。

五、儿科

继前代巫方及卫汛《颅囟经》之后，儿科医家有"江左苏家"，其医

术“传习有验，流于人间”。还有北齐医家徐之才，曾撰《小儿方》三卷。梁代关于儿科的医书有：王末钞《小儿用药本草》二卷，王末撰《疗小儿杂方》十七卷，徐叔响《疗少儿药方》三十七卷。范氏《疗小儿药方》一卷，《杂汤丸散酒煎薄贴膏汤妇人少小方》二十九卷，《疗少小杂方》二十卷，又《疗少小杂方》二十九卷，均佚。从唐宋之后医籍所存佚文中，尚可窥其大略，说明三国两晋南北朝时期，有关儿科疾病的治疗经验，已经有了相当程度的积累。

天花是危害小儿健康最大的烈性传染病。晋代葛洪《肘后备急方》中最早对它的典型症状和流行作了描述，防治天花从此成为医家的重要课题。

新生儿破伤风至晋代，医家发现该病与断脐不洁，感染“风”毒有关，提出使该病概念更为明确的病名“小儿脐风”。晋代皇甫谧《黄帝甲乙经》卷始载：“小儿脐风，目上插”，“口不开，善惊”，“风从头至足，痫瘛，口闭不能开，每大便腹暴满，按之不下，噫，善悲，喘。”所述多为神经系统和消化系统病候，是典型的破伤风征象，说明当时医生对该病认识水平的提高。

这一时期，儿科治疗方法日渐丰富。从现存资料看出，当时儿科治疗学已渐趋完备。陈延之《小品方》中详列小儿伤寒、客杵、咳嗽、身热、渴利、热利、积滞、疳症、盗汗、夜啼、小便不通、丹疮、解颅、薜内赤眼、口舌疮、重舌、悬痈、齿不生、发不长等涉及各科病证的治疗。治法除汤药、散剂之外，还有外敷、点眼、针刺等多种，被誉为“急诊手册”的《肘后备急方》，也有救治小儿急症的方药，如“小儿卒死而吐利不知是何病者”方。

这一时期，医家已注意儿科医案的记录和整理。由于传世医书不多，现存《外台秘要》卷三十六中有《小品方》儿科医案二则佚文。一则为小儿误吞铁珠子，后渐瘦瘠，有时下利，恶寒发热，数医治疗无效，后医细察病由，处方施药而愈。另一医案更为详尽，有一位六七岁的女孩患腹痛，其母触摸，“觉手下有一横物在儿肉里，正平横尔。”脱衣察看，“肉完净无有刺处”，“其母即以爪甲重重介之，乃横物折爪下两段”。请医生诊治，认为“母常带针，裸抱儿体，针入儿肌肤中”，日久，针朽易折，故“令患腹痛不安”，遂令病孩“服温中汤”而治愈，并记录追访情况，“后长大嫁，因产乳，不闻道针处为患。”这一医案，从病因、症状、体征、诊断、治疗到预后等，叙述细致完备，反映了当时医家认真细致的诊疗作风。

六、口腔科

在口腔卫生保健方面，西晋始见“牙签”之记载。晋陆云在致其兄陆机书有“一日行曹公器物，有剔牙签，今以一枚寄兄”（周大成《中国口腔医学发展简史》，日本齿科医史学会会志，8，1981）之语。其制法虽不知其详，但可看出，牙签当时尚属罕见之物。

东晋时代佛山的道家养生名家葛洪《抱朴子》中提到叩齿健齿法，即上下齿列轻轻相互叩击，此法至今仍有人奉行，且证实有效，其机理可能是通过叩齿给予齿龈以适度的刺激，以促进牙周血液循环，长期行之，可起到预防牙周疾患的作用，达到固齿的目的。

此外，此期对齿科的医源性疾病也有所描述，《晋书·温峤传》载：“温（峤）先其齿疾，至是拔之，因中风，至镇未旬而卒”，从此例可知晋代已有以拔牙治疗牙齿病者。但联系到死因，只能说与拔牙有关，但也不能排除单因中风致死者，故单纯因拔牙之医疗事故尚难成立。

七、针灸科

魏晋南北朝时期，针灸科取得了显著进展，主要表现在针灸学科的确立。

针灸学科确立的显著标志，是针灸学大师皇甫谧根据《灵枢》《素问》与《明堂孔穴针灸治要》三书，参考《难经》等古代医学文献，总结了春秋战国以来针灸学的经验与成就，撰成《黄帝针灸甲乙经》十二卷，一百二十八篇，集针灸学之大成，为中国现存最早的全面系统的针灸学专著。为我国针灸学的发展奠定了坚实的基础。

其后，葛洪及其妻鲍姑，皆擅灸法，著《肘后备急方》，提倡针灸疗法，善用针灸之术抢救急证。

陈延之著《小品方》，重视灸法，提倡灵活应用，为其在针灸学上的主导思想和独到的特点。

（一）针刺治疗的成就

魏晋南北朝时期，在针刺治疗上，所取得的重大进展，以皇甫谧撰述《针灸甲乙经》（以下简称《甲乙经》）的成就最为杰出。

在皇甫谧前，王叔和撰《脉经》，在《黄帝内经》基础上，阐述了经穴理论，以心与小肠，肺与大肠四经会于上焦神庭、云门。肝与胆、脾与胃四经会于中焦胞门、章门。肾与膀胱会于下焦关元等。

从三焦学和病理学角度，进行分析，这是《脉经》的首创，阐述了经络藏府表里、会合部位、临证表现等各方面的密切关系。《脉经·第四》："腰脊强痛，不可俯仰，大人癫病，小儿风痫疾"等，此方运用督脉经穴。治疗癫疾等病证，经过千百年来的反复验证，确有良效，表明了《脉经》在经络病候上，其学术成就的现实价值和深远影响。《脉经》阐述20多个穴位。未见于前人文献记载，在针刺深度上，提出足三阳经穴可刺6—9分，足三阴经穴，可刺3—6分。《脉经》卷六以足厥阴肝经病，取大敦、曲泉、太冲；手太阴肺经病，取少商、太渊、尺泽；足少阳胆经病，取足三里；足太阳膀胱经病，取委中等，无一不贯穿着循经取穴法则，并提出了远取穴与近取穴相结合，取躯干穴与四肢穴相结合的配穴规律。五脏病既可取四肢远隔的俞穴，又可取相邻近的募穴治疗。这种配穴原则的确立，为后世所遵循。

1. 发展腧穴理论

皇甫谧《甲乙经》在《黄帝内经》130多个穴和《脉经》基础上，对十四经穴作了全面系统的归纳整理，增加到349个。穴位排列的次序，按头、面、耳、颈、肩、背、胸、腹、手三阴三阳、足三阴三阳经，由四肢至头面、躯干、依次向上向心排列；虽还没有完全与十四经结合起来，但却为腧穴经络相结合，开辟了新途径。

《甲乙经》记述有别名的穴位70多个。如攒竹穴，有员柱、始光、夜光、明光等四个别名；石门穴有利机、精露、丹田、命门等四个别名等等，都形象而准确地概括了穴位的位置与功用的特点。

《甲乙经》对349个穴位的位置与取穴方法，都有具体准确的记叙，有的根据患者口腔活动取穴：如取下关穴。"合口有孔，张口即闭"；取率谷穴，"嚼而取之"。有的根据患者体表静脉分布取穴，如取瘛脉穴，"耳后鸣足青络脉"即本穴；按之"细脉动应手"等。这样取穴，对提高穴位定位的准确率，具有重要意义。

《甲乙经》载有80多个会穴，后世极少增减。这些会穴，大多分布于头面躯干部，而头部及腹部又居其半，四肢部仅有三阴交、臂臑、居髎等几个穴位。交会的经脉，一般为2—3条，多者有4条，如中极、关元为足三阴与任脉之会，大椎为三阳经与督脉之会，不但能治督脉本经"脊强反折"等病证，且能治疗所有三阳各经的病证，其交会穴理论，不仅为后世考察和确定穴位提供了依据，对扩大穴位的主治范围，亦有重要意义。

2. 针刺操作方法

《甲乙经》对每个穴位的针刺深度都作了说明、规定。一般头面颈部穴位，多为刺3分深；背、胸、腋、胁等部穴位，多为刺3—4分深；肩、股等部穴位，多为刺5—7分深；腹部穴位，多为刺8—10分深；其中最浅者，为刺1分深，如井穴及瘛脉放血等，最深者，为刺二寸半，如水道穴等。

《甲乙经》对200个常用穴位留针时间，亦作了说明和规定：一般每次留6—7呼，短者，只留1呼如少商穴；长者，留10呼，最长者，留20呼，如环跳、内庭、公孙等穴。

《甲乙经》对误刺禁针穴位所能造成的后果，作了具体阐述，对禁针穴误刺所生后果，需作具体分析。其中有的是巧合，如神庭、上关等；有的是针刺后出血过多，引起休克、昏厥、如颅息；有的是刺中颈动脉窦，引起血压突降，如人迎；有的是针刺后发生气胸，引起呼吸困难（“逆息”），如缺盆，云门；有的是针刺后引起感染，导致后果不良，如脐中；有的针刺恶性肿瘤局部，造成病灶扩散，如乳中。

3. 针刺处方原则

由《甲乙经》有关章节可见，书中处方特点为针刺多有单穴，如呕血上气刺神门、暴怒不能言，刺支沟之等治病多用具体穴位，很少有以经代穴者，处方内容，多不记载用针、用灸，或用补泻手法等。

魏晋以后，由于封建制度的发展，技术保守日渐严重，在针灸学中家族关系显得突出。

南朝徐熙一家六代，父子兄弟，针灸世家，相袭传授，成为针灸世家的典范。徐氏一家，虽徐叔响著《针灸要钞》，但久已失传，现今我们只能在李延寿《南史》中见到徐秋夫针灸治腰痛，徐文伯针泻足太阴，补手阳明下胎，及《北史》称徐之才为北魏武成帝治疗精神失常，“针药所加，应时必效”等事迹片断，说明徐氏针灸学派对应用针刺治疗均较为重视。

（二）灸法的成就

魏晋南北朝时期，葛洪《肘后备急方》和陈延之《小品方》较为突出。

皇甫谧亦作出显著贡献。《甲乙经》对施灸壮数，一般每次为3—5壮，其中，头、面、颈、肩、背等处，多为灸3壮；脑、腋、腹部，多为灸5壮；最少者为井穴，只灸1壮；最多者为大椎穴等，灸9壮；个别穴位如环跳等，灸50壮。《甲乙经》第三卷，还提到“欲令灸疮发者，灸复熨之，三日即发”。说明已运用发泡化脓灸法。《甲乙经》还提出禁灸穴位，指出误灸的不良后果。灸脊中可引起痿证；耳有脓，忌灸耳门；灸乳中、渊液可引起“蚀疮”等。

葛洪倡导以针灸救治急症，为其突出特色。《肘后备急方》共收录针灸处方109首，其中，99首广泛应用于内、外、妇、儿、五官等科，共30

多种病证。对其作用、效果、操作、技巧、忌宜等，都作了全面的阐述，为记载古代针灸治疗的早期文献之一，内容丰富。其主要成就，大致可归纳为以下三点：

1. 急症用灸

《肘后备急方》提出以灸法救治卒中、恶死、昏厥、寒湿、霍乱、吐泻、癫狂、痈疽、狂犬咬伤、蝎螫等突发急症，用穴较少，记忆方便，施灸方便。

2. 以灸补阳

《肘后备急方》以一壮、三壮、五壮、七壮为基数，然后以七为倍数加壮，为二七壮、三七壮、四七壮等。以七为阳数的代表，加倍翻番，其先阳后阴，从阴到阳，以阳治阴等治疗原则，亦无不体现了其以补阳为主的学术见解。

3. 灸不固定用艾，灸亦可隔物

《肘后备急方》为便于急救，除应用艾灸外，在仓猝无艾时，亦用竹茹、黄蜡、纸屑等为代用品，其中，竹茹、黄蜡，既有艾炷的温熨作用，又有艾炷所没有的清热开窍，通经活络等特点，所以，它们是艾炷的理想的代用品。《肘后备急方》还以隔蒜、隔盐、隔椒、隔面、隔瓦甑等施灸为治疗的多样化发展，开辟了新途径，成为隔物灸的最早文献。

葛洪以上建树，对后世灸治疗的发展，影响极大。继葛洪之后，陈延之《小品方》重视灸法，并灵活应用，他认为灸具有简便易行、应用范围广泛、效果良好等优点，值得提倡与推广。从该书辑佚之部分灸处方，可反映其这方面的学术思想。

《小品方》认为，只有恰当地掌握火量，才能使火气沿着经络达到病变部位。火量过大，易烧伤肌体；火量过小，火气不能抵达病变部位，不易发挥治疗效果。对用灸壮数有一般要求，但主张就根据地域、气候、体质的不同，分别对待。其用灸壮数，多至100，少仅14，即同一种病，也有100壮、50壮、随年壮，或一日三次用灸的区别。取穴特点是少而精，一般每次只取一穴，多的不过二三穴，除十四经穴外，亦取经外奇穴。虽然重视灸，亦不排斥针刺治疗。

按摩疗法在秦汉的初步发展基础上，至魏晋南北朝在按摩手法上有较大发展，并已广泛应用于临床，成为治病健身的重要措施之一。此时间，以按摩疗法用于急症和以“膏摩”应用广泛为特点，如《肘后备急方》中，即记载了许多用于急症治疗的膏摩法，如有治“中晋暴百病”的裴氏五毒神膏、“疗百病”的苍梧道士陈元膏、“疗寒时行贼风恶气”的丹参膏等，以及治中风口眼斜、治内胀、蛊、蜂、百毒、溪毒、射工病的膏摩、丸（亦属药）摩法，《小品方》《刘涓子鬼遗方》亦有多首膏摩方。

按摩手法也较以前增多，具体有按摩法、爪掐法、拍法、抓腹法，抄举法、拈脊皮法、掷背法等。《肘后备急方》之抓切人中法，至今为急救常用，而其抄举法治卒腹痛，其法“使病人伏卧，一人跨上，两手抄举其腹……轻举抄之，令去床三尺许便放之，如此二七度止”。与现代治急腹症肠梗阻之颠簸法有异曲同功之妙，葛洪在《抱朴子》中提倡“……清晨建齿三百过者，永不动摇”，是吸收导家导引、按摩术的内容用于医疗保健者。陶弘景《养生延命录》中有论述养生保健按摩法的内容，如按摩明目法：“平旦以两手掌相摩令热、熨眼三过，次又以指搔目四眦，令人目明”及摩身法病：“摩手令热，雷摩身体，从上至下，名曰干浴，令人胜风寒时气，寒热头痛，百病皆愈”。颜面保健法：“摩手掌令热，以摩面，从上下，二七止。去汗气，令面有光”，这些自我保健按摩法，一直被后人所效法。此期亦有按摩法专著如《按摩经》《导引经》等，惜亦已失传。

八、急救医学

随着临证医学的迅速进步与发展，本时期出现了不少有关窒息和中毒急救、创伤止血、灌肠导尿、虫兽外伤救治等记载，反映出中医急救医疗技术的逐步积累与发展。

（一）窒息急救

早在汉代张仲景已采用人工呼吸法急救自缢或水溺窒息患者，两晋南北朝时期，关于窒息的救治又有所发展。《肘后备急方》“自缢死”“卒中恶死方”中记载。可“捧两手忽放之，须臾死人自举手捞人言痛”（葛洪《肘后备急方·救亭中恶死方第一》，成都昌福公司，1912），其意为活动上肢扩胸以恢复呼吸；另一法是“以热血沥口中、并以竹筒吹其下部，极则易人，气能下即活”。《小品方》亦有数条抢救窒息的记载：“疗溺死身尚暖者方：便脱取暖釜覆之，取溺人伏上，腹中水出便活也”，这些有关溺死及窒息的治疗记载，是符合急救原则的。

（二）虫兽外伤救治和创伤止血

《肘后备急方》中记载有被熊、虎、狂犬、狐、蛇等许多猛兽毒虫抓伤、咬伤、螫伤的救治方法。狂犬咬伤之急救及预防已如前述，对熊虎爪牙抓伤，葛洪用“烧青布以熏疮口，毒即出。仍煮葛根令浓以洗疮，捣干葛根末以煮葛根汁，服方寸匕，日五夜一则佳”。葛氏取雄黄、麝香、干姜等分捣碎……著小竹管内，随带身旁，遇有蜂螫或蛇咬伤，即傅疮上，谓其作用“神良”。这些记载中，保留下大量治疗虫兽外伤的民间医疗经验，多次提到对创口的清洗，如葛根煎汁药洗及盐水洗法等。反映出清洗伤口已成为当时创伤治疗的一种常规处理。

止血为急救医学的重要问题之一。《肘后备急方》对各种原因出血，采取了多种治疗办法，如压迫止血：“……苦酒渍棉塞鼻孔”（葛洪《肘后备急方·治伤寒时气温病方第十三》卷之二，14，成都昌福公司，1912）（丹波康赖《医心方》，卷五，138，人民卫生出版社，1956）。烧灼止血：“勿乱伤舌下青脉，血出不止便杀人方：可烧纺铁以灼此脉令焦”（王焘《外台秘要》，卷二十九，785，人民卫生出版社影印本，1955）。外敷及内服药物止血止痛：“《肘后备急方》疗金疮方……狼芽草茎叶熟捣，敷贴之，兼止血止痛，又方五月五日掘葛根暴干捣末，敷疮上止血止痛”（王焘《外台秘要》，卷二十九，785，人民卫主出版社影印本，1955）。“续断膏方……膏成去滓，若深大疮者，但敷四边，未可使合；若浅小疮者，但通敷便相连，令止血住痛，亦可以酒服如杏子大”。这些关于创伤止血的处理原则和治法记载，反映出止血术实践经验的逐步丰富。

（三）灌肠导尿术

此期尚有关于灌肠导尿、穿刺放腹水、消化道异物取出等急救医疗技术的记载。据《证类本草》引葛洪《肘后备急方》称：“治小便不通及关格方，取生土瓜根捣取汁，以少水解之，筒中吹下部，取通”（唐慎徽《证类本草》，卷九，220，人民卫生出版社，1957）。古以大便不通为内关，小便不通为外格，二便俱不通为关格。故此记载反映出公元4世纪可能已经运用的原始灌肠术及导尿术。《肘后备急方》未曾提出较详尽的导尿技术，但可以称得上我国医学史上最早的导尿记载。至于灌肠术，尚可上溯到东汉末年，张仲景将竹管套入猪胆囊内，把猪胆汁灌入直肠进行导泻的记载。（李经纬《中国古代外科成就》，科学史集刊，（5）：1—12，1963），对大腹水病，《肘后备急方》在提出多种内服药消腹水的办法后指出：“若唯腹大，下之不去，便针脐下二寸，入数分，令水出孔合，须腹减乃止”（葛洪《肘后备急方·治卒大腹水病第二十五》，卷之四，2，成都昌福公司，1912）。这是继《内经》之后，我国古代腹腔穿刺术的早期记载之一。

九、法医科

三国吴国末年，我国首次进行了烧死的动物试验，发现了生前烧死与死后烧尸的初步鉴别法。“张举，吴人也，为句章令。有妻杀夫，因放火烧舍。乃诈称火烧夫死。夫家疑之，诣官诉妻。妻拒而不承，举乃取猪二口，一杀之，一活之，乃积薪烧之，察杀者口中无灰，活者口中有灰。因验夫口中，果无灰。以此鞫之，妻乃伏罪”。（《疑狱集·张举烧猪》并见《太平御览》卷267《职官·良令长》），与亲仪鉴定有关的事例最早见于三国时代。据谢承《会稽先贤传》载：“陈业之兄渡海殒命，时同死者五六十人，尸身消烂而不可辨认。业仰皇天誓后土曰：‘闻亲者，必有异焉’。因割臂流血以洒骨上，应时沁入，余皆流出。”这是用于兄弟之间的滴骨验亲事例。父子间的滴骨验亲实例见于南朝的记载（《南史·孙法宗传》，中华书局校点本，1975）：“以父尸不测，入海寻求。闻世间论是至亲，以血沥骨，当悉凝浸。乃操刀沿海，见枯骨则刻骨灌血，如此十余年，臂胫无完全，血脉枯竭，终不能逢。”与此同时代，也有阳性结果的实例：“豫章王综，其母淑媛，自齐东昏官得幸于高祖，七月而生综，宫中疑之。终年十四五，恒于别室祀齐氏七庙，又徽服至曲阿拜齐明帝陵，然犹无以自信，闻俗说，以生者血，沥死者骨。渗即为父子。综乃私发齐东昏墓，出骨，沥臂血试之，既有征矣。在西州生次男，月余潜杀之。瘗后，遣人发取其骨，又试之，验，遂信以为实。”（《梁书·豫章王综传》中华书局校点本，1975）

滴骨验亲法是以生者的血滴在死人的骸骨上，看血是否入骨，入骨即认为有血统关系，不入则否。这种方法虽不科学，但是用血液进行亲权鉴定最早的方法，是现代用血型鉴定亲权的先声，因而受到中外法医学者的重视。如日本著名法医学家古畑种基就主张：“中国知道以血液鉴定亲权要比欧美早1400余年。”

第八节　养生大家：葛洪

葛洪（284—364），丹阳句容人，东晋著名医学家、养生学家，一生主要是在炼丹及从事医药的实践中度过的，著有《抱朴子》一书。他强调预防思想，提出“养生以不伤为本”，认为良好的生活习惯有利于长寿，非常重视节嗜欲、保性命的养生法则，他曾说，“且夫善养生者，先除六害，然后可以延驻于百年。一曰薄名利，二曰禁声色，三曰廉货财，四曰损滋味，五曰除佞妄，六曰去沮嫉。六者不除，修养之道徒设耳”。至于养生功法，他认为以轻便易行、有益身心为原则，不必拘于时辰、名物、身姿。此外，他强调精气对养生防衰的重要作用。从上可知，葛洪虽以炼

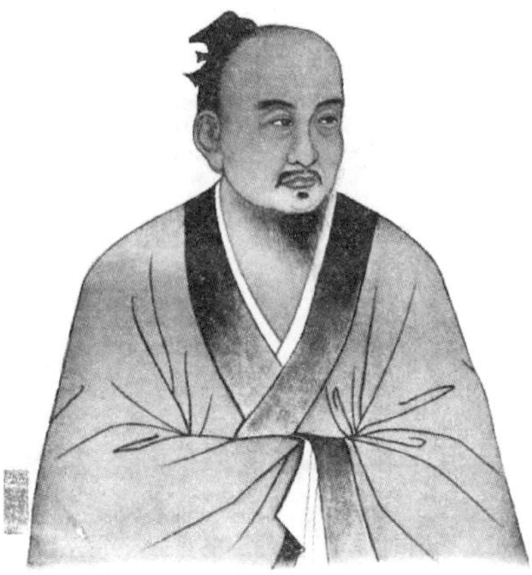

葛洪

丹著称于世，然其养生思想非止一端，为养生学的发展做出了贡献。

2015 年 10 月 5 日，瑞典卡罗琳医学院在斯德哥尔摩宣布，中国女药学家、中国中医科学院中药研究所首席研究员屠呦呦与威廉·坎贝尔和大村智获 2015 年诺贝尔生理学或医学奖。这是中国科学家因为在中国本土进行的科学研究而首次获诺贝尔科学奖，是中国医学界迄今为止获得的最高奖项。理由为她发现了青蒿素，这种药品可以有效降低疟疾患者的死亡率。2015 年 12 月 7 日，屠呦呦在瑞典卡罗林斯卡医学院发表了《青蒿素的发现：传统中医献给世界的礼物》的获奖致辞。致辞中提到，她早年系统的学习中医药的知识为她从事青蒿素的研究提供了良好的准备。在抗疟中药研发的过程中，她曾收集整理了历代中医药典籍，走访名老中医并收集他们用于防治疟疾的方剂和中药、同时调阅了大量的民间方药。正是这些信息的收集和解析铸就了青蒿素发现的基础。

关于青蒿入药，最早见于马王堆三号汉墓的帛书《五十二病方》，其后的《神农本草经》《补遗雷公炮制便览》《本草纲目》等典籍都有青蒿治病的记载。在屠呦呦的研究团队把工作重点集中于中药青蒿后，她在青蒿素的提取方法上又遭遇了瓶颈，在用传统的高温化学提取法经历了很多次的失败后，她又再次转向中医古籍寻求方法。她受东晋葛洪《肘后备急方》里有关“青蒿一握，以水二升渍，绞取汁，尽服之”的截疟记载所启发，联想到提取过程可能需要避免高温，由此改用低沸点溶剂的提取方法，终于成功地提取出抗疟药效显示抑制率达到 100% 的“青蒿素”。

佛山市南海区丹灶镇有着大量与葛洪有关的历史遗迹、传说故事，譬如仙湖，仙岗的仙井、丹钵、葛仙祠，丹灶村的仙井、金锋岗，以及丹灶镇名称的由来等，当地民间流传着“葛洪采药—洗药—炼丹—普救众生—

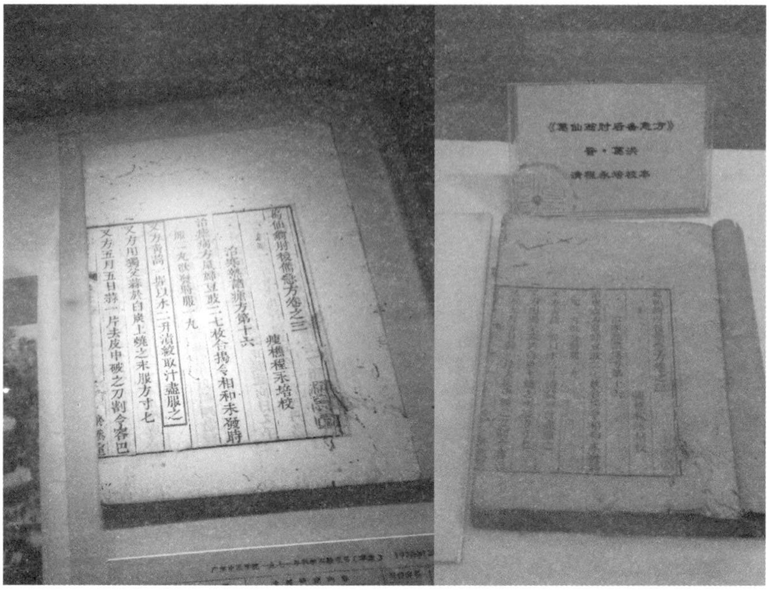

收藏于南海博物馆的葛洪著作物品

成仙”这样的传说故事。

传说葛洪与鲍姑乘舟沿珠江而上，寻找盛产蚬、蠔的湖泊，其中蠔里出产珍珠。一天，面前出现了一处大湖，只见村民在忙碌的打捞中，一只只肥美的鲜蠔从大湖中捕了上来。葛洪知道他找对了地方，便问村民此地叫什么名字。村民告诉葛洪，这里就是珍岗塱。葛洪弃舟上岸，偕同鲍姑信步珍岗塱，观赏这里的风景。转了一个弯，葛洪看到了沿路都是大大小小的蚬壳，大部分都用来铺设了道路，房屋甚至都是用蚬壳做的。鲍姑觉得很新奇，于是问了路人，路人告诉鲍姑说，这里叫作蚬壳围，这一侧的大湖湖畔盛产蚬，因此有大量的蚬壳，村民就用蚬壳铺路、盖屋。葛洪又往前走，只见前面陆续出现了一片房屋，是一个村庄，人烟亦较为稠密。葛洪向村中走去，看到村口大路的一侧，有一块石碑，碑上书写“珍岗村”三个大字。葛洪由此知道湖边的捕蠔者就是这条村里面的村民。这时，一名老者从村中走来，葛洪对老者行了礼，问老者有关于珍岗村的情况、以及珍珠的情况。该名老者就是珍岗村的村长，姓陈。陈村长对葛洪介绍了珍岗村的来历，以及珍珠品质优良的学问。原来，珍岗村村名的成因，就是该村盛产珍珠，而且村后有一山岗，村就称作珍岗村。而珍珠的优良品质就是得益于珍岗村中的一个水井，井中的水源源不绝的从井里溢出，流到大湖之中，已经流淌了上百年历史了。井中的水质非常好，甘甜可口，湖中的蠔就是依靠井水的供养，才生长如此的肥美，珍珠则培育得如此的晶莹。

葛洪听后认为自己可以在此炼成金丹了，因为这里有上佳的珍珠、上佳的水源。于是决定和鲍姑在大湖湖畔筑炉炼丹。可是，炼出来的丹虽然比之前的丹有了一些进步，但是成效依然很不明显。葛洪更是百思不得其解。无奈之下，葛洪漫步在山岗之上，在树林的深处，却发现了有一口水井，井水也正在溢出，流向大湖。葛洪觉得相当奇怪，走近一看，看到水井的刻字，叫“坤井”。葛洪马上联想到《金丹秘典》中“取乾坤二物”的说话，隐约中感觉坤井中的水，就是乾坤二物中的“坤物”。为了证实自己的猜测，葛洪来到了珍岗村，在村中的水井上，葛洪果然看到了水井上刻着“乾井”二字。葛洪惊喜过望，急急忙忙赶回自己的房子，跟鲍姑讲述今天所发现的事情。鲍姑提醒说，“乾坤二物”，应是指世间上阴阳相对，相辅相成的物体。如今乾坤二井的出现，正好应验了“取乾坤二物”的说法，或许炼丹的水源需要采用两井的井水一起锻炼。葛洪非常同意鲍姑的说法，于是马上到乾井、坤井采集水源。

葛洪选择在一天清晨炼丹，等到太阳初升，朝霞照耀整个珍岗村、整个大湖时，鲍姑正在紧张的筹备炼丹的事情。葛洪看到鲍姑在晨雾笼罩中忙碌，加上身边绿荫掩映、鸟语花香、鸳鸯对对，顿时觉得似乎在仙境之中，与鲍姑相会。葛洪忍不住说，人间仙境。正在忙碌的鲍姑，听到葛洪的说话，亦抬头张望珍岗村四周，看到的亦是仙境一般的早晨，万籁俱静的珍岗村，隐约覆盖着一层薄薄的轻雾，呼吸时候闻到的是淡淡的花草之香，倾听之下却是鹊鸟的欢歌、虫儿的鸣叫，一派蓬莱仙境的气息。鲍姑也赞叹一句，真好似人间仙境，仙境的气息，似乎都凝聚在这里了。葛洪随即想到了“纳仙凡二气”一句，打断鲍姑的思绪，提出“仙凡二气”是否就是指仙境与凡间两者的气息？鲍姑接着说，炼丹讲求天时，环境气候对丹药的质量有很大的影响，假如真的可以采仙境的气融合凡间的气来炼丹，或者是相得益彰、恰到好处的。葛洪十分认同鲍姑的看法，指着珍岗村村后的山岗，说山岗是珍岗村最高的地方，长期吸纳周遭仙境般的气候，凝聚深厚的仙气，而山岗脚下则是纯朴的凡间气息。在山岗上炼丹，真正吸取了“仙凡二气”。鲍姑也是相当的高兴，拉着葛洪欢庆终于解开了《金丹秘典》的迷底。于是葛洪便在山岗上筑起了炼丹灶，开始锻炼金丹。这一次，却出奇的顺利，在珍珠、乾坤井水、仙凡气息的帮助下，金丹终于在一天的清晨练好了，在阳光的照射下，反射出闪闪的金光。鲍姑将金丹派发给珍岗村中的村民，与葛洪一起用金丹为村民治病。珍岗村的村民自从服用了葛洪的金丹后，个个都体魄健康，更加聪颖、更加长寿。珍岗村的村民无不对葛洪感恩戴德，开始称呼葛洪为“葛仙翁”。同时，葛洪和鲍姑缔结了深厚的感情，二人终成眷属，在珍岗村村民的见证下成了亲。十多年后，葛洪与鲍姑离开珍岗村登上小舟的时候，珍岗村的村民都纷纷来到了岸边，洒泪送别“葛仙翁”。送别葛洪后，回到村祠堂，陈村长提议从此将村名改称“丹灶村”，以纪念“葛仙翁”的大德，同将盛产珍珠的大湖称为仙湖。村民抚掌称善。后来，村民都不约而同地将“葛仙翁”炼丹的山岗、水井都称为仙岗、仙井，“乾井”“坤井”的名字逐渐少有人提起了。再后来，更有村民在仙岗上盖了一座“葛仙祠”纪念葛洪。时至今日，丹灶镇依然保持了“丹灶”的名字，仙井、仙岗、仙湖依然存在，“葛仙翁”炼丹的遗迹等亦成为后世纪念葛洪的地方。

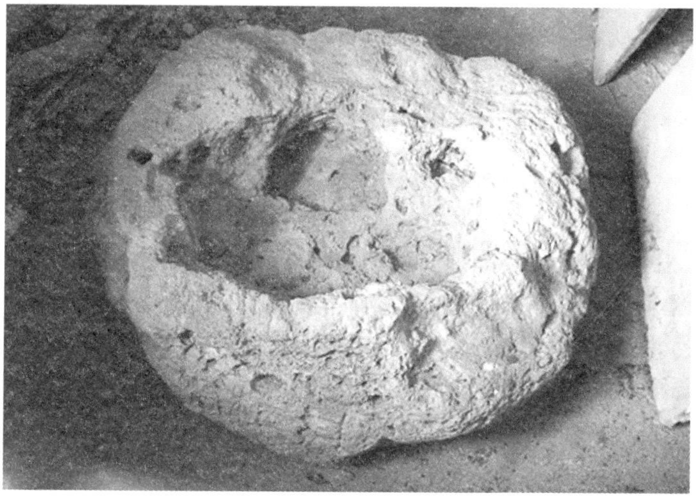

石仙钵

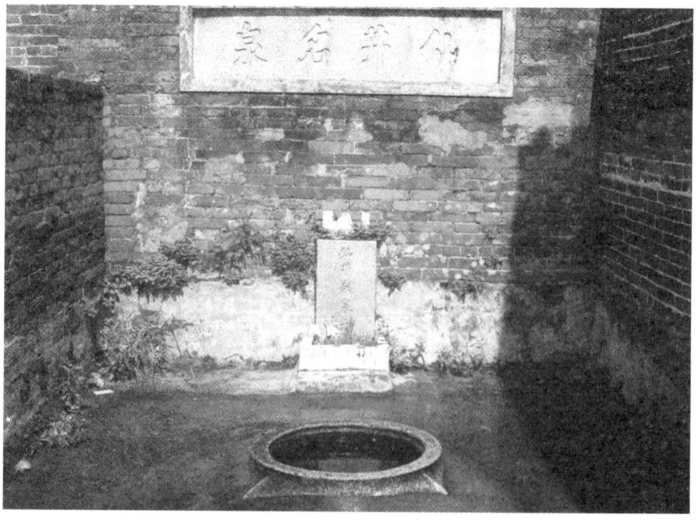

仙井

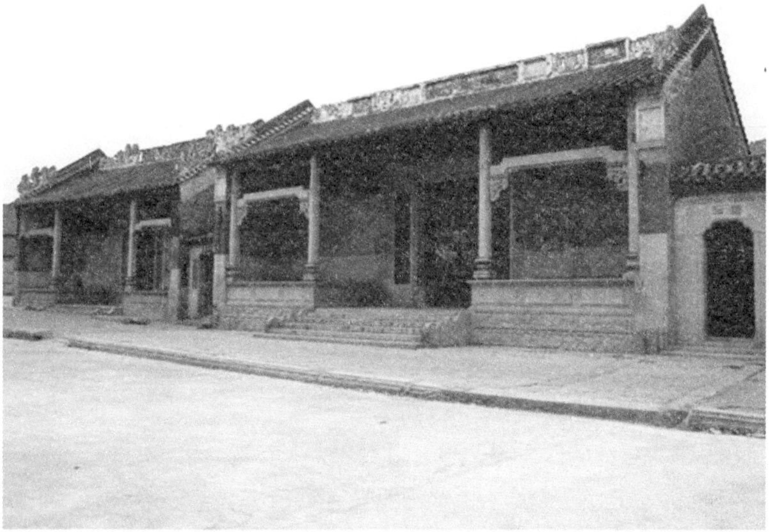

仙岗村祠堂

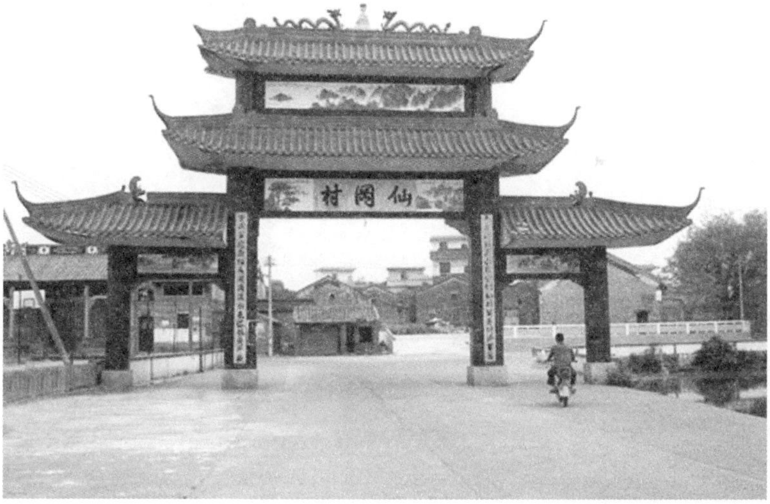

仙岗村牌坊

1000多年前，当时南海丹灶还叫珍丰市。葛洪一心专研神奇丹炉，到处云游，寻找丹炉炼药，从罗浮山来到金峰。眼见乡民不少病例，他和夫人鲍姑，不理会“道不轻传，医不机弓”的古训，也不吝惜自己的治病绝技，以普度众人疾苦为己任，为当地乡民治病。鲍姑亦精通经络，善用针灸，施针为人，医病无数，还把皇甫谧的针灸《针灸甲乙经》传授专人。后人为了纪念他们，就改珍丰市为丹灶市。至今南海区丹灶的仙岗还保留他们炼丹的丹钵，仙岗开村时在村中的大庙扩建还挖出有“葛仙遗迹”的碑石，显然这是当时人们的诚意笔墨。该村从此也被称为仙岗了。而且仅是他到过的地方，无论是河、溪、塘、井均冠以“葛”“仙”次志证会。如顺德乐从的葛岸（登船上岸）、南海的仙溪、仙湖等。

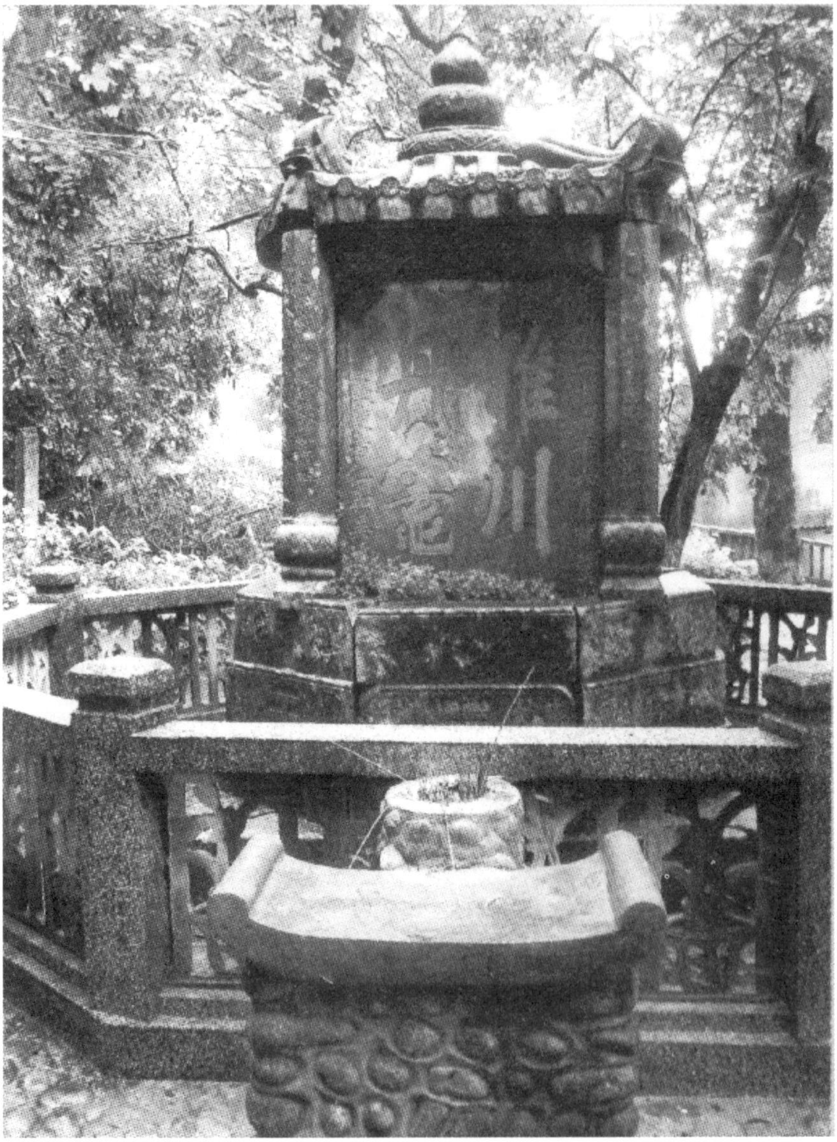

罗浮山葛洪炼丹遗址“稚川丹灶”

第五章

隋唐五代养生文化

［大背景］隋唐时期是中国佛教的极盛时期，隋代王通提出道、儒、佛“三教归一”的纲领后，三家之说成为官方正统思想推行于世，并相互渗透融合。社会安定，经济繁荣的社会背景和多元化的文化思想，为养生文化的发展创新提供了良好的平台。这一时期不少著名医家精研道、儒、佛学，并根据自己的理解和认识，从不同角度、不同方面吸收其长处，融入养生理论之中，进一步充实了养生文化的内容，这其中最具代表性的人物是唐代孙思邈，融道、儒、佛、医诸家学说于一体，具有承前启后的作用。而道教大宗师吕洞宾亦曾游历于佛山西樵山而美谈流传。

第一节　精神宗教：佛教盛行

精神养生法是指以恬淡虚无为主导的精神养生或精神调养，后来主要发展于佛道两家，精神乐观则气舒神旺，清心寡欲可使心气平和，血脉通畅，精神安定。

佛山得名于唐，据《佛山佛教》一书记载，早在秦汉时期，佛山名为“季华乡”。

唐朝时，佛山变成了一片岗地。唐贞观二年（628 年）某日，塔坡岗上异彩四射，乡人奔走相告。于是人们便齐聚起来，在塔坡岗上发掘，竟掘出三尊铜佛，搬开佛像，便有一股清泉涌出。根据碑文记载，得知东晋曾有剡宾国僧人达毗耶舍，在此讲经及建过经堂。乡人于是建井取水，并在岗上重建塔坡庙寺，供奉三尊铜佛。人们认为这里是佛家之山，于是将季华乡改名为“佛山”。

这就是佛山得名的由来。后来，世人传诵着这样一句谚语：“未有佛山，先有塔坡。”此事也为佛教在佛山的盛行奠定了坚固的基础。

一、佛教表现之特点

佛教已摆脱道术，与玄学合流；大乘佛教在此时期之发展甚速；印度和西域僧侣东来，与华僧西行之风气开始；译场组统渐见完备，翻译眼光愈见正确；佛教出现宗派之萌芽。

二、佛教盛行情况

当佛教在葱岭以西遭受挤压，在印度本土也愈显衰败的时节，经过南北朝急剧发展的隋唐佛教，却在亚洲东部大陆上，以崭新的风貌繁荣昌盛起来，并名扬佛教世界。唐初来华的印僧那提，历游五天、师子和南海诸国，经多见广，在他的眼里，“脂那东国，盛转大乘，佛法崇盛，赡洲称最”。赡洲即赡部洲，亦译作阎浮提，作为地理概念，泛指当时已知的世界所有地区。中国佛教的兴旺发达，居世界第一，当是那提作了比较后的结论。唐中期著名的不空三藏制造释迦如来悬记，谓“一乘典诰，兴在中华”，意思与那提的相同，都是指佛教的中心已经转移到了中国。两人也同样指出中国佛教的特点，乃是统一于“大乘”或“一乘”，与印度大小乘各派分立并存、斯里兰卡重在小乘，确有不同。

隋唐佛教的繁荣，以国家的统一和空前富强为社会背景。隋朝的统一为时短暂，唐朝的发展达到了中国封建社会的顶峰。它的领域曾西到咸海，与波斯接壤；东至平壤城，同新罗交界，沿海岸线延伸到库页岛和外兴安岭以北；北越沙漠、贝加尔湖，抵达安加拉河流域；南至南海，与印支半岛上的林邑、真腊相望。领域的开拓，强化了与四周邻国的往来，密切了同域外诸民族的关系，为丰富和发展中华帝国的文化，提供了良好的外部条件。在历法、医术、药学、种植，以及音乐、舞蹈、雕塑、建筑等方面取得的新成就中，都明显地含有外来的先进成果。除佛教外，其他一些世界性和区域性宗教，也在这个时期传进，或得以进一步传播。基督教的一支聂思脱里教（景教），经波斯于贞观九年（635 年）传入长安；伊斯兰教在7 世纪中叶从大食传到沿海口岸。波斯的火袄教（琐罗亚斯德教）早在北魏时传进，至唐而大盛；波斯的摩尼教，在唐延载元年（694 年）传入，不久就遍及黄河、长江两流域的许多地区，从新疆到内地，从长安到乡间，成为佛、道之外的两大宗教势力。这些宗教，作为一种特殊文化载体，其影响当然不会限于信仰的范围。

隋的统一，结束了近 300 年的战乱和分裂，进入内地的各民族，已基本与汉族融合为一。一种以儒家为主体，辅之以佛、道的思想文化格局，大体已经稳定下来。儒释道三家纷争很多，有时波及全国，但三家在维护君主专制国家方面，是绝对没有分歧的；佛道都积极地吸收儒家的政治伦理思想，作为自己的教义和戒条，也没有问题。但是，佛教凭借着自己多种精轫的哲学体系，在理论领域遥遥领先，几乎控制了所有思想领域，也深刻地渗透并改造着儒家的思维模式。佛教的多种崇拜，又使它向民间空前普及，大大地限制了其他外来宗教的活动领域。可以说，佛教融会儒家和道教学说，开始了完善化的过程，与其相应的一整套文化艺术形式一起，影响民俗，熏陶民族性格。

佛教的适应力强，生命力也足。它在和平和富裕期，可以是锦上添花似的装饰，在战乱和贫困期，又能成为挣扎于生死线上的慰藉。在这个历史时期，它经历了隋唐换代，安史之乱，唐武灭佛，黄巢起义，五代十国，可以说是备尝苦难，屡遭破坏，但这只是暂时的，使它改变了某些形态和活动方式，并没有从根本上动摇佛教持续兴盛的总趋势。周世宗第四次发动毁佛运动，就是佛教势力持续强大的反响。

继南北朝佛教多种师说，特别是融会儒家的伦理道德观念和道教的神仙长生思想，隋唐佛教建起了独具特点的诸大宗派，所谓三论、三阶、天台、法相、禅宗等，各自发展徒众，判教立宗，著书弘教，创造新的理论体系。

从翻译史上看，隋唐五代 300 年的译经事业，远远落后于此前的 300 年。北宋赞宁说："朝廷罢译事，自唐宪宗元和五年（810 年）至于周朝（951—960 年）相望可一百五十岁许，此道寂然。"隋唐译事，完全控制在国家手里，国家不许，民间极难进行，所以译事集中在宪宗以前。据《开元录》和《贞元录》统计，自隋开皇元年（581 年）到唐贞元十六年（800 年）的 220 年中，约有僧俗译著者 49 人，共出经籍传录 491 部。2622 卷，相比南北朝约 170 年中，有译者 67 人，译籍 750 部，1750 卷，卷数上是增多了，但部类上却大大缩小。其卷数之所以增多，主要是编译的丛书量大，像《大般若经》有 600 卷，《大宝积经》有 120 卷；一些重译的经论，也加大了部头，如《大毗婆沙论》200 卷，《华严经》80 卷。

隋唐译典有两个鲜明的特点，其一是重译多，另一是密教多。隋代最大的译家是阇那崛多，共译 39 部，192 卷，其中重译 20 部，占全部译籍的一半以上，明显的密教经籍 15 部。玄奘是唐代第一大译家，共译出 76 部，1347 卷，占隋唐全部译经卷数的二分之一强，但也多数属于重译，除《大毗婆沙论》外，还有《大般若经》中的《大品》《小品》《文殊》《金刚》《实相》诸经，法相宗特别宗仰的经论如《解深密》《俱舍》《摄大乘》等，也都早有译本。经他译介的密教经典约 12 部。至于号称中国四大译家之一的不空，共译 111 部，143 卷，几乎占隋唐全部译籍部类的四分之一，全都是密教的经典仪轨。这个简单的统计说明，隋唐之际至于开元以后，密教在中国的发展，引人特别瞩目，而其他宗派的形成，很少与新译的佛典有关。隋唐佛教的诸宗派，有强大的经济实力和群众基础，有经过数百年战乱考验并不断获得新质的传统文化作背景，具有运用和摄取外来资料创造诸种新体系的雄厚潜力。

假托翻译，实是创作的所谓伪经伪论，是补充外来佛籍的不足，满足中华本土特殊需要的重要表现。南北朝后期出现的《占察善恶业报经》和《大乘起信论》，唐代出现的《大方广圆觉修多罗了义经》和《大佛顶如来密因修证了义诸菩萨万行首楞严经》等，对隋唐佛教影响巨大，而在佛教目录学上时有疑惑。这些经论，实际上代表了隋唐佛教理论的发展方向，由此展开的以“真心”“圆觉”“灵知”为最高本体的佛教心学，以及特别强调向自己内心探求成佛之路的宗教实践，几乎为所有有社会影响的宗派所接受。法相宗分化为圆测和窥基两派也与此有关。韩愈对儒家思孟学派的重新发现和重新估价，李翱撰写《复性书》，开两宋儒学的先河，也是在这种佛家思想的围氛中发生的。

由北朝地论师开端，经三论宗大师吉藏发扬起来的佛典章疏之风，隋唐达到高潮，仅据收入《新编汉文大藏经目录》部分统计，现在还留存下来的隋唐章疏有160余部，1400余卷，实际数量要大大超过同期的新译佛典。章疏本来是用来注解佛教圣典的，只负责解释文义的通俗化任务，但事实上，大多数是借题发挥，用来表达章疏者自身的思想。隋唐诸大宗派，除禅宗外，没有一个不是通过这种方式来组织和发挥本派学说的。与此相应，僧侣个人署名撰写的佛教论著也增多起来，粗略估计，约有90余种，260余卷。从玄赜、净觉（688—746）、神会（？—760）开始，记录禅师开坛说法和禅师言行的一种新的佛籍体裁“传灯录”和“语录”大量出现，成为唐末五代以后，中国佛教表达自己思想的重要形式。

中国诸宗的祖师部出在隋唐两代，他们的章疏论著言行，逐渐被当成正式的佛教经典流传开来，更直接地影响着中国佛教此后的发展，影响着东方邻国，特别是朝鲜、日本和越南的佛教。以隋唐宗派佛教为基调的汉传佛教，在亚洲东部开拓了新的领域，与其流向的民族和国家的社会历史条件相结合，形成前所未有的新宗教和新文化。

隋唐佛教的另一个显赫成就是中国藏传佛教的创立。

吐蕃在松赞干布时代（617—650年）开始强盛起来，以逻娑（拉萨）为首都，南服尼婆罗（尼泊尔），北和大唐，逐步向外扩展，到8世纪中下叶，势力西抵克什米尔以西（大小勃律），东至云南大理，经四川、甘肃境，至青海西宁，北取西域四镇（焉耆、龟兹、于阗、疏勒），一度占领唐都长安（763年），成为西御大食的主要力量。吐蕃活动疆域的扩大，促进了内部社会结构和文化结构的重大变化，唐王朝的影响尤大。文成公主（？—680）下嫁松赞干布（641年），金城公主（？—739）下嫁尺带珠丹（710年），以及流入吐蕃地区的内地民众和往来僧侣起了重要作用。

同吐蕃发生交涉的四邻国家，没有一个不是盛行佛教的。松赞干布同尼泊尔和唐两个奉佛国家联姻，统治集团首先接受佛教影响是可能的。在吐蕃占领的国家和地区，佛教依然兴旺，如7世纪初的大勃律、扬同、娑播慈三国，均有寺有僧，敬信三宝。唐僧玄照去印度巡札，经吐蕃，蒙文成公主送往北天竺；义净时有唐僧慧轮等20许人，从蜀川栈道进入中天竺，礼拜摩诃菩提，也是通过吐蕃辖区。从吐蕃经尼婆罗进入天竺是唐代僧徒往来的一条重要通道。正是在这种周围关系中，形成中国佛教的另一巨大支派——藏传佛教的前弘期。藏传佛教以其特有的文化形态，独树一帜，不但成为此后西藏地方占据统治地位的意识形态，而且东进内地，跨越黄河，抵达长江；西出喜马拉雅山；北逾沙漠，构成了佛教的另一个广大的流传地区。

隋唐时期是我国佛教与道教的全盛时期。宗教家都比较重视心性的修养，静功炼养是其重要的宗教实践方法。较著名的有：智顗（538—597）在其著作中，系统地讨论了调身、调息、调心，对我国静功的发展颇有影响。唐代道士司马承祯（647—735）主张动静兼练，对炼养理论颇多阐述。女道士胡愔于唐宣宗大中二年（848年）写成《黄庭内景五脏六腑补泻图》，为后世所普遍遵循。

孙思邈则以吸取各家之说为特点，在他的著作《千金要方》和《千金翼方》中，就有精神调摄、饮食调养、导引按摩、服食补益等各种养生的详细而精辟的论述，如“古养性者，不但饵药餐霞，其在兼于百行，百行周备，虽绝药饵，足以遐年”，所谓百行周备，是指诸种养生方法兼行。其中指出“小有不好，即按摩推捺。令百节通利，泄其邪气”（《千金要方·养性》），并介绍了“天竺国按摩法”“老子按摩法”以及“黄帝内视法”和“禅观法”等保健功法。

孙思邈养生学说的第二个特点是把养生与老年病防治结合起来，他提出养老必须陶冶性情，劳逸适度，住房宜紧固防风，在饮食方面要求预防便秘与腹泻。

两部《千金方》载有服食方59首，大多适合老年人的生理病理特点。如茯苓酥方、杏仁酥方等无病时能补养防病，有病时能祛病延年。总之，“人凡常不饥不饱，不寒不热，善行住坐卧，言谈语笑、寝食造次之间，能行不妄失者，则可延年益寿。”（《千金翼方·养性·养老大例》）为我国老年医学体系的形成创造了条件。

第二节　环境变迁：西樵山与养生

西樵山自然风光美轮美奂，山上七十二峰峰峰皆奇，四十二洞洞洞皆幽，更有湖、瀑、泉、涧、岩、壁、潭、台点缀其间，成为这座熄灭了亿万年的死火山的旷世佳作，西樵山林深苔厚，郁郁葱葱，洞壁岩缝，西樵山水丰富，古人赞为“谁信匡庐千嶂瀑，移来一半在西樵”，今人称为“绿色翡翠”“固体水库”。

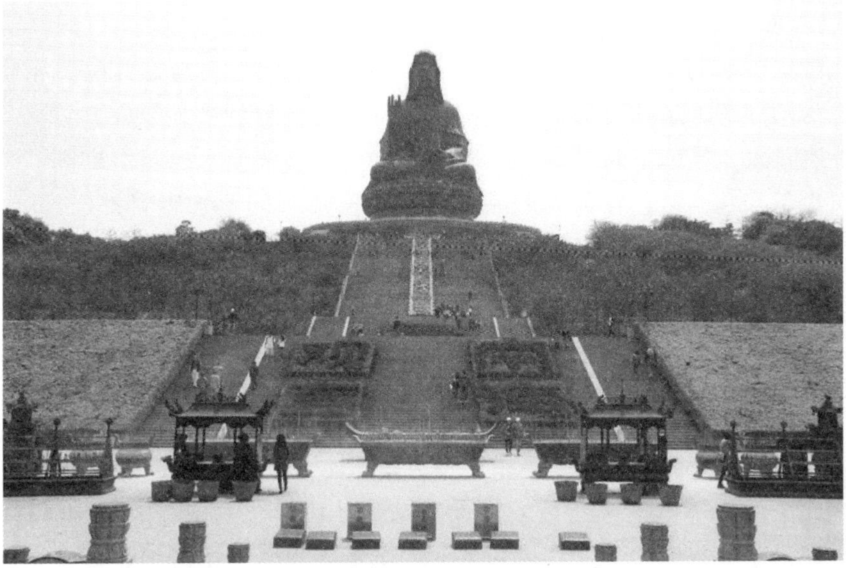

西樵山南海观音

西樵山被誉为心灵静修之地，千万年来，任寒风吹断云烟，任瑶台空望秋月，西樵山宛若一朵早春开放的第一枝雪梅，飘洒着特有的文化清香，让许多游客对西樵山那样痴迷，那样不舍，61.9米高的大佛，游客朝圣的地方有山就有庙，这是中国所有名山的特色。万年名山加上千年古刹总让游客有种跨越时光、似真似幻的空灵感觉，西樵山也不例外。历史悠久、源远流传的宗教文化为这座名山增添了一丝神秘和肃穆。让人惊奇不解的是，大凡名胜古迹，一般只存一家宗教场所，可谓一山不容两虎。而西樵山却很包容，佛教、道教共存于白云洞景区几百年，景区里的白云古寺和云泉仙馆分别是佛教和道教的场所，两者相距不过200米。其实西樵山上的宗教场所远非这两个，比白云寺和云泉仙馆出名的还有宝峰寺。因为不堪岁月的风雨和历史的沧桑，宝峰寺如今只剩下几堵断壁残垣，让人生出许多感叹。近年来，西樵山还建了云海莲台景区，61.9 米高、世界上最高的观音大佛成了西樵山的“最高峰”，每年都吸引了上百万游客前来朝圣。

因年代久远，西樵山上的宗教场所沉淀了浓厚馥郁的宗教文化。在夕阳西下，日暮花黄，帘卷西风的时候去这些圣洁之地聆听清新悦耳的木鱼声、念经声和平安钟声，可以感受到那一份与世无争的恬静和平淡。

第三节　饮食文化：多元饮食

隋唐时期的饮食文化已相当繁荣，当时对不同燃料与烹饪的关系也有了更深的理解。隋朝王劭曾说过，“温酒及炙肉用石炭、柴火、竹火、草火、麻黄火，气味不同……”从理论上总结了烹调技术的基本准则。烹调原料也越来越丰富，各种海产品和各种牲畜禽类的下水脚料都已经入馔。此外，调味品中还增加了从国外引入的蔗糖以及胡椒等调料，其中胡椒在唐代大受欢迎。

隋唐时期饮食中的主食种类可分为饼、饭、粥、糕等数种。从史籍的出现频率来看，饼最多，饭粥次之，糕较少。

饼是一个类概念，种类繁多，既包括饼类食品，也包括馒头、包子、面条类食品，其制作简单，携带方便，价格低廉，是隋唐时期的主食。这一时期出现在史书上的饼就有胡饼、蒸饼、煎饼、环饼、汤薄饼、烧饼、笼饼等。胡饼类似烧饼，不过个儿比烧饼要大。1969 年新疆吐鲁番阿斯塔那唐代墓葬中曾出土一枚直径 19.5 厘米的唐代胡饼。当时也出现了胡麻饼，类似今天的芝麻烧饼，颇受欢迎。长安城有名为“辅兴”的名坊，那里的胡麻饼非常有名，有名的史料是白居易写下的《胡麻饼与杨万州》：“胡麻饼样学京都，面脆油香新出炉。寄于饥馋杨大使，尝看得似辅兴无。”

毕罗是一种唐朝新传入的胡食，是一种在北方流行的馅饼，尤其在关中地区大受青睐。最早发明的人姓毕与罗，二位发明者将姓合二为一为之命名。长安据说有专卖店，而且不止一家，竞争激烈，使得制作工艺不断提高，毕罗中的馅料五花八门，高手韩约的樱桃毕罗在做完后，其中的樱桃颜色不变更可谓一绝。

蒸饼是非常普及的食物，就是今天馒头一类的面食，形状上圆下平。

走在长安街上就能看到有人推着这种上圆下平的食品叫卖。武则天时四品官张衡就是因为“路旁见蒸饼新熟，逐市其一，马上食之，被御史弹劾”而未能升入三品官。鉴真和尚东渡日本也随船带了“干蒸饼”一车。

汤饼就是面条，《唐六典》卷十五记光禄寺供百官膳食有云：“冬月则加造汤饼，夏月加冷淘。”随季节的变化，在夏天滚烫的面不好吃，就吃凉面，称为“冷淘”。诗圣杜甫在成都草堂吃的凉面“经齿冷于雪”，可见这“冷淘面”是够凉的。这面还有“青青高槐叶”点缀其上，“碧鲜俱照箸”，原本只有七分味道的面条也变成了十分的美食了。汤饼中还有一种被称为不托，在形制上稍宽一点。

饭也是种类甚多的一个类概念，有粟米饭（黄米饭）、稻米饭（糯米饭）、麦饭（荞麦大麦）、雕胡饭等。北方人以粟米饭为主，南方多水稻，以稻米饭为主，较少还有麦饭和雕胡饭。一般百姓只能吃粟米和糙米做的饭，吃下去涩口难入，甚至于“吃则胸疼”。相对而言贵族的饮食要考究得多了，夏天有用水晶饭（糯米）、龙睛粉、冰片、牛酪浆调制后放入冰池冷却的清风饭，是唐敬宗食用的消夏食品。而同样是黄米饭也常有将肉丝鸡蛋等杂味汤汁浇到黄米饭上的“御黄王母饭”。

粥的原料与饭相同，种类也差不多，有粟米粥、稻米粥、麦粥、面粥等。在夏天作为消暑的食品见录于书为多。粥里可以加上各种配料，因配料不同分为杏酪粥、云母粥、胡麻粥、地黄粥、茶粥、葱粥等。后唐时宰相上朝前堂厨准备的小吃中还有高级的粟粥、乳粥、豆沙加糖粥。因为粥的配料不同，颜色也多种多样。白黄玄红各色在碗中争艳，令观者赏心悦目，食欲自然大开。

糕点是较为精致的食品，严格说来属于点心类，点心这个词唐时叫“菓子”。1966—1972 年在新疆吐鲁番阿斯塔那唐代墓葬中曾发现有很多精美的花式点心，为唐代点心提供了实物资料。在韦巨源《烧尾宴食账》中就有“七返糕，水晶龙凤糕（糯米枣糕），玉露团（酥糕）”等数种，甚至有人就因为有一手做糕的绝活而入朝为官。

这一时期的主食还有以下特点：第一，在唐朝时某些主食和节日已经成为固定的组合，如《唐六典》中记载寒食吃粥，正月十五，九月九日吃糕，正月七日，三月三日吃煎饼，五月五日吃粽。第二，前述主食的大部分在前代已有。除此以外，这一时期还出现了一些面点新品种，如春卷、包子、饺子等。

隋唐时期的各类副食原材料较魏晋时期更为丰富，这都归功于唐朝开明的对外政策，大量国际交流带来的是食文化的加速发展。蔬菜中出现了莴苣、菠薐（菠菜），内脏如鱼肚、马肠等下水也出现在好食之士的菜单上。各种海鲜如鲵鱼、海蟹、比目鱼、海镜、海蛰、蚝肉、乌贼、鱼唇、石花菜等，丰富程度可以比美如今的水产市场。更有人“食不惊人死不休”，把蝙蝠、蜂窝、象鼻、蚁子、老鼠等也拉进了厨房，甚至连蛇蝎、蚯蚓、蟑螂乃至臭虫也“难逃噩运”。

这一时期的烹饪方法仍以蒸煮烙烧煎炸烤为主。菜肴仍然是以前代的炙品、脍品、脯品、羹臛、菹齑居多，但还是出现了许多素菜和花式菜肴。

炙品就是烧烤，隋朝人就已经发现用不同的燃料烧烤的味道是不同的，变着法子换上各种燃料，石炭、柴火、竹火、草火。当时用来行炙的有牛、马、驴、羊、鹿、鹅、蛙、鱼、蚝、蚌蛤、蛴蛴（天牛的幼虫）、大貊、茄子等。出名的有“驼峰炙”，韦巨源的“升平炙”，唐懿宗的“灵消炙”。

脍品依然成风，史料记载“南孝廉者，善斫脍。薄若丝缕，轻可吹起，抄刀响捷，若合节奏”。这样出色的刀功真是一种艺术。有名的脍品如隋的“天孙脍”“飞鸳脍”，唐的“丁子香淋脍”这些脍品做工精细，装盆时配上花叶，增加成色。美食当前，引人折腰，却让人忘了生鱼的不卫生。唐玄宗的宰相房琯因公在外，路上吃了脍，结果死于路上。

脯品这些肉脯类食品因为原料的增加，种类得到细化，除了一般的肉脯外，还有鹿蚌、蜈蚣、野猪做的肉脯。后面的几种材料较为难得，多见于宫廷中。像野猪脯就是唐玄宗送给安禄山的，唐懿宗时同昌公主食用的红虬脯，弹性奇佳，放在盘中“高一尺”，用“筋”捆起来却“无三四分”，放松后恢复如初。

羹臛，最有名的是唐玄宗召李白用七宝床赐食，亲自调羹喂食。见史记载的有羊羹、鱼羹、虾羹、蛤蜊羹、鳜鱼羹、荠菜羹、香芹羹、榆叶羹。从材料的差异就能看到哪些是皇帝吃的，哪些是百姓吃的。皇帝赐臣下的有月儿羹、甘露羹。蹄羹，驼蹄就是高级的羹类。

菹齑，与羹不同的是这种羹以低廉价格的蔬菜类为主，在民间极为普遍。见诸记载的不多，还有百岁羹一说，“言至贫亦可具，虽百岁，可常享”。主用材料为芹菜，荠菜，蒜泥，虽然听说还有用笋和藕来制造，但都是较为高级的菹齑，是官员们吃的，不是小小的“草民”能消费的。

素菜与花式菜肴也出现了，豆腐一词正式出现在史料中，说明已大量普及。史上关于素料荤作的最早记载是唐崔侍中安潜，他相信佛教，在西川当官，只吃蔬菜，用面和蔬菜染上色料，做成“象豚肩，羊臑，脍炙之属”，十分逼真。除了素菜荤作还有各色花式菜肴变的很考究，典型的例子是《清异录》所记载的“辋川小样”。根据诗人王维的《辋川图》制作的冷盘工艺菜肴，因为《辋川图》共有二十处景观，辋川小样需要二十个人同时动手，各用鱼、脍、脯、酱等材料摆置一景，与图对应。

南北方的饮食文化在统一的唐朝得到了很好的交流，但还是有很明显的区别，北方主菜以肉食为多，南方以鱼食为主。其中的羊、肉、乳品要高于鱼制品。论其缘由恐怕还是因为北方游牧民族汉化融合后带来的残留痕迹。还有对贵族有发放食料的记载，其中“羊二十口，猪肉六十斤，鱼三十条”，羊肉供应居多，可以看作游牧民族食品演变的一环。南方是以鱼为主，唐时苏州好烧鲤鱼；隋代有吴郡的“金齑玉鲙”；怀素从南方长沙到北方长安，在他的《食鱼帖》里说：“老僧在长沙食鱼，及来长安城中多食肉。”用亲身经历说明了南北方饮食的不同。这很正常，南方海岸线长，又有大量的湖泊河流，所谓“靠山吃山，靠水吃水”。另外还要说一下黔中和岭南的食物非常奇怪，桂林人吃青蛙，岭南人吃“象鼻炙”，更有甚者是一道“不禄羹”，要用鼻子饮，即“满斟一杓，内嘴入鼻，仰首徐倾之。饮尽传杓，如酒巡行之”。此外，“容南土风好食水牛肉。或炮或炙……即饱，即以圣销齑之”。《十国春秋》有记：“南之蝉蛸、北之红羊、东之虾雨、西之佳栗，无不毕备，可云，富有小四海矣”反映出当时饮食生活中出现的交流与融合。这一时期的水果与前代大致相同。唐朝常吃的水果有葡萄、甘蔗、石榴、橘、瓜、李、桃等。到盛唐以后还有樱桃和荔枝。这两种水果在北方很名贵，皇帝常将他们赐予臣下。关于西瓜起源于何时尚不明确，但在唐代瓷器上清楚地留下了西瓜的花纹。此时西瓜出现应是确定无疑。除自然糖、饴糖外，又多了一种蔗糖。唐太宗曾派人去印度学习熬糖技术。糖的引进使饮馔风味更加丰富，特别是还促进甜食迅速发展。受游牧民族饮食影响，北方吃乳酪类食品较多，有马酪、羊酪、杏酪、酪樱桃、酪雕胡等。

中国古代的饮料本来主要是酒，但到唐玄宗以后，茶的异军突起使酒在很多场合降低了作用。正所谓“茶为涤烦子，酒为忘忧君”，说明了茶地位的提高。

茶在唐代普及到了北方，隋及唐初，北方饮茶的人还不多，但到唐玄宗时饮茶逐渐普及开来。到了唐德宗时期，茶文化出现了一本经典之作：陆羽的《茶经》。《茶经》中对茶的出产地介绍得十分详细，并根据地区分为上、次、下、又下四等。以峡州、光州、湖州、彭州、越州五地茶为上等。此时的名茶众多，有蒙顶石花、紫笋（因产地不同有分支）、神泉小团、昌明兽目、碧涧明月、芳蕊茱萸、露芽、香山、南木、衡山（这是茶名）、东白、白露、黄芽、团黄、天柱、阳羡、紫英、祁门。唐使常鲁公出使吐蕃，赞普招待他的都是中原的名茶。唐穆宗时，有官员反对增加茶税，提到“茶为食物，无异米盐”，可见茶的高普及程度。茶的发展还在泡茶技巧上体现出来，在原有的“庵茶法”（直接用开水冲入容器，泡开里面的茶叶）上有了陆羽的煮茶法。此法分五步：第一，把茶炙干，捻碎至粉末。第二，煎水，先要选好水。当时南方煎茶用的七种水，按等级高下依次分为“扬子江南零水第一；无锡惠山泉水第二；苏州虎丘寺泉水第三；丹阳县观音寺水第四；扬州大明寺水第五；吴淞江水第六；淮水最下第七”。第三，将水煮至中沸（开水的沸腾是四周边沿向内翻腾），取这时的水一勺备用，搅拌水使之沸度均匀，同时将少量的茶末放入。第四，将水搅拌至出现泡沫（汤花），此时将先前的一勺水加入，继续搅拌。第五，将茶水拿下，倒茶。晚唐又出现了点茶法，此时茶文化已经形成了体系，有着对茶叶、茶水、茶器、茶礼等一系列的讲究。文人形成茶社，说道论佛，高谈阔论，展现出一种高雅的文化氛围。“茶道”作为一种新的生活方式被流传到了国外，产生很大的影响。

饮茶在唐是非常高雅的事，文人把亲自种茶，亲手采茶，自己制茶都作为一种清高的活动。陆羽一生不做官，与茶为友，正是这种精神的体现。文人以茶会友，唐有“茶会”，三五个人一边饮茶，一边谈论诗文、佛道，兴致来时提笔赋诗，颇有进入仙界之感。钱起《过长孙宅与郎上人茶会》就称赞这种茶会是最快乐最悠然的事：“松乔（仙人）若逢此，不复醉流霞（饮酒）”。饮茶的最高境界是使人超尘脱俗，故杜牧曾自称“茶仙”。唐人以茶为礼物互相馈赠，这是普遍的习俗，如《故人寄茶》（曹邺），《谢刘相公寄天柱茶》（薛能）一类的诗比比皆是。当时人们把最新最好的茶寄给亲友，作为最贵重的礼物，也作为人生的乐事。茶与道家、佛教都有密切的关系，佛僧、道众饮茶利于修炼，诗僧齐己、皎然等多有茶诗问世。唐元稹有《茶》诗，把饮茶的过程概括为“碾雕白玉，罗织红纱。铫煎黄蕊色，碗转曲尘花。夜后邀明月，晨前对朝霞。”（意即用白玉碾碾碎茶叶，用红纱罗过筛；放在茶铫里煎煮，放在碗里呈现浅黄色，泛起一层浮沫；晚上喝茶对月，晨起也有喝茶习惯）唐代以茶待客，颜真卿有《春夜啜茶联句》一诗，谓“泛花邀坐客，代饮引清言”的诗句。

饮酒则与唐代诗人千古流芳的吟诗结为一体，成为这一时代饮食生活的一个突出象征。无论是宴会待客，红白婚丧，犒军斩首，总有酒的身影。欢乐失意，悲歌狂吟，酒似乎能在任何时候、任何地点将人的情感溶解其中。虽然在唐玄宗时茶的异军突起，打破了它的垄断局面，但是酒在世人心中的地位仍是无法替代的。

隋唐时期酒的种类除了传统的黄酒，果子酒（葡萄酒等），还有外来的酒类引进，酒有郢州之富水，乌程之若下，荥阳之土窟春，富平之石冻春，剑南之烧春，河东之乾和葡萄，岭南之灵溪、博罗，宜城之九酝，浔阳之湓水，京城之西市腔、虾虫麻、陵郎官清、阿婆清。又有三勒浆类酒，法出波斯，三勒者谓菴摩勒，毗梨勒，诃梨勒。这提到的三勒浆都是波斯的酒类，至于蒸馏酒，上文提到了烧春，文史中也出现了“白酒”“烧酒”的名词，虽然不能断定其一定是蒸馏酒，但是还是倾向于白酒诞生此时的推论。当然此时酒内唱主角的还是黄酒，分为清浊二类，酒带有酒糟，临饮时必须对其压榨和过滤。诗仙李白在《金陵酒肆留别》里说到“吴姬压酒劝客尝”。这便是压酒去除酒糟。冬天喝冷酒不舒服，将之加温制成沸酒，裴度有一妙酒名为“鱼儿酒”，用龙脑凝结做成鱼状，每用沸酒一盏，投一鱼入内。为了增添黄酒的美观程度，此时的黄酒还进行着色，“琉璃钟，琥珀浓，小槽酒滴真珠红。”李贺此诗道出了当时好酒的人间绝色。有的酒的颜色很重，与醯相近。“天德军都防御团练使、丰州刺史李景略卒。初，景略尝宴僚佐，行酒者误以醯进。判官京兆任迪简以景略性严，恐行酒者获罪，强饮之，归而呕血。军士闻之泣下”，行酒者误把醯当成酒是因为颜色相似。此时很多的酒带着浓重的甜味，韩愈在《芍药歌》说“一尊春酒甘如饴”，这种酒当然会受欢迎。聚宴饮酒一般要设有“酒纠”监酒，维持宴饮秩序，此外还有许多佐宴活动，例如有吟诗唱歌观舞击鼓狎妓等，还有到唐代才制定为名目繁多的酒令。最初有“平索看精”四字和“律令”等令，后因繁难而废止，代之以更为简单的闪压令、抛打令、手打令。吟诗是文人宴饮必不可少的一项活动，唐代许多名篇佳作就是就是在酒席上即兴吟作的。除此而外，唱歌跳舞也是宴饮必不可缺的娱乐活动，传世名画《韩熙载夜宴图》画的就是官僚们文人欣赏歌舞的情景。

第四节　运动养生：孙思邈的养生法

孙思邈（541—682），唐代医药学家，被后人称为“药王”。他是中国古代著名医药学家，亦是养生的实践家。相传他活到141岁才仙游，百余岁时犹视听不衰，神采甚茂，可谓古之聪明博达长寿者也。

孙思邈把医为仁术的精神具体化。他在其所著的《大医精诚》一书中写道：“凡大医治病，必当安神定志，无欲无求，先发大慈恻隐之心，誓愿普救含灵之苦。若有疾厄来求救者，不得问其贵贱贫富，长幼妍媸，怨亲善友，华夷愚智，普同一等，皆如至亲之想。亦不得瞻前顾后，自虑吉凶，护惜身命。见彼苦恼，若己有之，深心凄怆。勿避险巇、昼夜寒暑、饥渴疲劳，一心赴救，无作工夫形迹之心。如此可为苍生大医，反此则是含灵巨贼。”“夫大医之体，欲得澄神内视，望之俨然。宽裕汪汪，不皎不昧。省病诊疾，至意深心。详察形候，纤毫勿失。处判针药，无得参差。虽曰病宜速救，要须临事不惑。唯当审谛覃思，不得于性命之上，率尔自逞俊快，邀射名誉，甚不仁矣。又到病家，纵绮罗满目，勿左右顾眄；丝竹凑耳，无得似有所娱；珍馐迭荐，食如无味；醽醁兼陈，看有若无。所以尔者，夫一人向隅，满堂不乐，而况病人苦楚，不离斯须，而医者安然欢娱，傲然自得，兹乃人神之所共耻，至人之所不为，斯盖医之本意也。”“夫为医之法，不得多语调笑，谈谑喧哗，道说是非，议论人物，炫耀声名，訾毁诸医。自矜己德。偶然治瘥一病，则昂头戴面，而有自许之貌，谓天下无双，此医人之膏肓也。”上述的寥寥片语，已将孙思邈的高尚医德情操，展示在人们面前。

据传孙思邈擅长阴阳、推步，妙解数术。终身不仕，隐于山林。亲自采制药物，为人治病。他搜集民间验方、秘方，总结临床经验及前代医学理论，为医学和药物学作出重要贡献。后世尊其为“药王”。他汲取《黄帝内经》关于脏腑的学说，在《千金要方》中第一次完整地提出了以脏腑寒热虚实为中心的杂病分类辨治法；在整理和研究张仲景《伤寒论》后，将伤寒归为十二论，提出伤寒禁忌十五条，颇为后世伤寒学家所重视。他搜集了东汉至唐以前许多医论、医方以及用药、针灸等经验，兼及服饵、食疗、导引。

孙思邈的按摩等养生方法，著《千金要方》三十卷，分二百三十二门，已接近现代临床医学的分类方法。全书合方、论五千三百首，集方广泛，内容丰富，是我国唐代医学发展中具有代表性的巨著，对后世医学特别是方剂学的发展，有着明显的影响和贡献；并对日本、朝鲜医学之发展也有积极的作用。《千金翼方》三十卷，属其晚年作品，系对《千金要方》的全面补充。全书分一百八十九门，合方、论、法二千九百余首，记载药物八百多种，尤以治疗伤寒、中风、杂病和疮痈最见疗效。

他坚持辩证施治的方法，认为人若善摄生，当可免于病。只要“良医导之以药石，救之以针剂”，“体形有可愈之疾，天地有可消之灾”。他重视医德，不分“贵贱贫富，长幼妍媸，怨亲善友，华夷愚智”，皆一视同仁。声言“人命至重，有贵千金”。他极为重视妇幼保健，著《妇人方》三卷，《少小婴孺方》二卷，置于《千金要方》之首。

孙氏认为“人命至重，有贵千金，一方济之，德逾于此”，故将他自己的两部著作均冠以“千金”二字，名《千金要方》和《千金翼方》。这两部书的成就在于：首先对张仲景的《伤寒杂病论》有很深的研究，为后世研究《伤寒杂病论》提供了可能的门径，尤其对广义伤寒增加了更具体的内容。他创立了从方、证、治三方面研究《伤寒杂病论》的方法，开后世以方类证的先河。《千金要方》是我国最早的医学百科全书，从基础理论到临床各科，理、法、方、药齐备。一类是典籍资料，一类是民间单方验方。广泛吸收各方面之长，雅俗共具，缓急相宜。时至今日，很多内容仍起着指导作用，有极高的学术价值，确实是价值千金的中医瑰宝。《千金要方》对方剂学发展有巨大贡献。书中收集了从张仲景时代至孙思邈时期的临床经验，历数百年的方剂成就，在阅读仲景书方后，再读《千金要方》，真能大开眼界，拓宽思路，特别是源流各异的方剂用药，显示出孙思邈的博极医源和精湛医技。后人称《千金要方》为方书之祖。

《千金要方》在食疗、养生、养老方面作出了巨大贡献。孙氏能寿逾百岁高龄，就是他在积极倡导这些方面的理论与其自身实践相结合的效果。孙思邈的辉煌成就，生前就受到了人们的崇敬。人称“药王”“真人”“药圣”，隋、唐两代都很器重他，知名人士亦多对他以礼事之。他去世后，人们在其故居的鉴山畔，虔诚奉祀。乔世宁序中云：“鉴山香火，于关中为盛，虽华岳吴镇弗逮焉。”孙思邈在日本也享有盛誉，尤其是日本名医丹波康赖和小岛尚质等对他十分崇拜。

在药物学研究方面，孙思邈倾注了大量的心血。从药物的采集、炮制到性能认识，从方药的组合配伍到临床治疗，孙思邈参考前人的医药文献，并结合自己数十年的临症心得，写成了我国医学发展史上具有重要学术价值的两部医学巨著——《千金要方》和《千金翼方》。其中《千金要方》载方5000多首，书中内容既有诊法、证候等医学理论，又有内、外、妇、儿等临床各科；既涉及解毒、急救、养生、食疗，又涉及针灸、按摩、导引、吐纳，可谓是对唐代以前中医学发展的一次很好的总结。而《千金翼方》载方近3000首，书中内容涉及本草、妇人、伤寒、小儿、养性、补益、中风、杂病、疮痈、色脉以及针灸等各个方面，对《千金要方》作了必要而有益的补充。书中收载的800余种药物当中，有200余种详细介绍了有关药物的采集和炮制等相关知识。尤其值得一提的是，书中将晋唐时期已经散失到民间的《伤寒论》条文收录其中，单独构成九、十两卷，竟成为唐代仅有的《伤寒论》研究性著作，对于《伤寒论》条文的保存和流传起到了积极的推动作用。

在临床实践中，孙思邈总结出了许多宝贵的经验，如“阿是穴”和“以痛为腧”的取穴法，用动物的肝脏治疗夜盲症，用羊的甲状腺治疗地方性甲状腺肿，用牛乳、豆类、谷皮等防治脚气病；对于孕妇，提出住处要清洁安静，心情要保持舒畅，临产时不要紧张；对于婴儿，提出喂奶要定时定量，平时要多见风日，衣服不可穿得过多……这些主张，在今天看来，仍然有其一定的现实意义。

孙思邈崇尚养生，并身体力行，正由于他通晓养生之术，才能年过百岁而视听不衰。他将儒家、道家以及外来古印度佛家的养生思想与中医学的养生理论相结合，提出许多切实可行的养生方法，时至今日，还在指导着人们的日常生活，如心态要保持平衡，不要一味追求名利；饮食应有所节制，不要过于暴饮暴食；气血应注意流通，不要懒惰呆滞不动；生活要起居有常，不要违反自然规律……

孙思邈少时日诵千余言，善谈老、庄及百家之说，兼好佛教经典。隋文帝时曾推拒当官。及唐太宗即位，召诣京师，叹其容色甚为年少，故知老先生为有道者，诚可尊重。他注有《老子》《庄子》，撰有《千金要方》《福禄论》和《摄生真录》等。

现介绍流传至今的孙思邈养生十三法：

一、发常梳

将手掌互搓36下令掌心发热，然后由前额开始扫上去，经后脑扫回颈部。早晚各做10次。头部有很多重要的穴位。经常做这动作，可以明目祛风、防止头痛、耳鸣、白发和脱发。

二、目常运

第一，合眼，然后用力睁开眼，眼珠打圈，望向左、上、右、下四方；再合眼，然后用力睁开眼，眼珠打圈，望向右、上、左、下四方。重复3次。

第二，搓手36下，将发热的掌心敷上眼部。这动作可以强化眼睛，纠正近视和弱视。

三、齿常叩

口微微合上，上下排牙齿互叩，无需太用力，但牙齿互叩时须发出声响。轻轻松松慢慢做36下。这动作可以通上下颚经络，帮助保持头脑清醒，加强肠胃吸收、防止蛀牙和牙骹骨退化。

四、漱玉津

玉津即津液、口水。

第一，口微微合上，将舌头伸出牙齿外，由上面开始，向左慢慢转动，一共转12圈，然后将口水吞下去。之后再由上面开始，反方向再做一下。

第二，口微微合上，这次舌头不在牙齿外边，而在口腔里，围绕上下颚转动。左转12圈后吞口水，然后再反方向做一次。吞口水时，尽量想象将口水带到下丹田。从现代科学角度分析，口水含有大量酵素，能调和荷尔蒙分泌，因此经常做这动作，可以强健肠胃，延年益寿。

五、耳常鼓

第一，手掌掩双耳，用力向内压，然后放手，应该有“扑”的一声。重复做10下。第二，双掌掩耳，将耳朵反折，双手食指压住中指，以食指用力弹后脑风池穴10下，“扑扑”有声。这动作每天临睡前后做，可以增强记忆和听觉。

六、面常洗

第一，搓手36下，暖手以后上下扫面。

第二，暖手后双手同时向外圈。这动作经常做，可以令脸色红润有光泽，同时不会有皱纹。

七、头常摇

双手叉腰，闭目，垂下头，缓缓向右扭动，直至恢复原位为一次，共做6次。反方向重复。这动作经常做可以令头脑灵活，防止颈椎增生。不过，注意要慢慢做，否则会头晕。

八、腰常摆

身体和双手有韵律地摆动。当身体扭向左时，右手在前，左手在后，在前的右手轻轻拍打小腹，在后的左手轻轻拍打“命门”穴位。反方向重复。最少做50下，做够100下更好。这动作可以强化肠胃、固肾气、防止消化不良，胃痛、腰痛。

九、腹常揉

搓手36下，手暖后两手交叉，围绕肚脐顺时针方向揉。当自己的身体是一个时钟。揉的范围由小到大，做36下。这动作可以帮助消化、吸收、消除腹部鼓胀。

十、摄谷道

即提肛运动。

吸气时提肛，即将肛门的肌肉收紧。闭气，维持数秒，直至不能忍受，然后呼气放松。这动作无论何时都可以练习。最好是每天早晚各做20—30下。相传这动作是“十全老人”乾隆最得意的养生功法。

十一、膝常扭

双脚并排，膝部紧贴，人微微下蹲，双手按膝，向左右扭动，各做20下。这动作可以强化膝头关节，所谓“人老腿先老、肾亏膝先软”。要延年益寿，要由双脚做起。

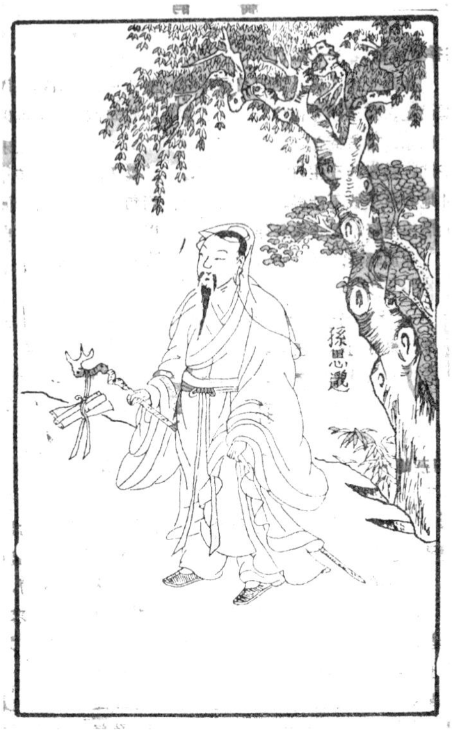

孙思邈

十二、常散步

挺直胸膛，轻松地散步。最好心无杂念，尽情欣赏沿途景色。民间有个说法，“饭后走一走，活到九十九”。虽然有点夸张，不过，散步确实是有益的运动。

十三、脚常搓

第一，右手擦左脚，左手擦右脚。由脚跟向上至脚趾，再向下擦回脚跟为一下。共做 36 下。

第二，两手大拇指轮流擦脚心涌泉穴，共做 100 下。常做这动作，可以治失眠、降血压、消除头痛。脚底集中了全身器官的反射区。经常搓脚可以强化各器官，对身体有益。

第五节　艺术娱乐：诗书画艺术蓬勃发展

养生有其丰富的内容和方法，培养自身高雅的情趣来颐养身心是其一，诗书画艺术等高雅情趣活动能陶冶情操、修心养性，促进身心健康。

唐代（618—907年），是中国历史上最重要的朝代之一，也是公认的中国最强盛的时代之一。618年五月，李渊称帝，定国号为唐，李渊就是唐高祖。李世民即位后改元贞观，通过一系列改革使得唐朝走入鼎盛，史称“贞观之治”。后经历高宗时期，武则天逐渐掌权，公元690年，武则天称帝，改国号“唐”为“周”，称圣神皇帝。武后也成为了中国历史上唯一自称皇帝的女人，前后掌权50余年。武则天死后政局一度混乱，后唐玄宗即位，此时政治比较清明，经济迅速发展，唐朝进入全盛时期，史称“开元盛世”。这一时期被认为是继汉武帝时期之后，中国历史上出现的第二次鼎盛局面。

唐朝文学成就以诗歌最为发达。清人所编《全唐诗》共收录2200多位诗人的48900多首诗，这还不是全部。唐初诗人以“初唐四杰”最为著名（王勃、杨炯、卢照邻、骆宾王）。盛唐时期诗人可分为以王维、孟浩然为代表的田园派和岑参、王昌龄为代表的边塞派。其中集大成者为“诗仙”李白和“诗圣”杜甫最为出名。李白的诗，飘逸洒脱，充满浪漫主义的色彩。而杜甫的诗则更多体现现实主义情怀。中唐时期最卓越的诗人是白居易，他的诗通俗易懂。此外还有元稹、韩愈、柳宗元、刘禹锡、李贺等。晚唐诗人以李商隐和杜牧最为出众，被称为“小李杜”。后世宋、明、清虽仍有杰出诗人出现，但总体水平都不如唐朝诗人，唐诗成为中国古诗不可逾越的巅峰。由于吸收了西域特征与宗教色彩，唐朝艺术与前后朝代都迥然不同。初唐的阎立本、阎立德兄弟擅画人物。吴道子则有“画圣”之称，他兼擅人物、山水，并吸收了西域画派的技法，画面富于立体感，有“吴带当风”之说。张萱和周昉以画侍女图为主，他们的著名作品有《捣练图》《虢国夫人游春图》和《簪花仕女图》等，进一步发展人物画。魏晋南北朝时期，山水风景多为衬托人物主题的配景，而隋唐以来，山水风景成为主题，出现了山水画这个重要分支。当时分南、北两派。诗人王维擅长水墨山水画，是南派的代表，苏轼评他“诗中有画，画中有诗”。北派画家李思训善用青绿画金碧山水。又有曹霸、韩干善画马，韩滉善画牛，薛稷善画鹤，边鸾善画孔雀等。

唐朝的壁画事业特别发达。莫高窟与墓室壁画都是传世精品。唐朝的雕刻艺术同样出众。敦煌、龙门、麦积山和炳灵寺石窟都是在唐朝时期步入全盛。龙门石窟的卢舍那大佛和四川乐山大佛都令人赞叹。昭陵六骏、墓葬三彩陶俑都非常精美。其中雕刻家杨惠之被称为塑圣。唐朝时期，书法家辈出。欧阳询、虞世南都是初唐著名书法家。欧阳询的楷书笔力严整，《九成宫醴泉铭》为其名作。虞世南楷书字体柔圆，代表作品有《孔子庙堂碑》《汝南公主墓志》《摹兰亭序》等。颜真卿和柳公权是唐朝中后期的著名书法家。颜真卿的楷书用笔肥厚，内含筋骨，劲健洒脱，其代表作有《多宝塔碑》《颜氏家宝庙碑》《麻姑仙坛记》等；柳公权的字体劲健，代表作有《玄秘塔碑》，世人称颜柳二人书法为“颜筋柳骨”。张旭和怀素则是草书大家，后者奔放挥洒，深具个人风格及艺术性。

历史上佛山的诗书画、文、陶艺、剪纸的人才辈出，民间艺术创作有着悠久的历史，佛山诗书画艺术的蓬勃发展正是从唐朝的盛世开启的。

第六节　医药卫生：吕洞宾的炼丹术

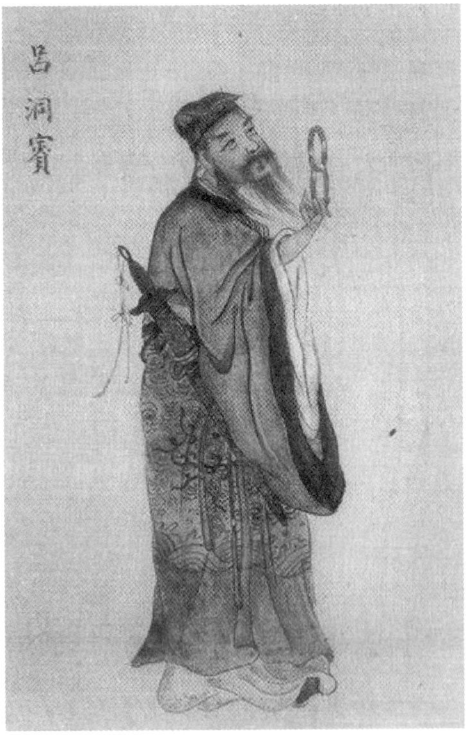

吕洞宾

吕洞宾，又称吕仙，名岩，字洞宾。蒲州永乐县人。贞元十四年四月十四日巳时诞生。吕洞宾自幼熟读经史，有人说他曾在唐宝历元年（825年）中了进士，当过地方官吏。后来，他因厌倦兵起民变的混乱时世，抛弃人间功名富贵，和妻子一起来到中条山上的九峰山修行。他和妻子各居一洞，相对可望，遂改名为吕洞宾；“吕”，指他们夫妇两口，两口为吕；

“洞”，是居住的山洞；“宾”，即告诉人们自己是山洞里的宾客。他的道号为纯阳子。他在弃官出走之前广施恩惠，将万贯家产散发给贫民，为百姓办了许多好事。民间传说他在修炼过程中，巧遇仙人钟离权，拜之为师。吕洞宾一生乐善好施，扶危济困，深得百姓敬仰。他飞升后，家乡百姓为他修建了“吕公祠”，以示纪念。吕洞宾修仙成功之后，下山云游四方，为百姓解除疾病，从不要任何报酬，其中就曾到佛山西樵山等地云游。

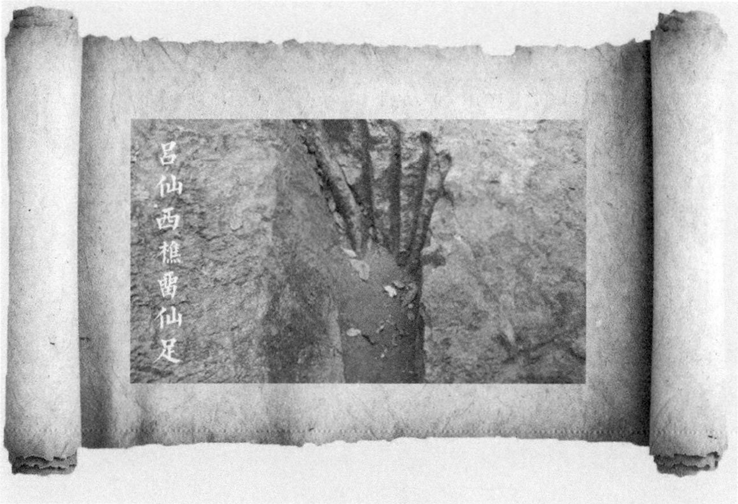

吕仙西樵留仙足

道家追求长生不老，成为仙人，早期专靠炼丹，认为炼得金丹，服下去就可以长生不老，成仙升天。而到唐末宋初时期，又发展到“内外双修”，一方面靠炼得神药金丹养身、养性，使人身心不朽，谓之外养。另一方面，要排除对人有害的各种影响，以炼内丹的方式，内保人的精气，谓之内修。内修、外养合一，就称作“服丹守一”。

吕洞宾是极力主张内修、外养的仙道之一。他主张口服以铅汞为原料烧炼而成的丹药，也主张在人体内部通过存精保神运气的功夫，以结成“圣胎”“内丹”。并且，吕洞宾更强调内丹的炼养。在《钟吕传道集》中，记录了吕、钟二人在还丹、炼形、朝元、内观、魔难、证验等问题上的看法。“炼形成气，炼气成神，炼神合道”，而在《纯阳真人浑成集》和《吕祖志·艺文志》中，有吕洞宾的《外丹百字吟》和《内丹百字吟》，前者是讲怎样烧炼金丹，后者是讲炼气养神固精之法。

相传一千多年前的农历四月十四日那天，吕洞宾来到南粤名山罗浮山和西樵山的上空，见两山风光秀丽，游兴大发，纵身一跃，在两座山上留下了深深的的脚印，后人在上面刻上“仙足”两字。

此后每到农历四月十四日，西樵人都要到白云洞参拜大仙，据广东《南海县志》记载，“大仙”即传说中八仙之一的吕洞宾，他们参拜大仙以祈求国泰民安、风调雨顺、丰衣足食、老少平安。年复一年，大仙诞渐渐就演变成了诞前三日诞后三日的盛景，至今流传了数百年。

第六章

宋金元时期养生文化

［大背景］宋金元时期，朝野上下十分重视养生，大量的养生食药出现在官修的医药典籍中，加上活字印刷术的出现，当时社会形成了全面开展医学研究和普及的高潮。一方面对以往的养生经验、成就进行整理，总结，使其更加系统化，另一方面，又在大量的实践中积累了新经验，新知识，使养生文化不断地丰富和发展。此时期，众多医家和养生家根据阴阳五行学理论，对药物的性味功用多有发现，使其既适用于疾病的辨证，又利于防病保健。佛山出现了有历史记载以来的第一位名医——北宋南海人陈昭遇，亦被誉为广东第一名医。

第一节　精神宗教：理学、尊孔崇儒

宋元时期是我国战乱动荡的一段历史时期。北宋晚期国家风雨飘摇，金国灭亡北宋后又与南宋多次交战。后蒙古灭金，蒙古又与南宋经历了血腥战争，于1279年灭亡南宋，建立元朝。

宋初的统治者经过50余年的努力，政权基本得以巩固，社会比较稳定，经济得到初步恢复和发展，为文教事业的发展准备了一定的条件。经济是基础，一定的经济形态决定一定的文化，宋元时商业繁荣，于是市民阶层逐渐兴起，市民文化也随之兴起；文化也是对经济的反映，从宋词元曲的兴起上就可以看出宋元时期经济是十分繁荣的。宋初统治者为了“长治久安”采取了一系列措施，“兴文教，抑武事”被确定为基本国策。

为了贯彻“兴文教，抑武事”的基本国策，在文教建设上重点实施两项方针和措施。一是强化科举考试制度；二是鼓励和支持民间或私人办学。强化科举考试制度，提倡“学而优则仕”，“万般皆下品，唯有读书高”的思想，既为朝廷吸收社会人士，扩大统治基础创造了更为有利的条件，又为贫寒的社会下层文人提供了“朝为田舍郎，暮登天子堂”的机会。

英国科学院院士李约瑟博士在《中国科学技术史》中所说：“中国的科技发展到宋朝，已呈巅峰状态，在许多方面实际上已经超过了18世纪中叶工业革命前的英国或欧洲的水平。”日本学者薮内清在《中国·科学·文明》中说：“北宋时代……儒学方面兴起了后来被称作宋学或朱子学的新儒学。”新儒学讲究由心而发，格物致知，在文学艺术和社会生活方面产生了深远影响。

元代的“汉化”方针在元初已初步形成，“尊孔崇儒”是“汉化”的基本内容。不过在元初，由于当时南北“声教不通”，宋代理学还未传到北方，北方仍是“句读”之学。在入主中原、进兵南宋之后，理学才逐步北传。“尊孔崇儒”发展为“尊崇理学”，这一变化与书院的发展有着密切关系。

元代首创的太极书院，既是北方创办书院之始，又是理学在北方传播的第一个基地。郝经在《太极书院记》中说：“乃于燕都筑室，贮江淮书，立周子（敦颐），刻《太极图》及《通书》《西铭》等于壁。请云梦赵复为师儒，右北平王粹佐之，选俊秀之有识度者为道学生，推本谨始，以太极为名，于是伊洛之学遍天下矣。”

《宋史·赵复传》也称：“复以所记程朱所著诸经传注，尽录以付枢（姚枢）”，“由是许衡、郝经、刘因，皆得其书而尊信之”，“北方知有程朱之学，自复始”。许衡是赵复百余名门徒中的佼佼者。当他从赵复处得理学义旨后，曾对弟子说：“昔所授受，殊孟浪也。今始闻进学之序。若必欲相从，当悉弃前日所学章句之习，从事于小学洒扫应对，以为进德之基，不然当求他师。”于是众弟子“遂悉取向来简帙焚之，使无大小，皆自小学入”，“自得伊洛之学，冰释理顺，美如刍豢，尝谓终夜以思，不知手之舞，足之蹈。”在他的努力下，程朱理学被定为科场试士的程式，列为教育官定内容。

赵复的弟子门徒除许衡外，还有姚枢、郝经、窦默、刘因、梁枢、赵彧等。这些人都对元代书院的发展有重要影响。有的本人创办书院，有的由他们的弟子创办书院，而且均以程朱理学为讲学宗旨和内容。如：刘因，保定容城（今河北徐水）人。入元终身不仕，一生隐迹乡野，创建静修书院授徒讲学达25年之久。他极力推崇理学大师，“邵（雍）至大也，周（敦颐）至精也，程（二程）至正也，朱子，极其大，尽其精，而贯之以正也。”据说他教学中，“师道尊严，弟子造其门者，随材器教之，皆有成就”。

南方诸儒创建书院，传播程朱理学之风更盛。如：金华王柏，得朱子三传之学，讲学于上蔡书院；许谦，居东阳八华山，学者从之甚众，江浙中书省为请于朝，建四贤书院；徽州胡炳文，于朱熹所著“四书”，用力极深，东南学者深慕其学，愿从之游者众，建明经书院并任山长；黄泽，居九江，以明经学道为志，义理一宗程朱，授江州景星书院山长，又为东湖书院山长，从学者益众；同恕，入元不仕，陕西行台侍御史赵世炎，请即奉元置鲁斋书院，先后从学者殆千余人；周仁荣，受性理之旨，工为文章，授美化书院山长。

对元代书院和传播程朱理学影响甚大的还有程端礼。程端礼先后任稼

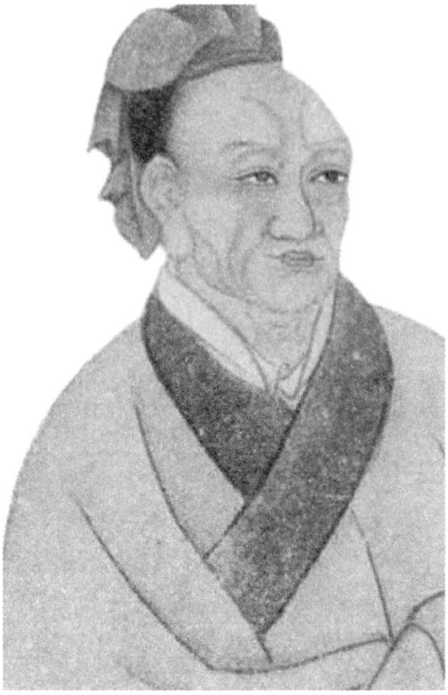

程端礼

轩书院和江东书院山长。程端礼从学于史蒙卿，传朱熹“明体达用”之学，学者及门人甚众。他所著《程氏家塾读书分年日程》遵循朱熹“读书穷理”“达于日用”的治学精神和方法，成为元代书院和各级官学通用的教学指导纲要。他的《集庆路江东书院讲义》更进一步集中阐发了程朱的为学之道和治学之方，逐条阐述了朱熹的读书法，概括为：循序渐进，熟读精思，虚心涵泳，切己体察，着紧用力，居敬持志六条，号称“朱子读书法”。他自称：“惟精庐（即书院）初建，端礼荒陋匪材，夫岂其任。承乏之初，敢以朱子读书法，首与同志讲之，期相与确守焉，以求共学之意，使他日义精仁熟，贤材辈出，则朱子之训不为虚语，精庐不为虚设，顾不美欤!”

元代书院绝大部分是以传授程朱理学为宗旨的。但元代的程朱理学已经发生了深刻的变化。书院的讲学，都不同程度地具有“和会朱陆”的倾向和特色。

主讲于太极书院的赵复，是传朱学于北方的第一位学者。然而，在他的学术教育思想中，已兼陆学的因素。人称赵复“乐易而耿介”，易即简易、直截。他主张“博溺心，末丧本”，教人“自修读《易》求文王、孔子之用心”。在博约和本末关系上，不同于朱熹的泛观博览、支离琐碎，而融入直求本心之意，近似陆学的简易工夫。从学于赵复的许衡，被誉为

“朱子之后第一人”，也被视为是谨守朱学的。事实上，他也并未严守朱学门槛，而是同意了天理赋予人心的命题，强调了尽心知性，知之其方可行之力。与许衡并称“二许”的许谦也非“株守一家”，杂入了陆学的心本论。他甚至认为求之心外，天下事物不可能穷尽，“执词泛求”等于弃本逐末，“非尊德性，则不能道问学”。几乎否定了程朱的“格物致知”“读书穷理”的重要命题。

吴澄是元代理学在南方的主要代表人物，与北方的许衡齐名，有“南吴北许”之称。吴澄从学于饶鲁的门人程若庸。而饶鲁本是朱熹高足黄榦的弟子，但他不株守朱学门户，“晚年多不同于朱子”。程若庸主讲临汝书院20余年，虽以朱熹学说教人，但“不尽合朱子之意”。吴澄在偏离朱学，“和会朱陆”的道路上走得更远，以至有“宗陆背朱”之嫌。吴澄认为，所谓朱陆之争，实际上是朱陆的庸劣门徒们制造出来的，朱熹与陆九渊“二师之为教一也”。

吴澄对元代书院的发展影响很大，他早年就读于临汝书院，从师于程若庸，留下了美好的回忆和深刻印象。他在《送临汝书院山长黄孟安序》中追忆说：“余昔游处其中，有宿儒揭领于上，有时彦曳裾于下，肩相摩，踵相接，而谈道义、论文章者彬彬也。昼之来集者如市，夜之留止者如家。”后又曾从师于程绍开。程绍开“尝筑道一书院，以和朱陆两家之说”。

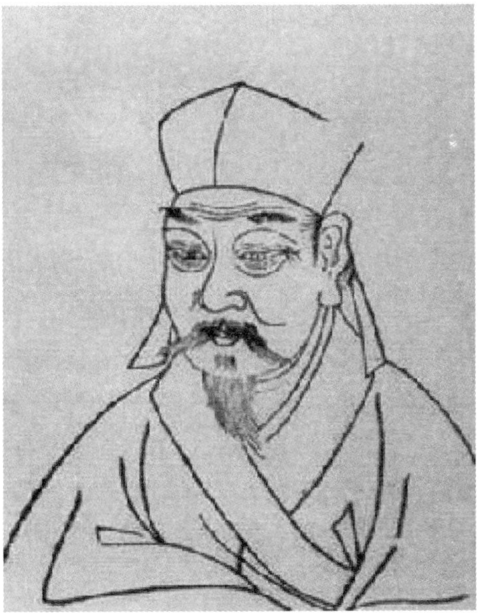

吴澄

吴澄对书院有深厚的感情和充分的了解。他本人长期以“草庐”为名从事讲学，还热心帮助和支持别人创办书院。

吴澄的门人中还有不少创建书院或在书院中讲学，阐述“和会朱陆”的人。如夏友兰，捐田500亩创鳌溪书院，书院宗旨为“必先孝悌忠信，礼义廉耻，收敛此心……其求端用力之方，在研读四书、五经、初非记览无益之书以夸情洽，雕琢无用之文以炫华藻”。吴澄赞其“悉明孔子之道，故其于先宋后宋所创书院之意皆兼而有之。”实际上是充分肯定其兼取朱陆之长而逊两家之短。又如虞槃，虞集之弟，曾任全州清湘书院山长。包希鲁受教于吴澄，曾任龙溪书院山长，主张“教人必先德行而后文艺”。张鉴，深得吴澄赏识，曾任景星书院山长。

值得注意的是，饶鲁、程若庸、程绍开、吴澄、虞集等都是有感于朱学的“支离”偏颇日甚，探索如何吸收陆学之长，以补朱学之短，从而力求发展和完善朱学，而走上“和会朱陆”的道路，也可以说是“由朱入陆”的。

元代还有一批主张“和会朱陆”的学者，是“由陆入朱”的。他们同样有感于陆学的弊端丛生，欲以朱学之长补陆学之短，以发展和弘扬陆学。其重要代表人物有史蒙卿、郑玉等。他们对元代书院的发展，也有重要影响。史蒙卿，自号静清，入元不仕，设教于乡，讲学不辍，众学者从之。在天台山讲学达八年之久。其门人为建静清书院。他主张：“学问进修之大端，其略有四：一曰尚志，二曰居敬，三曰穷理，四曰反身”（《宋元学案·静清学案》）。明显反映了“和会朱陆”的学术特色。郑玉，讲学于师山，其门人因其地建师山书院。他明确提出“兼综”朱陆的主张，“（朱陆）二先生相望而起也，以昌明道学为己任……以予观之，陆子之质高明，故好简易；朱子之质笃实，故好邃密。盖各因其质之所近而为学，故所入之途有不同尔。及其至也，三纲五常，仁义道德，岂有不同者哉！”“朱子之说教人为学之常也，陆子之说才高独得之妙也。二家之学，亦各不能无弊焉。陆氏之学，其流弊也，如释子之谈空说妙，至于卤莽灭裂，而不能尽夫致知之功；朱氏之学，其流弊也，如俗儒之寻行数墨，至于颓惰萎靡，而无以收其力行之效。然岂二先生立言垂教之罪者？盖后之学者之流弊云尔。”他认为：“近时学者，未知本领所在，先立异同。宗朱则毁陆，党陆则非朱，此等皆是学术风俗之坏，殊非好气象也。”（《师山集·送葛子熙之武昌学录序》）他主张应各取所长，互补所短，见其长防其短，弃其短扬其长，“陆子静高明不及明道，缜密不及晦庵，然其简易光明之说，亦未始为无见之言也，故其徒传之久远，施于政事，卓然可观，而无颓惰不振之习。但其教尽是略下功夫，而无先后之序，而其所见，又不免有知者过之之失，故以之自修虽有余，而学之者恐有画虎不成之弊。是学者自当学朱子之学，然亦不必谤家山也。”（《师山集·与王真卿书》）在激烈复杂的长期学派纷争中，能有如此的识见，实在是难能可贵的。

元代书院在推动“汉化”方针，加速元代封建化进程中，在促进南北学术交流，和会朱陆之争中均有独特的作用。书院教育也正是在这样的历史进程中得到更进一步发展、充实和完善。

第二节　顺应四时：适应气候环境的变化

佛山西樵山是著名理学名山，在西樵镇柏山村仍保留约 100 米的古驿道石板路。顺德北滘镇都宁村建于南宋末年，1279 年，宋帝赵昺在崖山投海后，宋军残部在此安营，立宋室宗亲一人为帝，改年号为旦，就地建都，称为“都宁”。这些说明了佛山文化深受中原文化的影响。

《素问·金匮真言论》明确提出“五脏应四时，各有收应”的问题，即五脏和自然界四时阴阳相应，各有影响。事实上，四时气候对五脏的影响是非常明显的，就拿夏季来说，夏季是人体新陈代谢最活跃的时期，尤其是室外活动特别多，而且活动量也相对增大，再加上夏天昼长夜短、天气特别炎热，故睡眠时间也较其他季节少一些。这样就使得体内的能量消耗很多，血液循环加快，出汗亦多。因此，在夏季，心脏的负担特别重，如果不注意加强对心脏功能的保健，很容易使其受到损害。由此可见，中医提出“心主夏”的观点是正确的。这里需要说明的一点是，在我国古代，对一年中季节的划分，有四季和五季两种方法，因人体有五脏，故常用五脏与五季相配合来说明人体五脏的季节变化。

1245 年 12 月（淳祐五年），佛山连续 3 天大雪，为佛山有记载以来的第一次大雪，给当时人们的生活造成极大的灾难性后果，正是由于这场灾难也引发了时人对生活质素的提升产生了一些积极的影响。灾难过后，民间受冻伤害的人极多，引发了关于冻伤的护理及药理行为，引起了人们对灾害防护的新认识，这也是这时在民间医药不发达的情况下，以草药为本的传统医疗法，也被称为“土医”得以广泛的普及。至今，常有坊间传闻，某种疑难杂症，在西医上被判为“不治之症”，用中草药却能药到病除。虽说这可能带些传奇、传说的色彩，但不可否定，代代传承的传统医药在老百姓心中的分量，常常扮演着“最后一根救命稻草”的角色。

只有适应四时环境气候的变化，采取有效的措施进行预防保健，才能达到防病治病的作用。

第三节　环境变迁：南来人口传承的养生文化

东汉末年以来，我国古代历史上曾出现过两次大分裂时期，造成北方战乱不断，人口大量南迁，从而推动了南方经济的发展。从东晋南朝开始，我国古代经济重心逐渐南移，宋元时期，南移的过程最终完成。

中国古代历史上第一次大规模的人口迁徙浪潮是从东汉末年至魏晋南北朝时期。由于北方和中原地区少数民族政权间的混战，大量人口迁移到南方，给南方地区带来了充足的劳动力和先进的生产技术，江南地区得到了极大的发展。这为我国经济重心的逐步南移奠定了基础。发生在唐天宝十四载（755 年）的“安史之乱”造成了中国古代历史上第二次大规模的人口迁徙。人口的大量南移，南方得到更进一步开发，特别是江淮、太湖地区荒地被大量开垦，成为我国新的财富地区，到五代时南方经济开始逐渐超过北方。中国古代历史上的第三次大规模的人口迁徙是从北宋末年的“靖康之难”至南宋末年。两宋时期，北民的进一步南迁，南方经济在中国经济中的地位，已经超过了北方，中国古代经济重心南移的进程最终完成。

社会稳定与否是经济发展的必要条件。我国古代经济重心南移的过程中，往往是伴随北方的战乱对经济的破坏，而南方相对稳定从而推动了经济的发展。生产力的发展是经济发展的关键。北民在南迁的过程中，不仅为南方经济的发展提供了充足的劳动力，同时也将北方先进的生产技术、生产工具和经验带到南方，客观上推动了南方经济的发展。

执政者的重视和正确的决策是经济发展的重要因素。我国历史上，无论是东晋南朝时期，还是五代十国时期，南方统治者一方面大规模兴修水利，另一方面都实行轻徭薄赋、劝课农桑等政策。使广大农民赋轻役稀，极大提高了他们从事农业生产的积极性，从而推动了经济的发展。经济重心南移实际上是经济发展规律的体现。经济在发展过程中往往受到生产力发展水平、社会是否稳定、统治者是否重视等多种因素的影响。南方经济在发展过程中，深刻说明了这一点。

在宋朝经济中心南移，北方人以面食为主食，南方人以米饭为主食。在宋朝开始普遍食用植物油（以往都是用的动物油），饮酒之风也已十分盛行。宋代农民的住房多为低矮的茅屋，城市平民的住所以瓦顶平房为主，贵族官僚的住宅富丽堂皇，修建园林式建筑成为达官贵人享乐摆阔的时尚。高脚家具广泛流行，内地人完全改变了席地而坐的习惯。宋代富人们多乘各式各样的轿子或马车，一般百姓则以牛车、驴车等交通工具，也骑马、骡、驴。南方水路纵横，轻舟小船便是最好的代步工具。

喝茶品茶也是城市居民生活中不可缺少的内容，大小茶馆也是商人们谈生意的好去处。喝茶一直以来就是中国最具特色的养生方式之一。宋代的衣着也很讲究，政府对不同品级官员的官服的颜色、花纹有严格的规定，仅是衣带就有20几种（在宋代文官的服饰都是仙鹤等鸟类，武将则是老虎等猛兽类），黄色也已成为帝王的专用色。

宋元时期的政治和经济条件为文化的发展提供了良好的客观环境。宋朝结束了五代十国以来长期分裂割据和混战的局面。那时经济发展，城市繁荣，航海和对外贸易空前活跃。元朝实现了全国性的统一，中外经济文化交流频繁。两大因素的结合，使宋元文化突飞猛进，涌现出一批著名的科学家、文学家和艺术家。宋朝针灸和法医学的成就，北宋针灸铜人和南宋医学著作的出现反映了宋朝医学的新发展。就现代医学而言，中医带有一定的神学色彩。一些治不好的疑难杂症，在中医这里却能药到病除。医疗行业有“外不治癣，内不治喘”之说，但有的民间老中医就能治疗。在很多老中医的身上也是如此，各地民间都有很多的讲述民间老中医高超的医术以及一个个救人的神奇故事。从患者亲自的讲述，让我们看到一位位受人尊敬的医生，除了他高超的医术，还有对病人的怜悯、爱心。佛山的中医便在民间得以发扬光大并千年流传。今天，当人们谈到中医，便少不了佛山，佛山的中医名扬海内外，特别是南洋一带的人们是耳熟能详。

实现了从井田制向土地私有制的转变，自给自足的小农经济成为主要生产方式；完成了从分封制到中央集权的统一国家的转变，郡县制成为我国古代的基本地方行政制度；儒道法思想孕育着道德、哲学和变革思想，形成中华民族传统文化的基准。城市经济功能增强；城市经济繁荣、“市”打破时间、空间的限制；城郊和乡村间允许置市贸易；出现了最早的纸币“交子”；海外贸易发展迅速，外贸港口走向繁荣。这一切使得佛山的养生文化有了良好的发展土壤。也使得佛山的中医得以广泛传播，而中医和养生的关系，相信大家都非常之熟悉。

元、明、清时期，佛山工商业发达，既可以将大批货物通过珠江口码头运送到全国各地与世界各地，又可以通过正埠码头承接西江运过来的广西与粤西的木材、中药材、水果、石材、铁矿石，北江运来的茶叶、山珍等就地加工，然后将成品运出去。佛山的工商业地位超越了广州。直到广州十三行出现，佛山“老大”地位才被广州超过。

由于佛山是中国南部的经济中心，全国各地都有商人来佛山设站、做生意。这些流动商人个体在与官府、牙行、当地商人和其他客帮商人的谈判过程中势力单薄，常常受到当地保护势力的欺诈。会馆代表客籍商人的共同利益，为客籍商人立言，在同官府、本帮和其他客帮商人的矛盾中曲折斡旋，从整体上降低了客帮商人的谈判成本。同时通过设立行规市律规范市场行为，使商务谈判在技术操作上规范统一。会馆还可以出面帮本籍商人打官司并取得胜诉，保证了利不外溢，有力减少了商务磨擦，降低谈判费用等。

升平街区是佛山老街巷，西便巷、长兴街、豆豉巷、牛栏口的旧址在宋元时期便开始繁荣昌盛。今天，这些在宋元明清和民国初年曾商铺林立、人流如鲫的老街巷，只剩下长兴街等少数几个街巷。现在的升平路，到处都是老房、老街。往日宾客云集的升平路老字号，大部分已经被拆迁。佛山人几百年来引以为傲的百年老店，只剩下海天酒家仍在苦苦支撑。

第四节　饮食文化：岭南特色饮食

岭南饮食文化是岭南文化百花园中的一枝令人注目的花朵。她由岭南特有的地理气候环境所孕育和培植，又得到中外饮食文化养分的滋润，随着岭南的社会经济文化的发展而形成，具有浓重的地方特色。

火的运用，带来熟食，拉开了人类饮食文化史的序幕。从考古资料看，岭南饮食文化的产生较中原晚，但同样在火烹时代开始。其发展的基本过程大致是，在没有外来因素的影响下，岭南饮食文化的原生期经历了漫长的岁月；至秦汉，岭南开始被“开发”，岭南饮食文化接受中原的影响而处于交融期；唐宋时，岭南文化开始形成与北方不同的特点与格局，具有比较鲜明的地方特色，此为成型期；明清至民国时期，由于经济的发展以及西方饮食文化的渗入，岭南饮食文化有长足的发展，出现“食在广州”的美誉，此为全盛期。

自古以来，一些到岭南为官的外籍人士，对岭南特有的饮食习惯已产生兴趣，在唐昭宗时广州司马刘恂的《岭表录异》、贬官岭南的韩愈、苏东坡的诗文等之中有所记载。入清之后，这方面的记述在更多的著作中可见，如屈大均的《广东新语》、范端昂的《粤中见闻》、张渠的《粤东闻见录》、翁辉东的《潮州茶经》等，均为岭南饮食文化的重要资料。

中原移民给岭南带来北方的农业耕作技术，特别是南宋时从江浙一带南迁的移民，不仅参与了珠江、韩江出海口的围海造田，开发了岭南两个三角洲，而且带来了水田耕作技术，大大加快了岭南农业发展。宋代，广东稻米不仅可以自给，还有储余和输出，开始粤米北运，“闽中土狭民稠，岁俭则籴于广”；宋代庄绰《鸡肋篇》称，唐代岭南始引种小麦；入明以后，广东已成为多米之省。故岭南人以大米为主食，以大米制作的点心与各种副食，也与北方不同，形成岭南自身特有的饮食格局。

岭南背靠五岭，面向南海，既有大山峻岭，又有长达3368公里的海岸线，以及辽阔的珠江三角洲和韩江三角洲的水网地带；中部有北回归线穿过，故气候温和，日照时间长，雨量充沛，十分有利于农业、养殖业的发展。岭南地域内可猎、可耕、可渔，物产十分丰富，山珍、海味、粮食、蔬菜、水果等种种食料，为岭南饮食文化的发展提供了丰厚的物质基础。岭南饮食文化正是在岭南的农业文化与海洋文化的交融中产生和发展的。

特有的地理气候条件，使岭南农作物一般可以两造以至三造。距今约7000年前，长江下游的河姆渡人从野生稻中培植出灿稻，此后水稻开始在南中国繁殖。距今约5000年前，中国的广大地区开始由采集游猎而转入农业生产，岭南也不例外。在古代，岭南的农业以生产稻谷为主。由于得天独厚的地理环境，岭南粮食生产发展很快，据汉代《异物志》记载，岭南“夏冬两熟”，稻谷生产已是一年两熟。清代《粤东闻见录》称“海南地气更暖，腊月可以插秧，固有一岁三熟者，他郡则不能”。

岭南自古是多元经济，百姓除“以农为本”，又重经济作物，常在山前屋后种果。早在汉代，岭南水果如荔枝、龙眼、香蕉、椰子、甘蔗、柚子、柑橘，已闻名全国，故汉武帝在京都长安建“扶荔宫”，尝试引种岭南佳果，当时引种的果树就有荔枝、龙眼、柑橘、橄榄、槟榔等，但无一成功。“岭南佳果”，不仅是岭南人的“口福”，而且曾是富有岭南特色的“贡品”。《后汉书·和帝纪》记述：“旧南海献龙眼、荔支，十里一置（驿），五里一候，奔腾阻险，死者继路。”《三国志·吴书·士燮传》记述：三国时交趾太守士燮给孙权的贡品中即有“蕉、邪（椰子）、龙眼之属”。在明末清初广东的“果基鱼塘”出现之后，水果种植更多，品尝岭南佳果是岭南饮食文化独有的内容。

岭南产甘蔗，甘蔗既是水果，又是制糖业的原料。岭南在汉代已有制糖的手工业，东汉杨孚《异物志》记述了岭南制糖的流程：“迮取什如饴，名之曰糖，益复珍也。又煎而曝之，既凝而冰，破如砖，其食之入口消释，时人谓之石蜜也。”甘蔗的种植和制糖的发明与发展，无疑为“北咸南甜”饮食风格的形成，岭南饮食的嗜甜口味，提供了必备的条件。

人类从远古时代开始，就懂得了养殖和捕捞。岭南沿海，捕捞业早在旧石器时代就已开始。广东阳春独石仔遗址，出土有青鱼、鲤鱼的遗骨和田螺、蚌、蚬等遗壳。新石器中后期，岭南的多处遗址中出土家畜家禽的遗骨，如牛、羊、猪、狗、鸡等，说明养殖业的发展；出土大量的鱼、蚌、螺、贝、蛤、鳖等的骨壳，说明岭南的捕捞业已有相当的发展，而漫长的海岸线则是捕捞业发展的基础，故岭南多河鲜、海鲜，与内地山区所不同的食料，使岭南饮食文化特别是菜肴文化别具浓厚的地方特色。

在古代，岭南人不仅利用江河、湖泊养殖水产，还懂得充分利用稻田养鱼。据《岭表录异》卷上记载，唐代的岭南新泷等州，开荒造田，聚春雨进山田，“即先买鲩鱼子散于田内，一二年后，鱼儿长大，食草根并尽。既为熟田，又收渔利，及种稻且无稗草”。精明的岭南人，充分利用时间、空间，以获取更多的食料。近代出现的果基鱼塘、桑基鱼塘，养鱼、种果、种蔗、植桑、养蚕，一举而多得，这是岭南商品经济发展的产物，同时也是岭南人为发展养殖业拓展食料来源的创举。可见岭南饮食文化的发展，离不开岭南富足的物产所提供的食料，而富足的物产则是岭南特有的“天时”“地利”所造就，是岭南人的智慧与辛劳所创造。

第五节　运动养生：创编有套路的导引动作

中国的传统养生学有着悠久的历史，早在春秋战国时期的经典《黄帝内经》就全面地总结了先秦时期的养生经验，明确地指出“圣人不治已病治未病，不治已乱治未乱”的养生观点，为我国传统预防医学和养生学的发展奠定了基础。数千年来，民间不断地积累和总结的养生保健经验，历代的中医药学家和养生学家有大量的养生学专著，促进了我国传统养生学的发展。

中国传统养生学在数千年漫长的历史进程中，不但形成了自己独特的理论体系，而且也积累了一整套实用有效的实践方法。

中国的传统养生学用“天人相应的整体观”“精气神为基础的生命本质观”“生生不息的运动观”等践行了八项基本理论：一是天人合一理论，以整体观念强调人与自然的协调统一、全身各系统组织的协调统一，以“天人相应”的理论为主导思想；二是阴阳平衡学说，人体是一个有机的整体，阴阳平衡的失调会影响脏腑功能紊乱，如果有一个脏器受损，其他的脏器都会受到影响，从而导致人体平衡的失调，因此要提早清理体内不利因素，调节平衡、补充营养；三是五行生克学说，人与自然都与阴阳五行相生相克而孳生、衰亡。凡是因五脏太过引起的疾病，都可以用五行相克的方法对治。同样，凡是因为五行不足引起的疾病都可以用五行相生的方法解决。四是精气神理论，人生一切事业，皆以精神为根本，而精神之衰旺强弱，全赖心神之静定不乱，人生以血气流通为主，气滞可以阻血。五是太极八卦理论，即是阐明宇宙从无极而太极，以至万物化生的过程。太极生八卦，八卦归太极。宇宙就是这样一个物质化、生命化、阴阳化、辩证化是太极八卦图；六是五脏六腑学说，人体的五脏——肝、心、脾、肺、肾，在阴阳平衡的状态下，相互资生、相互助长身强体壮延年益寿；七是经络腧穴学说，经络腧穴系统是人体的隐性系统，全身的经络腧穴系统就像是隐于人体内的一条网状的连绵起伏的山脉，有峰有谷，在其上，任何相对区域皆可成为“腧穴”；八是风水环境学说，综合环境景观生态风水，对人群养生非常必要。

中国传统养生学流派较多，各有所长，总体来讲主要分为精神情志（调摄养心）、劳动运动、调气修炼（吐纳服气）、饮食调养、经络穴位（导引按摩）、药饵补养、房事固精、自然疗休、文艺书画、时空养生（“四时养生”“子午流注”）等九大类别。各类别学派的养生学说自有体系，各有所长，又兼收并蓄，形成了我国独具特色的养生保健方法。

经常使用这些方便操作的方法对养生保健，强身健体，预防疾病有特殊的疗效。古法以“固本养元、补气强精”为基础，兼温、补、和、清、下五个部分，双向调节人体内部功能，并最终达到自然平衡状态，从而起到治疗和保健双重功效。全面调整人体的生理机能的活力，使机体内部协调平衡，促进细胞组织的新陈代谢和细胞源生命活力的提高。有效消除血液循环障碍，涤清血管胆固醇积淀，提高血液循环的活力。

人生活在自然界中，强调人与自然的协调统一、全身各系统组织的协调统一，是要靠阴阳五行的作用来调节人与自然的平衡，要因人、因时、因地制宜，在不同的时节、地域、时间的状态下，要有不同方法进行调补，方能达到“天人相应”。

人体是一个有机的整体，阴阳平衡的失调会影响脏腑功能紊乱，如果有一个脏器受损，其他的脏器都会受到影响，从而导致人体平衡的失调，因此要提早清理体内不利因素，调节平衡、补充营养，正所谓“正气存内，邪不可干”，正气是指人体正常的功能活动和抗病能力，而邪气是指各种致病因素，当病邪作用于人体，正气奋力抗邪，引起邪正相争，破坏了人体的阴阳平衡或使脏腑功能失常，气血运行紊乱，而产生一系列的病理变化，若正气强盛，邪气消退，则疾病趋于好转、痊愈。若正气虚弱，

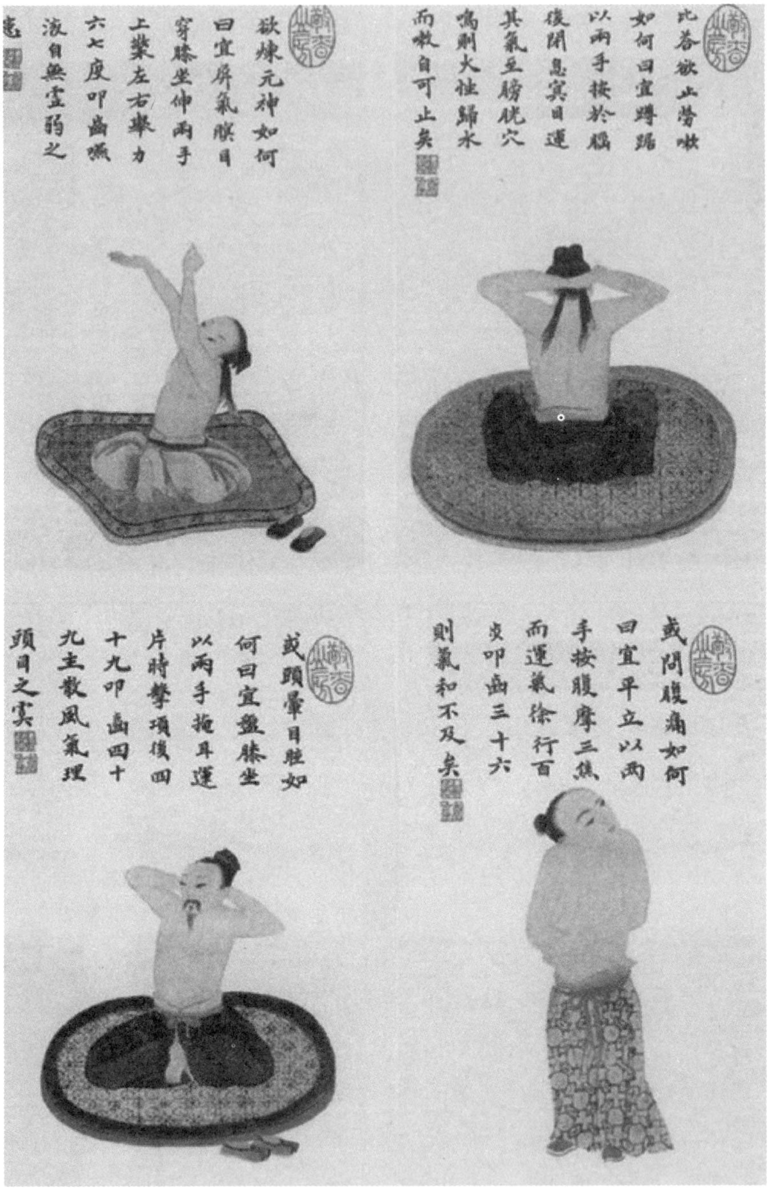

气功导引图

邪气强盛，则疾病日趋严重，甚至恶化、衰亡。

形体锻炼。春日锻炼好处多，春天是春暖花开的季节，适宜的温度也增加了人们户外锻炼的积极性，积极参加体育运动，可使人获得更大的收益，锻炼效果更佳。

春季健身注意事项：（1）重视做准备活动：由于春季天气由冷向暖变化，当气温较低时，体温调节中枢和内脏器官的机能都不同程度地降低，肌肉、关节等器官粘滞性强，因此，锻炼前必须做好充分的准备活动，以免发生肌肉或韧带拉伤以及关节扭伤等事故。（2）防寒防风防雾：初春季节，气候变化无常，早晨锻炼时，衣服不能穿得太少，大汗淋漓时不可减得太多。运动后要及时擦干汗水。遇到风沙天气时尽量选择避风的环境锻炼，雾天里要尽量选择空气流动大的环境锻炼。（3）要掌握好运动量：开春后运动量可以逐渐增加，但不要性急，更不要盲目超量，以免引起过度疲劳。还要注意尽量少出汗，因春主开泄，故应防止汗出过多伤人阳气。

春季锻炼的方法，可根据场地、时间、兴趣爱好等选择不同的锻炼项目，如踢毽、跳绳、跳皮筋、放风筝等。春天是放风筝的大好季节，放风筝时手牵一线而动全身，令人手脑协调，强健身心。

第六节　艺术娱乐：佛山民间艺术放异彩

宋朝是中国历代当中陶瓷艺术的鼎盛时期，其形制优美，高雅凝重，不但超越前人成就，即使后人仿制也少能匹敌。宋瓷经学者研究归纳，以定、汝、官、哥、钧五大名窑最为出名。海上丝瓷之路的便利，使中国瓷器开始畅销到世界各地。广东石湾窑是我国著名民窑，形成于唐宋，繁荣于明清，至今仍流传使用。其历代产品以种类丰富、釉彩光润绚丽为特点。明清后善仿名窑产品，它的形成发展与宋元时期北方人口大量南迁，商品经济的活跃和对外贸易的发展等具有密不可分的联系，并开创了独特的民窑风格。

文人画与花鸟画互相融合，让宋朝花鸟画显得格外清丽脱俗。宋初名家有黄居采和徐崇嗣二人并起，其情形颇兴北宗山水发展于院内，南宗山水发展于院外者相似。清明上河图的作者张择端就是其提拔。其子赵构也受到熏陶，成为杰出书法家。宋朝人物画的宗师是李公麟，他绘画体裁广泛，无所不工无所不能。以建筑物比例构图的界画在宋朝勃兴，郭忠恕和张择端是其代表。武宗元、李公麟、梁楷等人，其中以《八十七神仙卷》最为出名，众多仙人仙女，飘然列队而行，行如流水，极为生动。佛山陶瓷艺人巧妙地将陶瓷与当时的画作相融合，仿中有创，创中有新，生产出大量以人物、动物等为造型的艺术陶塑，集历代陶瓷美术技艺之大成，以崭新的面貌在中国陶瓷发展进程中异军突起，独树一帜，成为我国陶瓷艺苑中一朵奇葩。

宋元以后也生产不少仿名窑产品和艺术陶塑，却不受官府重视，依然是地地道道的民窑，民窑传统决定了石湾窑艺术陶塑发展的道路。其产品种类、型制、纹饰、釉色等不受官府的羁绊，能自由自主地为群众生活所需、为人民精神生活所需、为市场的需要所需进行生产。因此，千百年来能生机勃勃、不拘一格，超越历代王朝的兴衰更替而窑火不断，技艺与时代同进。这是石湾窑长盛不衰的主要因素。其次，由于是民窑，她诞生、成长、发展于民间，艺术陶塑能自由地通过民俗事象来反映民族心声，以人民大众喜闻乐见的日常生活、劳动情景、故事人物、神话传说等来反映褒忠贬奸、扶正祛邪、祈福求安、尊老爱幼的道德观念与社会态度。甚至连历史思潮、时代风尚也有所折射，所以有人称石湾窑艺术陶塑“是一部浓缩的中国民俗文化百科全书”。再次，由于是民窑，在创作技法上不受官府的干涉限制，制作者可以自由地将自己的感情寄托、融注在作品中，使之具有生命、情感与意绪，同时注意形态、情趣的表现，从而形成石湾窑艺术陶塑造型浑厚古拙，釉色绚丽多彩，题材广泛多样，技法多种多样，生动自然、活泼传神的独特风格，在中国陶瓷史上独树一帜。

“汾江河沿岸的繁华程度，用现在的话说就是 CBD（中央商务区）。”《明清佛山经济发展与社会变迁》作者、中国社会经济史和明清经济史学者、佛山经济史专家罗一星如是形容古代佛山的中心经济区，“三大原因促使佛山经济自明清时期开始繁荣。”

大约四五千年前，随着长时间的江水冲击，原本一片荒芜的南蛮之地，珠江三角洲逐渐成陆可耕，于是开始生活着“鸡、田、老、布”这四大姓族的原住民。加上宋元时期为躲避战乱、政治迫害和北方少数民族侵扰，中原百姓以及珠玑巷士族纷纷大规模南迁，同时为佛山带来一些铸造、制陶等先进生产技艺。

有了这些良性铺垫，历史发展到元末时，地处珠三角的佛山已是一个典型的富庶之地。作为一个周遭 34 里水路包围、域内水网密布的“水城”，佛山的农业得到迅猛发展，桑基鱼塘也逐步形成，大量农业产品，就通过水路运输到汾江河边进行交易。

明清时期，佛山作为朝廷钦定的铁矿冶炼中心，有着得天独厚的政治、地缘优势。两广地区的所有铁矿石都必须经由水路运至佛山，在这冶炼加工成各式兵器、生产工具后再发散各地销售。这里也奠定了佛山在南中国的工业重镇地位。

不过，佛山的便利交通与地理优势同样重要。佛山汾江河处于广州珠江上游、西江、北江要冲，“这样一来，凡是两广的重要商业往来都很难绕开佛山进行。”“当时汾江河沿岸的繁华程度难以言状，豪华的汾江酒楼可俯瞰整个江景，岸边吃喝玩乐一条龙，引得全国商贾云集于此。”史料记载，康熙年间，一名法国传教士乘船经行汾江河时，惊叹于佛山之繁华，在其游记中记载称，当时行经佛山境内河流的大小船只至少5000艘，佛山有过百万人口，“这是全世界最大的村落”。为什么称佛山为村落，而非城市？因为当时中国古代的城市形成无外乎“郡县发展模式”，即，出于政治或军事原因考虑，直接圈地建造城墙成围城，“但佛山不一样，是纯经济动因形成的城市，所以在当时外国人看来觉得很不可思议。”从这些描述中，眼前不由得浮现出一幅人声鼎沸的“汾水上河图”：商贾丛集，阛阓殷厚，冲天招牌，较京师尤大，万家灯火，百货充盈，省垣尤不及也。难怪明清时期佛山与北京、苏州、汉口并称为“四大聚”。

石湾是岭南著名的陶瓷生产基地，清初学者屈大均在《广东新语》中谓：“石湾之陶遍二广，旁及海外之国。谚曰：‘石湾缸瓦，胜于天下’。”石湾成为著名的陶瓷生产基地，自身有着十分优越的自然地理条件。首先，石湾地区有近百个大小山岗，这些山岗大都蕴藏着丰富的岗泥、岗沙，此外岗坡下及水田中还蕴藏着大量的陶土，这为石湾陶业的发展提供了丰富的原材料；石湾位于佛山市城区西南部，石湾镇距佛山市区5公里，距离广州市16公里，座落于东平河东北岸，宋时，“广州船泊司”在佛山市设立“船泊务”，石湾处于珠三角水陆交通的要塞，便利的交通使石湾陶器产品传遍两广，旁及海外。

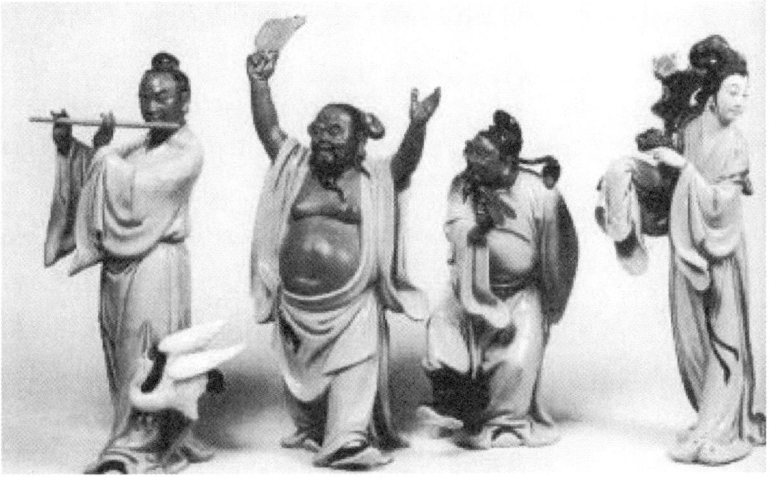

石湾陶瓷

石湾制陶业有着悠久的历史，源头要上溯到三四千年至一万年前了。在四五千年以前，石湾一带居住着善于制陶的人们，他们制作了美观大方的印纹陶和磨光黑陶。石湾成规模的制陶工业则成型于唐代，已经开始大量生产陶瓷，并逐渐发展成为岭南重要的陶瓷基地。宋元时期，石湾陶业以生产日用陶为主，比唐代的种类更多。经历了宋元时期的发展，明清以来，由于工商经济的发展，龙窑技术的改进，宗教文化的兴盛，极大地促进了石湾陶瓷业的发展，使之进入了鼎盛时期。

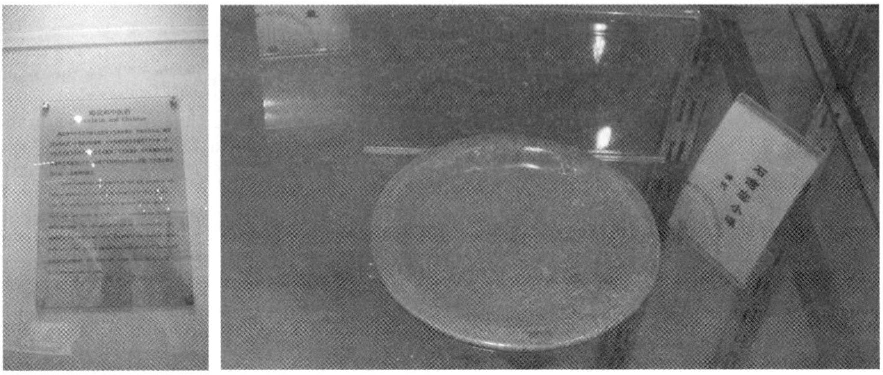

石湾陶瓷艺术

石湾艺术陶瓷的生产，普遍认为它始于唐代，经历了宋、元时期的发展，兴盛于明、清时期，逐渐形成了繁花竞放的陶瓷工艺美术的各个门类。本人认为，这是因为唐代以来，中国经济中心不断南移，以广州为中心的珠江三角洲地区经济得到了极大的发展，人民生活水平有了很大提高。当时的广州，是全国的外贸中心，是世界上的著名商港。明清时期，佛山也成为“四大聚”和“四大名镇”之一，商品经济异常活跃。经济的发展为艺术陶瓷的创作提供了物质基础，而人民物质生活水平的提高则带来了更高的精神生活的需求，从而直接刺激了艺术陶瓷的发展。尤其是岭南地区浓厚的宗教崇拜意识和频繁的宗教活动，对石湾陶艺的发展产生了重要的影响。

石湾窑是民窑，与官窑要受到朝廷和官府的羁绊不同，民窑受朝廷的羁绊较少，主要是为了满足普通民众的需要，因此其实用性特别强，即使是艺术陶瓷也带有一定的实用目的，大都是为了满足某种现实的社会活动需要。岭南有着发达的宗教文化，与宗教活动相关的各种用品的需求极大，石湾陶艺正好满足了宗教活动的这些需求。这些需求表现在，石湾陶瓷艺术品被作为殉葬品进行灵魂崇拜，陶瓷瓦脊与人物和鸟兽群像陶塑被用于神庙、寺庙、道观的装饰。

早期人类认为，每个人都有一个独立于肉体的灵魂，肉体死亡之后，人的灵魂还继续存在，而且这不死的灵魂会转世，继续它的生命。人们为了保障来世的生活，富有的人家为了继续今世的富贵生活，贫穷的人家为了摆脱今生贫困获得来世的富贵，就不遗余力，甚至倾其所有殉葬。随着社会文明程度的增加，人殉被诟病，物殉加剧，墓葬中的殉葬品越来越丰富，这些殉葬品成为后人研究和了解当时历史文化的重要证据。

岭南一带也有殉葬的传统，尤其是秦汉时期，在当时厚葬风气的影响下，岭南墓葬的殉葬品十分丰厚。另外，由于当时商品经济的发展，铜等金属被用于铸造货币，金属明器特别珍贵，于是较为便宜的陶瓷器皿被大量用于殉葬，这促进了石湾艺术陶瓷的发展。明清时厚葬风气更为浓厚，道光《佛山忠义乡志·乡俗志》云“百年以前，丧葬尚俭约也，今则或稍流于靡矣。富者既以侈为尊亲尽孝之道，贫者又争相效尤，以致中人之产一遇丧葬无以自存。”1964 年，广东省博物馆和佛山市博物馆在澜石发掘了十多座东汉墓葬，出土了大量随葬器物，陶制品占多数。其中以“水田附船模型”和陶屋模型最为珍贵。此外石湾汉墓出土的陶器还有瓮、鼎、壶、奁、罐、勺、屋、灶、仓、井、钵、猪、牛、羊、鸡、鸭、马车、陶船、陶城堡、奴隶俑等 。1958 年广州市文管会《广州市郊东汉砖石墓清理记略》载：广州市郊东汉砖石墓出土的挂釉陶盂，“很像石湾烧制的风格”。1957 年和 1962 年，在石湾大帽岗等处唐、宋遗址进行的考古发掘，发现了用于丧葬的陶坛，已具有较高的艺术水准。这些陶瓷随葬品，不仅反映了不同历史时期石湾的农业生产及文化的水平，还揭示了石湾艺术陶瓷的发展和技术水平的提高。

第七节　医药卫生：中医药百花齐放

宋元时期是我国古代科学技术达到高度发展阶段的又一高潮时期。宋太宗即位前，就经常留意医术，收藏名方千余首，皆尝有验者。太平兴国年间他诏翰林医官院各具家传经验方以献，又万余首。太平兴国三年（978 年），尚药奉御王怀隐与副使王佑、陈昭遇、郑奇等奉宋太宗赵光义之命编修医药方书。王怀隐与同事们收集、检验并分门别类整理医药验方，经过 14 年努力，于淳化三年（992 年）2 月成书。宋太宗亲自写序，题名为《太平圣惠方》（简称《圣惠方》）。是年 5 月，朝廷将该书刻印出版，颁发全国，下诏各州设医博士掌管。太宗御制序，赐名曰《太平圣惠方》，仍令镂板颁行天下，诸州各置医博士掌之。怀隐后数年卒。

我国的科学技术自两汉后，经魏晋南北朝的充实和提高，到隋唐五代技术发展，并呈现一股继续高涨的趋势。前者对中国古代科技的贡献，可以刘徽与祖冲之的数学、裴秀与郦道元的地学、贾思勰的农学、王叔和、

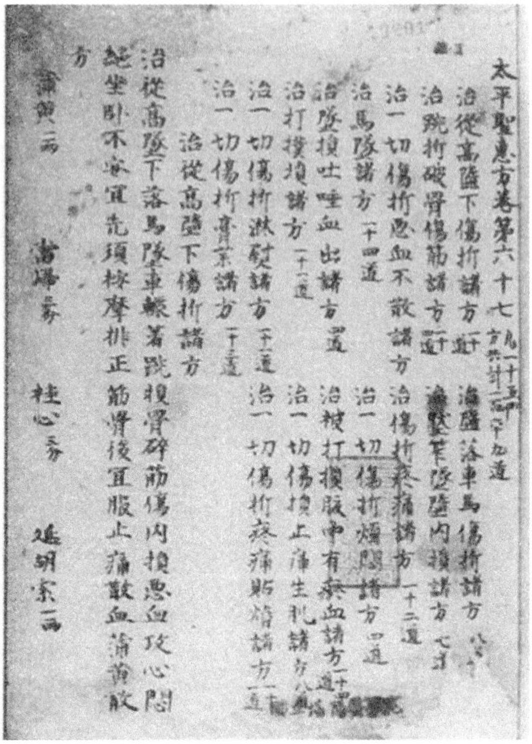
太平聖惠方卷第六十七
治從高墜下傷折諸方　治墜落車馬傷折諸方
治跌折破骨傷筋諸方　治墜墮內損諸方
治一切傷折惡血不散諸方　治傷折疼痛諸方
治馬墜諸方　治一切傷折煩悶諸方
治墜損吐唾血出諸方　治被打損腕中有瘀血諸方
治打撲損諸方　治一切傷損止痛生肌諸方
治一切傷折淋碇諸方　治一切傷折疼痛貼熁諸方
治一切傷折膏藥諸方
治從高墜下傷折諸方
治從高墜下落馬墜車輾著跌損骨碎筋傷內損惡血攻心悶
絕坐臥不安宜先須按摩排正筋骨後宜服止痛散血蒲黃散
方
蒲黃二兩　當歸　桂心　延胡索二兩

《太平圣惠方》书影

皇甫谧与陶弘景等的医药学、葛洪的化学等为标志；后者主要有李淳风、僧一行等的天文学、李淳风与王孝通的数学，孙思邈的医药学以及柳宗元、刘禹锡等人的天人论与宇宙观等。这种趋势宋元时期经济发展、文化昌盛、理学形成、战争和其他需要而得到强化。统治阶级为满足自身政权和社会对科学技术的多方面需要，通过完善教育体系，举行多元化考试，奖励发明创造和培养扶植科技人才等措施，助长、推动和促进了科技的发展，而安定与富裕的社会环境和发达的出版业则又提供了良好的研究条件。求索物理，格物致知，怀疑、探索、创新的学风催促知识分子中具有务实思想的人考察和研究自然事物以及如何使之有利于国计民生。国内各民族之间的文化交流与国外的文化交流，也加速着科技的发展。这一切使宋元时期成为中国古代科技发展的黄金时代，不论天文、地学、生物、数学、物理、化学均有突出成就。

《太平圣惠方》全书共 100 卷，分 1670 门（类），每门之前都冠以巢元方《诸病源候论》有关理论，次列方药，以证统方，以论系证。全书之首还详述诊脉及辨阴阳虚实诸法，次列处方，用药基本法则，理、法、方、药俱全，全面系统地反映了北宋初期以前医学发展的水平。由于各门按类分叙各科病证的病因、病理、证候以及方剂的宜忌、药物的用量，方随证设，药随方施，临床应用颇为便利实用，全书收方 16834 首，内容涉及五脏病证、内、外、骨伤、金创、胎产、妇、儿、丹药、食治、补益、针灸等。这部大型方书，编纂经历了十四年时间，至淳化三年（992 年）才告完成。本书最早刊本为淳化三年五月刊本，久已失传，1959 年人民卫生出版社出版的排印本系很据四种抄本校勘而成。因本书卷帙过大，不易流传，北宋中期（1046 年）福建何希彭，选其精要，辑成《圣惠选方》60 卷，载方 6096 首，作为学习医学的教材应用了数百年，足见其影响广大和深远了。该书今也已失传。

《太平圣惠方》是宋王朝组织编纂的第一部大型方书，是一部理论联系实际，具有理、法 、方、药完整体系的医方著作，很有临床实用价值，影响极大。

这部医学巨著广泛收集宋代以前的医药方书及民间验方，内容丰富。该书首先阐明诊断脉法，其次叙述用药法则，然后按类分述各科病症的病因、病理、方药，是一部具有完整理论体系的医书。《太平圣惠方》不仅对中国医药的发展有深远的影响，而且传至国外。在中祥符九年（1016 年）与天僖五年（1021 年），宋真宗赵恒两次将《太平圣惠方》赠给高丽，促进朝鲜医药的发展。《太平圣惠方》后来传至日本，对日本医药的发展有深远的影响。日本梶原性性全 1303 年所编的医学名著《顿医抄》50 卷就是以《太平圣惠方》等中国医书为宗编撰的。

中华文化博大精深，而作为神传文化之一的中医也是玄妙精微。特别是其治病的神迹以及名医的事迹在正史中都有记载，而这些正是中医的精华。现代科学的局限性无法对这些现象进行合理的解释，特别是以无神论的观点更是难窥中医的真貌。而正史中的这些记载我们平时很少接触或听说，就是有所闻也是在批判的学习中听到。

作为世界古代文明标志的指南针、火药和印刷术三大发明的出现或大规模使用均始于北宋，以沈括、苏颂、郭守敬、李冶、秦九韶、杨辉、朱世杰、赵友钦、毕昇、陈旉、王祯、李杲、李诫、曾公亮等为代表的科技名家辈出，硕果累累，以《梦溪笔谈》《营造法式》《四元玉鉴》《武经总要》《王祯农书》《革象新书》等为代表的科技著作纷纷面世，正是诸多尊敬的科技前辈先后在各方面的努力，不断将宋元时期的科学技术推进到一个新的高度。

以宋元秦九韶、李冶、杨辉、朱世杰数学四大家为代表，使宋元数学在中国古代以筹算为主要计算工具的传统数学的发展达到登峰造极的阶段。大规模的恒星观测，各种天文观测仪器的研制成功把我国古代天文学推向它的发展高峰。沈括在磁学方面的成就在当时是处于世界领先水平的。金元时期的四大医学学派和相应的医学流派使中国医药学得到全面发展。以陈旉《农书》与王祯《农书》为代表，先后总结了宋元时期的农业生产实践经验，后者所附录的“农器图谱”展示了我国古代农业生产器具方面的重要成就，成为后世记述农具图书的范本，反映了当时农学的高度发展。宋代动植物志、谱录的大量出现并形成出书高潮，和宋景《欧希范五脏图》、杨介《存真图》所显示的解剖学上的发展，应该说这时的生物学也是成就不小的。在这一时期，地学方面的成就也很突出，元代朱思本的《舆地图》不仅总结了唐宋以来的地理学成就，还根据实地调查，在制图方面取得成绩，其精确度已达至较高水平，成为明清时期我国舆图的范本。杜绾《云林石谱》的出现，反映了矿物学在宋代已较前有了很大进展。在这些学科发展的同时，诸如水利、冶金、印刷、瓷器、机械制造、建筑、纺织、交通工具、兵器等方面也呈现出蓬勃发展的势头。

以张载为代表的唯物主义的气一元论自然观和以沈括为代表“验迹原理”和科学方法与朱熹的“格物致知”的科学方法，无疑是哲学和科学发展到北宋时所取得的重大成就之一，对宋元时期的科学技术的发展产生了重大影响。当然，朱熹的理一元论的自然观对当时科技的影响也是不可低估的。

宋元时期，我国科学技术传播到欧洲（“中学西传”），对欧洲产生了深远的影响 。北宋时，我国发明的活字印刷术后来传到欧洲，便利了欧洲科学文化知识的传播。南宋时，我国的指南针技术经由阿拉伯人传至欧洲，为欧洲的地理大发现提供了重要条件。到了元朝，我国的火药和火药武器技术也经由阿拉伯人传入欧洲，对欧洲新兴资产阶级摧毁封建城堡和骑士阶层起了重要作用。总之，中国的三大发明传到欧洲以后，对欧洲由封建社会向资本主义社会的转变起了很大的促进作用。其特征是具有实用性的科学技术得到高度发展并领先于世界。农业、手工业的发展，城市和商业繁荣，是科学技术发展的物质条件；文化教育事业的发展，促进了活字印刷术的发明；对外贸易的发展，促进了指南针在航海事业上的应用；频繁的战乱，促进火药在军事上广泛使用。

宋元时期在思想上出现“理学”和“新学”的争论，医学上也出现了学术上的争鸣。在医药卫生保健方面，建立了“太医局”“御药院”“尚药局”“广惠司”及其他保健或慈善机构；世人知医成为风尚；“不为良相，当为良医”，活字印刷的使用和发展对医学的发展起了很大的促进作用。宋元时期是中国封建社会进一步繁荣的时期也是中国封建文化高度繁荣的阶段，在科学技术方面有突出发展，对发展文明的进步起了重要作用。

第八节　代表人物：广东第一名医陈昭遇

陈昭遇（生卒年不详），北宋南海县人，出身中医世家，精通医术，是著名的中医学家。开宝六年（973 年），陈昭遇与马志、刘翰等 9 人奉旨修订药书，定名为《开宝新详定本草》20 卷，另目录一卷，宋太祖赵匡胤亲自作序，由国子监刻印。次年，他们又奉旨进行修订，更名为《开宝重定本草》，共 21 卷，载新旧药物 983 种，其中新增 133 种。新增部分不少为常用药，如乌药、蛤蚧、天麻等。可惜原书已佚，其内容见于《证类本草》。

太平兴国三年（978 年），陈昭遇与王怀隐、王佑、郑奇等奉宋太宗赵光义之命编修医药方书，经 14 年的努力，于淳化三年二月成书，宋太宗亲自作序，题名为《太平圣惠方》，全书共 100 卷，分 1670 门（类），载医药验方 16834 首。五月，刻印出版，颁发全国，诏令各州设医官掌管。这部医学巨著收录了宋以前的医药方书及民间验方，阐明诊断脉法，叙述用药法则，按类分述各科病症的因由、病理、处方，内容十分丰富，是一部具有理、法、方、药的完整理论体系的医书。自宋以后，没有重刻，所存多为残本或抄本。1958 年，人民卫生出版社根据四种抄本互校，增补排印出版，是该书目前最完整的版本。1993 年中国中医药出版社刊印的《古今名医名方秘方大典》，也选载了该书医药方 187 首。

陈昭遇研究医术造诣很高，治病多奇验，性谦慎，誉满京城，被称为“神医”。《广东通志》（雍正八年）、《广州府志》（光绪五年）、《南海县志》（康熙三十年）都有陈昭遇传，广州著名老中医吴粤昌编著《岭南医征略》，列举历代粤省名医 503 人，陈昭遇被誉为广东第一名医，也是佛山市有历史记载的第一位名医。

第七章

明清时期养生文化

［大背景］明清时期，养生从宫廷走向民间，从僧道普及平民，形成了全民性的养生文化热潮。很多士大夫和知识分子弃仕从医，转儒从医，大部分医家非常重视实践，勇于创新，名家辈出，名著纷呈，使中医养生学得到了更大范围的发展和推广。此时期，综合调养促进了多种养生方法理论的发展：明清时期的养生家对于养生理论的认识，虽然在精、气、神的保养上各有侧重，但都强调杂合以养。在这一观点指导下，创新和发展了调养五脏法，药饵饮食保健法，导引武术健身法等多种养生方法。佛山以岭南中医药、佛山武术等特色在养生文化中发挥积极的作用。

第一节　精神宗教：儒释道，基督教传入

一、明清时期，儒释道在佛山的发展

（一）儒学在佛山的发展

从南宋嘉定二年（1210 年）南海设南海县学开始，佛山的儒学传承、儒家思想传播有了一个比较清晰的脉络。

自明清以来，佛山就出现了大量的私塾、社学、县学、书院，这些教育机构讲授的主要内容是儒家文化与思想。崇文兴教的氛围培育了大量的儒学人才，也使儒家的文化核心深入到寻常百姓家。

南海衣冠、人文鼎盛。清康熙、雍正、乾隆、道光四朝，南海县书院社学达到 500 多所，居全省之冠。自隋唐开科举以来，广东共产生 9 位文状元，其中 5 位来自佛山。仅南海一县，历史上共诞生了 444 名进士。佛山历史中的名人，也都来自儒家文化丰厚的滋养。

在西樵山，明代设立了云谷书院、石泉书院、大科书院、四峰书院等。在清代，西樵山设有云溪书院、三湖书院、云瀛书院。值得一提的是，这些书院都由本地乡绅集资创建。

1878 年冬，21 岁的康有为离开了教育他 3 年的岭南儒学大师朱次琦，来到西樵山三湖书院修学 2 年，积极为后来的戊戌维新运动作充分的理论准备，探索变法图强之路，并在后来发动了轰轰烈烈的“戊戌变法”，为此，三湖书院也素有“戊戌摇篮”之称。

（二）佛教在佛山的发展

唐贞观二年重修塔坡寺之后，佛教才真正在佛山流传开来。但史载不

多。根据现存的资料，佛山当时虽然还只是一个“乡”，后来发展成为一个“镇”，但这里佛教曾经比较兴盛，在清代达到一个“鼎盛时期”。旧志所载，光是佛寺就有二十多间，其比较著名的有“四大丛林”——塔坡寺、仁寿寺、德寿寺、三元寺。

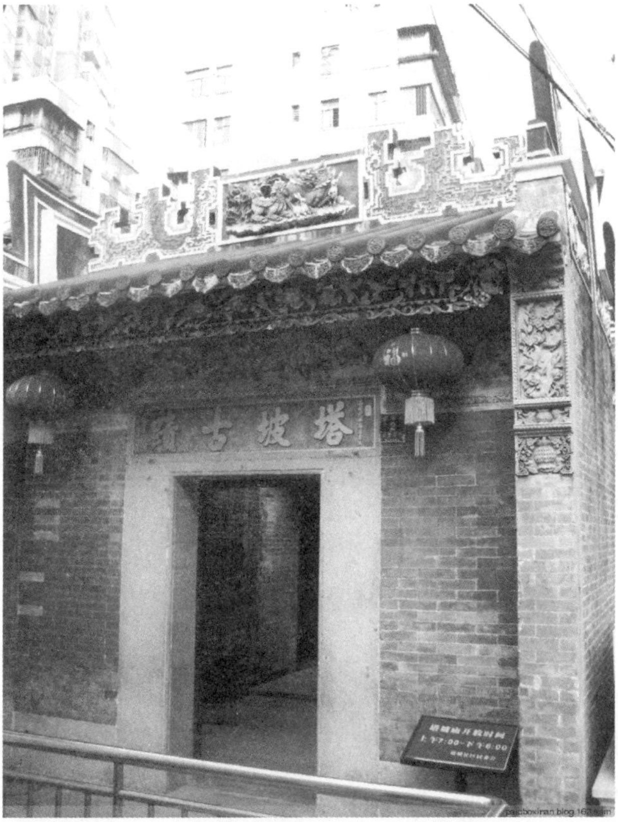

佛山塔坡古庙

塔坡寺建寺700多年后，于明洪武二十四年（1391年）毁坏，明天启七年（1627年），另在医灵铺万寿坊（即现新风路佛山市委党校所在地）重建塔坡寺。（在原塔坡寺旧址建了一座“塔坡古庙”，地点在现塔岗街。）

清雍正九年（1731年），潮省和尚在塔坡寺首建浮图铁塔。清嘉庆四年（1799年）僧人敬来仿印度阿育王塔式重建浮图铁塔，塔重7000多斤，高一丈八尺。

清咸丰四年（1854年），受陈开红巾军起义影响，塔坡寺大部分被清军所毁。寺毁30年后，佛山镇乡绅潘衍坚、潘衍桐、王福康及梁都唐倡议修复塔坡寺，他们邀请广州华林寺方丈释勤安来佛山主持重修。

塔坡寺于清光绪辛巳年（1881年）修复完成，规模更逾昔日，寺内面积近20亩，为佛山众寺之冠。重修后僧人达500多人，十分兴旺。10月10日，慈禧太后寿辰，勤安作为名僧入京贺寿，乘机将塔坡寺的演变及佛山得名的故事详陈于内府大臣，相国福锟为其待奏太后，慈禧便下懿旨，赐《龙藏经》全版、檀香御香以及黄金翡翠等珍宝还镇山门，并赐寺名“万寿塔坡寺”，令南书房誊匾，官府派人护送勤安回佛山。勤安得“御赐”经书宝物回塔坡寺后，塔坡寺名声大振，因有御赐经书，人们更普遍习惯称塔坡寺为“经堂”了。这可以说是塔坡寺、也是佛山传统佛教的“鼎盛时期”。但是，这个“鼎盛时期”在清末逐渐就衰落了。

仁寿寺乃清顺治十三年（1656年）由密宗上师纵堂首建，位于佛山市禅城区祖庙路。

康熙八年（1669年），僧人玉琳重修山门，至咸丰元年（1851年），僧人仁机又作重修。仁寿寺几度重修后，规模较前拓展。仁寿寺内之如意宝塔，1935年由佛山佛教密宗徒李佩弦等捐资兴建，并于1938年由虚云大和尚亲自主持了开光仪式，盛极一时。此塔颇具特色，塔身为七层八角汉式塔，镶有藏文碑匾，塔内供有瓷制佛像十余尊，其中所供奉的陶制红绿度母佛像为石湾冠华陶窑作品，由石湾陶艺名家潘玉书手塑。

历史上，仁寿寺内高僧辈出，纵堂、玉琳、祇园、慈云等高僧皆出于此。

2003年11月30日，敬邀新成大和尚、觉光大和尚等粤港澳高僧大德举行大殿落成圣像升座开光大典。

（三）道教在佛山的发展

佛山何时有道教已难考证，但道教在佛山应该历史久远，可以肯定的是在明代开始快速发展时期就已经存在了。清乾隆《佛山忠义乡志》载：“（洪武）二十四年辛未大毁寺观”，表明明初佛山已有道观建筑。而佛山最早的道士，当是明代的苏澄辉，史载：明代嘉靖三十一年（153年）灵应祠修筑照壁，“石上刺花龙，道士苏澄辉募”。关于苏澄辉道士，史志和民间还流传着一段神话故事。明景泰年间，灵应祠受到朝廷的敕封，列为国祀，地位隆升，香火更旺，士绅云集，成为当时佛山最重要的神庙建筑和最高的地方民间管理机构。

苏道士曾担任灵应祠庙祝，管理庙内各项事务。据说，他为人忠厚，尽职尽责，对庙务禅精竭虑，但对钱物账目不甚精通，遭人责难，数目不符，郁郁而终，后来托梦显灵，人们知其冤屈，为其塑像祭祀，号“苏真人”。至今，苏澄辉道士的塑像还保留在佛山祖庙内，千百年来享受香火朝拜。苏道士不仅执掌灵应祠庙祝要职，且得到立像祭拜的荣耀，可见明中后期，道教在佛山已有了长足的发展。而且道教对本地士绅读书人产生了影响。冼桂奇为当时佛山望族巨室子弟，勤勉好学，嘉靖十四年考中进士，官至南京刑部主事，年轻时“冼桂奇奉母命居罗浮，革履素服，无异于野人，世称其风劲节”。这段记载也出现在罗浮山志会书中，而且文字无几。

清代，佛山进入“大盛”，工商经济得到长足发展呈现繁荣景象，在此背景下，清初道教在佛山取得了突破性的发展，标志就是道教宫观——万真观的重修和扩大。万真观后易名为洞天宫，始建何时已无从考证，据著名佛山史地专家区瑞芝先生推断约建于明代末年。该观在佛山历史上占有十分重要的地位，可以说是本地惟一的一座道教建筑。乾隆时期的史志载：“洞天宫，在丰宁铺，道观止此一区，内有文昌阁”，又说“乡之习尚素正，惑于二氏者寡，道士栖止惟洞天宫一区，余皆家居巫耳”。

民国初年，经过近两百年的风雨，万真观规模依然宏大，据当时南海县政府公文称，该观“正座为万真观，左为三元宫，右为洞天宫，侧为大慈堂”。1938 年，日本侵略军攻陷佛山，万真观一度为日军占据，道士四散，建筑物多被破坏。

二、基督教传入佛山

清嘉庆十二年（1807 年），英国伦敦传道会的马礼逊来到广州传教，为第一个进入中国传教的基督教传教士，伦敦会亦成为第一个进入中国的西差会。其时，清政府禁止外国教士在华传教，马礼逊遂供职于英国东印度公司，取得在华居留的合法身份，得以往来于广州、澳门之间，暗中进行传教。马礼逊开始时直接在民间布道，但不久即发现这种方式效果不佳，遂转而致力于翻译《圣经》并编纂《华英字典》。至嘉庆十九年，马礼逊译成《新约圣经》，并在广州出版，又得印刷工人蔡高入教，为第一个信奉基督教的中国人。嘉庆二十一年，马礼逊的助手米怜于马六甲为梁发（广东高明人）洗礼。梁发成为第一个中国基督教宣教师。

梁发（1789—1855），又名梁亚发，原名公发，字济南，号澄江，出身于广东省肇庆府高明县古劳村的一个农民家庭。其早年在广州当制笔和印刷工人期间结识英国传教士马礼逊（Robert Morrison）及其助手米怜（William Milne）。1816 年，梁发受洗成为基督徒；1821 年，被马礼逊立为中国第一个更正教传教士。1819 年 4 月，梁发在家乡，与黎氏结婚，次年为妻子施洗，其妻成为中国大陆第一位新教女信徒。1828 年在高明县设第一所基督教私塾，主要进行中国语文与西方科学教育以及宣传基督教。

梁发写了很多宣传基督教的书和小册子，刊行于 1932 年署名“学善

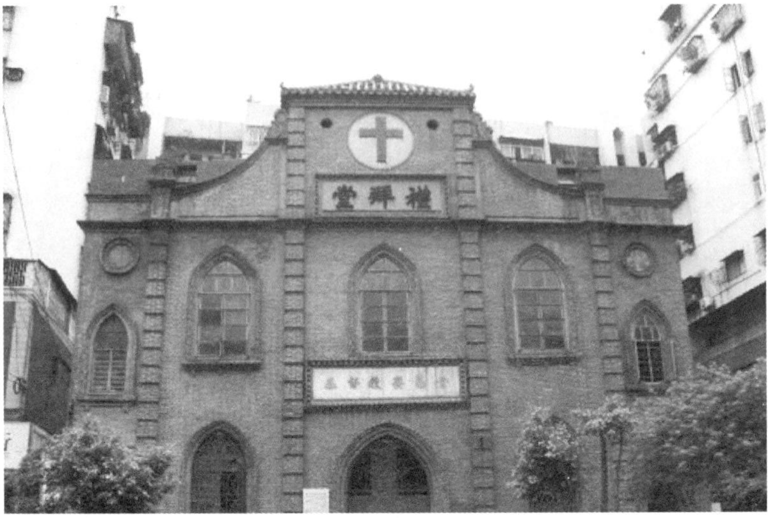

佛山市最大的教堂——赉恩堂

居士”的《劝世良言》即是其一。该书共九卷约十万字，内容大部分是记录马礼逊翻译的《圣经》章节，其余是梁发的学习体会，很适合初学者。就是这本书，影响了他的“老乡”——广东花县（今广州市花都区）人洪秀全，也影响了中国历史。

何进善，字福堂，于1817年生于广东省南海县西樵山。年幼时随父亲移居南洋马六甲，在那里有机会接触到基督教。他是基督教（新教）在中国早期的名牧、香港首位华人牧师、也是继梁发之后的第二位华人牧师，1843年他来到香港从事传教工作。1846年何进善被按立为牧师，成为梁发之后获得这一资格的第二位中国人。由于在布道方面的杰出才能，他受到在香港的各国传教士的称赞。1864年，他在广东佛山成立自立教会。基督教各差会在岭南地区兴办教堂、学校、医院，在一定程度上，促进了当地教育、医疗卫生事业的发展。

第二节　顺应四时：时节与神诞

佛山祖庙北帝诞是融宗教性、娱乐性、世俗性、群众性为一体的综合性民间文化活动。它的起源与北帝崇拜和佛山祖庙密切相关。农历三月初三为佛山祖庙北帝神诞，期间举行庆典仪式和相关的祭祀活动。北帝诞有着广泛的全民参与性，其“繁鼎盛”的宗教性和辐射海内外的广泛影响力，是研究岭南民间信仰的一把钥匙。

北帝，又名玄武、真武、玄天上帝、黑帝等，在珠江三角洲民间则多习称为北帝。作为北帝崇拜的载体，佛山祖庙从宋代元丰年间（1078—1085 年）建立以来，以其“历岁久远”，成为佛山“诸庙之首”，很早就形成了乡耆、士绅来祖庙议事的“庙议”规矩，使祖庙成为一个集政权、族权、神权为一体的著名庙宇，华南著名的民间信仰中心之一。

每年的农历三月初三为佛山祖庙北帝神诞，在诞期不仅要建醮贺诞，而且还举办各种祀神庆典活动。北帝诞的活动内容分为两部分：一是北帝诞庆典期间的仪式，包括设醮肃拜、北帝巡游、演戏酬神和烧大炮等；二是与北帝诞相关的祭祀活动，如正月初一至十五及每月的初一、十五的行祖庙，正月初六至三月三十的北帝坐祠堂，二月十五、八月十五的春秋谕祭，九月初九的北帝崇升“飞升金阙”等，因此祭祀仪式规模宏大，“举镇数十万人，竞为醮会”。改革开放后，随着人们的精神文化需求的不断扩大，民间信仰得到尊重，民间遂自发恢复起北帝诞活动，并呈现出一年比一年兴旺的景象。近年来的北帝诞，又开始逐步呈现古代北帝诞“鼓吹数十部，喧腾十余里”的盛况。北帝诞作为佛山最大的群体性祭祀和娱乐活动，有着广泛的全民参与性、极力表现北帝诞生时“繁华鼎盛”的宗教性和辐射海内外的广泛影响力，是海内外佛山人认同的精神维系。因此，对北帝诞和祖庙的保护是研究岭南民间信仰的一把钥匙，具有提纲挈领的重要作用。

农历二月初二为土地福神诞。过去，家家户户都供奉土神，每百户设一坛，祀五土五谷之神。建国前，佛山祀土神时，由坊众集款，推出一人为代表，购买烧肉、生果、寿桃、花红、香烛、土地纸等物祀神。将灯悬于土地祠前，在神像身上插花挂红，并雇请道士诵经，为神开光，祭祀神往毕，再由代表把祭品按户分送。街内的店户也会另备酒菜，用托盘捧到土地祠祭台上参神，鸣炮祝贺。大桥头边的土地庙，夜晚大放烟花，很多人前往参观。

浴佛又称灌佛，在古印度佛教中即为一种重要仪式，其源则在释迦降生的历史记载之中。据《过去现在因果经》卷一所记载，摩耶夫人怀胎临近产期之时，路经蓝毗尼园，行至无忧树下（亦称婆罗树或波罗叉树），诞生了悉达多太子，此时，难陀和优波难陀龙王（另一说有九龙）吐清净水，灌太子身。这一历史传说在古印度时即已流行，近代在印度鹿野苑和阿摩罗伐底出土的佛传雕刻，都有反映这种情景的构图。后世浴佛是在佛陀诞生之日举行。

这一天适逢中国农历四月初八，即为佛诞日。是日，各地佛教信徒均云集庙内，参加浴佛。在佛殿上，供奉着太子佛像，四众弟子顺序用小铜勺盛满香汤浴灌太子佛。在此前后还举行相关的法会，称为“浴佛节”。

南传佛教也非常重视这一节日。傣族全民族信仰南传佛教，过节时，他们无论男女老少，都在清晨到各个佛寺中敬佛、斋僧，举行送旧迎新的仪式，行浴佛礼，给佛像洒清水“洗尘”。而后便开始互相泼水，嬉笑追逐，进行放高升、赛龙舟、赶摆、丢包等活动，这就是著名的傣族泼水节(另有七女除魔的神话阐述泼水节的另一来历)。藏传佛教同样重视这一节日，称为“四月法会”，一般活动要延续好几天，包括诵经、跳欠（也称为跳布扎、跳法王舞、跳神等)、到各个佛殿拜佛等，而泼水的习俗，仅在年轻的小和尚之间进行。

女相观音约始于南北朝时期，盛于唐代以后。汉族民间妇女则最崇拜“送子观音”，凡祈求生育的妇女多对其焚香、燃烛。汉族民间庆祝观音诞的日子有多个：农历二月十九日是观音的生日，六月十九日是观音出家之日，九月十九日是观音成佛之日。

观音梵文的意译，是西方三圣之一，又是汉化佛教的四大菩萨之一。据《妙法莲华经》说，观音是大慈大悲的菩萨，如果人们遇难，只要喊他的名字，就会前来救助。汉族民间认为，观音能保护产育并能送子，而旧时妇女最重要的事是生产，因而，送子观音是旧时妇女——尤其是那些不孕妇女的护身符。

佛山民间十分重视观音诞，时间是的每年农历六月十九（慈航真人得道日)、九月十九（慈航真人升天日)。观音菩萨的诞期，诞期又称为“观音开库”，意为这一天观音会将福气等借出去，保佑信众子民们所要所求之事能达到心愿，到了九月份诞期或年尾时，要还愿。是日，各大寺庵凡供奉有观音的，都会举行隆重的活动。

关圣帝君为我国重要神祇之一，信徒颇众，全国各地关帝庙数以千计。每逢农历五月十三日关帝诞及其他节日，各地都有。关帝庙会，向关圣帝君进香祀奉、顶礼膜拜，官府也是如此。《中华全国风俗志·江苏六合》：“（五月）十三日乃关帝诞辰，官民祭享，演戏建醮，龙舟游舫如五日。”清许起《珊瑚舌雕谈摘抄》云：“关圣帝君，早载祀典，顺治元年沼建庙，岁以五月十三日遣官致祭。雍正三年，令天下郡县，春秋招神以太牢。”又传是日为关公单刀赴会日、关公磨刀日。

佛山祖庙始建于北宋元丰年间（1078—1085 年），当时的名称叫祖堂，其实就是北帝庙，当时珠三角地区多为水乡，水患多，而北帝恰是传说中治水的神，于是北帝作为佛山人的保护神被供奉起来。但在明代，祖庙遭到破坏。

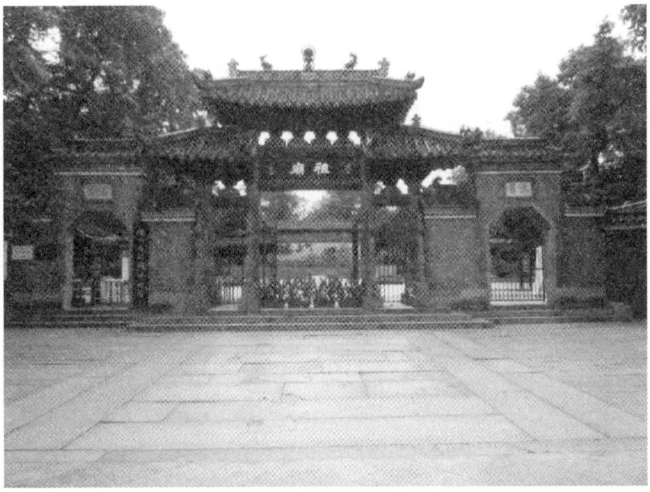

佛山祖庙

明代洪武五年（1372年），在乡人赵仲的带领下，祖庙正殿得到重建，从而成为祖庙最重要也是最早的建筑物。建筑采用宋代建筑法式，方正的殿堂，营选施用大量斗拱。如今站在正殿前，抬头望去，斗拱如燕尾般向左右分开支撑、叠起，使屋檐大幅度向外延伸，保护下面的柱子免受南方雨水的侵蚀。祖庙斗拱形体固实厚重，外观雄伟稳健，成为我国现存古建筑中仅有的宋式斗拱实例。

明朝正统十四年，明景泰皇帝将祖庙赐封为灵应祠并建了灵应牌坊。灵应牌坊是祖庙里的重要建筑，牌坊施工构建格外讲究。壮丽异常。自此，祖庙由民间祭祀之地成官方祭祀之地。1451年，成为官方祭祀之地的祖庙得到朝廷的支持扩建，塑北帝铜像。自此，祖庙初具规模。

第三节　环境变迁：祖庙扩建，城镇改造

1451年，成为官方祭祀之地的祖庙得到朝廷的支持扩建，塑北帝铜像。自此，祖庙初具规模。光绪二十五年，富裕的禅城人捐钱捐物对祖庙进行首次大修，祖庙至今仍保持着百年前的艺术建筑风貌。当时，各行各业人士都拿出自己最好的东西捐给祖庙，禅城当时手工最出名的石湾瓦也被放在了祖庙的屋脊上。

灵应牌坊是祖庙里的重要建筑，始建于明朝景泰二年（1451年），因明景泰皇帝将祖庙赐封为灵应祠。所以牌坊施工构建格外讲究。壮丽异

常。牌坊建筑为三楼三层式，威严耸立，檐柱间大量施用斗拱，飞檐叠翠，飘逸凌云。正面顶层正中有竖书“圣旨”二字匾。下层横书“圣域”“灵应”二字。背面顶层竖书“谕祭”二字匾。朱红的木结构映衬着贴金大字。配以绿色琉璃瓦上盖，使整座牌坊显得辉煌夺目，风骨凛然且结构极为坚固，曾经承受过12级的台风而安然无恙。锦香池位于灵应牌坊前，于明正德八年开凿。初为土池。清雍正年间改建为石池。池中有象征北帝的石雕龟蛇像。每一位到祖庙的游客都会往池中的石雕龟蛇像投硬币。据说，投中得越多则财运越好。三门是整座神庙的门面，建筑非常考究。面宽九开间，顶端有一条1米多高30米长的陶塑人物瓦脊，檐下是贴金木雕，中间是红色沙岩围墙并排配以3个进深为1米的圆拱门洞，下为石砌抬级，整个建筑壮丽威严。

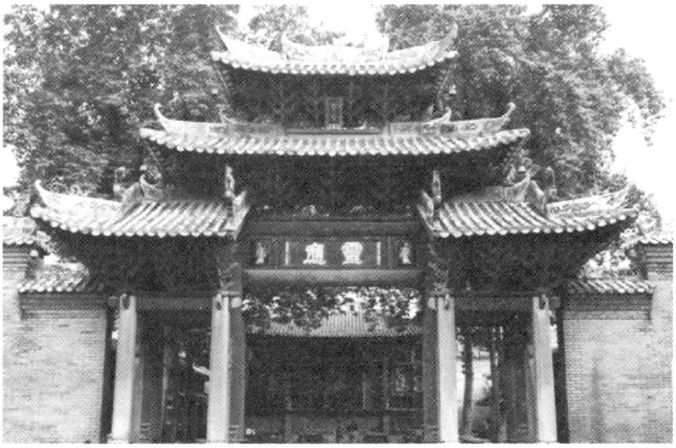

祖庙灵应牌坊

明清时期的城镇改造方面，成书于1924年的民国版《佛山忠义乡志》附有佛山在历史时期的详细测绘图却未注明测绘时间。由于广东省的测绘事业始于清同治年间（1862年），即为修编《大清一统舆图》而设立的广东舆图局。后至民国元年（1912年）又有广东陆军测量局，在1912—1914年前后测绘印制了大量地图。民国十五年（1926年）广东省地土厅成立，珠三角沙田区之外的土地均属地土厅管辖，旋即翻印了较多广东陆军测量局测绘的地图——现存于广州中山文献馆的大量相关地图都是在清末和民初这两个年代印制的，除此之外，1930年代之前广东再没有大规模的测绘活动，因此，可推断这份佛山地图的底稿是清末民初测绘。鉴于民国佛山的城市改造始于1929年中山桥的修建，且第一条新式马路中山路开通于1931年，之前或有改建、新建，但对佛山的整体空间形态影响有限，因此，可以认为这份地图大致反映了清末佛山的空间形态。

民国《佛山忠义乡志》中的这份测绘图被拆成五张衔接关系复杂的分图，笔者投入大量精力把五张分图重绘为一份整体的矢量电子文档后，发现清末佛山的城市形态肌理非常独特，之前所见的中国古代城市的肌理都无法与之相比，如果要寻找一个合适的比较对象，那么也许只有中世纪欧洲城市才可以与之相比拟。清末佛山的肌理呈现出非常有机的形态，其复杂程度远远超出了同为四大名镇之一的汉口或景德镇——后两者均为带形。

清末佛山南部的街区肌理中的空地十分引人注目，这些空地在空间尺度上与威尼斯或者西耶纳的城市广场较为接近，尤其清末佛山南部大致围绕一个形状类似西耶纳的坎波广场，但约大两倍的空地呈放射状的布局令人联想到典型的中世纪西欧城市——这些空地怎么形成的？难道具有与中世纪欧洲城市广场类似的功能？

据历史记载，佛山镇由多个村落演化而来，且由于佛山不是行政城市，明清时期佛山成为珠三角最繁华的商业城市之后，还被习惯性地称为“村”——明代嘉靖《南海县志》和清代康熙《南海县志》上都记载佛山有 15 村。同时，明清佛山分为多个“铺”，从明代景泰年间以来，佛山多以“铺”分区，至清末佛山发展为 28 铺。根据相关资料，确定了佛山 15 村中 13 个村的大致位置。

除“15 村”之说外，佛山镇的起源还有明代“九社”之说——“乡之旧社凡九处，称九社”，它们是“古洛社、宝山社、富里社、弼头社、六村社、细巷社、东头社、万寿社、报恩社”。有学者研究，佛山“九社”建立的时间大致在元末明初，社也是村的意思，不过比村的含义更广泛。由于“六村社”一社就包含了 6 个村，实际可能是 6 个村联合成的大村，因此所谓九社也是 15 个村。笔者根据掌握的资料确定了“九社”中 8 个社的大致位置——严格地说，是 8 个社坛的位置，社坛的位置不是一成不变的，在漫长的历史中发生迁移改建是正常的，其位置迁移大致以一村之内为界线，因此这 8 个社坛的位置比起 15 村的大致位置而言准确性较差。虽然空间位置并不算精确，但这 8 个社和 13 个村的大致分布足以告诉我们形成明代佛山的 15 村散布在清末佛山城市范围的各处，不是一个连续的整体——因此古人云“佛山商旅所聚，庐肆多于农田。然乡中隙地涌水环绕，时资灌溉，春畦碧浪、秋垄黄云，亦居然太平村落也”，显示形成佛山的明代各村落间的空隙一直残存到清末民初。

若真如此，那么这些空地就是佛山在发展过程中未能填满的原 15 村之间的空隙所留下的痕迹，是佛山城市内的负空间，在城市发展的过程中缺乏积极意义。

明代佛山15村和9社的分布似乎表明清末佛山的不少空地并非城市广场，因而不具备城市发展的核心地位，之所以产生类似中世纪欧洲有机城市的空间肌理是佛山城市发展的巧合。

解放前的佛山地方志现存有三套：清代乾隆年间、清代道光年间和民国初年三个时期的《佛山忠义乡志》。这三套地方志都详细记载了当时佛山各铺街道的名称，其中乾隆《佛山忠义乡志》记录的街道共有234条，通过多种相关资料的对照，至少192条街道可以在民国《佛山忠义乡志》佛山地图上找到。

根据192条街道的分布范围，可以大致确定乾隆年间的佛山城市范围。对照清末佛山各铺的地理范围，可以发现——虽然有42条街道未能在民国《佛山忠义乡志》佛山地图上找到，但是这些街道散布在20多个铺中，不可能集中分布，因此乾隆年间佛山镇的范围虽然略小于当时的真实范围，但还是能够反映佛山城市演化过程中的空间特征——原15个村落之间的空隙逐渐缩小，但大于清末时期的这些空隙；同时可以发现，乾隆时期的佛山沿汾江的城市区域已经比明代的汾水村大为扩展。这片位于佛山北部呈“T”形的城区是清代佛山的沿江商业区，与原佛山15村的地理范围关联不大，是在这15个村的范围之外随珠三角工商业贸易的发展生长出来的新城区。对乾隆年间佛山镇范围的研究进一步证明清末佛山不少类似广场的空地是原15个村落在佛山演变为城市后扩展融合所残留的痕迹。实际上，在民国《佛山忠义乡志》佛山地图的标注中，这些空地多数为水塘、园圃，并且往往用围墙和周边隔开，它们是佛山城市发展过程中的负空间，属于残留的农业用地，和欧洲的中世纪城市广场有着本质的区别。与明清佛山形成鲜明对照的是中世纪的意大利城市西耶纳由3个社区融合而成，原村落之间的空隙却形成了举世闻名的坎波广场——明清佛山与中世纪欧洲城市类似的城市空间肌理之后是东西方文明在社会、经济和文化过程的根本分野。

应该强调，明清佛山与中国历史上的各府县治城市不同，它从来不是一个政治性的城市，而是随工商业发展而从村落自然演化形成的，因此其城市形态缺乏来自上层建筑的直接控制，民间自发性主导了其历史演进过程——古代中国多数城市的平面布局显示为“宇宙模式与有机体模式折衷”，意指古代中国城市形态同时反映了匠人营国制度（反映宇宙模式）和管子营国思想（反映有机体模式），“宇宙模式的影响使城市具有方格网布局的倾向，有机体模式则在方格网内外生长”，但明清佛山的平面布局明显不受匠人营国制度影响：没有城墙、没有轴线、虽局部有格网状街道体系但并不具备方格网布局的倾向；从未有过整体规划，缺乏控制城市空间全局的重要建筑；通常与“宇宙模式”相联系的封建政权机构在明清佛山城市空间中的地位很不重要，这些衙署既不在几何坐标上有着突出的位置，也不在社会结构中占据重要的地位，例如清代佛山的四个衙署——广州同知署、五斗口巡司署、游击署和千总署中，除了千总署因在“雍正元年毁（彩阳堂铺）天主堂建”而位于佛山中部之外，其他衙署在镇区的偏远地带，而五斗口巡司署甚至迁移多次，“皆就民舍，以居无定所”。

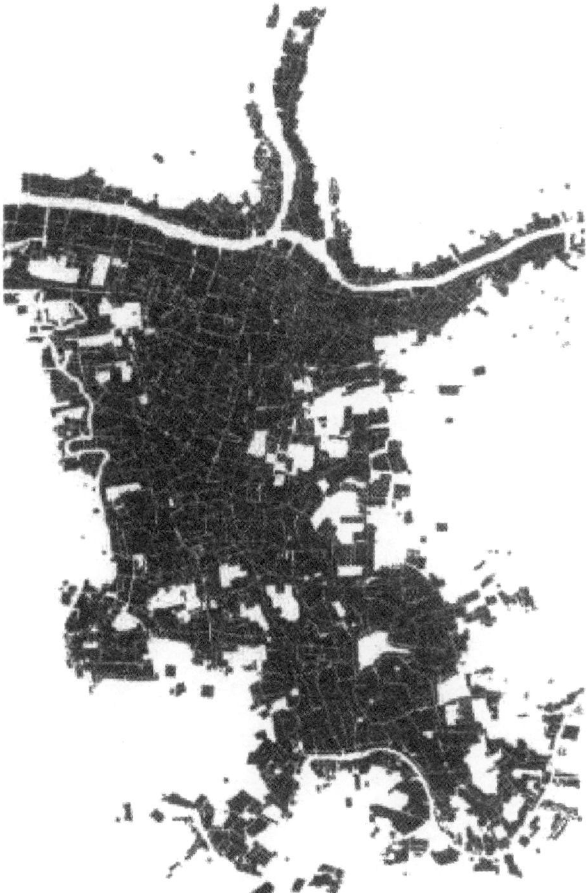

清末佛山城市肌理

明清佛山的城市空间形态并非孤例。明清时期珠江三角洲的大型市镇有多组团形、团块形和带形三种主要模式，其中佛山属于多组团形。与佛山类似，位居清代广东“四大镇”之一的顺德陈村也是多组团形的典型案例。这三种类型的城镇作为明清时期珠三角以“市镇化”为特征的城市化进程的代表，其空间形态都属于完全的有机体模式——它们暗合了“因天材，就地利”的管子营国思想，远离了我们通常认识中国古代城市形态的“宇宙模式”主线，扩展了中国古代城市形态研究的视野。

明清佛山的城市形态进一步表明古代中国的城市体形态绝非“匠人营国制度”一语所能概括，而是具有多样性的特征，我们应该深入研究更多的历史城市才能全面地认知古代中国的城市形态

第四节　运动养生：武术之乡

明朝初年，佛山武术已经非常兴旺。到清末民初，佛山武术发展到鼎盛时期，诞生了一批有国际影响的武林英豪和武术流派，如现在世界上广泛流行的蔡李佛拳、咏春拳、洪拳等。

在清代，广东实际上已经成为南派武术的中心。清中叶前，以洪、刘、蔡、李、莫五大名拳影响最大，但到清末，蔡李佛拳取代了五大名拳的地位，成为广东最大的流派，其中佛山起到了重要的作用。张炎于咸丰元年（1851 年）在佛山创办鸿胜馆，传徒陈盛、雷灿、黄宽、张三炳、李恩、谭立、黄四、阮懈等人，其中陈盛在佛山继任馆主，鸿胜馆成员逾万，成为当时中国最大的武馆。雷灿先后在广州、香港设馆，其门徒谭三，与北派拳师顾汝章易徒而教，人称“南拳北腿”，名满羊城。后将设在小北的鸿胜馆改为“北胜馆”，“北胜”自始成为一大流派。李恩在广州成立省港鸿胜馆，其规模在广州也一时无两。谭立在四邑设立多家鸿胜馆，影响很大。阮懈在香港设馆，其门人众多，至今在美国仍有传人设馆。在蔡李佛的三大流派——雄胜、鸿胜、北胜中，两派源自佛山，影响也最大。

咏春拳也是在清末传入佛山后始得发扬光大的。咏春拳始创于何地何人尚待考证，但“显”于梁赞是绝无争议的。而今流行于世界各地的咏春拳，都传自佛山。

洪拳作为五大名拳之首，至清末已日渐式微。黄飞鸿、林世荣师徒对洪拳的振兴以至流传功不可没。黄飞鸿自幼在佛山继承家传，又拜林福成为师，成为洪拳大家。后来，黄飞鸿在广州开设武馆和宝芝林医馆，授徒凌云阶、梁宽、卖鱼灿、陈锦泉、帅老郁、帅老彦、陆正刚、林世荣、镜洲及继室莫桂兰等。林世荣是黄飞鸿最有成就德弟子，他广为授徒，使“工字伏虎拳”“虎鹤双形拳”“铁线拳”“五郎八卦棍”在省港佛广为流传，现世界各地流传的洪拳，也多为黄飞鸿、林世荣一脉。

一、蔡李佛拳

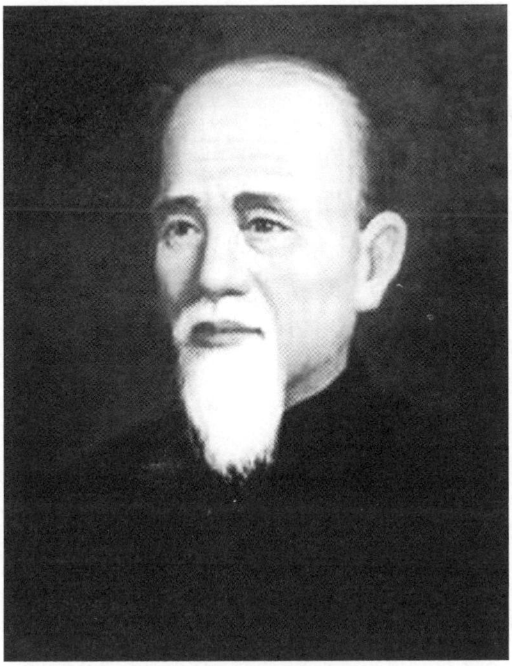

蔡李佛拳鼻祖陈享

“蔡李佛拳”是南拳优秀拳种之一。它套路繁多，内容丰富，手法着重攻防配合，步法灵活而稳健，发劲刚中带柔，讲究发声与动作的配合，要求发声以助威，发声以助势。动作舒展大方，拳路气势磅礴。蔡李佛拳的起源，顾名思义，这门拳法是由三家拳法合成的。不过，这个蔡不是指当年广东省的洪、刘、蔡、李、莫五大名拳的“蔡”。五大名拳的创始人，是福建省少林寺至善禅师的高徒。那个“蔡”是指广东番禺县人蔡展光。而蔡李佛拳的“蔡”，却是指广东省罗浮山白鹤观的蔡福，另外，“佛”也不是指当代还流传的南拳“佛家”的“佛”，而只是用来代表独杖和尚拳法的。蔡李佛拳的创始人是陈享，别字典英，广东省新会县京梅乡人。陈享创编的蔡李佛拳共四十九套，高级拳二十九套。高级拳的套路分别以龙、蛇、虎、豹、鹤、象、马、猴、彪等命名的共十套，还有龙虎拳、虎豹拳、五形拳、十形拳、独脚拳、佛掌以及带有“八卦”两字套路等。在手法内容上，高、中、初级拳均含三家手法，而其中初级拳又以李家拳手法为主。

二、咏春拳

咏春拳，少林嫡传武技之一。关于咏春拳的起源，大致有几种说法，就不一一说明了。此拳主要手型为凤眼拳、柳叶掌，拳术套路主要有小念头、寻桥和标指3套拳及木人桩。基本手法以三傍手为主，还有挫手、撩手、破排手、沉桥、粘打。主要步型有四平马、三字马、追马、跪马、独立步等。它是一种集内家拳法和近打于一身的拳术。它立足于实战，具有招式多变、运用灵活、出拳弹性，短桥窄马，擅发寸劲为主要特点，以大闪侧，小俯仰，耕拦摊膀，摸荡捋，审势记牢，曲手留中的手法，以搭、截、沉、标、膀、腕指、黏、摸、熨荡、偷、漏和“二字钳阳马”的身形步法为标志。凭借手桥肌肤灵敏的感觉，发挥寸劲力量的内家拳法。以下是咏春拳特点逐项陈述：

（一）理论和心法

1. 中线理论：中线者由人体头顶至尾闾（尾龙骨）之线。若将敌我之中线连接便成一个中线平面。若配合（朝面追形）我们在进攻和防守方面的技巧是绝对有利的。在进攻方面我们沿着中线配合（朝面追形）向敌方中线攻击，这是敌我最短之距离；同等拳速，拳轨近者当然较快击中。再者我们若向敌方左或右攻击，对方很容易卸去我们之力。但若我们向敌方中线攻击，对方则甚难卸力，而且受力较重。在防守方面我们守中线，配合（朝面追形）及沿着中线平面以分水方法去消解，这也是消法之最短行轨。

2. 朝面追形：与对方朝正面对面者为“朝面”。若不能“朝面”（如对方面向其他方向）我们之面沿着中线平面追望对方中线之形者是为“追形”。咏春对敌时尽可能是正面朝敌的。不论敌方环绕着我走向任何方向，我们必定朝面追形向着敌方。其好处如下：（1）防守方面：简化敌人向我们进攻的来向。因为正面之攻击，敌人向我们进攻之来向只限于九路。九路者即左上、左中、左下、中上、中中、中下、右上、右中、右下。因此我们对敌人来势较易捉摸。（2）进攻方面：配合中线理论，我们较易击中目标且敌人受力较重。（3）出手快而影小：双手能同时到达敌人，所以出手时不用转动肩头，因此出手之影（先兆）会很少，而且左右手很易互相兼顾。

3. 埋踭理论：咏春出手或防守大多数是手踭紧贴着中线平面的。好处如下：（1）巧方面：可抢中线以达最短距离和最重之攻击。（2）守方面：一方面埋踭本身已保护身体若干重要部分，另一方面守中线以达最短距离之防守。

4. 收踭理论：咏春出手后（不论是攻或守），手和手臂均不再蓄力，手踭屈曲是为收踭。这样除了有利自己同一双手能立刻再作攻击外，在防守方面使敌方难以取我们之关节且守位方面亦会较紧密。

5. “来留去送”心法：“来留”者对方向我击来之手法，我们除了消外最好尽可能将其留住，以便利用咏春桥手相接之感觉将其控制。“去送”者，当敌方强力向我们击来，我们利用手法，把击来之方向改变，令其攻击不能击中我们，若可能我们应当再加力顺其势向改变后的方向送去，令敌方失势或招式用老。

6. “甩手直冲”心法：“甩手”者是当对方突然将与我相接之桥手撤去（不论向任何方面）。每当对方“甩手”，我们应以第一时间发招冲出直攻敌方为之“直冲”。“来留去送”和“甩手直冲”心法，是从黏手练习锻炼出来的。

7. 守攻同期：当我们消对方之攻击时，在可能范围内我们应同一时期发招攻向对手，这样将会由被动变主动而达到后发制人。

8. 其他辅助心法：（1）不消“过笼”（过头）：咏春消手以能消对方来手而不超过防守所需范围为原则。对方来手若不可能击中我们，我们则不需要运用任何消法。不消“过笼”可以减少气力和时间的消耗。消后反击敌当会更快。（2）不“追手”：“追手”者，离开防守所需范围来追着去接触对方桥手也。咏春拳长于桥手相接后之感觉和反应。所以初学咏春拳者很容易下意识地犯“追手”的错误。若敌桥手不在我之防守范围内，我们不要追着去接触其他桥手，反之应该趁机向敌攻击以求击敌。若对方用桥手消我们之攻击，我们便达到接触对方桥手之目的；这是“寻桥”方法之一。（3）不“冲身”：咏春出手（攻或防）、马步上落和转变都要以维持重心为原则。尽量减少被对方借力机会而至“失形”。“失形”，即失去重心而不能保持对敌之平衡状态也。（4）不需借助位置而发力：咏春拳的“攻”与“守”皆以能锻炼到从任何位置都可以发力为原则。换句话说，无论手在何处皆能发力，不重新消对方来手或向对方攻击而不需要将手收回或提高至某一位置来帮助发力。

（二）寸劲

咏春拳用作攻防之劲力，亦称“弹劲”或“短劲”：这是一种短暂而有爆发性和能于短距离（约两寸）内发出杀伤力击敌之劲力。“寸劲”是从小念头，来源于扯空拳及打沙包等锻炼。

（三）黏手练习

其目的是：（1）锻炼与敌方桥手接触后之感觉和反应。（2）锻炼制造和寻找敌方之空隙。(3)锻炼双手之左右兼顾和一心二用。(4)锻炼咏春拳心法如“来留去送”“甩手直冲”“不消过笼”“不追手”等等。(5)练习攻、防手法与组合。(6)练习手法与马步之配合。感觉者乃是当双方桥手相接后，对方有没有破绽和空隙，对方力度之方向和转变如何，以及对方之攻击和防守中有没有破绽等所有“资料”的体会。咏春拳特别注重感觉和反应。我们认为用眼吸收后而发出之反应是较桥手相接后感觉之反应慢。因为从眼看到要经神经线传上大脑，然后大脑才下命令去作适当反应。然而桥手相接之感觉反应乃是走捷径的经由脊骨神经而发出的，所以反应较快。经过适当锻炼后桥手相接之感觉和反应当会达到。咏春之马步，是练功夫最重要的基础，各种拳术对马步的动作要求有所不同，作用也不相同。短打拳术的马步有：外钳阳马、内钳阳马、二趾钳阳，三角(藏三脚)钳阳马、吊提马、单蝶马、双蝶马等。

三、洪拳

洪家拳，南拳拳种之一。俗称洪拳，相传已有300多年的发展历史，在广东流传甚广，是广东洪、刘、蔡、李、莫五大名拳之首，被南派武术界公认为南拳中之精华，其流传区域亦广，如四川、湖北、湖南、广西、陕西等地，在香港、澳门、澳洲、美国、加拿大及东南亚一些国家和地区也颇有影响。据说系清代民间秘密结社，洪门假托少林所传习的一种拳术。洪门相传创于清康熙十三年(1674年)。另传起于清顺治十八年(1661年)，明将郑成功在台湾创立的“金台山”，该组织以明太祖朱元璋年号“洪武”的“洪”字立门，故称洪门。推行与从事洪拳练习，以练习武艺为名，发展组织，宣传反清复明思想。此说尚未得到可靠证实。湖北洪拳，假托宋太祖所创，根据传闻“赵匡胤三十二手定天下”之说，其拳名义溯“手”字命名，如：总手、封手、金刚手等，此拳由于受武当影响，还出现了九宫手、老君堂等套路。洪拳气势刚猛、劲道十足而又十分实用，因此作为南拳代表，目前国家规定比赛用之“南拳套路”很大一部分之架势拳路，就来自洪拳拳套。

洪拳是以龙、虎、狮、豹、蛇、鹤、象、马、猴、彪的象形与特性结合武术技法创编而成。有单形拳术，如龙拳、虎拳等；亦有混合形拳术，如虎鹤双形拳、五形拳、十形拳等。其风格特点是：手法丰富，腿法较少，步稳势烈，硬桥硬马，刚劲有力，以气催力，以声助威。湖北洪门拳劲刚势猛，故有“洪门一头牛，打死不回头”之说。四川洪门拳还有南北两派之分。南派要求形、意、气、力、声的高度统一，主张以力服人，以威取胜，硬打直上，劲透过身，刚劲有力；北派拳势舒展，招式清晰，四平大马，扁侧进击，闪展灵活，发劲含蓄，拳势威猛，刚劲有力。

洪拳的拳械套路多而杂，其主要徒手套路有：龙拳、虎拳、豹拳、狮拳、象拳、马拳、猴拳、鹤拳、蛇拳、彪拳、虎鹤双形拳、五形拳、十形拳、铁线拳、闯少林拳、铁功三线拳、叠掌、洪门拳、青龙手、武松手、白虎捶、子午捶、大洪捶等。主要器械套路有：单头棍、双头棍、铁包金棍、七点半棍、十点半棍、八封棍、二十四枪头棍、海底藏针棍、十七连枪棍、十八连棍、平西棍、飞龙棍、桥梁棍、中栏棍、洪家伏虎凳、青龙刀、洪家二龙刀、大斩四门刀、关刀、大刀、双龙拐、洪家双刀、雪花盖项双刀等。主要对练套路有：十二连拳、六合棍对练、棒对练、棒对凳等。

该拳要求身正步稳，下盘沉实。手型有拳、掌、指、爪、勾、鹤顶手等。手法中有沉桥、圈桥、封桥、冲拳、插掌等。步型以四平马为主，还有三角马、子午马，吊马和熙城步等。身型要求含胸、立腰、收腹、敛臀、沉肩、垂肘、沉桥坐步。发力时要求蹬腿、扣膝、合胯、转腰，先蓄后发，猛力出击。有时还因势发声，以声助威。

洪拳目前在广东省各市、县、区均有流传，尤以湛江、花县、广州、佛山、南海、顺德较为广泛。世有“只要有祠堂，就会有狮子、洪拳”之说。在湖北省武汉和汉阳、黄陂等县是重点，各市县均有流传。浙江、山西、四川、广西的部分市县亦有洪拳流传。

佛山的少林洪拳与其他拳派一样，在历史的波涛中不断冲刷，由于种种原因，一度濒于失传的困境，除了周边的乡村有太公祠堂的还有维持，城区中除了梁细苏门下的彭南一脉在传授永春拳同时还在推广洪拳之外，老拳师多以抱拳自叹。在佛山黄飞鸿纪念馆开幕之后，一股推广黄飞鸿拳术、弘扬少林洪拳的热潮正在复兴。洪家著名的三套套路：

工字伏虎拳——修改十八罗汉拳而成，路线成工字形。为洪家母形拳（初级拳套路），学习扎马、桥手、及内功基础。

铁线拳——铁桥三所传。属短桥窄马近身贴战的武术。铁线拳主练内功，“外练筋骨皮，内练一口气”的实践套路。

虎鹤双形拳——修改自五形拳而成，属应用套路。

四、武林名家

多数武术门派都注重发展跌打医药，比较有代表性的门派有洪拳、蔡李佛拳、咏春拳。许多武术大师也是医家。在佛山从事武医跌打的代表性从物有黄飞鸿、梁赞、黄敏修、李才干、梁然光、李广海等。

黄飞鸿在广州开设“黄飞鸿武术馆”与“宝芝林”近40年来，所传弟子遍及全省，深入民间，流传中国香港、澳门、台湾等地和美国、加拿大、澳大利亚及东南亚一带国家和地区，其传承者以武医结合的武术馆、武术学校、养生馆等形式对黄飞鸿武医的传承与发展起着积极的推动作用。

梁赞（1826—1901），又名梁德荣，广东鹤山古劳村东便坊人，外号“西海老虎”。梁赞随父亲在佛山筷子街经营“赞生堂”药店，兼医铁打，深得病家称道，人们惯称他为“佛山赞先生”。

黄敏修是佛山本地人，清代末年，在石湾睦坊开一间跌打医馆，拿手本领是专医跌打断骨。他行医一生，医治好的伤者不计其数，故有“再世华佗”的美称。民间曾有他为秘鲁国的公主接驳断骨的故事。

李才干（1833—1933），李氏骨科的奠基人。他爱学武术，身体强壮，臂力过人，精于筋伤、断骨、刀枪弹伤、烧伤烫伤等医术，在佛山平政桥沙涌坊开设医馆。李医师执业数十年，名声远播，他恪守高尚医德，有求必应，扶困助人。他的儿子李广海、孙子李家强、家达、家刚、家裕，曾孙国韶、国准、国理等，都继承了祖业，成为有名的医生。

刘凤翔（1859—1938），南海官窑厚村人。从事武术之人多为民间，从官者甚少，而南海官窑刘凤翔是为官的代表。据厚村族谱得悉：刘凤翔名岐绍。清光绪年间壬午武科举人、甲午武科进士、二甲第三名钦点花翎侍卫，乾清门行走。光绪四年任奉旨游击补用梧州三江缉捕统领，署理六路后营右龙游府，历任潮州海门营参府，嘉称武功将军。刘凤翔生得腰圆膀宽，身高1.9米，体重90余千克，力大无穷，能舞弄与他同等重量的大关刀。据闻，黄飞鸿曾拜其为师。其为官清廉，时为乡民造福，曾献田一百亩于广州慈善机构。又与官窑小江村乡贤黄梓林于1898年合作建一善堂于官窑，取名同人善堂。当时善堂内设有免费行医，并对穷人施米施药，使贫困者获得救济。民国四年（1915年），洪水冲缺官窑马步头，南海县知事陈嵩礼邀聘刘凤翔为治水灾总理，治水卓有成效。他曾娶七妻妾，仅生一子，七岁时因病夭折。后在族兄中过继一子，现有后裔居国外。1938年，刘凤翔因病卒于广州。

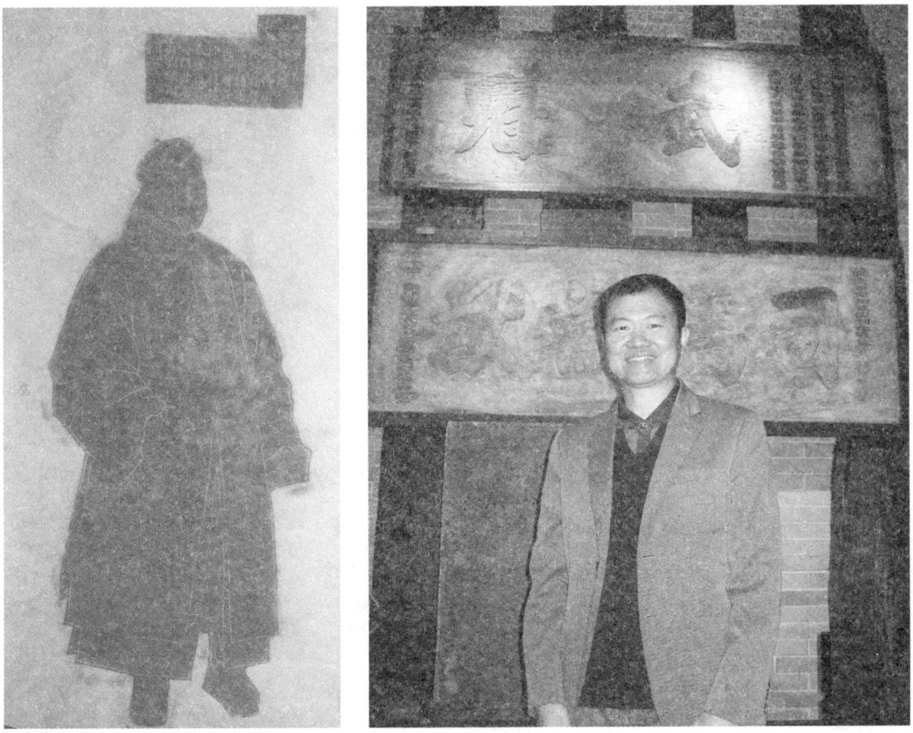

本书主编刘继洪与刘凤翔为同宗族人，在南海博物馆内藏的刘凤翔“武魁”牌匾前留影

第五节　艺术娱乐：岭南书画文学蓬勃

文史方面明代有史志家冼宝干、梁经、陈士兴、李孝问、李待问。清代有文词家陈炎宗、吴荣光、霍士超、李可藩、冼能祖、吴济运、任元梓、任元亨、马信道；诗画家梁霭如、梁九图、梁九章、诗人梁九昌、吴弥光、潘衍桐、程可辛、戴其芬；书法家杨荣照、梁宏谏；小说家吴趼人等，均著有史、文、诗集，部分著作存留。其中吴沃尧的小说《二十年目睹之怪现状》清光绪二十九年（1903 年）发表于由梁启超在日本横滨主编的《新小说》上，以后陆续发表《痛史》《电术奇谈》等著作。清宣统一年（1909 年），出版单行本《最近社会龌龊史》，文章笔锋犀利，针砭时弊，震动文坛。清末至民国，佛山的诗词、街对的创作颇盛。较著名的诗社有清光绪三十四年崇正社学文会堂戴其芬组织的“春秋吟社”；民国三年（1914 年），朝市街陆沈园木兰堂主吴荃选为社长的“龙塘诗社”（又称为石龙诗社，有社员 40 余人，著有《汾江酬唱集》三卷）；而成立

于20世纪20年代初，以诗文、街对、灯谜见长的“文社”则以创作以针砭时弊为主题的七字街对最有特色；还有20世纪30年代初，由张云、张谷、李桥组织的“东山诗社”等。

佛山籍画家最早见于画史者是南海的林良，他是明初的宫廷画家，善画禽鸟，笔势豪放，当时已流传“林良吕纪，天下无比”的画谚，广州美术馆藏有他的《秋树聚禽图》，故宫博物馆藏有他的《锦鸡图》。清代画家李魁，原是新会人，但长住佛山，以卖画为主，他的山水画独具一格，广州美术馆藏有他的《山水册》等作品。近代画家有刘颐康，原籍东莞，善画鱼类人像，辛亥革命后在佛山创设新华画院教画。岭南画派佛山之传播者黄少强，是高奇峰、高剑父入室弟子，他的画以反映民间疾苦，揭露社会黑暗为主，抗战时期作画宣传抗日救国。民国十六年，岭南画派名家高剑父，创办佛山美术学院，虽只办一年然而影响颇为深远。抗日战争时期，陈凝丹、梁达等画家在佛山积极参加抗日救亡活动，创作以抗战为题材的国画，曾与黄少强作品在中山公园民众教育馆展出。

岭南画派是本世纪初首先从广东兴起，以岭南三杰为代表，主张吸取古今中外尤其是西方绘画艺术之长以改造传统国画，使之朝着现代化、民族化、大众化方向发展，而提高审美教育效能的一个在国内外有影响的美术流派。其表现形式是折衷中西，融汇古今；最终目的则是通过艺术美的陶冶以“改造国魂”。

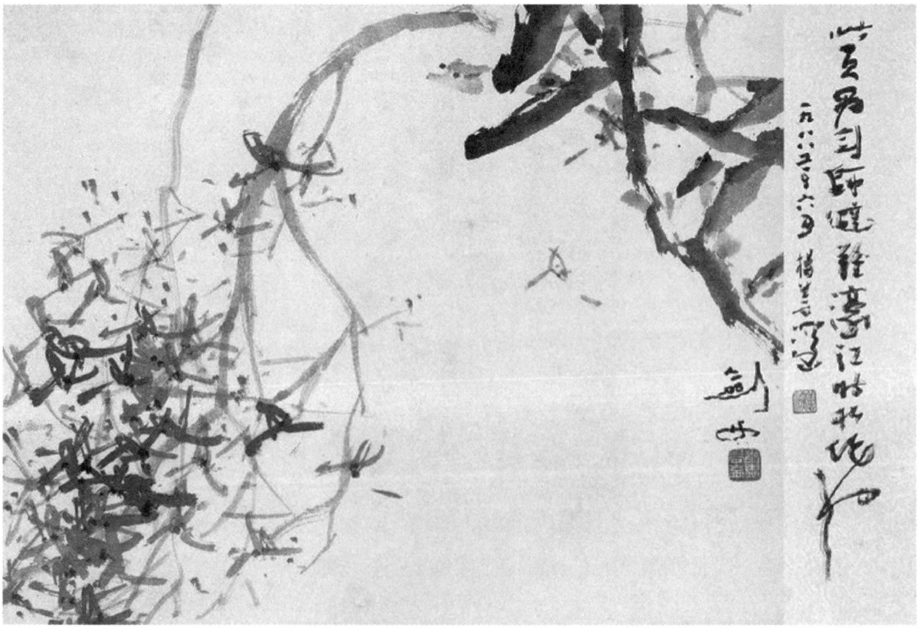

高剑父作品

佛山木版年画是我国华南地区著名的民间木版年画，始于明永乐年间，以清乾隆、嘉庆至抗日战争前为盛。有原画、木印工笔3种，大多是门画，主要作品有各类门神、神像以及年画等。佛山门画线条刚劲、粗放、简练，用色多大红、桔红、黄、绿等，具有南方特色。

一、养生机理

（一）书画可调血气、通经脉

宋代陆游有“病体为之轻，一笑玩笔砚”之名句。写字作画必须集中精力，心正气和灵活自如地运用手、腕、肘、臂，从而调动全身的气和力，这样很自然地通融全身血气，身体内气血畅达、五脏和谐、百脉疏通，使体内各部分功能得到调整，大脑神经兴奋和抑制得到平衡，精力自然旺盛。毛泽东同志日理万机，但是只要有空闲时间，他就练习书法，他说：“练书法是很好的休息，是积极的消遣娱乐，是养神健脑健身之法。”

（二）书画活动可以静心宁神，使心理达到平衡

书画作者在创作过程中往往注意力高度集中在构思上，运笔时呼吸与笔画的运行自然地协调配合，形成了精神、动作、呼吸三者的和谐统一关系，对人的身心健康、神经系统和心肺等脏腑均能起到调节作用。古人常说“书为心画”，所谓心画就是指一种精神境界。作画习书必须用意念控制手中之笔，“用心不杂，乃是人神要路”。绝虑凝神，志趣高雅。便能以“静”制“动”，消除紧张，变得遇事沉着。

（三）创作是一个培养高尚情操的理想行为

在书画创作中体现出来的高尚情操古人称为“书卷气”。这种书卷气又使书画娱乐的境界提高，从而增强了书画养生中的智慧含量和解郁力量。

（四）书画也是一种防病、治病的手段

在心理方面，楷书能除烦，隶书使人恬静，行草使人激情，所以，有人称书法是纸上进行的气功和太极拳。写字要求凝神静虑，集中精力，心平气和，意沉丹田，气运形体，灵活自如地运动手、腕、臂以至全身，所谓“以通身之功之力而用之”，这就会自然地通融全身的气血，使体内各部功能得到柔和的调整，促进血液循环和新陈代谢。

二、养生要领

习书作画要头部端正，两肩平齐，胸张背直，两脚平放，这样才能使全身松紧有度，才能在书画时养成良好的习惯，也不至于太疲倦。古人就有“肩欲其平”“身欲其正，两手如抱婴儿”“两足如踏马镫”的严格要求。

作为一种养生方法来习字绘画，要有规律地进行，最好是有一个时间表来规划，坚持下来，才能既达到书画技艺方面的提高，又有养生延年方面的收获。

作书绘画必须要有平静的心态。烦躁激动都难以入静，起不到养生的效果。中国书画都特别注重追求意、气、神。意指意境，气指气势，神指神韵。既要求书画时要静息宁神，精神专注，也要求全神贯注于笔端，令作品体现出自身的气势和神韵。习书时心要完全静下来，排除一切杂念，思想高度集中。

第六节　医药卫生：岭南成药发祥地，名医辈出

佛山武术伴随着黄飞鸿、叶问等名字家喻户晓，“岭南成药发祥地”的美誉也早已成佛山的一张城市名片。保济丸、甘和茶、冯了性跌打风湿酒、李广海跌打祛风膏……这些本土中成药市民耳熟能详。

佛山，因其特殊的地理位置与历史原因，成为“岭南成药发祥地”，见证了中国成药业的源起、盛衰与兴替。

（一）起源

佛山中成药的发展源远流长，其制药之始可溯源至葛仙云游丹灶炼丹。葛洪是晋朝著名的道教学者、炼丹家、医药学家，是预防医学的倡导者，著有《肘后备急方》，书中最早记载了一些传染病如天花、恙虫病等症候及诊治。据南海丹灶镇旧陈氏族谱所载和父老相传，丹灶大仙岗所在地，于千年前，河道交错，四处丘陵。据史书载，葛洪与鲍姑曾结庐丹灶，架炉炼丹，留下一段佳话。其炼丹之地原名“金峰岗”，因葛洪遗下一只炼丹“仙钵”，后来人们都改称此地为“仙岗”（现丹灶镇仙岗村，仙钵现仍存于村内）。明代万历年间，经地方大族奏请，朝廷把仙岗所属辖镇由珍丰市更名为丹灶镇。

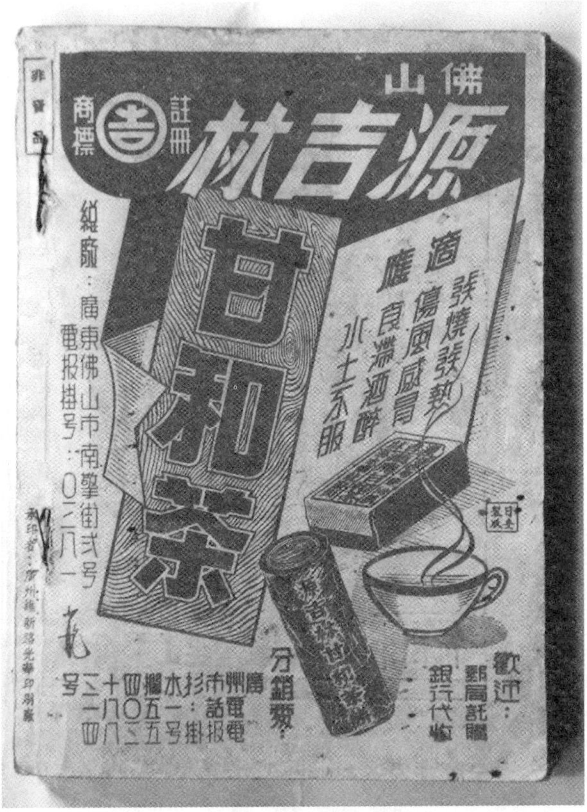

当时的甘和茶广告

古代佛山水道众多，码头港口不计其数，宋代时期贸易已繁盛。宋代佛山铸造业闻名天下，陶瓷业也在宋代得到飞速的发展，并出现了一定规模的海外贸易。宋代靖康之乱至明初，中原大地战火频繁，人们纷纷南迁。地处岭南一隅的佛山镇因较为安稳的时局，手工业的发展，贸易的兴盛等原因，吸引了许多劳动者前来谋生。诸多富户亦选择佛山镇定居，进一步刺激了时属南海的佛山镇的发展。

佛山早期的化学工业发达，为成药业发展提供有利条件，如制药用的线丹（四氧化三铅），密陀憎（一氧化铅），三仙丹或称红粉（氧化汞），银朱（硫化汞）等化工产品，能够就地解决。佛山药材业也较兴盛，《广州文史资料》记载：“西土药重点原在佛山，1860 年后才逐步转移到广州。”许多名贵药材也由于商贸的便利，在佛山都较为容易采购得到。这样为成药方剂的制作提供了足够的条件。

（二）崛起——明清老字号的传奇

自明代起，佛山成为南方商品的集散地。因手工业和商业兴旺，交通方便，人口众多，被称为中国“四大名镇”之一。广大手工业工人和小商贩以及数以千计的客商，由于种种客观条件所限，求医问药费时费事，多有不便。中成药则以其药效明确，适应性强，适用面广，疗效可靠，保存携带及服用方便安全等优点，有针对性地解决了人民群众的就医问题，很快就为人们所信任和乐用。庞大的人口基础，便利的原料采购及贸易渠道，加之民众自古便有养生保健的风气，为各医家及药商在佛山的立足及发展提供了广阔的舞台。

佛山梁仲弘蜡丸馆创建于明万历元年（1573 年），比陈李济早 20 多年，比胡庆馀堂早 300 多年，是中国中成药最老店号之一。明清时期佛山成药行业各字号如雨后春笋般涌现，一个个经典名方横空而出。其时成药行业从业人员达数千之众，字号逾百家，产品逾千种。其影响力远至港澳、东南亚以及海外华人地区。梁仲弘、冯了性、马百良、李众胜堂、源吉林等字号，及其经典方剂如抱龙丸、冯了性风湿跌打酒、保济丸、儿科七厘散、蛇胆散、甘和茶、大活络丸、少林真传跌打止痛膏等虽历百年仍畅旺不衰。

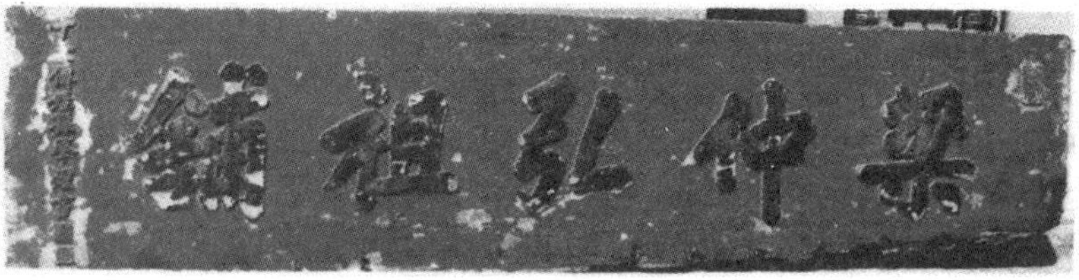

梁仲弘祖铺匾额

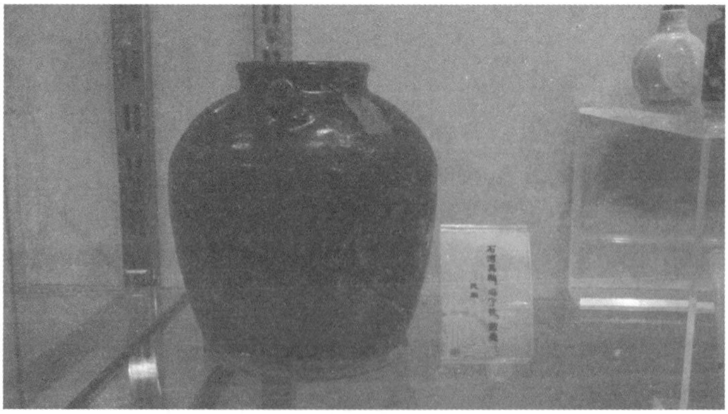

冯了性药壶

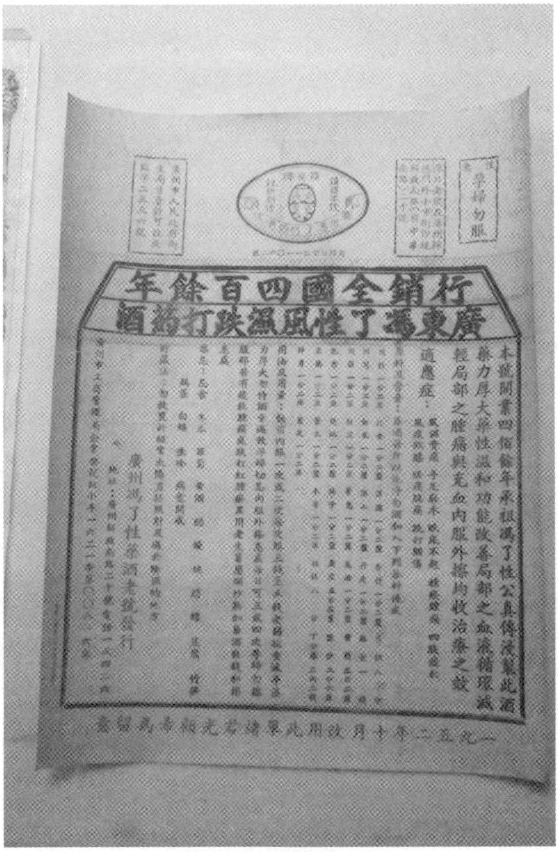

冯了性风湿跌打药酒广告

自 1974 年 3 月开始，经过长达 4 年的悉心钻研，冯了性公司于 1977 年成功研制出 480 型蜜丸蜡壳装封机，填补了我国中药蜜丸包装机械化的空白，研究出一种抗寒蜡壳新配方用于封装，“蜡丸自动制壳装封机”是冯了性首创的生产技术，通过现代化机械生产一步完成，成功攻克了限制抱龙丸发展的难题。

（三）相辅——与佛山武术的关系

武术与成药的发展息息相关。佛山清代时武术极为兴盛，当时粤剧、狮艺逐渐形成，拳脚刀枪你来我往，跌打损伤时有发生。因此医生实践机会甚多，相关的医与药应运而生，各种特色验方名药也相继出现。佛山历来亦武亦医的名家不在少数，如咏春宗师梁赞开设有医馆赞生堂，洪拳一代宗师黄飞鸿开设医馆宝芝林，佛山鸿胜武馆亦有自创跌打药方，又如跌打名医梁财信、李广海等均有一定的武术根底。因此形成佛山中成药特点，以跌打类成药最为突出。

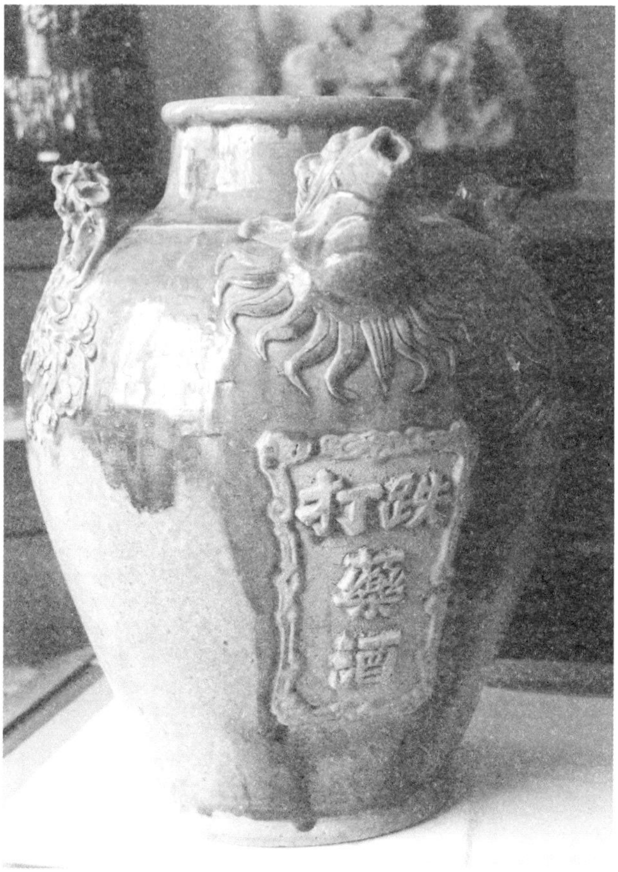

跌打药酒瓶

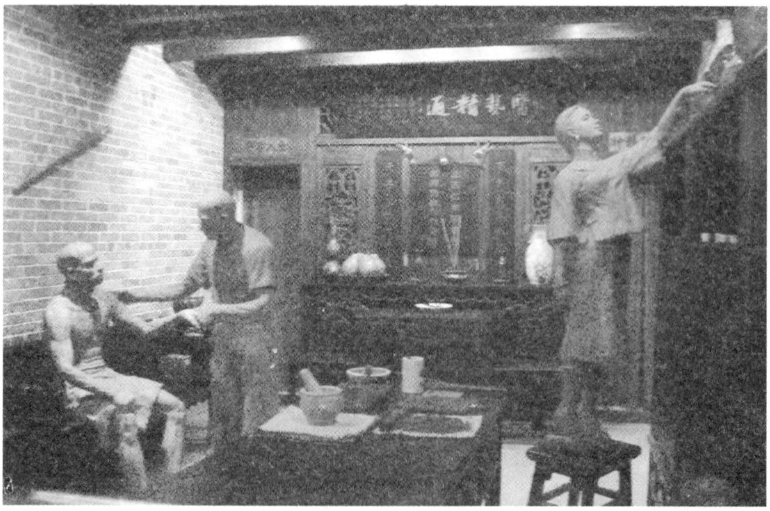

宝芝林医馆复原场景

清末民初，佛山的武术氛围极为浓厚。佛山应运涌现出一批伤科名医，这也是为何佛山伤科药物兴盛、而今天的佛山市中医院骨伤科鼎立全国中医骨伤科的原因所在，因为传承了几百年历史。李广海便是其中一位，被誉为“伤科泰斗”“跌打圣医”的李广海在医学界骨伤科有着崇高的地位，同时他所创制的“伤科跌打丸”乃佛药名方，新中国成立后划归到佛山制药一厂（冯了性药业有限公司前身）生产，其中“李广海跌打丸”正式改名为“伤科跌打丸”，至今仍在生产销售，是伤科名药。

19 世纪初至民国末期，佛山澜石有一间诊所十分兴旺，省内外许多骨伤科患者慕名前来求医，这就是远近闻名的梁财信医馆，其跌打名药持续销售至今。梁财信医馆以医治跌打金疮疗效显著而声名远播，以至于当时佛山有“梁财信驳骨，鸡脚换鸭脚”之俗谚。

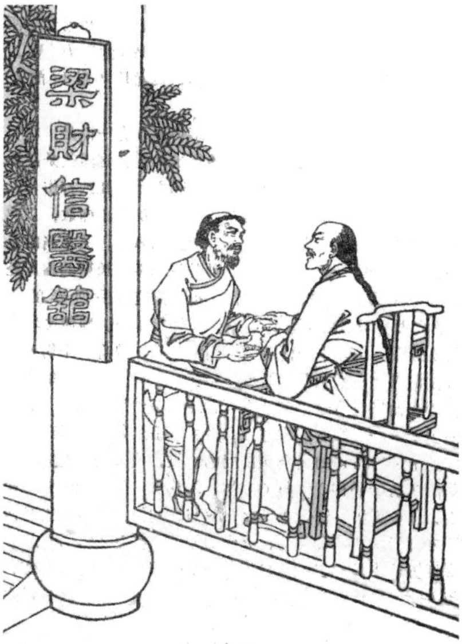

梁才信跌打馆

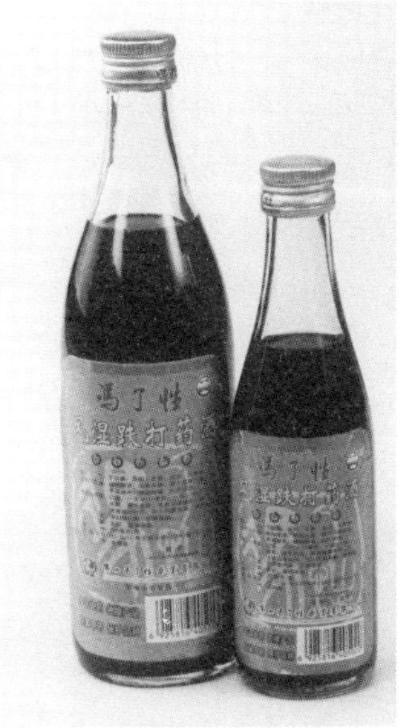

冯了性风湿跌打药酒

民间有这么一句谚语：“春后冯了性”，说的是在粤北、湖南、江西一带，在春天耕种插秧、下田干活之前，农村几乎家家户户会喝冯了性药酒。而如今，更多佛山家庭将田七、枸杞等中药材运用在膳食中，吃出健康和营养。佛药早已深入民心，“保济丸、甘和茶，谁家没用过都不是佛山人了”，家住禅城升平路的梁姨说起佛药老字号，如数家珍。她说，前段时间腰扭伤，还用了李广海跌打祛风膏，贴了几片很快就好了。

冯了性风湿跌打药酒，因其祛风除湿、活血止痛、滋补肝肾的功效，备受民众的喜爱，并融入民众的饮食习惯。有的人把药酒作为日常酒饮用，不胜酒力的人则通过食疗的方式，如在炖猪脚的时候加入冯了性药酒，既调味又能确保药力。喝过冯了性药酒再干活，就不用担心受风湿寒气侵袭，果真是“识就冯了性，唔识就误了命”。

广东人爱煲汤喝，据悉在粤北一带流行用乌鸡白凤丸煲汤，用于补血调经。无独有偶，在福建也有将十全大补丸加入汤中的做法，增强人体气血，滋补养生。

第七节　代表人物：何梦瑶、朱沛文、康有为、黄飞鸿等

何梦瑶

清代医家（1692—1764）。字报之，号西池，广东南海人。自幼习儒，雍正八年（1730年）进士，其后曾任义宁、阳朔、岑溪、思恩等县县令，因幼时多病，留心医药，并精于医。官思恩时，瘟疫流行，梦瑶广施方药，存活甚众。晚年辞归故里，并著书自娱。所著《医碥》一书，论述内科杂病，力陈滥用温补之弊。对张仲景、刘河间、李东垣、朱丹溪诸家之医理，叙述详明，并掺以个人见解，予人以启发。此外，尚有《本草韵语》《妇科良方》《幼科良方》等，为清代具有代表性人物之一。

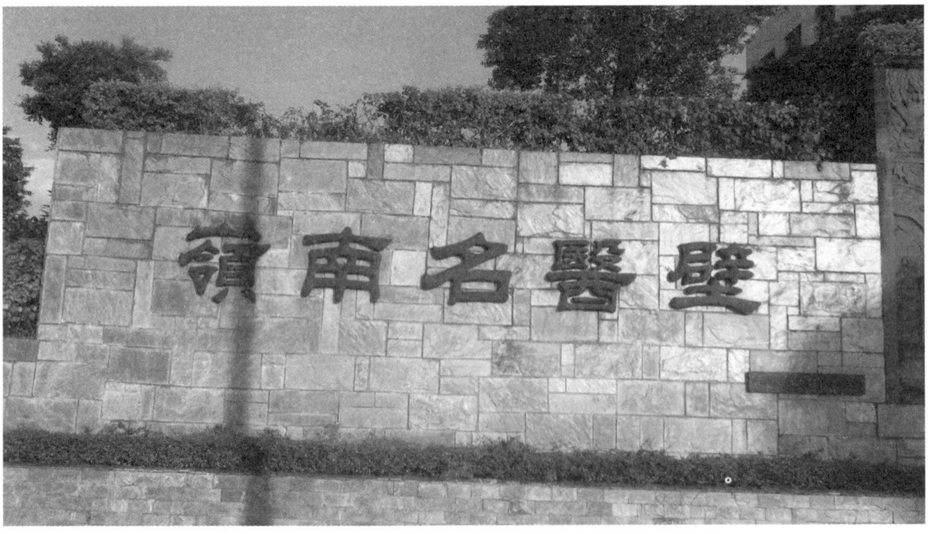

岭南名医壁

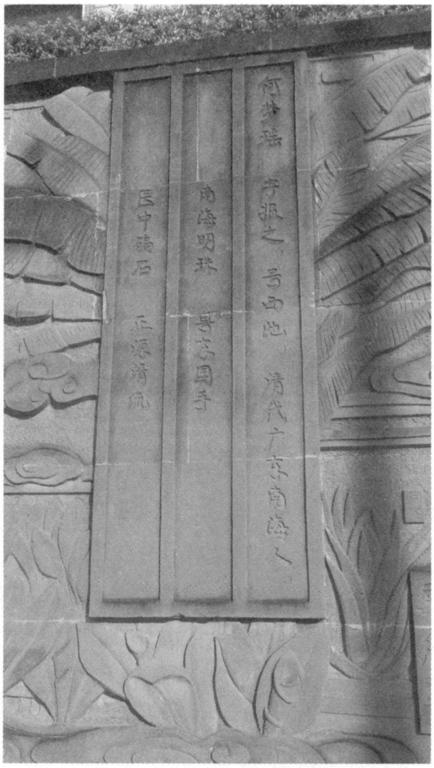

岭南名医壁上的何梦瑶

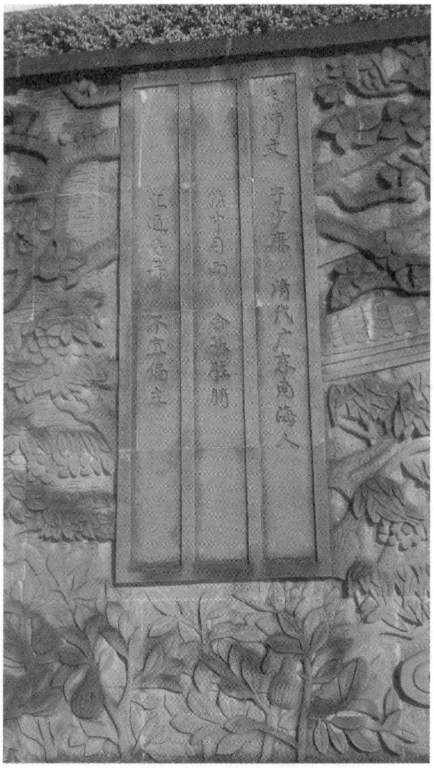

岭南名医壁上的朱沛文

朱沛文

清代医家（19 世纪中叶）。字少廉、又字绍溪。广东南海（今佛山）县人朱沛文出身世医之家，自幼随父学医。父殁后家境清寒，了然无依。却酷嗜医书，在寄食朋友的困境中，尚挟卷自随，甚则坦卧吟哦，旁人白眼加之亦不顾，早岁参加科举，为童生、秀才，深得广东督学使者汪柳门和徐花农赏识，曾奖书“绍业丹溪”以嘉勉，拨送广雅书院，适该院无空缺，怅然而归。遂专心致力于医学研究。曾广读古今中医书籍及当时翻译之西医书籍，并亲到西医院内观察尸体解剖。通过临证实践20 余年，对中西医汇通提出见解。为我国近代中西医汇通派中有见解的代表人物之一。主要著作有《华洋脏象约纂》4 卷（又名《中西脏腑图象合纂》）。朱沛文治学强调读书与临证相结合。主张读书以“培其根底”，临证以“增其阅历”。提出学医要“溯医源、参证候、习方药、研脉法”。故朱沛文学识渊博，临证经验丰富，且勇于改新，倡中西汇通，于中医理论亦有发挥。

朱沛文生于清末，又生长在岭南一带，正是西方医学在我国广为传播兴盛之地，深受西医理论和方法的影响。他对中西医都有一定的认识，且见解颇中肯。朱沛文认为中西医“各有是非，不能偏主：有宜从华者，有宜从洋者”。中医“精于穷理，而拙于格物”。但“信理太过，而或涉于虚”；西医“长于格物，而短于穷理”。但又“逐物大过，而或涉于固”。主张汇通中西以临床验证为标准求同存异。“应通其可通，而并存其互异。”如在“肝脏体用说”里，认为中西医对肝的作用有些认识是可通的，有些则不能通。比如《内经》说肝藏魂，肝主筋，肝藏筋膜之气。而西说肝之用主生胆汁而已。在肝生胆汁方面，中西医是可通的，其他则不通，应互存其异。对肝的位置，他认为中医历代书籍记载不一，说肝在右则与西医暗合。至于《内经》的肝生左、肺藏右，是指肝气行左、肺气行右，不是指位置。较合理地解释了中医脏象学说与西医的解剖不尽相同的道理。远在100年前，朱沛文就指出了中西医学方法论的不同是难能可贵的。

在临床验证中，朱沛文对中西汇通持慎重的科学态度，对一些西医未能解释，而中医却经无数临床验证的理论，都一一保留下来，通过临床例子说明其正确性。如在“心脏体用说”里，关于心体大小、形状及血液循环等。肯定西说更为征实。但又认为“洋但以心主行血，而一切知觉运动，其功皆属之脑。故一切血病，华洋皆知治心，其一切神病，洋但知治脑，岂知心为藏神之舍，脑为运神之机。缘脑由肾所生，心与肾有表里交通之义，病则相连，故凡神病者，心肾兼疗为先”。他从生理病理关联的理论解释心肾与脑的密切关系，而从心肾治疗神病，确为临床实践所证实，有必要保存中说，朱沛文不守门户偏见，通过临床验证，沟通中西医理论。作为是非取舍的准则，既不墨守中说，也不附会西说，其实事求是的科学态度，在当时是相当进步的。

朱沛文博览群书，汇通中西医理。并亲历解剖验证，发现了不少古人在论述脏腑上的疏漏，逐一指正。他对《难经》《医贯》《医林改错》等书中的错误均予以辨正，如对《医林改错》他指山王氏剖验死孩，见脉管已无血，误认脉管为气门，痰涎之出非由肺管，而咳喘病非属肺之谬。除了在论述各脏腑组织时分别指出外，还在下卷专章讨论，指出“勋臣剖验死孩，见脉管无血。故误指血脉管为气管、气门、卫总管；见回血管有血，故误指回血管为血管、营总管耳”。王氏认为膈上为血府周身之血由此灌溉，朱沛文为之辨正说：“此乃人死后之把心血，盖由回血管溢出，凝为膈上者也，若谓生人之血。存于膈上，势必洋溢流动，浸淫心肺，而气何以通耶?”朱沛文对《医林改错》的不少辩正，基本上是正确的。

朱沛文在研讨中医理论方面也颇有特色和建树。如对命门探讨独辟蹊径，他指出“命门者，性命呼吸之根，元阳升降之路，一如门径之阖辟”，“真火者，先天元阳之气，后天形骸之主，一如火焰之昌明。”又说“精官者，藏精之府也，与先天元阳同生，而藏储后天之精汁”，“真阴者，即所藏之精汁也，资后天水谷以长。而还配先天元阳”。认为命门“位当会阴穴之里，乃坎离交际之乡，任督接脉之地”。命门中元气即真火，是先天无形之火，不仅有生理活动，而且具有物质性。但他不同意真火即相火说，认为所以称为真火者，是与后天之君火、相火相区别而言。至于精宫的部位，其所论实相当于男女生殖器，真阴则与性腺有关，但要靠后天水谷滋养。

朱沛文认为命门精宫之真阳真阴，是人身主宰。生命根本，生化之源。“夫人之所以生既赖饮食之供养，尤隐赖阴阳二气之运行”，真阴真阳之气每天按一定的时间节律升降循行人身，以鼓舞脏腑之枢机，灌溉脏腑之津液，发为生育之机。人之气力精神亦由此而出。他将真阳之气譬如走马灯之火，真阴之气譬如油，二者不可缺一。由此可见，他对命门、精宫，真阴、真阳等含义、位置、作用的认识较历代医学家有新见。其描述的真阴真阳对人体生育、成长及维持生命活动等重要生理功能和调节规律，与现代生理学有关神经体液调节功能似有暗合。可见朱沛文在当时条件下，已能突破前人巢臼、大胆融汇中西医学的理论，发展创新了中医学理论。

康有为

康有为（1858—1927），维新领袖，近代著名政治家、思想家、社会改革家、书法家和学者。又名祖诒，字广厦，号长素，又号长素、明夷、更甡、西樵山人、游存叟、天游化人，晚年别署天游化人，广东南海人，人称“康南海”，清光绪年间进士，官授工部主事。他是近代著名政治家、思想家、社会改革家、书法家和学者，信奉孔子儒家学说，并致力于将儒家学说改造为可以适应现代社会的国教，曾担任孔教会会长。

康有为咸丰八年二月初五日（1858 年 3 月 19 日）出生于丹灶银塘苏村敦仁里的官宦世家，5 岁时就能诵读唐诗数百首，14 岁时读书于自家澹如楼及二万卷书楼中，得纵观说部集部，后读《瀛环志略》及地球图等书，初步了解国际形势。后又从广东著名学者朱次琦学于礼山草堂，读宋儒书及经说、小学、史学和掌故词章等。光绪五年初游香港，始知西人治国有法度，开始购买西书，走上了向西方寻找真理的历程，此后大购西书，益知西人治术有本，自此大讲西学。光绪九年与家乡区谔良创办妇女不裹足会，令女子不得裹足。经过几年的探索，“合经子之奥言，探儒佛之微旨，参中西新理”，开始形成变法维新的思想体系。光绪十四年（1888 年），赴京再应顺天乡试，不第。鉴于中法战争后，外国势力侵入西南边陲，第一次向光绪皇帝上书，提出“变成法”“通下情”和“慎左右”的政治主张，要求清政府变法图强。受到顽固守旧官僚的阻隔和嘲谤，不得上达。翌年春夏间留京，撰《广艺舟双楫》，论述了中国书法的起源、沿革和发展，在理论上提倡改革书法艺术，书法家要博采众长，自成一格，此书成为我国书学史上一部重要的理论著作。

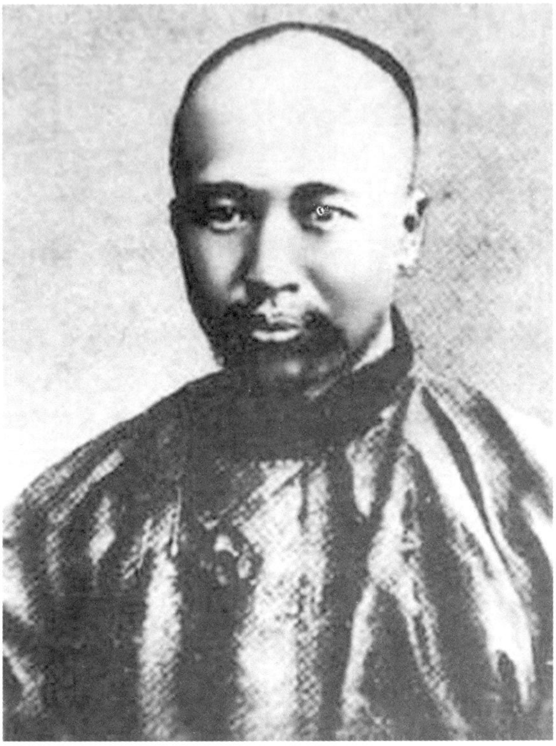

康有为

此后几年，康有为在广州讲学著书，大谈中外之故、救中国之法，提倡新学，进行变法理论的研究，培养了一批维新变法的骨干力量。他开设长兴学舍，制订出具有德、智、体教育新思潮的《长兴学记》，后易名万木草堂，教学上形成了一种关心国家大事、独立思考和互相启发的优良学风。在这段期间，发表了《新学伪经考》和编纂了《孔子改制考》等许多重要著作，为变法维新大造舆论。光绪十九年应乡试，中第八名。其后中日战争事发，清政府被迫与日本签订了丧权辱国的《马关条约》。值康有为入京会试，策动广东、湖南两省应试举人联名上书光绪皇帝，要求拒签对日和约。接着又起草长达 1.8 万多字的上皇帝书，联合各省入京应试举人 1300 多人，联名上书光绪皇帝，请求“拒和、迁都、练兵、变法”，史称“公车上书”。

上书后不久，康有为会试中式第五名贡士，殿试二甲第四十六名，赐进士出身，授工部虞衡司主事。康有为没有到职，却接着又上清帝第三书，提出变法的具体步骤，谓自强雪耻之策有四：富国、养民、教士、练兵。光绪帝阅后表示赞许。夏历五月初八日，上清帝第四书，正式提出“设议院以通下情”的政治主张，隔未上达，其后留京创办《万国公报》。二十三年底，德国强占我国山东胶州湾，康有为入京，上清帝第五书，提出三项建议：采法俄、日以定国是，大集群臣而谋变法，听任疆吏各自变法。并正式提出国事须经国会议行和颁布宪法的主张。

光绪二十四年戊戌正月初三，光绪帝于总理衙门延见康有为，询问变法事宜，康有为进呈《日本变法考》和《俄彼得变政记》，接着上清帝第六书、第七书，反复陈述变法的主张。光绪帝下“明定国是”诏书，正式宣布实行变法维新，并特许康有为专折奏事，不必由总理衙门代递。康有为先后编呈了《法国政变考》《突厥守旧削弱记》《波兰分灭记》《英国政变记》《德国政变记》和《列国政要比较表》等书，附序加按引证本国之事，斟酌损益，促进变法。

然而这些把中国推向近代化的改革措施，深深地刺痛了以慈禧太后为首的顽固守旧派的神经中枢，而且触动着他们的权力机构，守旧势力与维新派的利害冲突日益白热化起来。八月初六，慈禧发动政变，再度“训政”，幽禁光绪帝于瀛台，下令逮捕康有为，康有为在英国炮舰护送下逃往香港。十三日，谭嗣同、刘光第、杨深秀、林旭、杨锐和康广仁被清政府下令杀害于北京菜市口，史称“戊戌六君子”，历时 103 天的“戊戌百日维新”变法失败。

康有为离开香港至日本，表示无论如何不能忘记光绪帝，拒绝了孙中山领导的革命派的合作要求。此后他在加拿大发表“忠君爱国”的演说，并成立“保救大清光绪皇帝会”（简称保皇会），成为信奉君主立宪的顽固保守派。

康有为的事业成就涉及多方面，皆有惊人建树，仅著述就有 700 多万字，一般人难以望其项背。他的文学成就主要是诗歌创作，想象奇特，辞采瑰丽，具有浓郁的浪漫主义特色，辑成《南海先生诗集》。代表诗篇即《出都留别诸公》5 首，其中对国家危亡命运十分关切，意气豪迈。其政论文打破传统古文程式，汪洋恣肆，骈散不拘，开梁启超“新文体”先河。主要著作有《康子篇》《新学伪经考》《孔子改制考》《日本变政考》《大同书》和《欧洲十一国游记》等。

变法失败后，康有为开始周游列国。瑞典就有“康有为岛”，足以见证他游历之广，可以成为中国近代史最伟大的旅行家之一。吴昌硕曾给他刻过一枚印章：“维新百日，出亡十六年，三周大地，游遍四洲，经三十一国，行六十万里”。他周游列国的经历，拓展了他的胸襟与学识，这在近代知识分子当中是屈指可数。而在他的学生中，梁启超、王国维、徐悲鸿、刘海粟和萧娴等，在文艺领域内都有建树，说明康有为也是伟大的教育家。

事实上，康有为在书法艺术方面所作的贡献，绝不比他在政治舞台上的作为逊色。他是继阮元、包世臣后又一大书论家。他于光绪十五年（1889 年）所著的《广艺舟双楫》从理论上全面地系统地总结碑学的一部著作，提出“尊碑”之说，大力推崇汉魏六朝碑学，对碑派书法的兴盛有着极其深远的影响。他以晚清书法巨子身份，对帖学一系作全面否定，大肆鼓吹“尚碑”意识，造就一代新风，提出“卑唐”，将有唐数百年来书家创作一笔抹杀，其振聋发聩的理论虽然太过偏激，但以他在政坛上曾经叱咤风云而最终遭惨败流亡的情况看，以胸中郁勃不平之气作书，不会倾心于柔媚一路的赵董一流，也是情理中的事。辨证地看，正是他的偏激使碑学发展达到了崭新的历史高度。

就康有为的创作而言，对《石门铭》和《爨龙颜碑》用功尤深，同时参以《经石峪》和云峰山诸石刻。书写上以平长弧线为基调，转折以圆转为主，长锋羊毫所发挥出的特有的粗茁、浑重和厚实效果在他书作中有很好的体现，迥然异于赵之谦的顿方挫折、节奏流动，也不同于何绍基的单一圆劲而少见枯笔，这是他的别开生面处。至于线条张扬带出结构的动荡，否定四平八稳的创作，也是清代碑学的总体特征表现。就创作形式上来说，以对联最为精彩，见气势开张、浑穆大气的阳刚之美。逆笔藏锋，迟送涩进，运笔时迅起急收，腕下功夫精深，从中也可以看出康有为的运笔轻视帖法，全从碑出。转折之处常提笔暗过，圆浑苍厚。结体不似晋、唐欹侧绮丽，而是长撇大捺，气势开展，饶有汉人古意。康有为的《广艺舟双楫》发动了近代书法领域内的一场深刻的“变法”运动，相比较而言，他的书法创作胜过阮元和包世臣，但就他自身而言，创作和理论成就相比，还是有段差距，他并不是最杰出的碑学实践者。

黄飞鸿

黄飞鸿（1847—1924），武术名家，洪拳一代宗师。西樵禄舟村人。祖父黄泰，父黄麒英，均为武林高手。飞鸿 5 岁便随父习武，得家传。12 岁，即随父于佛山、广州当街售药卖艺，以维持生计。其后，飞鸿遇广东十虎之一铁桥三首徒林福成，虚心向他求教，学得铁桥三的铁线拳及林的绝技飞砣，武技大进，能在 30 步外发飞砣打穿横置的酒樽底，而樽体不动。能舞动醒狮从狮口吐出飞砣，把悬在三四层楼的高青采下。其后，飞鸿随父在广州第七甫水脚边开设武馆，名“务本山房”，招徒售艺。

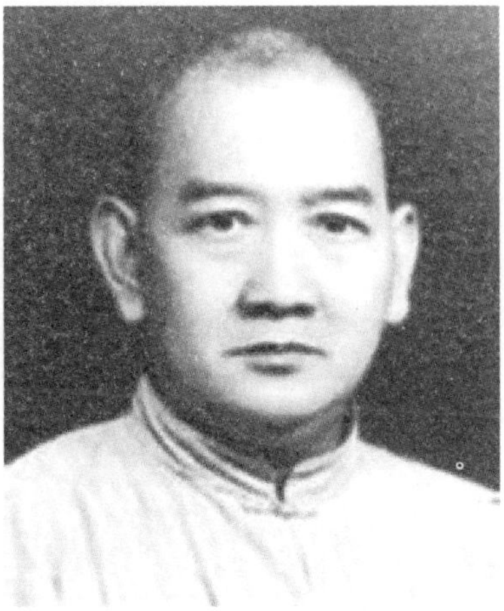

黄飞鸿四儿子黄汉熙

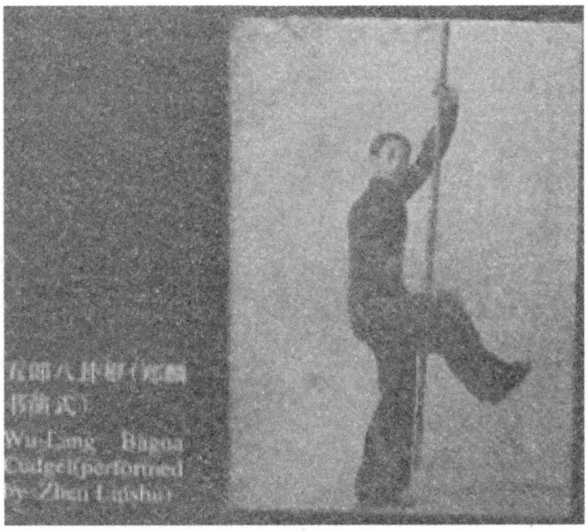

五郎八卦棍

黄飞鸿的洪拳，一方面由陆阿采—黄泰—黄麒英所传，一方面由铁桥三林福成所传。黄飞鸿对洪拳进行了较为全面的整理，并以飞铊入埕、采高青、五郎八卦棍、无影脚等绝技而闻名，擅长单双飞砣、子母刀、罗汉金钱镖、七星连环扣、四象标龙棍、五郎八卦棍、瑶家大耙、铁线拳、罗汉袍无影脚、月影鬼脚、单双虎爪和双工伏虎拳等，尤其精虎形诸势，有“虎痴”雅号。由于飞鸿武术高强，武德也好，能锄强扶弱，先后被聘任广州“三栏”（菜栏、果栏、鱼栏）武术教练、广州水师武术教练，被提督陈泰均推荐为记名提督吴全美的技击教练，被抗法名将刘永福聘为军中技击教练和广东民团总教练。期间，曾于光绪二十年（1894 年）8 月随刘永福率九营福字军到台湾抗击日寇。5 个月后由于清廷屈辱求和，只得离开台湾潜回广州，在仁安里开设宝芝林药店，出售膏丹丸散，所售成药“通脉丹”风行一时，与当时广东跌打名医周雄光、李锦全、苏乞儿并称广东“四大门槛”。

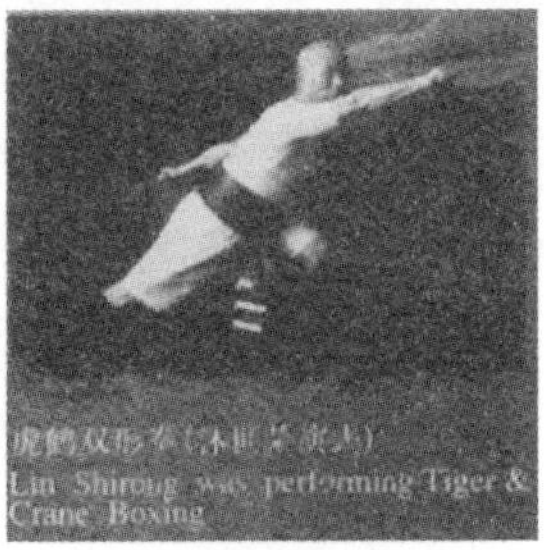

虎鹤双形拳

黄飞鸿传下的拳术套路主要有工字伏虎拳、铁线拳、虎鹤双形拳，五形拳；主要器械有五郎八卦棍、瑶家大耙、字母刀、单刀、飞砣、行者棒、形意拳、挑、十字梅花剑等。

五郎八卦棍法相传由宋代杨家将之一的杨五郎始创，因此而得名。杨五郎随父征契丹，后到五台山为僧，以枪化棍，棍法由太极生两仪，两仪生四象，四象生八卦，演变为六十四点棍法，符合内外八卦八八六十四之数，故名“五郎八卦”。黄飞鸿从其父黄麒英那里学来，后来他融入南派武学功法精华，并由高徒林世荣发扬光大。这套棍法长短兼施，双单并用，法门多而密，以圈、点、枪、割、抽、挑、拨、弹、掣、标、扫、压、敲、击十四字为诀，变化多端。

虎鹤双形拳由黄飞鸿集各家之精华融会贯通而创立。套路中既取虎的“劲”（如虎之猛）和“形”（如虎爪），又取鹤的“象”（如鹤之灵秀飘逸）。虎形练气与力，动作沉雄，声威叱咤，有龙腾虎跃之势；鹤形练精与神，身手灵捷、动作迅速、有气静神闲之妙，故称虎鹤双形拳。整套拳法既吸取佛家拳的凌厉攻势，又吸取洪家拳的严密守势，拳势威武，刚柔并用，长短兼施，为黄飞鸿一门之代表拳法。

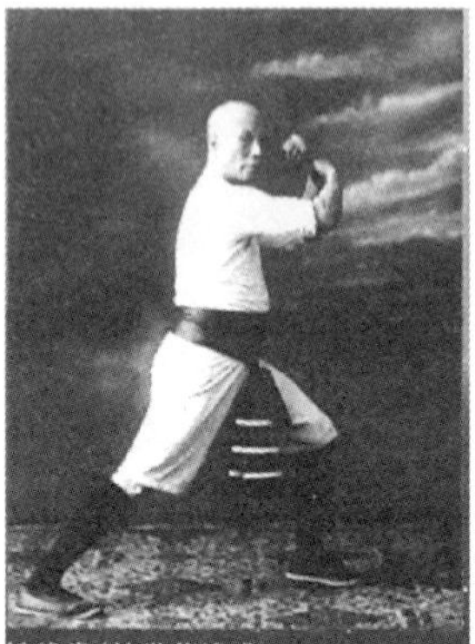
铁线拳(林世荣演式)
Lin Shirong was performing Iron Wire Fist

铁线拳

黄飞鸿所习的拳法中，其中有一套跟养生保健有很大的关联，这套拳法叫做“铁线拳”，这是一种汉族拳术，源属于少林外家拳之内功手法，专为锻炼桥手之用，是“广东十虎”之首铁桥三的绝技，后由铁桥三首徒林福成传授黄飞鸿。铁线拳是一套养生拳，以运动肢干，畅通血脉为主，具有壮魄健体，反弱为强的功能。其大纲不外分外膀手与内膀手二式，外膀手属外功即手、眼、身、腰、马；内膀手属内功即心、神、意、气、力。它以刚、柔、逼、直、分、定、串、提、留、运、制、订十二支桥手为经纬，阴阳并用，以气透劲，又以二字钳羊马势保固腰肾，练此拳法要求动中有静，静中有动，放而不放，留而不留，疾而不乱，徐而不弛，无论男女老少，皆能习之，恒久练习，有去病延年之效。

练习铁线拳除了要注重十二支桥手外，对发劲及七情声息，发音最重要，如练拳时常发出“嘀、吃、咝、唔、哟、嘻”等音，拳路相配合，与五音之“角、徵、宫、商、羽”有异曲同工之妙，每一式的发音皆以调节五脏六腑为主，脏腑得调，气血循环有序，阴阳和合，能劲力达内外，获得强筋健骨之效。如拳谱中第二式二虎潜踪：扭手一收，在两手变拳时口喝一声“哈”，接着双拳立即向上打出。然后气呼至尽，合口，将拳藏腰收后，贴于命门穴；同时收回吊脚，胸部挺直，眼平头正，两脚直而不曲。是旨：合口，以鼻呼吸，连作三次；注力于两臂。此式旨在修炼内功，以鼻调息，蓄宗气于胸，并注之于胸。宗气乃天地自然之清气与水谷精微相合所化，一方面上出于肺，循喉咙而走息道，推动呼吸；一方面贯注心脉，推动血行，宗气还可以沿三焦向下运行于脐下丹田，以资助先天元气。久习此法，将宗气蓄积于胸，必大有益于心肺肾三脏，因此历代先辈习此拳者多享有高寿。此套拳法既可用来御敌，又可用来强壮体魄，养生保健，实乃武术养生的一大代表。

黄飞鸿制药行医以济世为怀，常在店门前公开自己的制药或治病处方，对贫苦求医者能减免医药费。1924 年 8 月，宝芝林药店因广州商团之乱而毁于火。黄飞鸿因此积劳成疾，于是年冬不治去世，终年 77 岁。

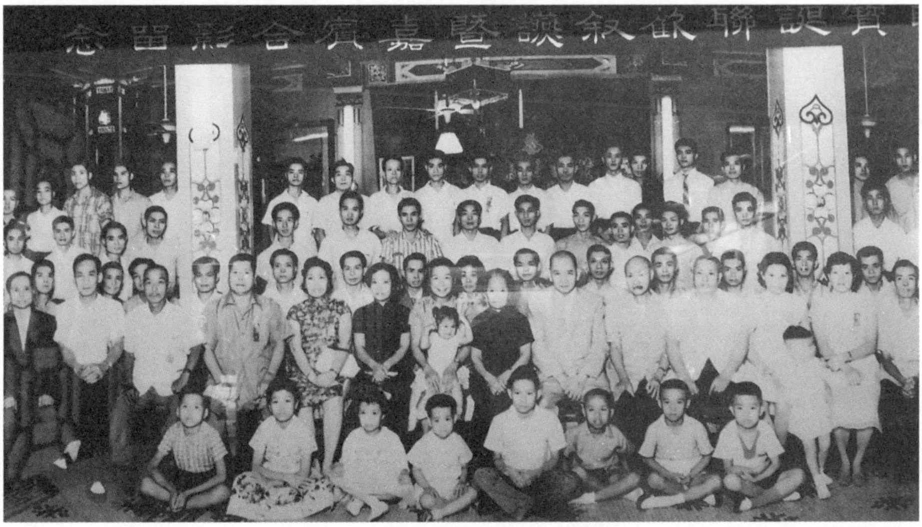

黄飞鸿与武馆弟子及家人合照

第八章

民国时期养生文化

［大背景］对民主与科学的崇尚，成为民国文化的时代之魂，这一时期，文化各个领域的发展中，无不渗透着民主化与科学化的精神追求，随着西方文化与技术的冲击，养生文化与学术更加切合实际，多具有抵制唯心养生观的特点，也重视老年颐养，强调动静结合以养生。佛山此时期因其重要地理位置，交通方便，成为岭南成药发祥地，名医养生家辈出，对岭南养生文化的传播发挥着积极作用。

第一节　精神宗教：新文化运动，儒释道并存

自19世纪中期以来，中华民族被西方列强侵犯。为图生存，就逐渐有改革的呼声和举措。1919年五四运动爆发前后，由胡适、陈独秀、鲁迅、钱玄同、李大钊等一些受过西方教育（当时称为新式教育）的人发起了一次“反传统、反孔教、反文言”的思想文化革新、文学革命运动。这次运动沉重打击了统治中国2000多年的传统礼教，启发了人们的民主觉悟，推动了现代科学在中国的发展。由于新文化运动全面反封建，将中国所有的传统文化都归于需要“反”的行列，使得中国传统文化走上从未有过的低谷。但也因此使传统文化得到民主、自由、科学的洗礼，摒弃腐化迷信内容，使得儒释道的现代转型，促进儒释道“三教”思想融合，打下新时代的传统精神宗教的哲学思想体系的基础。

作为中国传统文化主要组成部分的儒释道三家，是在一种相互矛盾斗争，而又不断相互渗透、相互融合中发展的。需要指出的是，这种渗透和融合，既没有发生某一家把某一家吃掉的现象，更没有造成三家归一家的结局。而是通过相互的渗透、融合，从生硬的捏合到有机的化合，使各家的思想都得到不同程度的丰富和提高。而与此同时，也就促使整个中华传统文化得到了丰富和提高。任何一家的生存与发展都离不开另外两家的呼应，在佛教文化实力强劲勃兴的背景下，借助于佛教，儒家的复兴才能获得更坚实的平台。

一、儒家的养生之道——仁者寿

儒家的养生之道，孔子首先提出“仁者寿”，《中庸》也论大德“必得其寿”，指出养生与道德修养有关。汉代董仲舒的《春秋繁露》解释“仁者寿”，谓“故仁人之所以多寿者，外无贪而内清净，心平和而不失中

正，取天地之美，以养其身，是其且多且治。”说明有良好道德情操者所以长寿，皆因不贪求外物，心境平和而保持中正，撷取天下美好的东西来保养身体，所以能内气充沛且和调。

儒家讲“存心养性”，“养性”不仅有助养生，更有助治国平天下。“养性”要诀是“诚”，《中庸》论：“唯天下至诚，为能尽其性；能尽其性，则能尽人之性。”所谓“诚”，是要能做到恭敬无欺，这种修养，让精神不会驰乱，对身心都有好处。

二、释家的养生之道——平常心

释家的养生之道，在“平常心”3 个字，而平常心是对生命透彻的体悟。世事沧桑如梦，所以释家教人，一方面对生命尽心呵护，另一方面又要悉心体验，对人宽容平和，随方就圆，自能长寿康宁，好德善终。如释家常说人生胜境平常心：“宠辱不惊，得失不计，默雷止谤，化毁为缘。”释家讲究慈善为本，修行者大都性格温和，心情平静，此乃佛家养心养生的一大重要内容，亦是高僧长寿的原因之一。出家人看破红尘，淡泊名利，在行为情绪上平淡温和，心胸豁达，处事宽容。按照现代人的观念讲，没有对名利过多的贪欲，不刻意去追求金钱地位名誉等，也不过分在意得失成败，生活保持平淡自然，与人相处得融洽。

三、道家的养生之道——道法自然

道家的养生之道，在“道法自然”。《庄子·养生主篇》论养生之主是精神，提示养神方法莫过于顺应自然，使天人合一。庄子指出人生在世，须“安时处顺”，视生死一如，才不会被哀乐之情困扰。《庄子·达生篇》强调养神，要“达生”才能畅达生命，不重财富、名位和权势，让形体健全、精神充足，与自然为一。

老子主张“人法地，地法天，天法道，道法自然”，而依据“道法自然”的思想，中医订下了养生的生活起居和饮食原则，在养生过程中，既不可违背自然规律，也要重视人与社会的协调。正如《黄帝内经》主张：“上知天文，下知地理，中知人事，可以长久。”而日常生活，则要起居有常，饮食有节。起居有常，不仅指生活要有规律，生活也要有节制。南北朝的医学家陶弘景在其《养性延命录》中指出：“莫久行、久坐、久卧、久视、久听。莫强食饮，莫大沉醉，莫大忧愁，莫大哀思，此所谓能中和。能中和者，必久寿也。”他是将一切生活节制作为养生的指导原则。

在养生过程中，道家既注重形体养护，更重视精神心理的调摄，正所谓“形神兼养”。事实上，心与身的关系甚为密切，老子说“少私寡欲”，意指使精神情绪处于安静、乐观和没有过分欲望的状态。汉代华佗弟子吴普在其《太上老君养生诀》中便将老子的“少私寡欲”进一步发挥：“善养生者，要当先除六害，然后可保性命延驻百年。何者是也？一者薄名利，二者禁声色，三者廉货物，四者损滋味，五者除佞妄，六者去沮嫉。”今人综合各家各派养生之道，也总结出养生四要：其一是把握当下，日日是好日，不过分沉湎于过去的回忆中，让每一天过得充实；其二是跟上社会脉搏，积极吸收新知，关心周围事物；其三是以包容和关怀之心，与家人及同事相处，维持良好的人际关系；其四是留意身体健康，注重医疗保健，最好能有所信仰，以寻找精神寄托。

总而言之，养生是长期行为，不可能在短时间内一蹴而就。只要能够悟懂养生之道，善用行之有效的养生之术，健康不难，长寿有望。

第二节　顺应四时：战争与和平

中国资产阶级革命推翻了清王朝，结束了延续两千余年的封建宗室制度，使中国社会在近代化过程中向前迈进了一大步。但是，与欧美资产阶级革命的结果不同，中华民国的建立并没有改变近代中国半殖民地、半封建的社会基本性质。从外部来看，列强各国在中国的势力并没有因为中华民国的建立而削弱，它们在各自的势力范围内对中国的政治、经济仍然产生着举足轻重的影响。从内部来看，封建势力也没有因为封建宗室制度的崩溃而显著削弱，在经济方面，封建制度下的生产关系几乎没有被触动；在政治方面，民主制度并没有因为政体的改变建立起来，与帝国主义势力相结合的封建专制制度仍然牢固地存在着，并且，由于受到列强之间争夺殖民地利益的影响，在相当长的时期里，中国仍然处于军阀割据的分裂状态。按照战争的规模和进程，38 年之间的战争中无论是内战还是外战，又有局部和全面之分。一般地说，全面战争是由局部战争演进而来的，中国社会的主要矛盾又只能依靠全面战争去解决。辛亥革命战争、北伐战争、抗日战争、解放战争，这些对中国社会变动产生了重要影响的战争，即民族民主革命战争，都经历了从局部向全局演进的过程。在这种演进过程中，又反映出民国时期战争的另外一条规律，即战争对手之间的力量对比随着战争由局部向全局演进的过程而不断变化。一般地说，半殖民地半封建的社会性质决定了，中国民族民主革命的敌人力量异常强大，而这种强大不仅表现在武力方面，也表现在经济与政治方面。武力的强大使得它的对手经常地处在被围攻的地位；而经济与政治的强大又使得它的对手只能长期生存在偏远落后的地区。以国共战争为例，从1927年到1949年，除抗日战争外的14年期间，共产党在战争中长期处于弱势，农村包围城市是它别无选择的赖以生存并积蓄力量最终改变弱势地位的唯一道路。同样，在对外民族解放战争中，中国也不可避免地经历了由弱势缓慢并异常艰苦地向强势转换的过程。显而易见，敌强我弱，在中国主要是以战争的形式进行民族民主革命的客观规律。而与此相应的是，战争对手强弱地位的转换也是一种必然。在半殖民地半封建社会条件下，广泛存在的农村自然经济，是促成这个转换的重要因素之一。中华民族最终战胜了外国侵略者，共产党最终战胜了国民党，都证实了这一点。

中国人走过各朝各代，于文明积淀和生活碎片之中，活出了丰富的精神和面貌。多看一眼中国人走过的路、曾经有过的好样子，是一件有意思、有意义的事。每个时代都有自己独特的生活方式和精神气质，更何况这是一段与新中国交接的历史时空。

民国是一个动荡的乱世，不断的政治变局，不断的内外战争，将国人的正常生活一次次打断。然而，无论多么残酷的战争也折不断平常人过平常生活的意愿，民国生活在许多过来人的记忆里常常是温暖、亲切的，哪怕物质匮乏、迁徙流离，他们也一样过得有滋有味，而且内心总是有一种不可遏止的念头，要寻求更好的生活，不光是物质的，还有精神的。

第三节　环境变迁：时代变迁

《佛山忠义乡志》记载：无论是明清时期还是民国年间，每逢有大墟市与重大节日，莲升片区都是车水马龙，舟船云集，人流潮涌，聚集了十万以上的居民。很多外地商户慕名而来，特意采购佛山商品，运往四面八方。莲升片区北接汾江水道，南连祖庙福地，西邻梁园，东连桂城。地理位置优越，交通发达。古时候至民国初，货运主要依靠水路运输，汾江河对莲升片区崛起起到了重要作用。明清至民国年间，莲升片区商贸发达。当时的升平路、莲花路、永安路一带，金店、钱庄、当铺、丝绸、瓷器、陶艺、米铺等店铺成行成市；佛山最好的茶馆、酒楼、粤剧馆、药行、民间工艺场所等，都坐落在此。莲升商贸中心为全国各地商家与本地居民提供“吃、喝、玩、乐、购”最全面的一条龙服务，是生活富足的佛山人“休闲、居住、享受”之旺地。

民国初年，京津沪等城市的上层人士开始模仿洋人跳交际舞，随后几年，各地举办舞会的报道开始频现报端。开汽车兜风也成了上流社会的另一种娱乐方式，1912 年上海的汽车已达 1400 辆，当然，开汽车的都是达官显贵和时髦男女。1915 年以后，民国政府倡议建设公园来活泼精神、锻炼身体，北京相继开辟了先农坛、北海、和平、天坛、月坛、日坛等公园，各公园日均游人多达四五千人，在公园野餐、拍家庭照片是当时的时尚消遣。铁路兴建为出行带来便利，庐山、北戴河都被开辟成旅游地区，一些有钱人也开始了较远途的旅游。年轻人穿上了西式短裤鞋袜，在太阳下打起了羽毛球和网球，游泳也受到上流社会人士的喜爱。上海也出现最早的美容院，去做美容的都是最时髦的女性。

第四节　饮食文化：佛山特色饮食

佛山是珠江三角洲的“美食之乡”，这里土地肥沃，水网交错，物华天竞，“海陆空”物产颇丰。无论天上飞、地上走、土里钻、水中游的动物，还是那青葱滴翠的各种果蔬，在厨艺大师们的精心烹调之下，都能变成美味佳肴。

民国初年至 30 年代抗战时期，沦陷前佛山禅城区内的饮食业，主要是茶楼、酒馆等行业，他们的生意经，即产品（食品）的制作、出售经营方式方法，有其各自的招徕“特技”，惟其如此，才能赢得食客的青睐和口碑，在与同业的竞争中，既能站稳阵地而能有所发展。由此可窥旧日佛山饮食文化中体现佛山市民民俗风情的一面。

旧日佛山饮食业的“特技”主要有三种表现：计件点心。这是从清末民初至 20 世纪 20 年代初期的做法。那时候，茶楼和酒馆的生意是严格分工的，而茶楼专营茶市，不做酒菜饭市；酒馆则专做酒菜饭市，不做茶市。这里所说的计件点心，是茶楼（居）的经营手法。当时茶楼出售的点心，可分“冷”点心与“热”点心两大类。后者是四季一贯制，用蒸笼蒸熟，由服务员捧着，沿座位高声叫卖的如叉烧包、虾饺与干蒸烧卖等。这些“热点”，茶客要一碟算一碟钱，不吃或吃剩也照样计价，没有“回尾”。而“冷点”方面则是计件收钱的。所谓冷点，就是茶楼事先炮制好的例如“糖东瓜”“糖莲子”“糖莲藕”“蜜饯银稔”“甘草榄”乃至一些饼食如光酥饼、杏仁饼之类。所有冷点，都是开市前摆好在茶桌上，每种冷点，每碟放若干件。茶客吃其中一件，则计一件的钱。这样做，有两点好处：一是假如是四件一碟的，茶客每款吃一件，即吃了四款不同口味的冷点，付一碟的钱便可；二是适应了当时茶客消费的需要，符合佛山人俭朴而实惠的民风。至于那些冷点天天都是这样摆放，究竟炮制了多久？卖不去的如何存贮？是否合卫生？这些问题是存在的，到20年代后期，这些计件点心终于被淘汰了。

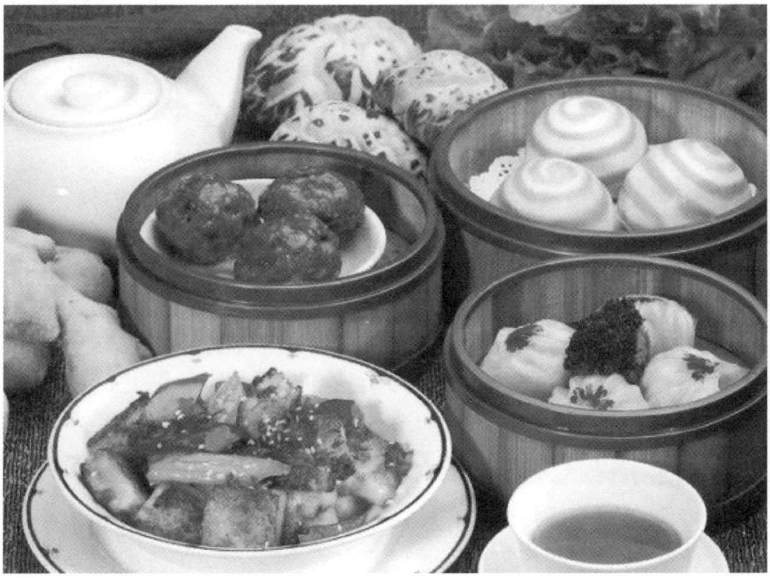

粤式早茶点心

1949年前，佛山禅城区，还没有自来水的装设，广大善于品尝茶味的茶客，认为井水烧开来泡茶，有一股咸味，有些则说是“铁锈味”，总之是茶味不好。于是一些大茶楼，为了招徕茶客，就想出了用山水泡茶的生意经。在门外，放了个显眼的木牌，上面写着“山水名茶”四字。所谓山水，就是派人到西樵山与有关方面接洽，商量好由西樵山以货艇装运用木桶载着的山水直航佛山，在正埠（现人民桥南边）泊岸。然后雇人肩挑这些山水来店。当然，用山水泡茶，茶价比用井水贵三分之一（那时候，白银本位，茶价按旧制计，如一角为7.2分，半角为3.6分，以此类推），当然大茶楼最贵的井水茶价为每盅3.6分，山水茶价为4.8分。因为山水茶确较清甜可口，故虽贵些仍引茶客。

20世纪30年代后期，酒楼与茶居经营的界限已打破。彼此都可做酒菜及茶市。为了争生意，酒楼方面率先以“星期美点”为号召，即每个星期把点心制作、质料、名称更换一次，让茶客尝到新颖点心。后来一些茶楼酒馆又独出心裁，炮制了“只此一家”的拳头产品，又名招牌点心，例如升平路冠南茶楼的豉烧包、顺和隆的灌汤包、山泉茶室的虾龟、德昌楼的油炸包、佛有缘斋菜馆红枣饼、紫洞艇的九层水晶糕等，都是名重一时的美点。

佛山人根据不同地方的特产与口味，创制了许多风格各异的美食菜点。佛山的柱侯食品，顺德的“凤城（大良）炒卖”，声名远播。佛山的许多小吃，如佛山盲公饼、扎蹄，大良野鸡卷、炸牛奶、蹦砂、双皮奶、小凤饼，南海鱼生、大福饼、九江煎堆、三水狗仔鸭等等，皆名闻遐迩，令人食指大动。

食街盛行是佛山餐饮的一大特色，仅禅城和南海一带就有 12 条这样生意兴旺的“街”，这是其他地方少见的。这种模式适应当地市民的消费需求，也可从一个侧面看出当地的消费价值取向。尽管消费不高，但食街对于花色品种的要求却很高。而近年来佛山的各大酒店宾馆为适应目标客源需求，也都在潜心钻研菜式创新，逐步形成了各自不同的风格特色。

佛山饮食文化源远流长，历史上大批中原人越过南岭来到广东，来到佛山。中原饮食文化同当地丰富农渔物产的结合，成为粤菜文化和佛山饮食文化的起源：唐宋至明清时期，佛山逐渐发展为商业发达的岭南重镇，被誉为中国古代“四大名镇”之一。发达的经济，大大促进了佛山饮食文化的发展，催生了得心斋酝扎猪蹄、炒牛奶、双皮奶、九江煎堆、大良蹦砂等一大批传统名点与菜式。尤其是佛山顺德地区地处珠三角水网平原，生产淡水塘鱼、禽畜和蔬果。劳动人民在农闲之时，比较注重饮食烹调并互相揣摩，美食之风十分流行，厨艺水平不断提高。很多达官贵人均到佛山（顺德）聘请掌厨的名家巧手，佛山就成为了粤菜的主要发源地。

至 20 世纪 20—40 年代，佛山饮食已形成一定的规模，涌现出众多的名楼名店，如得心斋、三品楼、英聚、天海等。有不少佛山名厨还将酒楼开到了广州和香港等地，其中较著名的有广州的大同酒家、七妙斋、陶陶居，香港的敦煌酒楼等。

在古老的袅袅炊烟中，巧手飞舞的师傅、抡臂吆喝的伙计，把一道道精美的小吃一代代流传下来。油条、奶皮、及第粥和盲公饼，散发的不仅仅是嘴唇留香的味道，还饱含着佛山的古香古色。

新老佛山人耳熟能详的特色小吃——“大可以”的油条和及第粥，早在 1932 年起就开始和佛山人风雨同舟，走过了近百年的历史。至今在佛山已有 4 家分店。大可以油条俗称“油炸鬼”，入口香酥，既脆又酥，咬在嘴里十分耐味。它的状元及第粥也叫“状元粥”，近百年来，“状元粥”的用料配方和烹煮技术秘不外传，所以时日虽久，但“状元粥”仍能永褒原味，独步天下，无人能仿，更无人能及。“油炸鬼”和“状元粥”连续荣获“中华名小吃”、广东“十大名小吃”之誉。

1936年的某一天，佛山一应姓人家用超凡的手艺做成了应记的第一碗云吞面。从那以后，应记云吞就日日夜夜，从不间断地在佛山的大街小巷迷倒了一代又一代佛山人。如今应记在佛山已有14家店面，人们在街头巷尾都能闻到应记云吞的香味。应记云吞有皇牌鲜虾云吞面和普通云吞面两种。前者皮薄肉厚，一粒粒鲜红的虾肉在皮下隐约可见，其味脆口清甜，先后获得“中华名小吃”、佛山“十大风味小吃”等荣誉。

皇后双皮奶始创于20世纪30年代，民间曾有歌谣流传说：“皇后双皮奶，太子吃不坏。”但时至今日，它却因为含有高蛋白质和高糖分而逐渐“失宠”了。但其贵为“皇后”，如今风韵犹存，还在征服着为数不少的小吃爱好者。皇后双皮奶做法考究，先把滚奶倒入碗中，取出其冻后的奶皮（第一层），再把牛奶和蛋清打混煮滚，得到第二层皮，此即为双皮奶。双皮奶表面有一层微黄薄酥之皮，奶质凝稠细滑，细品其味，香甜奇异。

盲公饼是佛山的名特产，它出于一位盲公之手，有160多年的历史。盲公饼之所以驰名天下，主要是它的独特，而它的独特不仅是原料上乘，而且配制手法极为精妙。其原料以糯米为主，食糖、花生、芝麻、猪肉等为其主要配料。盲公饼饼心的肉，制法最为精巧，用幼细白糖腌藏数月后，才取出配制，吃起来甘美酥脆，回味无穷。

第五节　运动养生：传统养生方式

佛山醒狮起源于何时，尚无确切的资料可查，从人类文化传播的角度来看，佛山醒狮受中原狮艺的影响是没有疑问的，是中原狮文化与岭南地方特色相结合的产物。就连“醒狮”“采青”这些独特的名词也与南派武术传统紧密相连。据传“醒狮”之名来源于清初火烧南少林的故事。清初不少反清志士和武林人士聚集于福建泉州的南少林，清军火烧南少林后，部分志士逃到广东，继续进行反清活动，“醒狮”就是暗示国人警醒之意，“采青”是“踩清”的谐音，含有反清的寓意。佛山是公认的岭南醒狮的发源地，佛山与香港、新加坡等一道，是醒狮走向世界的重要平台，研究佛山醒狮，对了解南狮的起源、发展有重要意义。

醒狮是融武术、舞蹈、音乐等为一体的综合性娱乐活动。醒狮的步法完全采用武术之四平马、子午马、丁字马、麒麟步、跳步等，传统舞法主

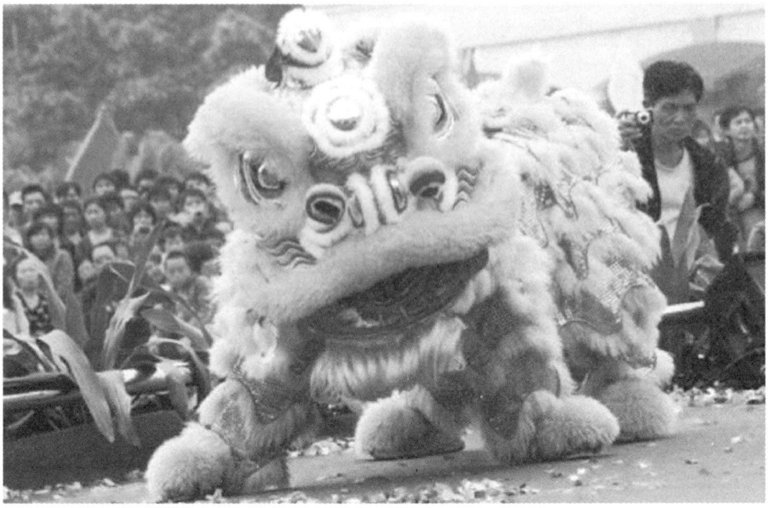

传统醒狮

要有狮子出洞，过山（上山）、狮子滚球、狮子上楼台、狮子吐球，狮子采青等。采青是舞狮的高潮，采青舞法极为丰富多彩，如地青、水青、蟹青、蛇青、桥底青、板凳青等以及门类繁多的采高青：有“企膊”采高青、叠罗汉采高青，爬竿采高青、飞砣采高青等，近年来还创造出技艺高超的桩上采青。所谓“青”，是一小捆生菜，扎上利是、香烟等，根据采青形式的不同，放置到不同的地方。一则代表吉祥、生猛、好运，二则也作为对舞狮者的奖赏。佛山习俗，采青最好一次顺利采到，狮子食青后要“吐青”，吐出的“青”抛向事主，以示吉利。

佛山一带，每逢喜庆佳节，迎神赛会，开张庆典，大型演出，必敲锣打鼓、舞狮助兴，以喻吉祥和驱邪，这个习俗遍布城乡，历久不衰，并且不断有新发展。据寓居香港的著名武术家邵汉生先生回忆，佛山舞狮在光绪年间就十分兴盛，当时的南海大沥狮会，一天中各地来祝贺的狮子超过二百头，南海官窑的生菜会一天出狮也超过一百多头。

光绪年间，黄飞鸿的得意弟子梁宽舞狮以威猛而著称于世，民国初年以鹤山的冯庚长声誉最高，民国三年（1914 年）广东出现了空前水灾，冯庚长率师徒在香港及南洋各地巡回演出，精湛的狮艺，受到各地热烈欢迎，筹得善款百万。抗日战争时期，兼收梁、冯二派精华的侠拳名家邓锦涛名重一时。佛山在清末民初是盛极一时的南国武术之乡，其流派之多，名家之众，流传海外之广实属罕见。当时众多的武馆都有自己的狮会组织，并形成了一套狮会礼俗，如两狮相遇，狮遇喜庆、狮遇丧事礼俗等。

成立于 1910 年的精武体育会可谓民国史、武术史上的一个亮点，作为民间体育社团，其规模、机构可与盛极一时的中央国术馆相提并论。佛山精武体育馆既秉承精武会主旨，又结合自身特点在广东佛山开拓出一条精武大道，影响甚巨，波及至今。佛山精武体育会成立于1921年，是上海中央精武体育会影响下的产物。上海精武体育会的创始人志在改造国民身体，提升国民素质，其所撰《精武精神》《精武式》《精武会训》等都凸显此宗旨，而作为上海精武体育馆的分设组织，佛山精武会也基本上继承了上海精武体育馆的精神与宗旨，并将其积极实践。作为民间体育社团，上海精武体育会自成立伊始，便以“三育”即体育、智育、德育为宗旨。

第六节　艺术娱乐：岭南书画，文学繁荣，剧艺齐放，名伶辈出

顺德自宋朝民众定居于此，而后明朝立县，伴随着大量人口的南迁，包括一些文人雅士的到来，大量的人口汇集，各种经贸活动日益繁盛，这毋庸置疑让文化活动有了客观的发展基础，而也正是在这个时段开始，书画出现了各种流派的代表，并兴盛传承。

顺德籍的黄节（1873—1935）是近代岭南著名的诗人、学者，但同时也是书法家和美术活动家，在近代岭南乃至中国诗歌、学术和书法等方面均具有很高的地位。他用笔随意、淡雅，麦华三评其书的境界清高，如寒蝉饮露，轻盈欲仙；又如悬崖古树，蟠根倒生，卓然成家。黄节的书法传世较多，《广东传世书迹知见录》收录其书迹105件，其中以信札及自书诗文稿为多且精，作品大多集中于广东省博物馆、香港中文大学文物馆等公库中。

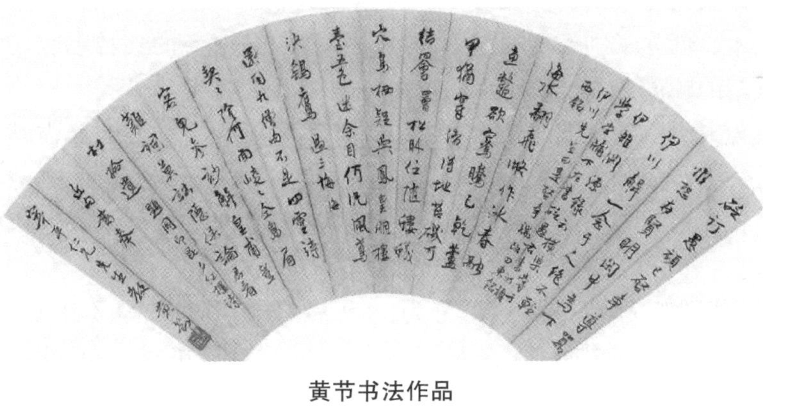

黄节书法作品

顺德自清初以来形成的书画世家在清末民初仍然得到了延续，在民国时期最著名者当推大良的罗氏家族。在罗氏家族中，成就较为突出者又推罗惇衍、罗惇策、罗惇曧、罗复堪等。

廖坚，南海佛山人。少时随父学陶艺，与陈渭岩亦师亦友，曾在广州合营陶业。初只塑山公素胚出售，后在石湾自营小店。擅长山公、亭宇、螃蟹、青蛙等小品，又通翰墨、工书法。所作山水盆景，富有诗情画意，为石湾窑的石山盆景名家。代表作有《百年前石湾全景》《百鸟图》等。

近代美术史上在金石学、书法、绘画及美术活动中均有一定影响的夫妇，恐怕非顺德的蔡守和谈月色莫属。两人早年生活在广州时，曾对广州出土的金石文字如城砖、陶文、木刻、石刻等做过系统的研究与整理，至今大凡研究岭南金石者，都必须要借助他们的成果。他们夫妇俩喜爱合作作画，一般由谈月色画梅花，蔡守补笔或题字，可谓珠联璧合，成为近代艺坛佳话。其画作多散见于民间，广东省博物馆和南京市博物馆、顺德博物馆等藏其画作多件。

清朝直到民国时期，曾是佛山木版年画行业最为兴盛的时期，在佛山“细巷”，即现在的普君南路，曾云集几十间不同的年画作坊，有的作坊负责雕版，有的负责套印，还有的负责描金，各作坊分工合作，产品销往广东四邑、广西、湖南，甚至远销东南亚。高峰时期，甚至有的大作坊要雇佣上千号工人帮忙印制年画。这样的情况一直持续到20世纪60年代。随后，年画行业逐渐走向衰落。如今，仍在以家庭作坊形式制作、传承木版年画的，就剩下冯炳棠、冯锦强父子了。

南朝时期的人口南移，不仅为岭南文学的繁荣发展奠定了基本，同时也带来大量的外省入粤戏班，广东艺人吸纳这些外来的戏曲声腔，加以易语而歌并融进本地的歌谣、小曲而形成的剧种，促使了粤剧的形成。在民国时期，出现了剧艺百花齐放的繁荣景象。而佛山顺德更是其中的佼佼者。顺德人热爱粤剧，蔚然成风，投身梨园的伶人数量甚众。他们勤于、精于艺术，创立了别一格的艺术派系，钻研声情兼备的独特唱腔。一大批出类拔萃的顺德名伶、编剧声闻遐迩。

最为人乐道的梨园佳话，莫过于近代粤剧五大流派，顺德占其三。20世纪二三十年代，薛觉先、马师曾、白驹荣三位名伶，其唱腔、戏路、台风、演技在省港澳和海外影响深远，与桂名扬、廖侠怀并称为近代粤剧五大流派。

粤剧行当（角色分类）可分为：一末（老生）、二净（花面）、三正生（中年男角）、四正旦（青衣）、五正丑（男女导角）、六元外（大花面反派）、七小（小生，小武）、八贴（二帮花旦）、九夫（老旦）、十杂

(手下、龙套之类)，合起来称十大行当。顺德名伶在每一行当都是人才辈出，以下是其中的杰出者。

白驹荣（1892—1974）粤剧白派艺术创始人。原名陈荣，字少波，广东顺德大良人。近代粤剧五大流派之一“白派”创始人。艺术造诣主要在唱功方面，嗓声清亮悦耳，并善于通过声乐表现角色性格，他的念白，有声有味，富有音乐感，演唱吐字玲珑，叮板扎实，感情细腻，运腔简朴流畅，跌宕有致，令人感到韵味无穷。他经过反复实践，将官话改为广州方言，以平喉代替假声，被誉为粤剧艺术一大改革。白驹荣之女白雪仙，也是著名的粤剧表演艺术家。

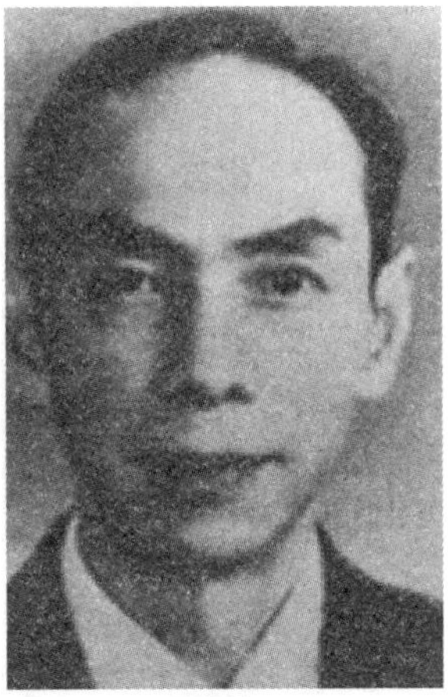
白驹荣

千里驹（1886—1936），原名区家驹，顺德伦教乌洲人。是擅长苦情戏的男花旦，蜚声粤剧艺坛二十年，逐步形成“驹派”艺术。演出时，感情真挚，七情上面，无论是演风情戏，还是苦情戏，都能通过面部表情，用细腻的形体动作把人物复杂的内心感情表现出来，所演角色缠绵痴情，表情动作细致入微，唱腔委婉传情。苦情戏《金叶菊》《燕子楼》“悲”和“苦”淋漓尽致，情真意切，观众感同身受，被同行公认为“悲剧圣手”“花旦王”“滚花王”“广东梅兰芳”。

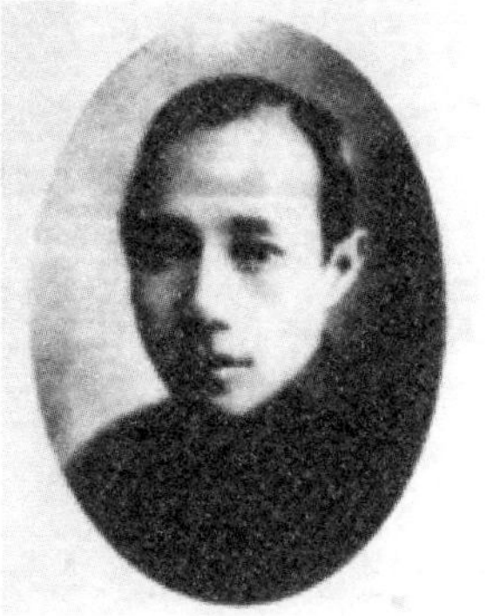
千里驹

马师曾（1900—1964），顺德县桂洲马地桥人（现为佛山市顺德区容桂地区），著名粤剧表演艺术家。曾拜著名小武靓元亨为师，后一直在香港、澳门、广州、东南亚一带演戏及拍电影。1955 年底回广州参加广东粤剧团。擅演丑生、小生、小武、花脸、须生等行当，独创的“乞儿喉”，半唱半白，顿挫分明，有时还糅入方言俗语，活泼滑稽，成为脍炙人口的马腔。他于晚年改唱老生，技艺愈精，演来苍凉刚劲，颇见功力。

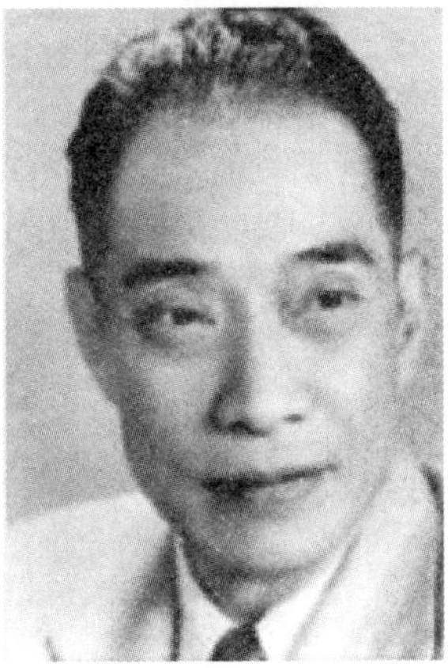
马师曾

靓少凤，原名罗叔铭，顺德大良人，生年不详，约于 20 世纪 50 年代去世。是 20 世纪三四十年代的著名粤剧演员，初学花旦，后改演小生，因善唱中板被人誉为“中板王”。

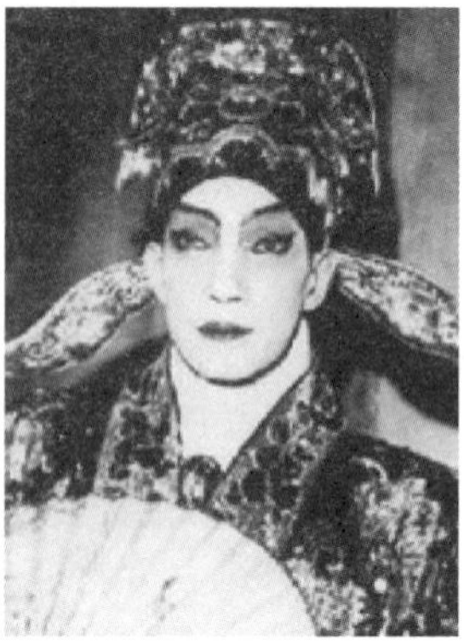

薛觉先剧照

薛觉先（1904—1956），顺德人。曾习京剧，取其所长，以丰富粤剧艺术，并不断创新，在净化舞台，提高唱、念、做、打水平，改革剧场陋习，培养后辈等方面贡献很大。薛觉先以文武生见长，又能反串女角、兼演红生。他的戏路宽广，早年学丑，能文能武，生、旦、丑、净、末诸行当行行皆演，当当皆精，他的表演风格温文尔雅，动作洒脱洗炼，细腻多姿，善于深入人物的思想感情，扮演风流儒雅、潇洒俊逸的小生最负盛誉，又能反串旦角。演出的剧目，唱词比较注重文采，循字取腔，深情婉转，

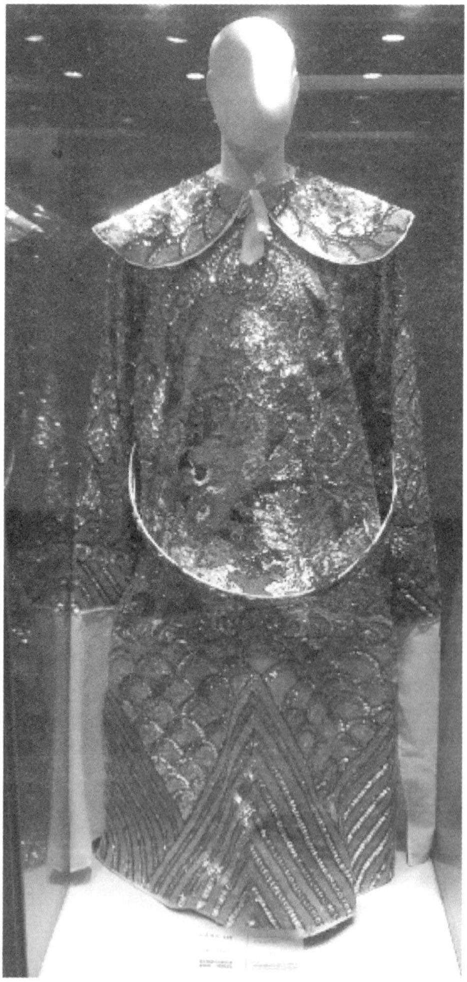

精美的粤剧戏服

唱腔重视因人而异，善于表达内心感情，韵味浓郁，行腔干净得体，善于突破曲调中板眼、句格的习俗唱法而创新腔，使人感到既风流潇洒而又高雅庄重。特别是二王声腔，唱得飘逸超脱。因此自成一家，独树一帜，成为著名的“薛派”艺术，故在粤剧戏行里有“万能泰斗”美称，过去一段长时期里，粤剧的文武生、小生行当，都以薛派为典范。

江山代有才人出，顺德的名伶如此优秀，剧艺如此繁盛，也难怪顺德人会喜爱听戏，不管男女老少，全家老小，结伴同行去梨园。俗称“私伙局”的民间曲艺社，星罗棋布，活跃于顺德城乡。节假日或夜幕降临之时，村头巷尾中，祠堂曲社里，曲艺和鸣之声萦绕不绝，一派“万家灯火万家弦”的盛况。

20 世纪 90 年代，全国评出的八个“曲艺之乡”之中，顺德的均安、容奇、大良赫然入列，共占其三，足见顺德曲艺之风极盛。曲艺雅集、汇演、大赛等活动，喧闹隆重。区级、镇级、各村曲艺分会，构成庞大又团结的曲艺网络。顺德曲艺园地繁花似锦，万紫千红。

第七节　医药卫生：岭南成药发祥地，名医辈出

佛山成药业素有“岭南成药发祥地”“广东成药之乡”“禅城古镇五朵金花”等美称。这些美称无不与其历史悠久，祖铺众多，选料上乘，提炼精湛，古方正药，疗效确切，远销内外，经久不衰等特点有关。

佛山成药业在明代后期已制售有岭南特色的蜡丸。当时的成药商号，多称为“蜡丸馆”。有史可证的就有梁仲弘、黄恒庵、潘务本和冯了性等字号。制售的剂型主要有膏、丹、丸、散、酒等。以蜡丸名气为大。清乾隆年间李调元《粤东笔记》记载：“南方草木入药者甚多，市人制丸裹蜡，俗称广丸，远方携用，颇验。”梁仲弘的抱龙丸，是其中之皎皎者，清康熙初年屈大均的《广东新语》中，推崇：“广中抱龙丸为天下所贵。”佛山市博物馆文博馆员陈志杰在佛山历史资料中撰写的《梁仲弘祖铺与佛山成药》一文中，对梁氏族谱和现尚存清代时其十七传侄孙肇煌书写的“梁仲弘祖铺”的木刻匾额（据《清代碑传全集》记载，肇煌于清同治十一年官任江宁布政使），以及其尚存祖铺（今福贤路 178 号）旧址的建筑特点，

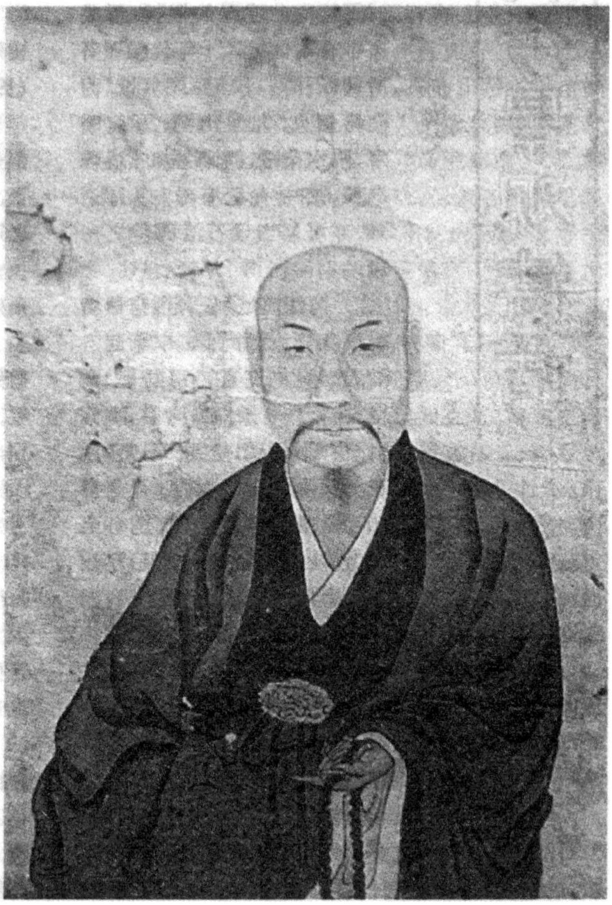

黄恒庵

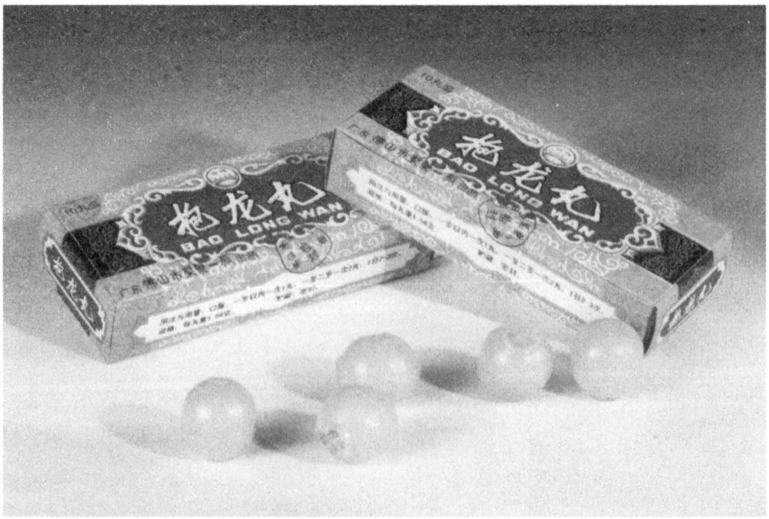

抱龙丸

研证认为：梁仲弘蜡丸馆是创立于明代万历年间，距今已有400多年历史，为全国较早的成药字老号之一。梁仲弘的万应抱龙丸至今还在生产，年产量不小于100万丸。

佛山成药业形成和发展，有其客观条件和社会基础。佛山贝丘遗址大量的新石器出土文物证明，远在5500年前佛山就有人群聚居，近百座原始社会和公元前8世纪至3世纪春秋战国和东西汉古墓葬的发掘，更证明佛山历史文化遗产丰富。明清时期，佛山已是中国“四大名镇”之一，手工业和商业兴旺，成为南方商品集散地，冶铸、纺织、制陶三大行业及其他众多的手工业日益发达，商品生产和商品经济繁荣。城镇居民在明景泰年间已达数万余家。清初时镇内人口（不包括石湾和近郊）达30万人以上，其中绝大部分是手工业工人。

佛山地处珠江三角洲富庶地区，踞广州上游，而处西北江下游，也比较近接湘、赣、桂、闽诸省，毗邻港澳，水陆交通极为方便，是水上通往省城必经要道。据《佛山忠义乡志》记载，清代佛山大小码头就有61个。清初康熙年间的碑记记载：“禅山（佛山），东南一巨镇也。其西北一带，上溯浈水，可抵神京，通陕洛以及荆吴诸省，四方之来游者日以万计。”“四方商贾之至粤者，率以是为归。”以至与京师（北京）、汉口和苏州合为“天下四聚”。《佛山忠义乡志》记载：“诸宝货南北互输，以佛山为枢纽，商务益盛”，故镇内曾设有福建、山陕、江西、浙江、楚南、楚北等十多家各省区的商业会馆，以及外国商人的洋馆等。

在这样一个经济发达，交通方便，人口众多的城镇里，广大“徒手而求食”的手工业工人和小商贩以及数以千计的客商，由于种种客观条件所限，求医问药费时失事，多有不便。而中成药则以其药效明确，适应性强，适用面广，疗效可靠，保存携带及服用方便安全等优点，有针对性地解决了人民群众的就医问题，很快就为人们所信任和乐用，显示出它的生命力。随着冶铸、五金铁器、纺织、陶瓷等迅速发达，冶铸和铁器制造业的工人要冶、锤、箱、磨和蘸水，经常和重器、利器、沸水、烈火接触，偶一不慎，不是损皮肉就是伤筋骨。佛山清代时武术极为兴盛，粤剧也逐渐形成，拳脚刀枪，经常发生跌打类损伤，使医生实践机会甚多，医与药也就应运而生，各种验方名药相继出现，并代代相传，不断发展。因而形成佛山中成药特点，以跌打类成药最为突出。

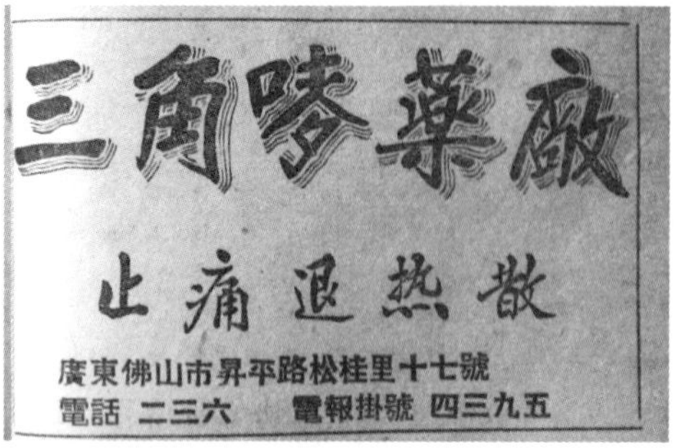
三角嘜藥廠
止痛退熱散
廣東佛山市昇平路松桂里十七號
電話 二三六 電報掛號 四三九五

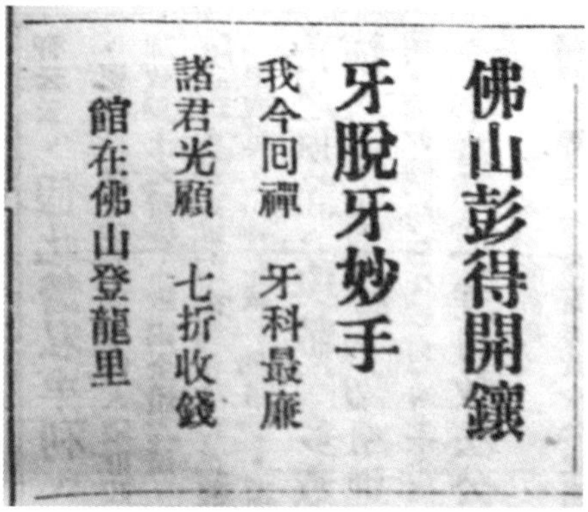
佛山彭得開鑲
牙脫牙妙手
我今同禪 牙科最廉
諸君光顧 七折收錢
館在佛山登龍里

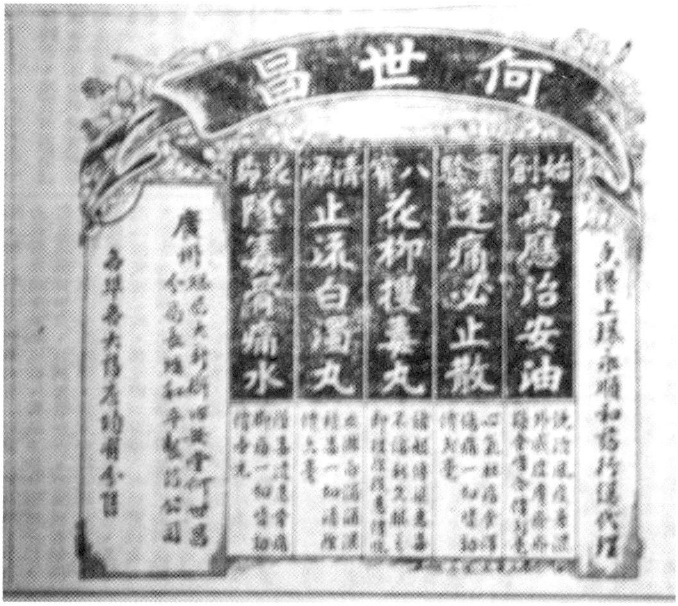
何世昌
始創萬應治安油
專醫跌痛必止散
清濁止流白濁丸

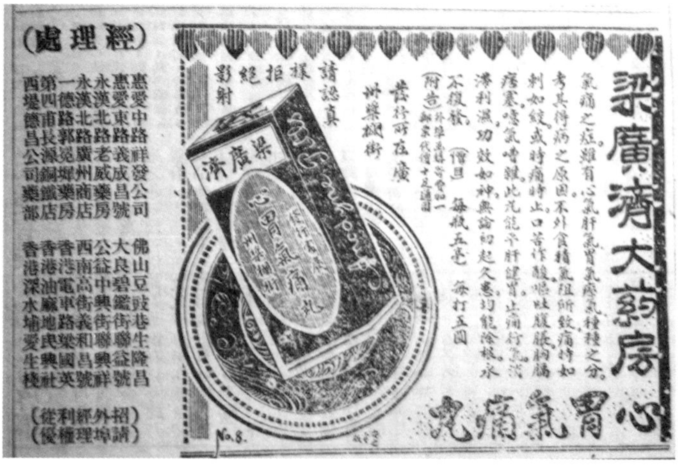
經理處
惠愛中路祥發公司
惠愛東路義成昌號
永漢北路老威藥房
永漢北路廣州商店
佛山豆豉巷生隆昌
大良碧鑑街聯益號
公益中興街聯興祥
西南高街義和昌號
香港電車路樂國英
香港油麻地民興社
香港深水埗愛生棧
招請外埠經理 利權從優
梁廣濟大藥房
氣痛之症。雖有心氣肝氣胃氣痧氣種種之分。考其得病之原因不外食積氣阻所致。痛時如刺如絞。或時痛時止。口苦作酸。嘔吐腹脹。胸膈痞塞。噯氣嘈雜。此丸能平肝健胃。止痛行氣。消滯利濕。功效如神。無論初起久患。均能除根。永不復發。
(價目) 每瓶五毫 每打五圓
發行所在廣州槳欄街
請認真樣拒絕影射
梁廣濟
心胃氣痛丸
No.8.

当时的医药广告

佛山当时属南海管辖，南海财政比较富裕，对于手工业制品采取微征厘金（税收），较其他地方课税为优，使成药本小利大，增强地方产品的竞争能力，有利于促进本地成药业的发展。佛山药材业也较兴盛，《广州文史资料》记载："西土药重点原在佛山，1860 年后才逐步转移到广州。"建国前中药行业分类，即分为南北、西土、参茸、药片、熟药、丸散、槽头、生草药等 8 个自然行业。"西土"就是指主产于广东、广西、湖南和江西等省份的药材品种的专营字号。此行业的经营品种，仅次于南北药行，在中药材中占有一定比重，品种数量在四五百种以上。8 个自然行业佛山都齐全。各种名贵药材、香料、进口石蜡、蜂蜜、蜂蜡等来源容易。中成药在佛山本地有广阔市场，从而促进了它的迅速发展，逐渐形成其行业体系，而且一经各地客商广为传播，更是闻名全国。"岭南成药发祥地"的形成，流传于世，历久不衰，与其遵古制作，注重质量，确保疗效，再加上适当的宣传也是分不开的。

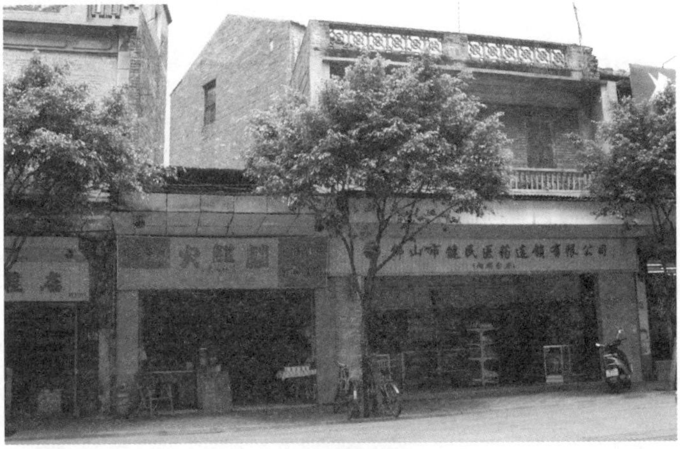

梁仲弘祖铺旧址

据有关史料记载和故老相传，祖铺老号建立于明代的就有梁仲弘等 4 家；始创于清代的就有刘贻斋等 40 家；在民初开业的就有李广海等 45 家。其历史悠久，根基深厚，已自成传统，各具特色。清中叶后期全行业铺店近 100 家，生产品种数百个，主要剂型有膏、丹、丸、散、油、茶、酒 7 种，从业人员逾 1000 人。据《参药行碑记》的记载，清乾隆三十二年（1767 年），仅在约 200 米的豆豉巷中，就有 27 家经营药业店铺。据民国十七年（1928 年）统计，佛山药业分 3 个自然行业，即药材 103 户，生药业 34 户，西药业 9 户。此外，有医业 9 户。所产药品，畅销岭南地区，行销全国各地，远销港澳、新、马、印、菲、日、美等十多个国家和地区。盛名中外的源吉林甘和茶在西贡、新加坡的咖啡馆，也作兼营商品。由于佛山药业铺老号多，药品俱全，销区较广，知名度高，不仅在岭南屈指可数，在国内成药发展史上也占有一席之位。

第八节　代表人物：叶问、黄少强等

叶问

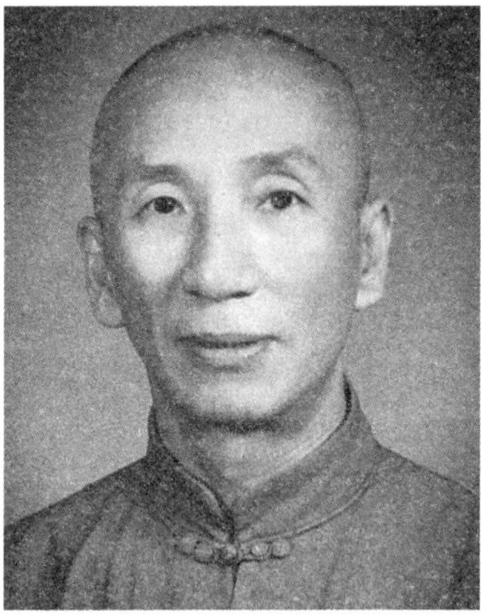

叶问

叶问（1893—1972），“咏春拳王”梁赞高足陈华顺的关门弟子，以一人之力，把咏春拳推广到世界各地，故被门人推举为“一代宗师”。但他最为名扬海外还是在于晚年收了一个比他更出名的关门弟子李小龙。

叶问是佛山桑园叶族人，入选世界纪录协会，称为世界咏春拳第一人。7岁时，便拜师入陈华顺门下（陈华顺，为南海拳王，有“咏春拳王”之称的梁赞之得意弟子，入门前以钱银找换业为生，人称之为“找钱华”），并成为其关门弟子。华公逝世后，叶问再随师兄吴仲素钻研拳技。叶问16岁那年，赴港求学外文，就读于圣士提反学校。有一传闻说：叶问开始觉得艺成而心不向武，其师叔梁壁寻上门去，要求与他比武，无论叶问如何进攻都被梁壁一一化解，遂被折服，后返回佛山跟随梁壁继续学习咏春拳。

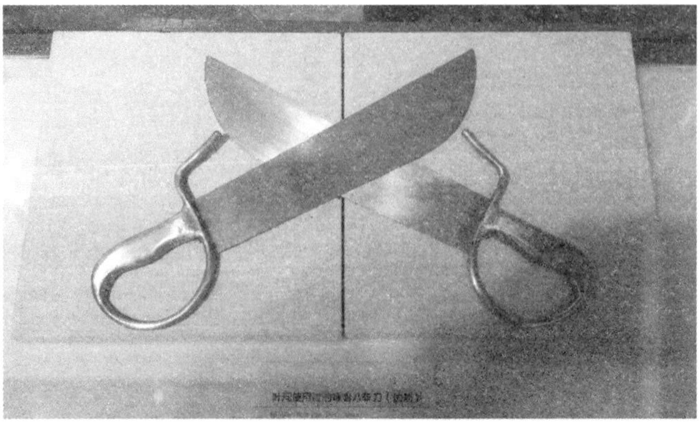

叶问使用过的咏春八斩刀

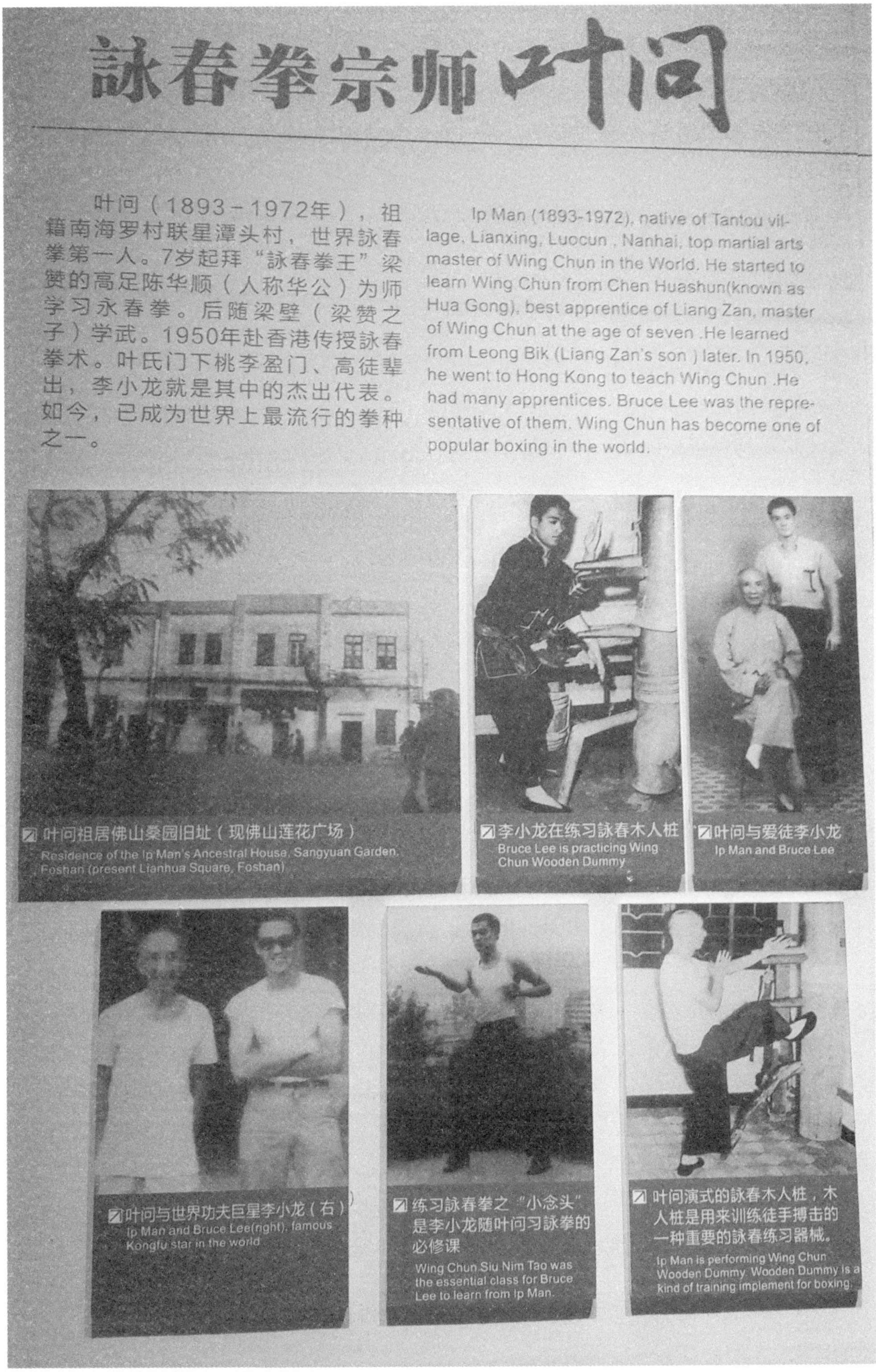
詠春拳宗师叶问
叶问（1893－1972年），祖籍南海罗村联星潭头村，世界詠春拳第一人。7岁起拜“詠春拳王”梁赞的高足陈华顺（人称华公）为师学习永春拳。后随梁壁（梁赞之子）学武。1950年赴香港传授詠春拳术。叶氏门下桃李盈门、高徒辈出，李小龙就是其中的杰出代表。如今，已成为世界上最流行的拳种之一。
Ip Man (1893-1972), native of Tantou village, Lianxing, Luocun , Nanhai, top martial arts master of Wing Chun in the World. He started to learn Wing Chun from Chen Huashun(known as Hua Gong), best apprentice of Liang Zan, master of Wing Chun at the age of seven .He learned from Leong Bik (Liang Zan's son) later. In 1950, he went to Hong Kong to teach Wing Chun .He had many apprentices. Bruce Lee was the representative of them. Wing Chun has become one of popular boxing in the world.
叶问祖居佛山桑园旧址（现佛山莲花广场）
Residence of the Ip Man's Ancestral House, Sangyuan Garden, Foshan (present Lianhua Square, Foshan)
李小龙在练习詠春木人桩
Bruce Lee is practicing Wing Chun Wooden Dummy
叶问与爱徒李小龙
Ip Man and Bruce Lee
叶问与世界功夫巨星李小龙（右）
Ip Man and Bruce Lee(right), famous Kongfu star in the world
练习詠春拳之“小念头”是李小龙随叶问习詠拳的必修课
Wing Chun Siu Nim Tao was the essential class for Bruce Lee to learn from Ip Man.
叶问演式的詠春木人桩，木人桩是用来训练徒手搏击的一种重要的詠春练习器械。
Ip Man is performing Wing Chun Wooden Dummy. Wooden Dummy is a kind of training implement for boxing.

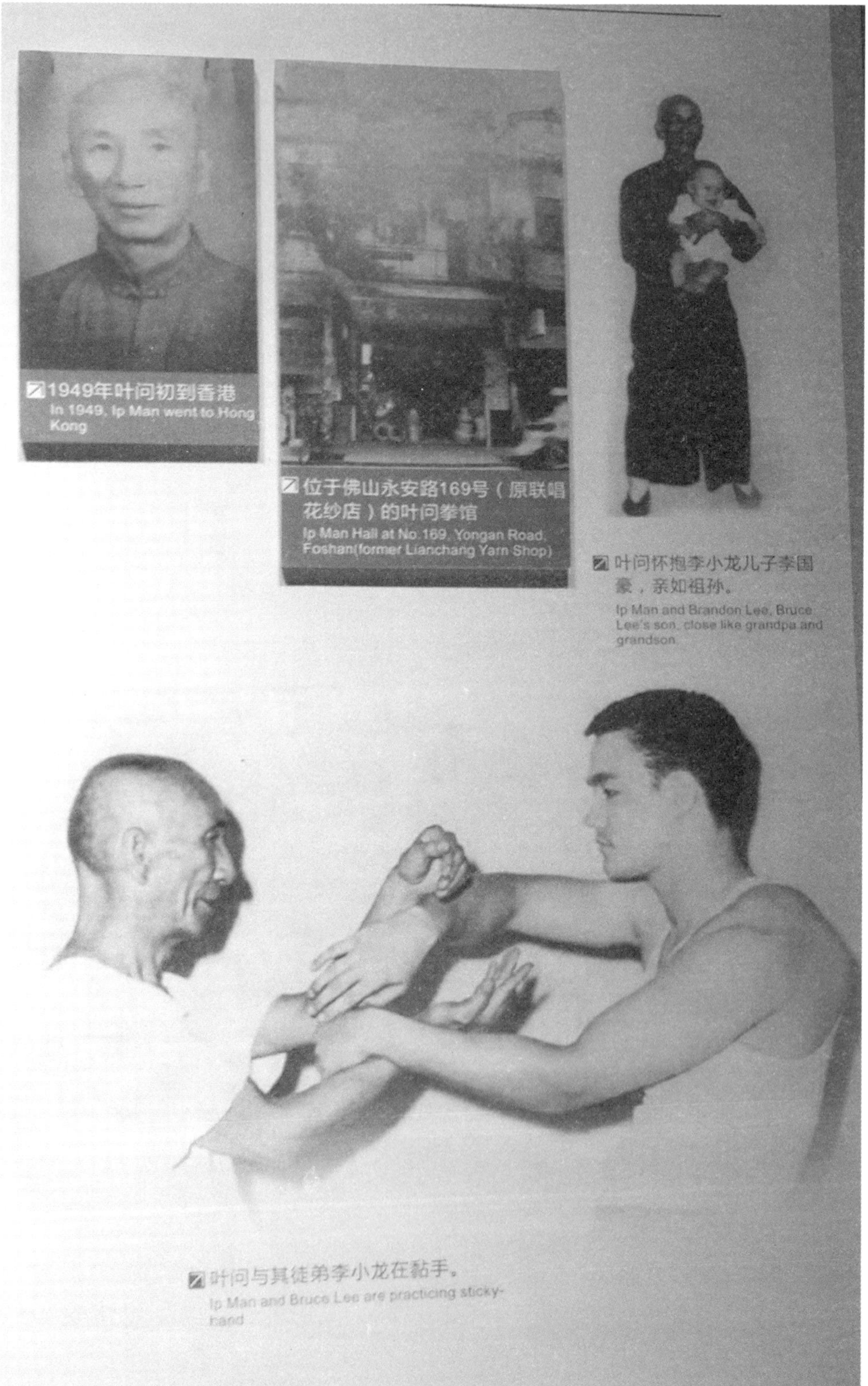
1949年叶问初到香港
In 1949, Ip Man went to Hong Kong
位于佛山永安路169号（原联唱花纱店）的叶问拳馆
Ip Man Hall at No.169, Yongan Road, Foshan(former Lianchang Yarn Shop)
叶问怀抱李小龙儿子李国豪，亲如祖孙。
Ip Man and Brandon Lee, Bruce Lee's son, close like grandpa and grandson
叶问与其徒弟李小龙在黏手。
Ip Man and Bruce Lee are practicing sticky-hand

正如热映的《叶问》一片所展示，抗战期间，叶问的过人功夫被日本宪兵队闻悉，欲邀请其担任宪兵队的中国武术指导被拒之后，指派技击高手与叶问比武，言明若叶问被打败则听命差使，叶问在无法拒绝的情况下，只好接受比武，来者身材高壮，拳重脚粗，叶问摆出咏春桩手，二字钳羊马，目视对方，却一言不发，诱待兵来将挡，对方抢先出手，以箭标马进迫，叶问即变前锋的桩手为耕手，耕去对方箭，并同时转身跪马，拿正对方前腿之后膝位，迫使对方突然失去重心，对方虽未中招，却是败相毕露，叶问也及时收马，一声承让，跳出比武画地，真是高手过招，点到为止。事后，叶问在众人的掩护下逃走，而这场比武由于时间极短，被人戏称为“不到一分钟”。比武后的叶问，担心激怒日本军阀，暂离佛山，于 1949 年冬再次来到香港正式开馆授武。

至于传奇弟子李小龙的入门拜师这一因缘巧合，是因李小龙街战失利及受好友张卓庆的影响而决定投入到咏春门下的。因为李小龙突然间感觉到张卓庆的技击犀利了许多，追问张才知他学习了咏春拳，于是李小龙亦正式拜入了叶问门下，开始系统学习咏春拳。开明的叶问亦不反对李小龙继续练习其他拳派拳，也不反对自己的弟子与别的拳派过招，相反他还特别注重实战训练，因为他知道一个拳派要想生存下去靠的就是自己的实力，习武者只有在“讲手”或“实战”中，才能不断地完善与强大自己，这一切，均对李小龙创立“截拳道”影响至深。

黄少强

黄少强（1901—1942）原名宜仕，字少强，号止庐。官窑群冈小江村丰湖里人。少时，母孔氏教他习艺，并搜罗名人画卷供他赏玩。后从刘博文学西洋画，从此“爱画入骨髓”。9 岁，值辛亥革命前夕，有感于民间疾苦，写了一幅《无告人》以表志。

民国九年（1920 年），19 岁的黄少强到高奇峰美学馆学画，次年又随高剑父学画，后又至上海美术专科学校随刘海粟学画，技艺日进。民国十二年（1923 年），他曾束装北上，先后游历了广西、江苏、浙江、山东、山西等地，极目祖国河山，搜尽民间疾苦，为后来的画作积累了大量素材。

黄少强后从事美术教育和画艺活动，先后在家乡敦睦小学任名誉校长，在佛山秀德小学、佛山市立美术学院、南海师范学校、广州培桂中学、广州第一中学、岭南艺苑、广州市立美术学校等任教。民国十二年（1923 年），在广州举办了“黄少强个人民间绘画展览会”。民国十三年（1924 年），在广州纸行街通灵道 10 号创办了民间画馆，设课授徒。次年，又组织“民间画会”，提出“到民间去” “谱家国的哀愁，写民间之疾

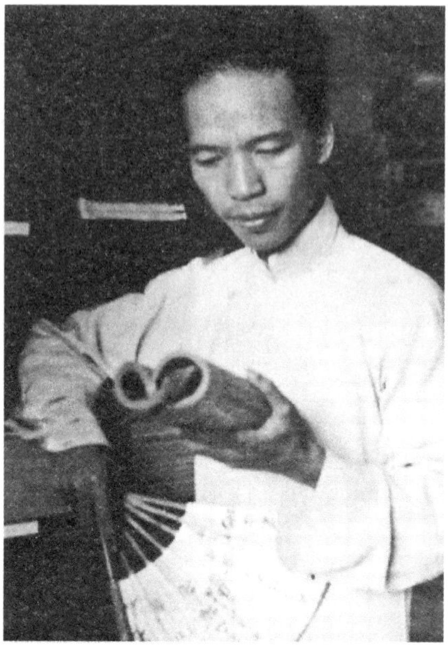

黄少强

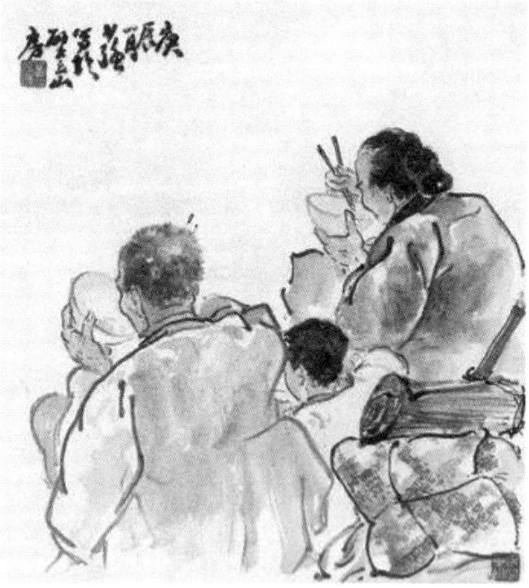

黄少强作品

苦”。几年之间，师生一起举办了十多次绘画展览，声誉遍南方各地。在广州举办的“国难画展览会”上，黄少强的《洪水图》以描写国愁家恨淋漓尽致，被评为全场之冠。广州沦陷后，黄少强迁居香港，成立“岁寒画社”以见志，并在港举办抗战画展18次，把所得的款捐献出来救济难民。曾与叶少秉等在港合办香港美学院。

香港沦陷后，黄少强回广州闭户课徒。民国三十一年（1942年）下半年，忧愤疾终于乡，时年41岁。黄少强的画，悲慨百端，反抗精神激越，对国民党反动统治的腐败所带来的国势日危、民不聊生的苦况作了深刻的揭露，画下了一幅幅的血泪控诉。如《血之源泉》《孝丐》《农家妇》《瞎贩》《淞沪劫灰》《期等》《母子天涯》等，描绘了当时被剥削压迫的人物的坎坷遭遇和心理状态，以及社会上形形色色的丑恶相，笔锋犀利，表现力很高。黄少强的老师刘海粟为黄少强题画集赞语道："曾经为了神与王公而制作的艺术，现在恐怕到了为平民而制作的时代了。代表这新时代的作家有一人，便是门人黄少强。"黄少强的画法，出于高氏门下，却又自具一格。徐悲鸿对黄少强画法的评赞云："不尚工巧，不法古人，绘形绘色，民之呼声。"黄少强一生困苦颠连，郁郁不得志。遗作刊行有《画家》《止庐民间疾苦图册》《止庐纪游画集》，著有《止庐题画诗钞》等。

第九章

新中国成立后的养生文化

［大背景］新中国成立以来，中国养生文化得到了大发展，学术发掘整理方面，校勘注释了大批古代文献，总结了大量现代临床经验和学术成果，出版了很多现代养生专著，积极开展学术交流活动。在科学研究上，借助现代研究手段，对传统养生理论和方法进行了大量的研究。相继成立了一些老年病防治研究所（室）、中医养生研究所（室），特别是2008年国家启动“中医治未病”健康工程，创建中国特色的预防保健服务体系，全面研究和实践养生保健的理论与方法，成效显著，有效指导了人们的健康保健活动。

第一节　精神宗教：中国文化与儒释道

精神养生是养生文化的重要组成部分，几千年来精神宗教文化一直滋养和影响着我国传统的养生文化。我国精神宗教文化遗产源远流长，分布广泛，种类繁多，风格各异，包括建筑、雕塑、雕刻、装饰、绘画等各种艺术形式，有的甚至还与自然科学相结合，具有历史、艺术和科学价值。宗教物质文化遗产，包括具有宗教意义的碑铭、法器、供具等；承载宗教信仰的经书（卷）、字画、古玩等；宗教圣物，如佛舍利；宗教活动场所，如寺院、庙观、教堂、清真寺、石窟等；具有宗教意义的造像、壁画等，如乐山大佛、敦煌壁画；宗教历史文化名城、名山等，如我国佛教四大名山。我国宗教文化遗产灿烂辉煌，数量极大。自1961年3月至2006年5月，经国务院同意公布的全国重点文物保护单位有6批2348处，外加零散公布的3处，共计2351处，而其中属于或与宗教有关的多达803处，约占总数的34.2%，这803处宗教类全国重点文物保护单位涉及佛教、道教、伊斯兰教、基督宗教（包括天主教、东正教与新教三大教派）、拜火教、巴教和摩尼教等7种宗教，是我国宗教物质文化遗产的精华。

新中国成立以来，我国一直高度重视包括宗教文化遗产在内的文化遗产的保护和利用工作，虽经历十年动乱的影响，但在全社会的共同努力下，宗教文化遗产保护取得了一定成效。特别是2005年国务院专门发布了《关于加强文化遗产保护的通知》，制定“国家＋省＋市＋县”共4级保护体系，要求各地方和各有关部门贯彻“保护为主、抢救第一、合理利用、传承发展”的工作方针。

对精神宗教文化及传统历史文化的保护和开发，佛山一直走在国内前列，成绩喜人。佛山拥有佛山祖庙、西樵山、仁寿寺、佛山孔庙等著名精神宗教场所，儒释道交融，同时亦有基督教、天主教、伊斯兰教等外来宗教的进入。不少成为今天佛山的名胜古迹和游客到佛山的必去之景点。

佛山的由来亦与宗教文化颇有渊源，佛山“肇迹于晋，得名于唐”。早在秦汉时期，乡人称为“季华乡”。东晋隆安二年（398 年），罽宾国（今克什米尔）三藏大法师昙摩耶舍（也作达毗耶舍）带三尊小铜佛经海上到广州，至南海季华乡耆老铺塔坡岗上（现福宁路塔坡街）搭盖棚寮，讲经说法（随后他到广州建寺，为光孝寺开山祖师）。此乃佛教首次传入佛山。由于信众日益增多，棚寮日渐拥挤，善男信女自动捐资建造了塔坡寺（亦名“经堂”）。法师回国后，经堂因年久失修而倒闭。

唐贞观二年（628 年），传说多人见到塔坡岗山地夜放金光，经乡人挖掘，得到三尊小铜佛及一石碣，石碣上赫然刻写“塔坡寺佛”，并刻有一副对联——

胜地骤开　一千年前青山是我佛
莲花极顶　五百载后说法起何人

人们惊喜庆幸，奔走相告，200 年前塔坡寺佛又显人间。于是，重修塔坡寺“经堂”，并掘井纪念（井现存），在井后方，又刻一石碑记载其事，碑上有一石榜，上刻“佛山”二字，在石榜左侧刻有“贞观二年”小字，同时将乡名改为“佛山乡”。佛山之名由此而来。现石刻碑文为佛山市博物馆收藏，石榜收藏于广东省博物馆。

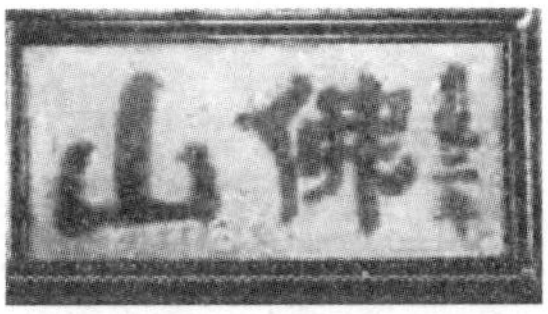

一、佛山文化景观

佛山有着深厚的儒释道精神文化底蕴，从其久负盛名的旅游景点中便可见一斑。佛山人民也在这种文化的影响下形成了淡定从容的心态，成就今日之佛山。

（一）三水卧佛

在广东省佛山市三水区森林公园内，有一尊佛号称“世界第一大卧佛”，这就是著名的三水大卧佛，大佛依山临水，头北身南，右臂作枕，左臂平放于体上，大佛姿态舒展而从容，表情柔和安详，这是中国最大的石雕卧佛，卧佛全长 108 米，高 16 米。大卧佛由一大块完整的岩石雕刻，

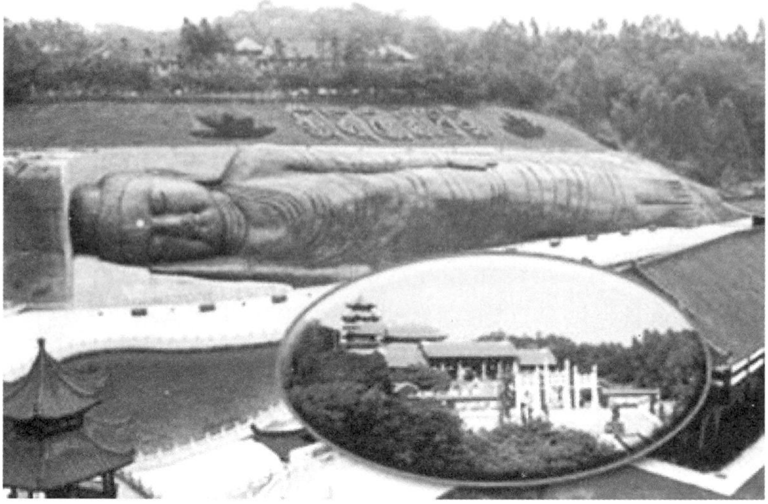

三水卧佛

筑紫铜60吨而成，卧佛以盛唐敦煌卧佛为范本，临水而卧，似睡非睡，瑞气祥和。“佛虽卧而常醒”，整个佛像意境深远，仪表超凡，眉心那颗钛宝珠直径0.8米。佛前有直通佛身的祈福桥，上有百福图，是大佛山灵气最为浓厚的通道，也是祈福的绝佳圣地，佛前的锦鲤水池、莲花池、敬佛楼、阁、亭、台、廊与大佛相互映衬，气势非凡，引人入胜。

（二）西樵山景区

位于广东省佛山市南海区的西南部，是一座古火山，被称为“珠江文明的灯塔”。西樵山海拔346米，面积14平方公里。西樵山虽不高，却以其秀丽的自然风光，深厚的文化底蕴闻名遐迩，被誉为“南粤四大名山”之一。六七千年前的新石器时代，西樵山就有了当时华南最大的石器制造场。自唐代起，西樵山有儒佛道三教，形成了特色鲜明的宗教文化。明清以来，以湛若水、何白云、康有为为代表的名人士子云聚西樵山，精研程朱理学，云谷书院、大科书院、石泉书院和四峰书院四大书院应运而生，因此，西樵山又有了“理学名山”的雅称。

南海观音文化苑（宝峰寺）景区位于西樵山中心部位的大仙峰山上，海拔290米，占地约200万平方米。高大庄严的大雄宝殿是宝峰寺的核心建筑，雕栏画栋，气势雄伟。

西樵山宝峰寺位于广东省佛山市南海区西樵镇，有着600多年的历史、为“南粤四大名寺”之一，是一个旅游、祈福的好地方。

景区主要由牌坊、影壁、法像等组成。景区左右分别为双马峰和马鞍峰，背枕西樵最高峰大仙峰，俯瞰大仙峰，完全符合“左青龙蜿蜒，右白

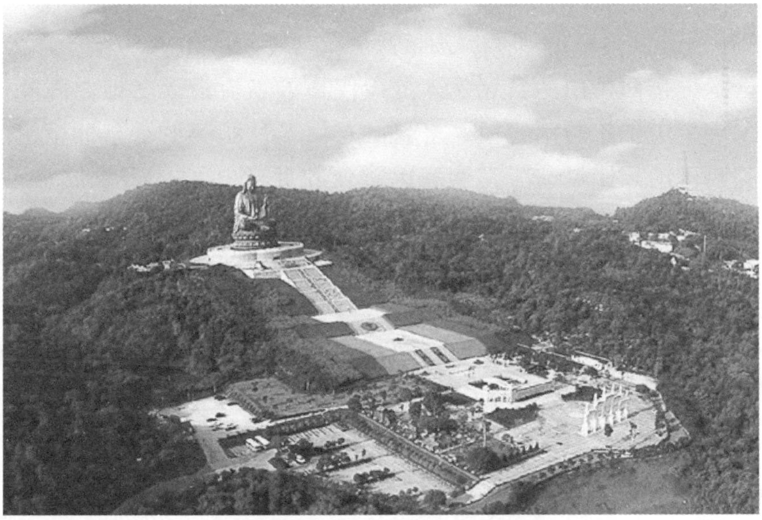

南海观音文化苑（宝峰寺）景区

虎驯伏，背玄武垂头、前朱雀翔舞”之最佳吉穴之势。

整个景区呈金字塔型，最高处的南海观音铜像高为61.9米，寓意观音成道于6月19日，是世界上最高的观音座像。法像为坐姿，顶有宝珠天冠，项有圆光，弯眉朱唇，眼似双星，目光微俯，披天衣，挂璎珞，带项饰，着罗裙，慈眉善目地稳坐在莲花台上，广视众生，显现安详凝重，救苦救难的慈悲法相。观音法相莲花座直径36米，外部镶嵌上下三层共66片莲花瓣。法座内部是蔚为壮观的五层大厅，陈列众多的观音文化艺术品及功德林等。莲花座四面环水，有四桥通达，寓意四方净土，八方德水，四边皆道之佛境。

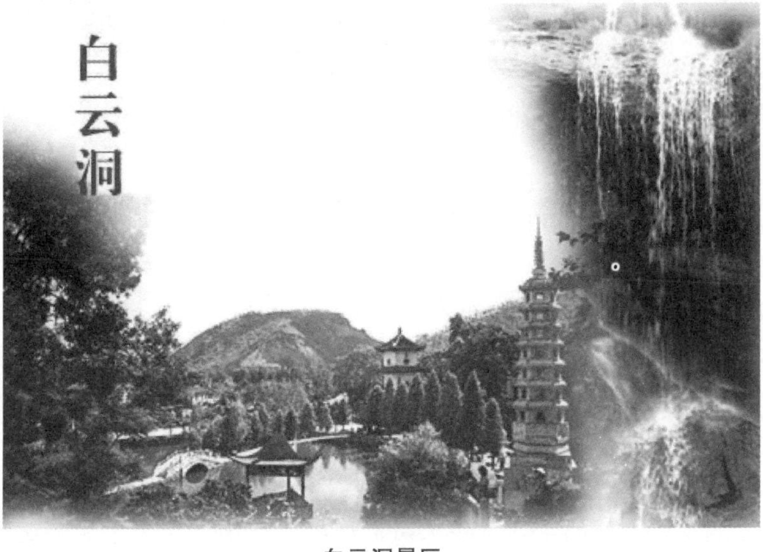

白云洞景区

（三）白云洞景区

白云洞位于西樵山的西北麓，是历代文人名流会聚之地，因此这里也成了儒、佛、道三家荟萃之地，著名的有供奉吕洞宾的云泉仙馆，传说吕洞宾曾到西樵山采摘灵芝，其道家弟子便在此建起了“云泉仙馆”，洞口的“奎光楼”飞檐傍云，如指天的文笔，是读书人借以祈求文运亨通的魁星。湖旁建有三湖书院，一座两进，门匾为民族英雄林则徐题署，刚健有力。清代康有为青年时曾在此处读书。白云洞风景区是西樵山 36 洞之一，被称为西樵山风景区的总汇，曾有“欲揽西樵胜，先应访白云”之说。历代的士大夫、文人、墨客给白云洞留下了丰富的文物古迹，如三湖书院、奎光楼、云泉仙馆、白云古寺等一批明清建筑和摩崖石刻，其中“西樵云瀑”在清朝已列为“羊城八景”之一。秀甲西樵山的白云洞风景区，融24景于一体，古代建筑错落有致，白云古洞峭壁天成，景区内旅游服务设施完善，集吃、住、玩、游、购于一体。

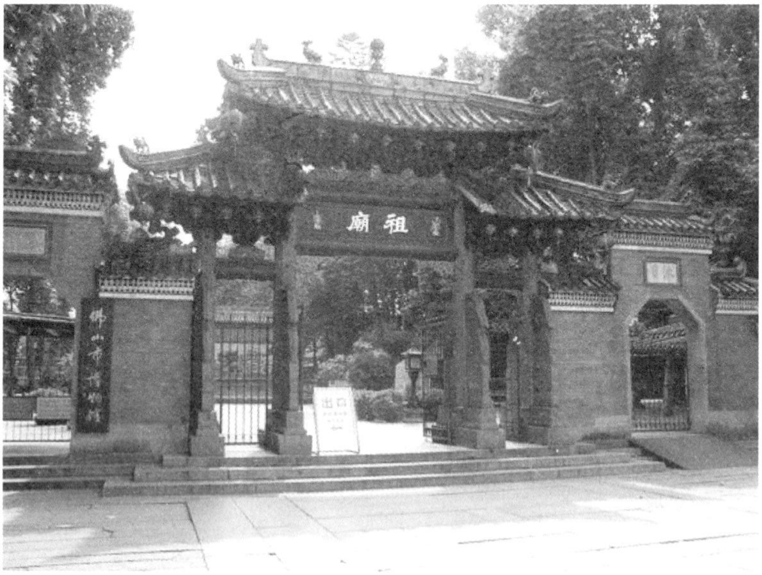

佛山祖庙

（四）佛山祖庙

佛山祖庙从北宋元丰年间始建，至清代初年，逐渐成为一座体系完整、结构严谨、具有浓厚地方特色的庙宇建筑。禅城祖庙与肇庆悦城龙母庙、广州陈家祠合称为岭南古建筑三大瑰宝，现为国家级重点文物保护单位。

祖庙的正殿门前的一副对联“凤形涌出三尊地，龙势生成一洞天”是对佛山宝地的一个很好写照，里庙内陈设了许多珍贵的艺术品，如70件30种兵器铜墙铁壁仪仗，直径1.31米的巨型铜镜、大型铜鼎、铜钟和香炉。集中反映了明清时期佛山高超的工艺技术。祖庙的建筑装饰大量采用了陶塑、木雕、砖雕、灰塑等，均以戏曲故事为主要题材。

祖庙北宋时期称祖堂，其实就是北帝庙，当时珠三角地区多为水乡，水患多，而北帝恰是传说中治水的神，于是北帝作为佛山人的保护神被供奉起来。明朝正统十四年，朝廷封祖堂为灵应祠，并建了灵应牌坊。自此，祖庙由民间祭祀之地变成官方祭祀之地。

1451年，成为官方祭祀之地的祖庙得到朝廷的支持扩建，塑北帝铜像。自此，祖庙初具规模。光绪二十五年，祖庙首次大修，佛山当时手工最出名的石湾瓦也被放在了祖庙的屋脊上，祖庙至今仍保持着百年前的艺术建筑风貌。

祖庙南北中轴线由万福台、灵应牌坊、锦香池、钟鼓楼、三门、前殿正殿、庆真楼等建筑物组成。其整体布局规整庄严，疏密有致。禅城是广东木雕的重要产地之一，以红木雕刻为主，也有贴上金箔而成为金漆木雕，佛山木雕以其刀法利落。亭台廊榭的设置严格遵守中国古代园林建筑的原则，以藏和露的巧妙辩证让游客觉得其内部空间含蓄、内敛、复杂、神秘继而产生肃然起敬之感。

祖庙是一个民间艺术博物馆，里面的建筑装饰工艺巧夺天工，被外国友人誉为东方艺术之宫。这得益于佛山发达的民间工艺。佛山是广东木雕的重要产地之一，以红木雕刻为主，也有贴上金箔而成为金漆木雕，佛山木雕以其刀法利落，线条简练，豪放、粗犷、流畅，构图大方饱满，装饰性强而著称，题材以人物、动物、花卉、瓜果等为多，以建筑装饰木为主。祖庙前殿、正殿所陈列的大型神台，就是佛山著名的金漆木雕杰作之一。其中所雕刻的内容包括“荆轲刺秦王”“李元霸伏龙驹”“竹林七贤”与“薛刚反唐”等故事。此外，祖庙建筑木雕也很多，其中有檐口木雕衽、花篮、木雕大门、戏台（万福台）、屏风、牌匾、对联、挂屏、仪仗、彩门、香案、门窗、案台、桌椅等。最值得称道的是祖庙的建筑装饰大量采用了陶塑、木雕、砖雕、灰塑等。

祖庙内的艺术作品，不仅是手工艺人们的精心之作，还是时代精神的反映。在祖庙前殿西廊，是清光绪二十五年制作的陶塑瓦脊作品“哪吒闹东海”。长4.3米，高1米，楼台屋宇，构图严谨，真实生动。瓦脊分两层，下层塑人物19个，长袍铠甲，姿态各异；上层塑人物8个，皆倚栏杆，向下张望；中间脚踩风火轮，手执乾坤圈的便为哪吒。哪吒神态天真、活泼趣稚，其父李靖则严肃端坐，似在怒斥这个闯下大祸的顽童。殿内的漆金木雕神案由上下两部分组成，上部雕刻的人物故事为“竹林七贤”。魏晋年间，文人名士阮籍、嵇康等七人，看透时局的险恶，隐居不问世事，闲聚竹林，或醉饮弹琴，或赋诗咏怀，以发泄愤懑之情。下部雕刻的是“薛刚反唐”的历史故事。薛刚反唐的历史题材，在粤剧剧目中名为“偷祭铁丘坟”。故事内容是咸丰四年（1854 年），粤剧艺人李文茂率红船弟子积极响应太平天国运动而发动起义，后遭残酷镇压，许多艺人被杀，埋葬于佛山市郊蒙清岗，墓地亦以“铁丘坟”做记认。木雕艺人正是借薛刚偷祭铁丘坟，抒发人们对粤剧艺人们的缅怀之情。前殿，又可看到一座漆金木雕神案。光绪二十五年，银行如意堂敬奉该神案，并由佛山镇承龙街黄广华店负责制作。神案上层刻有“荆轲刺秦王”的故事，正中就是“图穷匕现”的场面。下层刻有“李元霸伏龙驹”的传说。故事中的李元霸，相传为唐高祖李渊的第四子，被誉为隋唐第一好汉。当时某番邦向唐朝送来一匹烈马，名曰龙驹，声言如果唐朝有人能降服此马，则甘愿俯首称臣。元霸听后大怒，当殿降服龙驹，使唐朝免遭侵略。细看这件作品，竟有几个身着燕尾服、头戴高礼帽的洋人，有的作献表状，有的跪地求饶，有的被打翻在地。鸦片战争后，列强入侵，木雕艺人借胡人来隐喻洋人，表现对帝国主义入侵的痛恨。更为奇妙的是，1958 年，在维修该神案时，工作人员发现，正中裱糊的木雕小匾“金銮殿”三字下竟刻有“大明江山”四字，明显带有“反清复明”的思想。有考证认为，从木雕旗帜上的“李”字来看，又很容易使人联想到粤剧艺人李文茂领导的以“反清复明”为口号的红巾军起义。这座神案，集艺术性、思想性于一体，堪称佛山木雕艺术的珍品，也是国家级的保护文物。

（五）佛山孔庙

佛山祖庙孔庙建于 1901 年，历经岁月洗刷。佛山虽不是孔子的故乡，但这里聚集着 1.5 万名孔子后裔。孔子后人第 40 代传人孔昌弼因唐末中原动荡于公元 900 年随岭南节度使徐彦若南下广东，至第 46 代在佛山定居。佛山一直都有尊孔的传统，其儒学发展源远流长，在 2000 多年的历史长河中也涌现出一大批经学名家，宋朝的梁经国、简克己、区适子；明代何维柏、霍韬、方献夫、伦以训；清代的冯成修、何文绮、朱九江、康有为；以及现代儒学名家、美国人文社会科学院院士杜维明，都是佛山人。孔子最为核心的思想有仁、义、礼、智、信、忠、恕、孝、悌。佛山人对儒学思想的研究从未停过。2002 年 12 月 14 日，佛山孔子学说研究会成立，时隔十年，该研究会的会员已经从最初的 80 多名发展至 100 多名，会员来自广州、佛山、港澳及海外。

走进位于祖庙一角的孔圣园，拾阶而上，首先是一棵枝繁叶茂的许愿树映入眼帘，上面挂满了写有“学业有成”的红丝带。穿过小桥流水，来到园内最为核心的建筑——孔圣殿，只见“万世师表”孔子的画像设在神龛的最中间，两侧的墙壁上张挂着维新领袖康有为、铁路之父詹天佑、谴责小说代表作家吴趼人、南汉状元简文会、清代科学家邹伯奇、近代民族工业创始人陈启沅的画像及人物故事，这些历史名人均在佛山尊儒的风气中成长。

孔庙每年都会举行“开笔礼”仪式，吸引来自全市乃至广州、香港等地的小朋友前来参与，旨在通过这样一种民俗形式，让孩童近距离接受传统文化的熏陶，了解先师孔子的遗风遗训，鼓励他们勤奋好学。

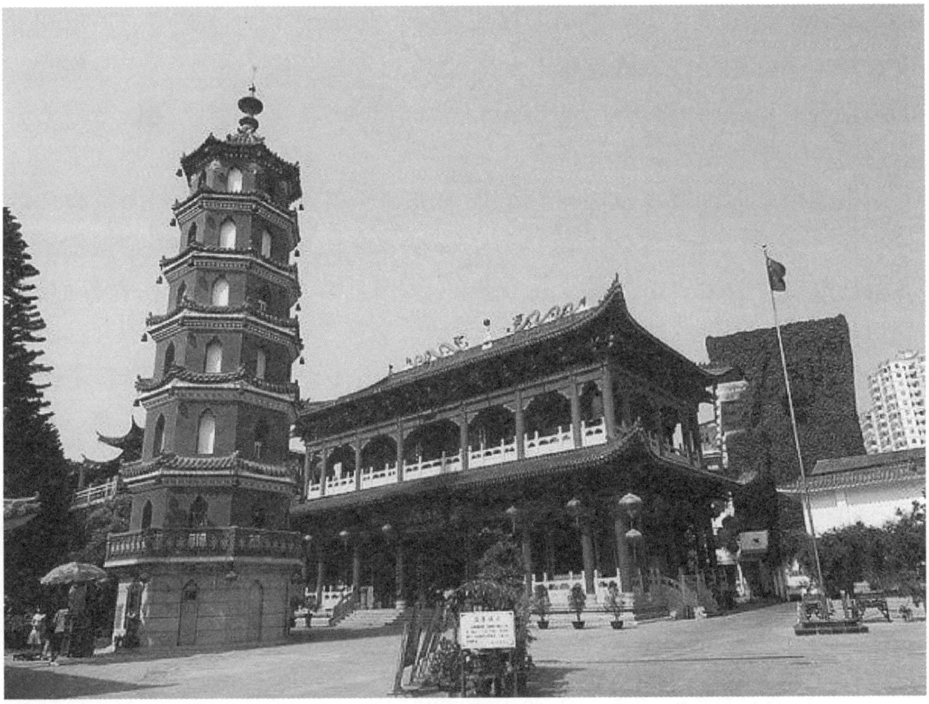

仁寿寺

（六）仁寿寺

仁寿寺是佛山清代佛教四大丛林之一，现位于佛山禅城区祖庙路 5 号与佛山祖庙相隔仅数百米，是佛山市佛教协会所在地。始建于清顺治十三年（1656 年），由密宗纵堂大和尚在观音堂铺佛山涌边创建。历经 355 年，其间顺治年间的国师——玉琳通琇禅师于清康熙八年（1669 年）主持募捐并重修山门。至道光年间，因仁寿寺僧粮久乏，法运式微，广州华林寺住持仁机（祇园）大和尚受佛山官绅的邀请，到佛山募化重修仁寿寺。至咸丰元年（1851 年）工程完毕。1932 年冬，李佩弦与上海精武会干事罗啸璈、郑灼辰等通过密宗信徒吴润江介绍，师从佛教密宗诺那呼图克图（1865—1936）修学气功。1935 年，李佩弦发动佛山李赐豪、梁显祺等慈善家捐款，在仁寿寺内建造七层八角仿阁楼式如意宝塔，1938 年由中国佛学会会长虚云大师主持开光仪式，现已成为市级文物保护单位。1942 年，佛山成立“名胜古物保护委员会”，委员李竞生发起倡议修缮祖庙，成立“修庙委员会”，主任由南海县县长李道纯兼任。李佩弦由李竞生力邀加入名胜古物保护委员会，为祖庙修缮工程多方奔走，使祖庙焕然一新。

仁寿寺塔身为七层八角汉式塔，却镶有藏文碑匾，塔内所供奉的陶制红绿度母佛像为石湾冠华窑作品，由名家潘玉书手塑。

无奈古刹风华，历尽沧桑，日渐衰微，为民间工艺社所用，祖庙路几度扩建，又拆用不少，现幸留下如意宝塔和大雄宝殿，已经列入政府文物保护范围。1993 年 12 月，佛山市人民政府正式发文批准修复仁寿寺为开放的佛教活动场所。

根据市政府的要求及国家有关政策法规，市区佛教协会会同宗教局联合组成“重修仁寿寺筹建委员会”主持整个重修工作，并礼聘全国佛教协会会长赵朴等为筹委会名誉主任和顾问。2014 年，仁寿寺扩建提升项目正式奠基动工，该项目工程耗时约 3—5 年，总投资 2.36 亿元（不含征地拆迁费）。改造后的仁寿寺面积比现在扩大 2 倍多，同时将建一座新塔跟旧如意塔相对，还将以释迦佛三种形象重塑三尊高约 5 米的佛像供奉于大雄宝殿内。重修后的仁寿寺重现了数百年之古刹的庄严气势。

在宗教部门的引导下，仁寿寺秉承中国佛教的优良传统，服务社会，造福人群，发扬佛教“慈悲为怀”的精神，多年来在维护佛教界稳定和扶贫助困、尊老爱幼、关心教育事业等社会公益事业方面，做了大量工作，做法得到社会的肯定。

（七）胥江祖庙

位于广东省佛山市三水区芦苞镇的胥江祖庙（别称武当庙、武当行宫和芦苞祖庙等），是一座儒、释、道三教合一的庙宇。该庙始建于南宋嘉定年间，历经宋、元、明、清、民国五个朝代，距今已有近 800 年历史。1989 年被确定为“广东省重点文物保护单位”。

胥江祖庙面临北江，后倚华山（龙坡山），三面环水，四季葱郁，古朴自然，幽雅宜人。占地面积约 150 余亩，建筑面积达 2000 多平方米，虽历经沧桑，但风采依旧，景区内现有禹门牌坊、灵光普照牌坊、青云直步牌坊、百步梯、望江亭、太婆山、仙印石、普济桥、龟蛇池等景点，是一处集文物观赏、祭拜祈愿、休闲养生于一体的好地方。

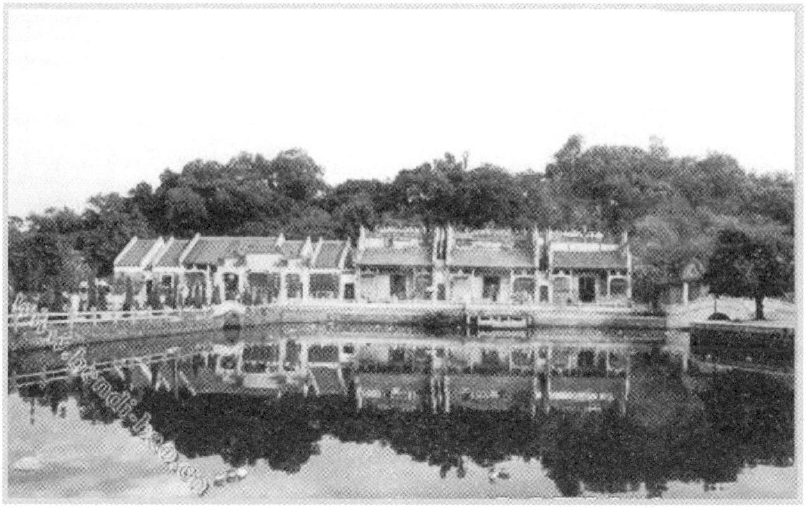

胥江祖庙

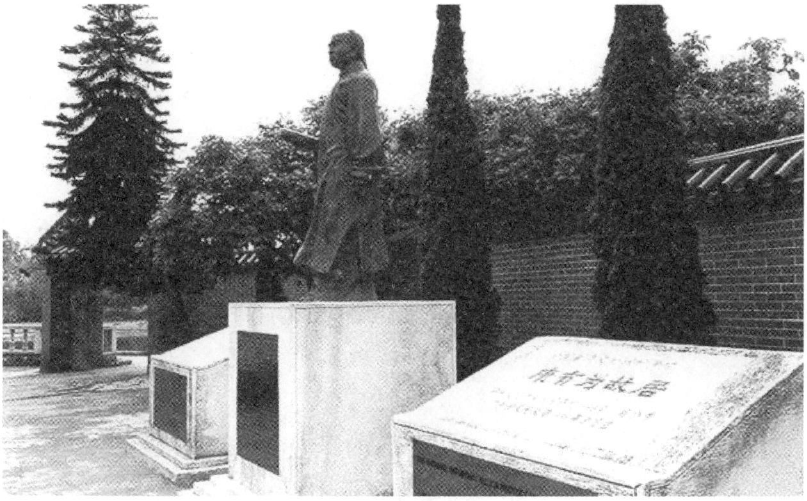

康有为故居

（八）康有为故居

康氏老宅原名“延香老屋”，坐落于佛山南海丹灶镇银河乡苏村，为清代民居建筑，一厅、二廊、二房布局，硬山顶，故居面积81平方米，是一座典型的珠江三角洲清代农村住宅形式——“镬耳屋”。“延香老屋”始建于清代中叶，至康有为时，康氏家族已在老屋住了五代人，故康有为故居称为“百年旧宅”。这里是康有为出生及幼年生活和读书的地方，有“延香书屋”“澹如楼”“七桧园”和康有为中进士时所竖立的旗杆夹石。

康有为在这座老屋中度过了他一生中最重要的青少年时期。在此，他遍览群籍，初步形成了他的维新思想体系。并撰写了传诵千古的《大同书》（初稿）。

1983 年，南海将康有为故居修复，作为“康有为史迹陈列室”。1986 年在故居附近建“康有为纪念馆”，举办“康有为史迹陈列展览”。1996 年 11 月康有为故居已被列为全国重点文物保护单位，佛山市爱国主义教育基地。故居北近仙湖，南邻西樵，区内环境幽雅、鸟语花香，是集旅游、教育、文物保护、学术研讨于一体的特色旅游胜地。

康有为（1858—1927），又名祖诒，字广厦，号长素，又号明夷、更甡、西樵山人、游存叟、天游化人，晚年别署天游化人，广东南海人，人称“康南海”，清光绪年间进士，官授工部主事。出身于士宦家庭，乃广东望族，世代为儒，以理学传家。近代著名政治家、思想家、社会改革家、书法家和学者，他信奉孔子的儒家学说，并致力于将儒家学说改造为可以适应现代社会的国教，曾担任孔教会会长。主要著作有《康子篇》《新学伪经考》。

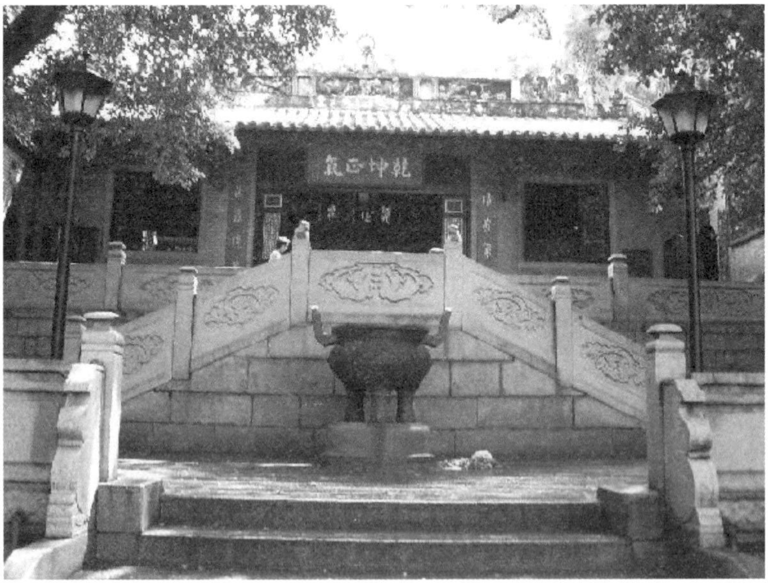

西山庙

（九）西山庙

西山庙在佛山市顺德区大良镇县西路，原名关帝庙，因建在顺德县城西山（凤山）麓上，群众习呼为“西山庙”。

历经重修扩建，现为清光绪年间重修格局，占地 4800 平方米，建筑面积 3700 平方米。前座为大门与前殿连体，正面成阙门式样，三门并列，高大轩敞。阙门两侧为左右衢门，原有磴道通后山。后座为正殿，矗立在数十级宽阔的石阶之上。庙里庙外多砖雕、灰塑、壁画及彩陶塑像。始建于明嘉靖二十年（1541 年），历经重修、拓建。庙依山而建，面向东北，主体建筑沿纵轴线排列为山门、前殿、正殿二进，总面积约 6000 平方米。山门面阔五间，脊顶通饰石湾陶塑双面组画，均为《三国演义》故事题材，人物古朴传神。正门口前，刻有团龙石陛一块，两旁门口楣额上，分别刻有“左阙门”和“右阙门”字样。门前台阶两旁，置放着高达两米的石狮子一对，台阶而下，左右还有石门楼和便道，分别刻“鹿径榕阴”和“凤岭朝晖”（均为清代“顺德八景”名），整个山门庄严雄浑，气派宏丽。整座庙内，所有墙头，均饰有珠江三角洲水乡特色的灰塑组画，一幅幅的“荔熟蝉鸣”“翠鸟凌波”“太平远眺”“春占春魁”等作品，无不古拙传神；而“群仙贺寿”“八仙过海”“老子出关”“桃园结义”“千里送嫂”等石湾陶塑墙上组画，更令人目不暇给，流连忘返。

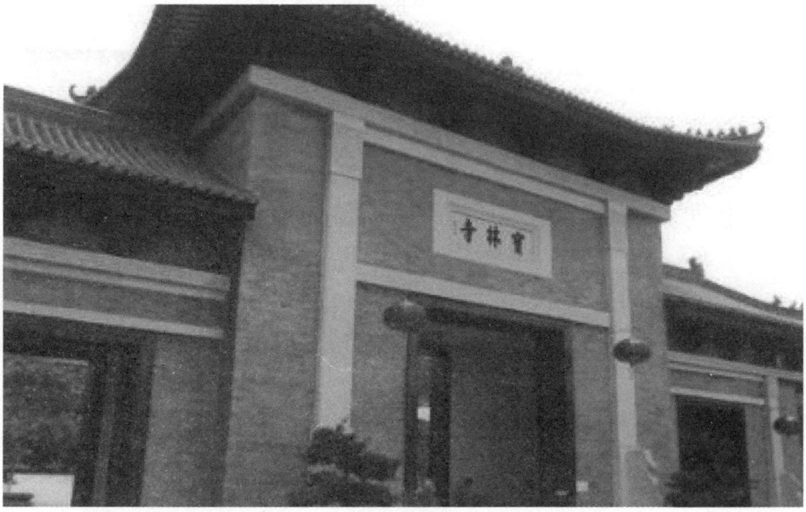

宝林寺

据说：“未有顺德，先有宝林；考之志乘云：其先海滨一孤寺，始建于五代之南汉殇帝光天一年（942 年），至今已千余年。”如今太平山西麓的宝林寺是 1996 年易地重建的，它左环德胜河，右临旧寨和清云双塔，占地 12 万平方米。主体殿阁依山而建，气势恢宏，古朴庄严。拾级而上，有山门，分列两旁有哼哈二将，天王殿、鼓楼、钟楼、九龙壁、斋堂、客堂、大雄宝殿地藏殿、观音殿、罗汉堂、碑廊、僧舍、藏经阁……一座比之原址更为壮丽的佛教丛林成为顺德乃至佛山的人文景观。

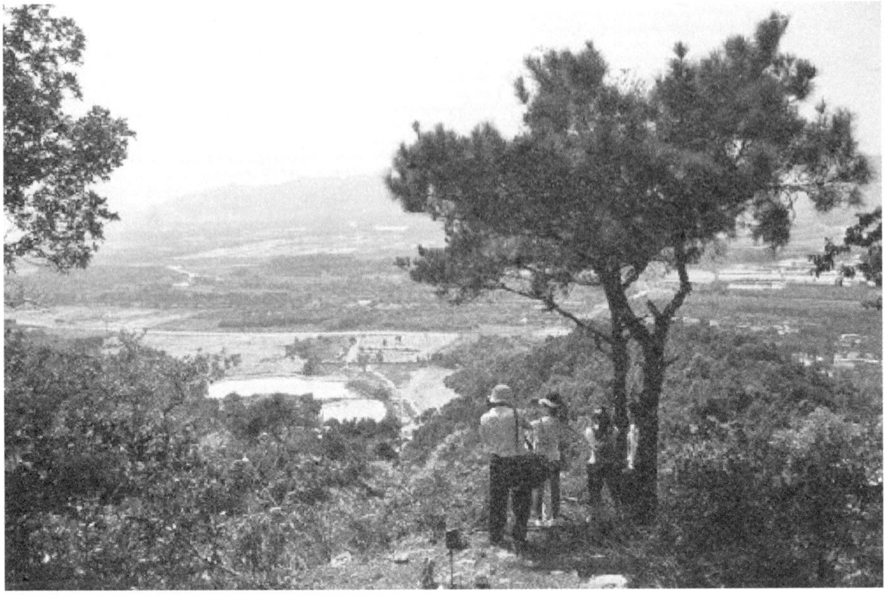

南丹山原生态风景区

（十）南丹山原生态风景区

位于佛山三水区的南丹山人文资源丰富，独特的长寿养生文化、休闲文化、中医药文化、佛教文化、道教文化、武术文化、知青文化、归侨文化使这片宁静的土地有如世外桃源，被人们喻为广东的香格里拉。三水是全国第一个富裕型“长寿之乡”，40万户籍人口中，百岁老人高达99人，百岁老人占户籍人数的比例为万分之2.48，超过联合国“长寿之乡”国际标准的万分之1.68，南丹山区域内百岁老人占户籍人数的比例为万分之5，南丹山养生风景区区域被誉为“中国寿极”。

早在隋唐时期，南丹山就有大量道家炼丹师前来修炼养生长寿之术，形成了独特养生文化和养生习俗。而据史学家考证，佛学在南丹山源远流长，从古代以来，全国各地的高僧到开元寺取经时，也带来了各地最珍贵的中药药材和治疗经验。这里佛道兼修的特有文化，发展了顺应自然的养生理论与方法。

南丹山周围的旅游资源比较丰富，有农科所、开元寺、知青会馆、伊利牛奶厂等，其中南丹山已经完成的旅游项目包括：山水泳池、户外拓展、环山单车、竹筏撑船、踏瀑戏水等。

二、佛山民俗活动

佛山文化娱乐事业非常繁荣，全市开辟了公园、体育场、文化中心、海滨泳场、游乐场、风景区、乡村俱乐部等多种消闲度假的场所。季华六路上的东方一号酒吧以顶级音响著称。顺德长鹿休闲农庄以顺德农村水乡的传统风貌为特色，是尽享闲适生活的高档会所。佛山的秋色表演作为佛山独有的民间文化娱乐活动，也是不容错过的娱乐项目。此外，传统的戏剧曲艺、新潮的现代歌舞、高雅的文艺曲目、通俗的流行歌曲都呈现出佛山文化娱乐的新景象。

（一）年宵花市

“行花街”是珠江三角洲人民群众相沿已久的民间习俗。花市于春节前三日开始举行，除夕晚是花市的高潮，人山人海，水泄不通，游人买到鲜花，寓示大吉大利、大展鸿图。

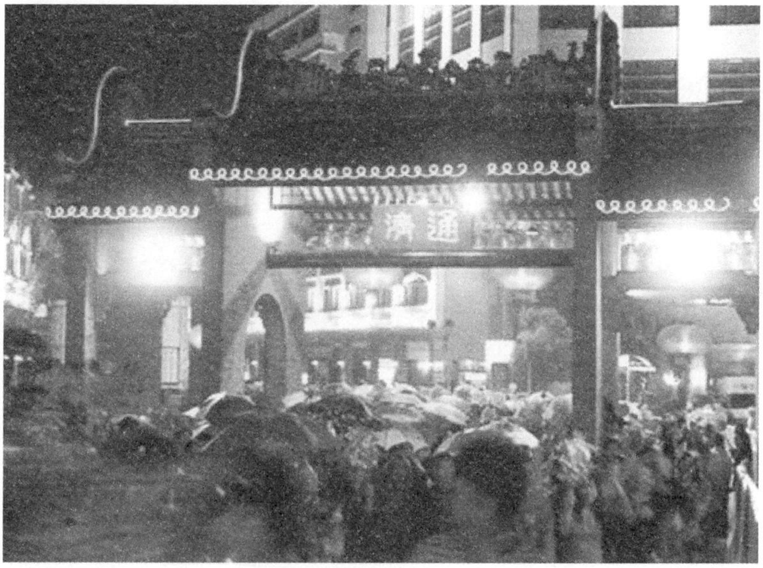

行通济

（二）行通济

每年的正月十六，佛山人都有一个风俗习惯“行通济”。却说佛山城南今南蒲公园附近以前有一条河通济河，河上有一条桥叫“通济桥”。佛山人认为“行通济，有闭翳”（佛山方言，意即行通济无忧愁）。河现在没了，桥还在，每年这一天，人们都到这里走过桥，烧香、抛生菜和转风车，人流络绎不绝，非常热闹。

（三）赛龙舟

每年的端午节期间，佛山各地有民间举办的龙舟赛，各乡各村派出阵容鼎盛的龙舟队参与竞渡。漂亮醒目的龙舟在水乡的河网上力争上游，两岸站满观众，锣鼓声、呐喊声此起彼伏，热闹非凡。

（四）秋色

秋色又名“秋宵”“秋景”，是佛山独有的大型民间文化娱乐活动。过去秋色多在秋收时节的晚上举行，表现形式上分为灯色、车色、马色、地色、水色、飘色、景色七大类。秋色是明永乐年间发展起来的，是通过游行的形式来展出各种精美的工艺品并表演舞龙、舞狮、十番、锣鼓柜等助兴，让群众观赏评议的活动。

第二节　顺应四时：风调雨顺

佛山是岭南地区重要的鱼米之乡，地理条件优越，自然灾害较少，特别是新中国成立后，解决了外忧内患，佛山人在这片富庶的土地上更加怡然自得地生活。

我们知道人类养生离不开与自然环境相适应，在环境中，有许多因素每时每刻地作用于人的机体。这些因素，不仅错综复杂，且处于经常不断的变化之中，每个人的健康状况在很大程度上依赖于他所生活的环境。若居处环境适宜，可以促进人体的健康长寿；反之则损伤人体，并贻害子孙后代。古代养生家一向非常重视居处地点的选择，认为应选择一个空气新鲜、风景优美、阳光充足、气候宜人、水源清洁、整洁安宁的自然环境。

佛山地处珠江三角洲腹地，风调雨顺，气候温和，雨量充沛，四季如春，亚热带季风性湿润气候造就了这个富饶、安定的鱼米之乡。下面我们主要论述从1949年新中国成立以后，佛山的气候、位置、水文及地市治理的特点和对养生环境的改变。

一、气候、位置、水文

（一）气候

佛山市位于北回归线南面，属南亚热带和亚热带季风气候区。冬季盛行偏北风，夏季盛行偏南风。春、秋季短，夏季长。日照较多，热量充足，雨量丰沛。由于地理位置影响，形成以下气候特点：

1. 春季低温多阴雨，气温变化大

每年早春季节，冷空气活动频繁，天气多变。民间流传着这样的话："春天孩儿面，一日变几变。"平均每7天左右就受一次冷空气影响，严重影响春播、春种的强冷空气，每年只有1—2次，多集中在2月上旬、中旬，即"立春"和"雨水"两个节气的前后，2月下旬以后，影响佛山市的冷空气强度逐渐减弱，气温波动性回升，接着出现阴雨天气。3月份无日照天数和雨日占整个月的45%—50%，是全年日照最少的月份。历年3月平均日照数为77.3小时。

气温的波动变化和不稳定性，是早春的另一天气特点。2月上旬至3月上旬，历年平均最高年份和最低年份相差10℃以上，说明这段时间，气温的年际变化相当的悬殊。3月中旬开始，情况趋于缓和。

2. 前汛期多雨，雨量较集中

前汛期（4—6月）多雨，雨量较集中，是佛山市气候的另一特点。根据30年来的气候资料统计，4—6月雨量平均为687.6毫米，占全年雨量的42.4%。其中5月份雨量最，占全年雨量的16.3%。最多雨的1957年5月，曾占全年雨量的35.3%。5月下旬至6月中旬，雨量更为集中，据历年记录，平均为276.7毫米，占全年雨量的17%，是全年雨量的第一个高峰期。这时恰好是"端午节"，群众称之为"龙舟水"。

"龙舟水"是影响早稻产量的主要气候因素，当5月下旬至6月中旬总雨量超过360毫米时，粮食产量明显下降。

3. 夏秋常有台风，秋季有寒露风

每年5—12月，佛山会受台风袭击，7—9月为台风盛期，8月最多，30年来，佛山市受台风影响共77次，其中7—9月出现56次，占全部台风的72.7%，台风带来大风和暴雨，有较大的破坏力，但降雨却给农作物带来了水分，特别在久旱的情况下，一场台风雨，往往就能够解除旱情。

10月上旬末至中旬中期，季节开始转换，即从夏季季风转为冬季季风。季候风转换的迟早和快慢，对晚稻抽穗扬花有一定的影响。大多数年份在10月15日后，寒露风天气影响的几率迅速增大。

4. 秋末偶有低温，冬季霜冻较轻

10月底至11月中旬，足以影响晚稻灌浆结实的低温（日平均气温≤18℃）不多，但亦有出现。30年来，出现了7次，其中较严重的是1976年和1978年。

12月至次年1月，受寒潮影响，气温急剧下降，偶有低温霜冻出现，年平均霜日为2.8天，1月份最多，占全年55.3%。1967年1月17日曾出现最低温-1.9℃。

（二）位置

现在，佛山位于广东省中部，珠江三角洲的腹部，距离西江出海口磨刀门约100多公里。东、西、北部与南海区接壤，南部与顺德区毗邻。四周被东平水道、佛山水道及其支流所环绕。地理坐标为东经113°01′—113°10′，北纬22°58′—23°05′。

（三）水文

1. 河流

佛山市城区和石湾区位于珠江三角洲北江下游，西南部有潭洲水道，上接北江，上游有佛山涌分流，中、下游有平洲水道和陈村涌分流，后流入顺德水道，佛山涌与平洲水道汇合后流入广州市郊的后航线。水路四通八达，航运交通方便。

佛山主要河流有东平水道、佛山水道、栅下涌和石硝涌等，展布方向以近东西向为主，其次为南北向，还有东北及西北向的。

（1）东平水道。西起佛山的沙口大闸，总体呈东西流向，略呈向南凸出的弧形，经石湾、澜石、石硝、平洲，全长31公里，河宽100—200米，水深7.5—12米，流经佛山境内约22公里。在石硝有一支支流流经果房至市内人民桥与佛山水道连通，长约9公里，河宽40—50米。该水道及其支流可通航小型运输船只，沿河两岸有防洪土堤。它是佛山与南海区、顺德区的天然分界线。

（2）佛山水道。西起佛山的沙口大闸，东行横贯佛山北部，经南海区陆边、平洲后与东平水道汇合，全长约26公里，流经佛山境内约14公里。佛山水道较窄，一般河宽50—70米，最宽100米，水深3—4米。可通行小型机动船和木船。

（3）栅下涌。由岗头经弼塘、简村和果房汇入东平水道支流，全长9公里。它与佛山水道及东平水道支流一起构成城区的环城河。近年由于泥沙淤塞而不断西走向展布，有部分河段被填土建房而截流。

（4）石硝涌。由里水经石硝注入东平水道，长约11公里。河道曲折，大体呈东西走向展布。下游河段宽30—40米，水深约1米。中下游两岸筑有防洪土堤。

此外，在沙口、古灶、敦厚、海口、湾梁等地有次级河流，河宽由几米到10余米，水深0.5—1米。近年由于泥沙的充填及人工填土而淤塞截流，不少河沟已被水浮莲所覆盖。

2. 水位

珠江三角洲原为多岛屿海湾，西江出口在羚羊峡，北江出口在芦苞附近。民国《佛山忠义乡志》记载："东晋时有西域僧到此结茅讲经时，此地犹海州也。"那时，佛山是海湾中的大沙洲，经常受海潮的影响。随着西、北江洪水带来大量泥沙的逐年淤积，沙滩逐渐向外伸延，受海潮影响逐年缩小，水位逐年增加。据河口水文站实测记载，佛山自1900—1985年这86年期间，年最高水位在8米以上的有28年，9米以上的有7年。

1959年，沙口没有拦河筑坝，当年，沙口站水位为6.18米，佛山站位4.51米，佛山市区部分街道受水浸。1961年，沙口拦河水坝工程完成后，沙口水位在6米以下，无大水流入佛山涌，但受下游大水倒灌，水位略有上升，一般在3米左右。

3. 水文特点

佛山市地处亚热带，气候温和，雨量充沛，属珠江三角洲的暴雨低区。全年雨量分配不均匀，4—9月占全年雨量的80.6%。根据1954—1985年资料统计，年平均雨量为1586.8毫米，1961年最大雨量为2257毫米，1956年最小雨量为950毫米。

建拦河坝前，洪水期间，西、北江洪水经思贤滘沟通调节以后，北江有40%的水量流经佛山涌。1961年拦河坝建成以后，中、低水期，佛上涌上游基本断流，水利库集中流入潭洲水道；大洪水期间，有部分洪水越过拦河坝，仍有约5%的水量流入佛山涌。建拦河坝前，枯水期，上游来水量逐年减少，海洋潮汐便沿河上溯，由历经顺德流入潭洲水道；由虎门、狮子洋经后航线流入佛山涌，在沙口附近与潭洲水道的进潮相会。平洲水道则受潭洲水道和佛山涌进潮的影响，一般情况每日有两次高潮和两次低潮出现，相应有两次涨潮潮差和落潮潮差（由低潮水位至高潮水位的水位差称为"涨潮潮差"，由高潮水位至低潮水位的水位差称为"落潮潮差"），落潮潮差和涨潮潮差大致接近。

如出现洪水，低潮水位逐渐上涨，潮差逐渐减小，当水位继续上涨，潮汐现象便逐渐消失。

二、城市治理

正如《黄帝内经》里所说："人以天地之气生。"自然环境是人类赖以生存和发展的物质基础，彼此之间有着密切的相互作用和相互影响的关系。除了气候、位置、水文等无形的因素对佛山养生文化造就有利影响外，"有形的手"功不可没。

近年来，佛山市市委、市政府坚持科学发展观，统一思想。提高认识，努力将环境保护工作融入社会经济发展中，促进经济发展与环境发展双赢。

2007 年至 2013 年，佛山绿化总投资 55.8 亿元，新建和改造提升绿地面积 4757 公顷，建设生态景观林带 222 公里。2012 年佛山政府工作报告提到，将城市升级三年行动计划与全国绿化模范城市、国家生态市相结合。从此，绿化工作上升到了城市发展战略的层面。2013 年，“全国绿化模范城市”这一绿化工作的国家级荣誉花落佛山。城乡共融，绿网交织，绿意掩映，这符合人们对一座历史文化名城的想象，也刷新了人们对一座传统工业大市的认知。

佛山以创建国家森林城市为目标，通过实施城市升级三年行动计划、新一轮绿化佛山大行动和城市升级两年延伸计划等的绿化改造计划，初步实现绿城飞花。不仅城乡处处披绿装，“佛山蓝”时常可见，在绿化的基础上，更展现了岭南水乡文化的底蕴。

更令人关注的是，在创建国家森林城市的过程中，绿化景观建设升级并非纯粹的植树栽花，而是从过去的以绿化硬件升级为主，逐步转化为以绿化软件升级为主。佛山的“创森”之路，在增加绿色面积的基础上，不断把绿化升级和文化升级相融合，实现城市升值与群众获得感提高同步的效果，探索出一条特色鲜明、内外兼修的生态文明示范城市建设道路。当中推进了 444 个升级项目，总投资额达 2475 亿元，为佛山这座老牌工业城市带来了社会治理、城市空间、生态环境、文化、交通到基础设施六大方面的提升，为佛山走向新一轮开放治理打下了坚实的硬件基础。

据统计，2015 年全市新建生态景观林带 40 公里，建设乡村绿化美化示范村 100 个，森林碳汇造林 4771 亩；新建禅城王借岗、南海三山、高明南蓬山、三水九道山等 7 个森林公园以及禅城绿岛湖、桂城千灯湖、九江镇外滩、三水云东海等 6 个湿地公园；“绿城飞花”62 个项目全部启动，其中桂畔海湿地公园、半月岛湿地公园等 11 个项目已完工；累计组织 309.73 万人次参加植树活动，种植各类树木折算数量 355.51 万株。全市市域森林覆盖率达到 34.12%。

据了解，2015 年佛山空气质量指数优良天数首次超过 300 天，达到 307 天，二氧化硫、二氧化氮等污染物纷纷减少。

创建国家森林城市项目实施后，佛山市新增森林面积 4983.47 公顷，力争到 2022 年，全市森林总面积达到 104903 公顷以上。

佛山市城市森林的平均年有害气体减少效益为 911.3 万元，平均年杀灭病菌价值为 7882.82 万元，平均年净化粉尘价值为 36775.5 万元。因此，佛山市城市森林的平均年净化空气效益达 45569.6 万元。

如今，色彩明快的绿地繁花，点亮视觉的景观带，密集分布在风光旖旎的湿地公园，绚丽地诠释着佛山宜居宜业的生态魅力。

长期不懈的努力让佛山迎来了沉甸甸的收获。根据佛山市林业绿化“十三五”规划思路，今后无论是森林公园和湿地公园体系建设，森林碳汇工程建设还是国家公园试点工作探索，生态效益的释放和生态文明的构筑都将是佛山紧紧围绕的主线。

（部分源自《佛山市志》）

第三节　环境变迁：改革开放，城乡大发展

改革开放使城乡的现状从地底飞跃到了空中。改革开放后，城乡居民的生活水平和质量有了很大的提升。居住环境从老一辈的以小煤炉为主，既污染环境又不能保证温度的瓦片房到混凝土建筑。饮食从肉食为主到营养均衡搭配再到现在的绿色环保食品，品味需求越来越高。改革开放以前，人民的吃饭问题还没解决，娱乐活动只有正统节日的庆祝，其余时间都在为温饱发愁，没时间也没心思去考虑更高层次的精神生活。改革开放后，城乡居民的生活水平和质量有了很大的提升。电脑网络作为 20 世纪的普遍通用工具已经得到了很多人的认可。改革开放以前网络就像汽车对于普通民众一样新奇虚幻，神秘莫测，改革开放后十几年内网络在各城乡逐渐普及，暂不提网吧的好与坏，但是从各城乡大小网吧林立的现象就可以看出。生活水平的提高，这也必然推动精神生活质量从简单变得丰富多彩。

自 1978 年改革开放以来，我国城乡的基本情况发生了翻天覆地的变化。同 30 多年前相比，无论是从影视剧中还是从现代史资料中都可以明显看到：改革开放使城乡的现状从地底飞跃到了空中。改革开放以来，随着我国经济的快速增长，居民收入的大幅提高，城乡居民生活水平连续跨越几个台阶，从基本消除贫困，到解决温饱，再到实现总体小康，正在向全面建设小康社会目标迈进。2015 年佛山市荣获“全国文明城市、全国未成年人思想道德建设工作先进城市”称号，与此同时，南海区丹灶镇、顺德区乐从沙边村也荣获“第四届全国文明村镇”称号。这不仅仅是个荣誉称号，更是多年来 800 多万佛山人共同努力不断地奔向文明的体现。

“以‘文明’之名，创‘文明’之城”。佛山从 2011 年启动创建全国

文明城市工作以来，始终把创建全国文明城市作为市委市政府的中心工作和建设“民富市强、幸福佛山”的重大民生工程，努力改善城市品质、彰显城市品格、提升城市品位、塑造城市品牌，特别致力于提升城市文明程度和市民文明素养的软环境建设。从生态环境、食品安全、公共服务、安全生产等领域出台多项措施。努力提升市民幸福感，帮老百姓做实事。

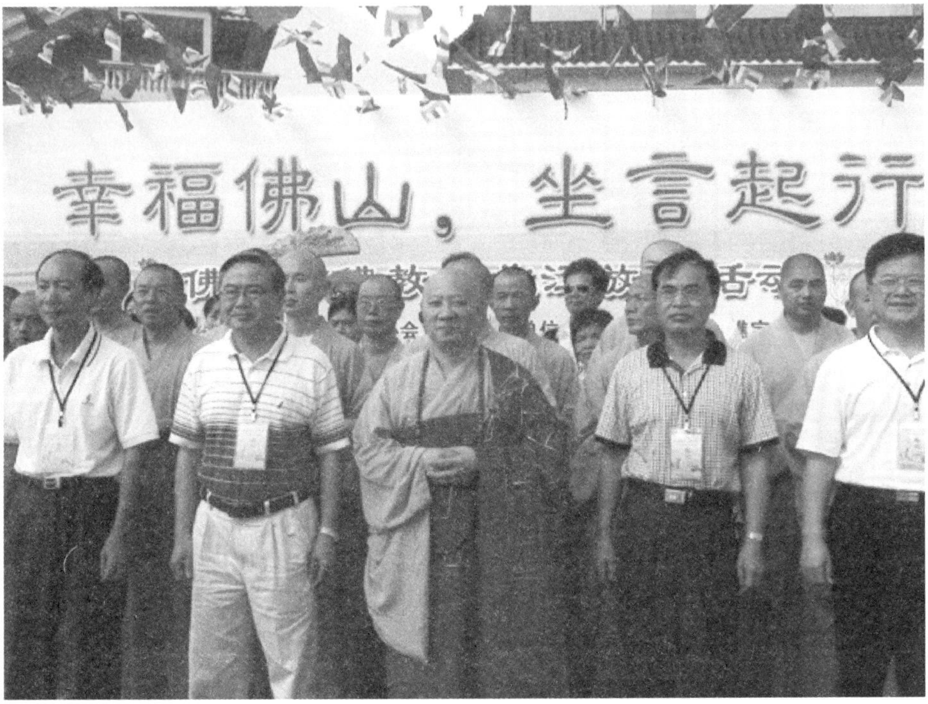

“幸福佛山，坐言起行”佛教活动

随着网络信息化的不断发展，佛山每年几十场的网络问政微访谈，让官员接受全体市民的监督，网友甚至直接向市长发出“裸奔”挑战。这使得政府官员和市民之间达到真正的互动，政府可以最直观地了解佛山民生问题。高明民警梁志毅，开着旧摩托，在一个月内跑遍辖区 45 平方公里的 57 个自然村，全年差不多走了 5600 公里，去体察民情，关心民生。而互联网信息化使这种沟通更便捷。

今天的佛山不再是那个脏乱差的小村落，为了干净整洁的街道，佛山市民放弃了摆地摊的小利，放弃了乱停车的一时方便；为了不再是出门摩托满天飞，从“限摩”到“禁摩”，逐渐营造出文明和谐的交通环境，而代之以环保节能的公共交通和公共免费自行车。与此同时，佛山高速（佛清，佛江，广佛肇，广明高速）四通八达，广佛线全面通车，从此四通八达，一马平川。

今天的佛山正在建设“食品安全示范市”道路上一步步向前，着重建设“阳光厨房”工程，现全市共有“阳光厨房”2018 家，该厨房分为视频监控式和开放透明式，佛山率先在视频监控基础上开发了食品安全宣传平台，只为更透明的让佛山人吃的放心。同时，为了防疫，佛山五大区都关闭了活禽市场，为的只是市民的健康。

随着环保意识的逐渐加强，佛山关闭了多家化工厂，为的只是呼吸到新鲜的空气，保住蔚蓝的天空和清澈的水源。全市增加多处垃圾箱，只为换来干净的生活环境。

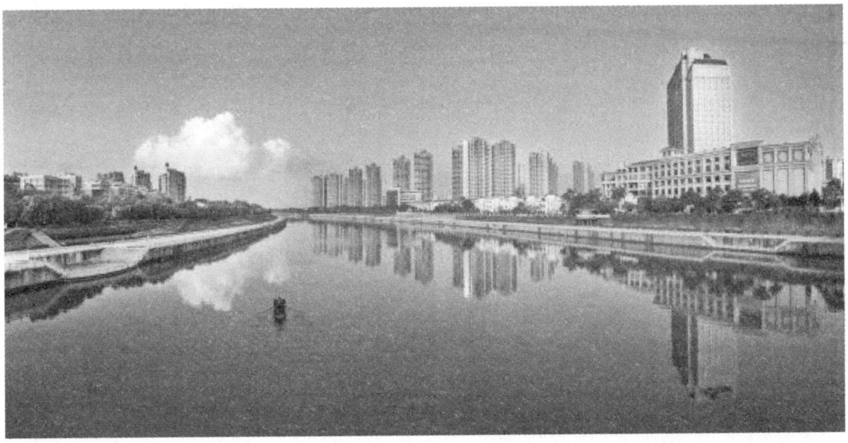

如今，佛山每年60 万人元宵行通济、做慈善、献爱心，温暖和大爱就在人们的呐喊声中弥漫。有拾荒老人陈贤妹抱起被车碾压的小悦悦，有李福根舍命水中救人，而自己却永远沉于北江之中。还有千千万万个佛山志愿者，不断默默地为这座城市的文明与和谐作着贡献……

如今的佛山商业地产正烽烟四起，如火如荼，似东方广场般的商业“龙头”自有独到优势，而社区裙楼商铺类的“小块头”也有生存之道，可谓各得其所。佛山商业将形成以祖庙路、东方广场、城南和桂城东板块的四大中心，以周边各镇专业商圈和大型社区综合商圈为节点，以沿线（公路主干线和地铁线）商圈为经纬的的“向心式”商业网络，并逐步形成专业化经营与综合性经营并驾齐驱的良性局面，与佛山建设“第三大城市”的方向趋同、步调一致，最终形成与大佛山相匹配的“第三大商业”。

今日之佛山不再是那个落后的小村落，而是向着文明和谐发展中的国际大都市。随着生活环境与生活方式的不断进步，佛山人民幸福感在不断地提升。佛山不仅在现代化大潮中不断发展，而且保留着多年的传统习俗，佛山将会越来越好！

第四节　饮食文化：保留佛山特色，融汇各方菜系

佛山饮食文化的形成发展既与不同历史时期的社会经济相联系，又受到地域、民族、习俗、信仰诸多方面因素的影响。佛山传统特色的四季时令养生保健饮食文化已深深扎根于广大佛山市民生活中。新中国成立以来，佛山饮食养生文化既保留了佛山粤菜特色，又兼收并蓄，融汇各方菜系，成为名副其实的美食之城。

一、名厨辈出

20 世纪 50 年代就扬名于粤菜界的禅城籍中国烹饪大师何世晃，至今还记得当年的热闹景象："当时的广三铁路，每到周四周五，一班在广州酒楼工作的张槎、石湾、澜石、叠滘佬成堆结伴回家，差不多整节车厢都是轮休回家的佛山厨师，成了当时的一景。"

解放后尤其是改革开放以来，佛山的美食文化都得到进一步的弘扬和发展。佛山饮食行业不断吸取我国各大菜系之精华，广泛借鉴西方美食之所长，以"敢为天下先"的精神，不断创新经营模式、创新餐饮原料、创新制作方法，创造出清香鸡、中华鲟龙宴、水鱼炖翅、清蒸苏眉头腩、金榜牛奶炒龙虾球、金丝芋茸酥、蜂巢角等一大批新菜式、新美点。各类酒楼食肆更是如雨后春笋蓬勃发展。其中，顺峰山庄、勒流东海海鲜酒家、顺德龙的酒楼、凤城酒店被授予中国餐饮最高政府奖——"中华餐饮名店"。

佛山名厨辈出，民间素有"食在广东，厨出佛山"之说。活跃在广州的粤菜师傅，大部分都是佛山籍的，而顶尖人物中，佛山籍的厨师更是独领风骚——享有中国烹饪大师称号的厨师，广东省有 6 位，其中 4 位是佛山籍的。近一个世纪以来，佛山涌现了众多的著名厨师：20 世纪 20—30 年代有谭杰南，他在广州开设的陶陶居、七妙斋和大同酒家至今仍享有盛名；30—50 年代有崔强、黎和、王瑞、陆贞，被誉为广东饮食业的四大天王；50—60 年代的有罗坤，潘同；90 年代以后，顺德区的罗福南、谭永强、李灿华、龙仲滔、欧阳叶伟、陈德和、冯永波、连庚明、何锦标等 9 位厨师先后被授予中国厨师最高行政奖——"中华烹饪名师"。佛山厨师技艺超群，在国际、国内烹饪大赛中常常捧金夺银。佛山厨师蜚声中外，

名扬四海，为我国的外交事业作出贡献，为国争光。

二、各具特色的佛山五区饮食

三水的禾花雀，号称“天上人参”，三水市的河鲜——鱼、金边龙利、鲥鱼等等，在厨师精湛的手艺中，千变万化，制成各种可口的食物。

高明的狩猎区，更是让游人能将狩猎所得之物，交由当地厨师，制作出一番有风味的山珍野味食品。

南海的名菜又根据各个乡镇的特点，创出了许多名牌菜式：醉翁鸡、八宝冬瓜盅、手撕鸡、脆皮鸭、项骨大鳝、清蒸河鲜等。

顺德的名菜更是扬名内外，风城小炒、河鲜的制作其口味让人叫绝。

禅城区的应记云吞面、南乳肉、汾宁白糖棉花糕、柱侯鸡、蟠龙大鸭、九层糕、酝扎蹄等等，让人垂涎三尺。

现在就重点介绍下南海区的小吃，南海鱼生、西樵大饼、九层糕、大福饼、九江煎堆等都甚为出名，它们不但特色鲜明，还蕴含着当地文化。

（一）西樵大饼——花好月圆

最早出品西樵大饼的是官山圩的天园饼家，已有300年历史，远近驰名。据说，大饼得用西樵山清泉来做，因此得名为“西樵大饼”。据当地一些老人说，西樵大饼外形圆大，一般重半市斤，小饼重量也有一两左右。清末，西樵大饼做得最好的是离西樵山不远的民乐圩一饼家，制作出来的西樵大饼甘香、松软、清甜，刀切不掉渣。烤出来的西樵大饼表面有层白粉，用手在饼面压下去，如果饼面再弹回原样就是正宗的西樵大饼。

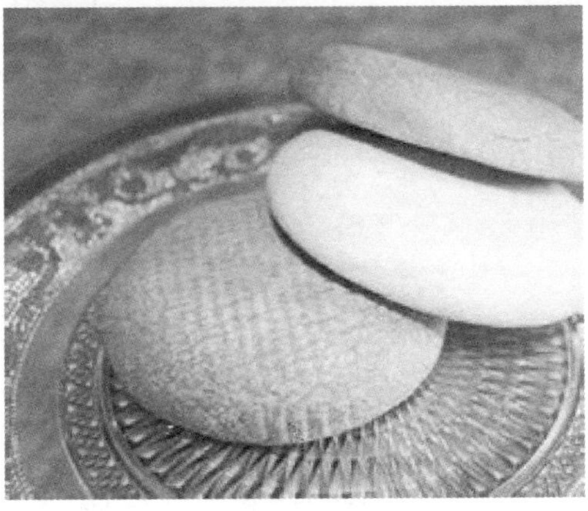

西樵大饼

（二）九层糕——步步高升

九层糕也是南海的美名小吃，也有商家称其为“千层糕”，如今要想吃上它，在一些老街市或老式糕点铺或许能买上，饮食店“大可以”的负责人说，它们一直有制作千层糕即九层糕，当地仍有不少人很喜欢吃这种糕。

以前过年，家家必做九层糕，意为“长长久久，步步高升”。蒸熟的九层糕层次分明，软滑可口。吃的时候，也可以蘸着其他调料，如酱油、甜醋等，别有一番风味。人们将蒸好的九层糕切成菱形小块，每四块叠成盘（三块在下，一块在上），先敬神，后敬祖先，然后是全家吃糕。春节时，人们往往以松糕、煎堆、油角互赠亲友，但九层糕不会赠予别人，据说分给别人会把吉祥分薄。

（三）裹蒸粽——寓意高中

南海有一种裹蒸粽叫“旺阁裹蒸粽”，糯米软软的，但不会太粘，肉馅香气惹人。吃了裹蒸粽有“高中、中彩”的好意头。

（四）九江煎堆——金银满屋

走在南海九江镇的大街上，路边商铺在门口摆放年货随处可见，年货中以“九江煎堆”见得最多，就如中秋前街头巷尾满是月饼档一样，九江煎堆包装盒有大有小，但无不显露出浓厚的喜庆气氛，怪不得有“煎堆碌碌，金银满屋”之说，由此对九江煎堆的受欢迎程度也可见一斑。

还有顺德区的名菜也是数不尽数的，如均安蒸猪、顺德蒸鱼、野鸡卷拼炒牛奶、顺德拆鱼羹、凤城四杯鸡、菜远炒水蛇片等。

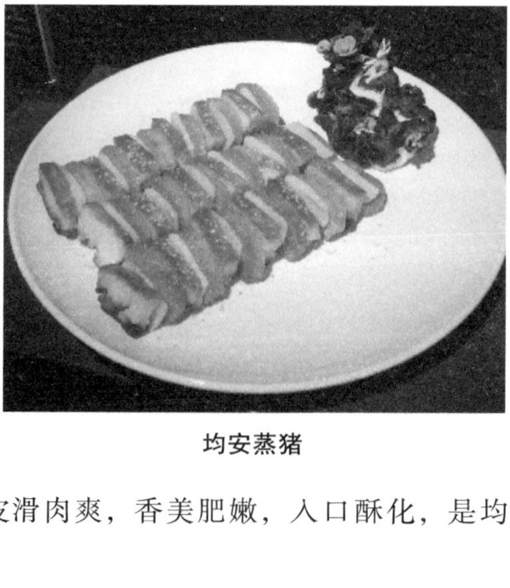

均安蒸猪

均安蒸猪，皮滑肉爽，香美肥嫩，入口酥化，是均安镇四大名菜之一。其制法是把大猪宰好洗净剔骨，以味料涂遍猪身内外，放入大木盒子蒸熟。大猪的油脂在蒸制过程中化去，故猪肉肥而不腻。木盒质地疏松，吸收水蒸气，使猪肉干爽清雅。

顺德蒸鱼，20 世纪 50 年代，大良桥珠酒家厨师霍尧想用一代菜表达对“红太阳”的崇敬，他把鲩鱼下颌至腹部剖开，展开鱼腩，让鱼背朝天竖着蒸，用姜丝、葱丝给鱼围边，模拟太阳光芒照射，创出名菜“太阳鱼”。其鱼肉清鲜，造型优美，首创立体蒸鱼的先河。而这款蒸鱼只是顺德蒸鱼的代表作之一。

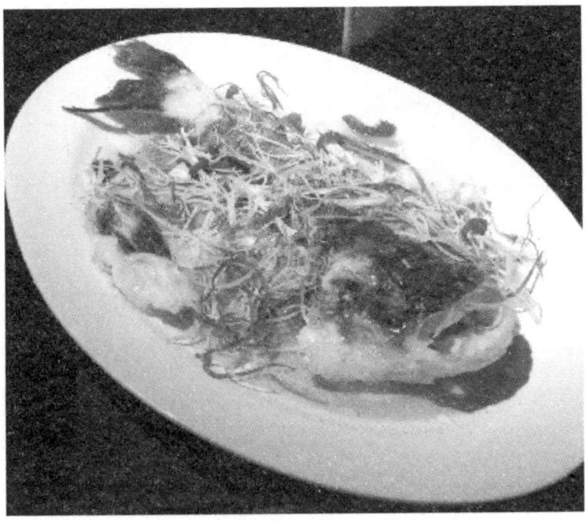

顺德蒸鱼

野鸡肉拼炒牛奶，大良炒牛奶是中国烹饪“软炒法”的典型菜例，也是顺德传统名菜之一，已有近百年历史。其做法是用鸡蛋清和新鲜水牛奶混合，加入虾仁、腊肠，用上等花生油炒制，上碟后撒上炸橄仁，颜色纯白，牛奶味香浓滑，可用筷子夹着吃，老少咸宜。野鸡卷亦属顺德传统名菜，用陈年绍兴酒腌制的冰肉包卷着里脊肉，蒸熟后切成棋子状，下锅油炸至两面金黄，香脆可口，惹味鲜明，齿颊留香。

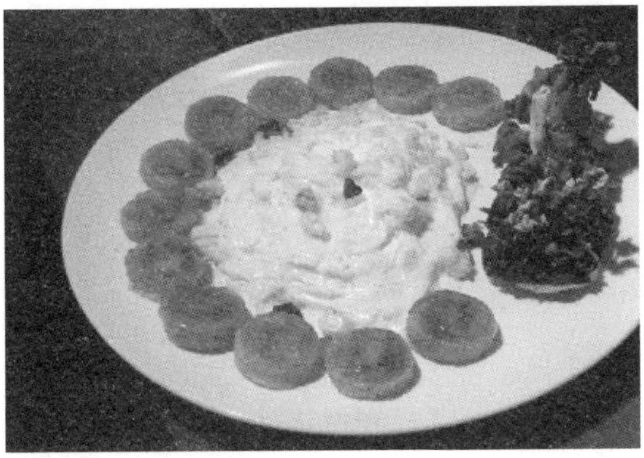

野鸡卷拼炒牛奶

顺德拆鱼羹，这是顺德人食鱼八法之一，拆食的典型菜例。把鳙鱼稍煎，拆骨取肉，将木耳丝、胜瓜丝、冬菇丝、陈皮丝、炸粉丝、柠檬叶丝等同烩成羹，起锅时撒上榄仁，葱花和生磨胡椒粉。其味道鲜美，口感丰富，色彩缤纷，香气扑鼻，是顺德水乡夏日靓汤羹。

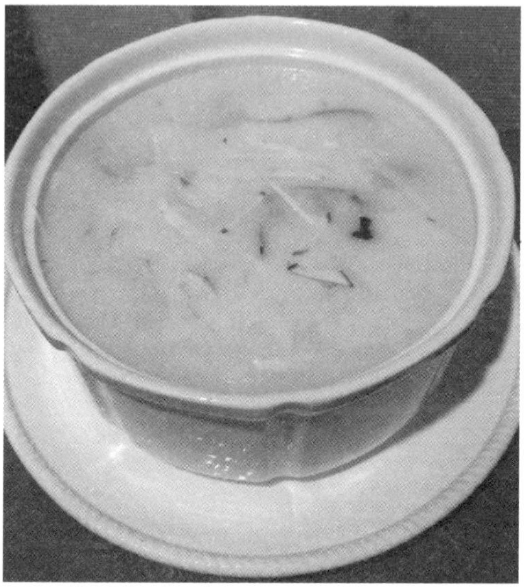

顺德拆鱼羹

凤城四杯鸡，四杯鸡是顺德传统名菜之一，因用四杯调料（一杯油或一杯水、一杯酒、一杯糖、一杯豉油）调味而闻名。特点是四味调和，鲜香浓郁。

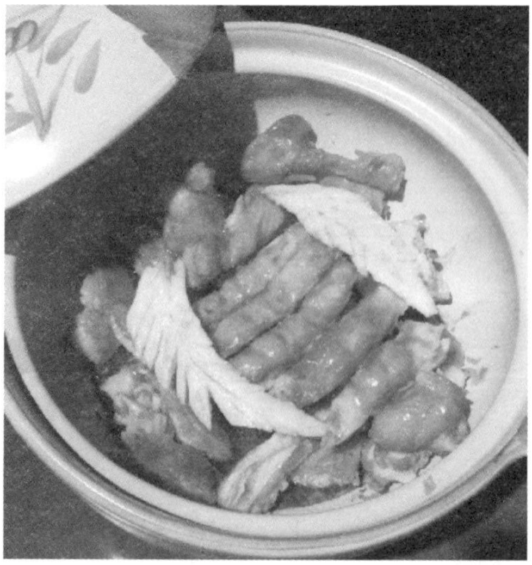

凤城四杯鸡

菜远炒水蛇片，勒流四大名菜之一，选大拇指粗的嫩水蛇，褪皮起肉，拉油至仅熟。将西芹、鲜百合等辅料焯水；菜远先煸，加味炒熟装盘。把水蛇肉和调料旺火略炒勾芡，之于菜远上即成。此菜从起蛇片到成菜，前后只花 5 分钟，撩人食欲，菜远青翠，蛇肉保持原色，被视为顺德小炒的范例。

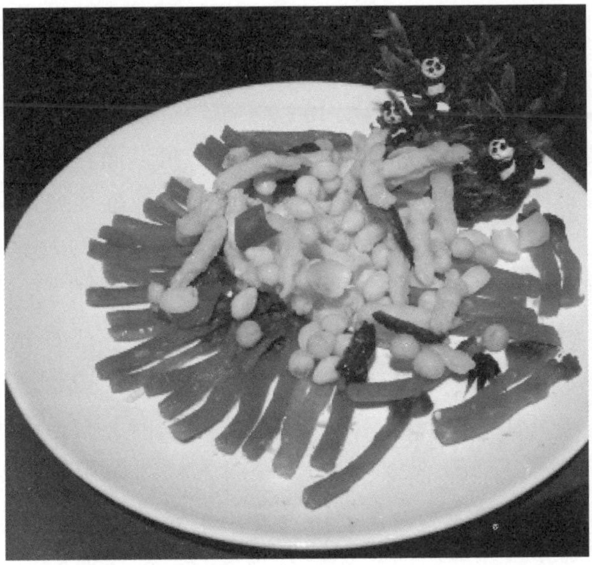

菜远炒水蛇

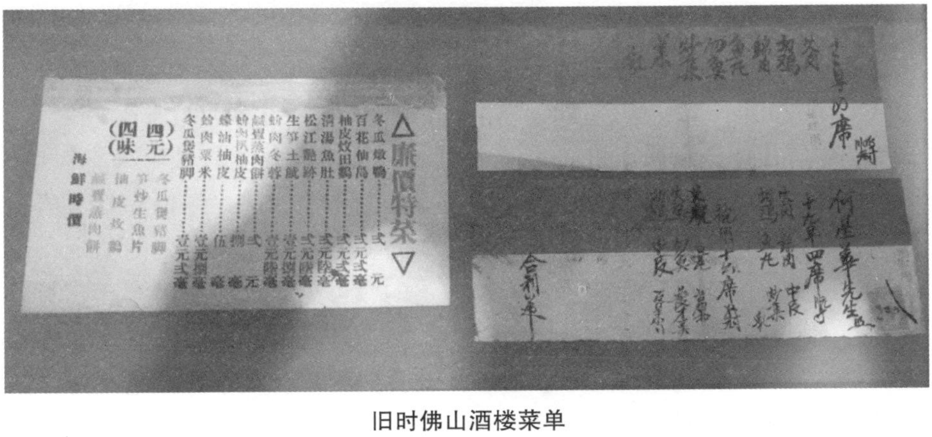

旧时佛山酒楼菜单

三、地道饮食养生文化

佛山酒楼食府众多，美食山庄林立，日夜营业，丰俭由人。早晚到酒楼喝茶，是佛山人历来的喜爱。每当喝茶时，酒楼内坐满了人，一家大小，知己良朋，或洽谈聊天，或共聚天伦，形成本地特有的饮食文化。佛山人根据不同的地方特产与口味，创制了许多风格各异的美食菜点。佛山的柱侯食品，顺德的“凤城（大良）炒卖”，声名远播。佛山的许多小吃，如佛山盲公饼、扎蹄，大良野鸡卷、炸牛奶、蹦砂、双皮奶、小凤饼，南海鱼生、大福饼、九江煎堆、三水狗仔鸭等等，皆名闻遐迩。

粤菜是我国八大菜系之一，由广府菜、潮州菜和东江菜组成。其中广府菜是粤菜的主体和代表。广府菜是以顺德为基础的，集南海、番禺、中山等地方风味的特色，兼京、苏、扬、杭等外省菜及西餐之所长而融为一体、自成一家的菜系。粤菜品质优良、菜式丰富，而且有着深厚的文化内涵。粤菜的菜式特点主要是“博、精、鲜、润”。粤菜名扬天下，首先是从“无所不吃”这一点开始的；直到目前，这也是外省人、外地人乃至外国人对粤菜印象最深刻的一点。的确，粤菜取材非常广泛，据粗略估计，粤菜的用料达数千种。其中最能说明粤菜饮食文化中“无所不吃”这一特点的是蛇宴、鼠宴两种。西汉的《淮南子·精神篇》中就载有粤菜选料的精细和广泛，其中有一句，说“越人得髯蛇，以为上肴，中国得之而弃之无用”。广东人喜欢吃蛇，但外省人、外国人显然很难接受这种食俗。据史料记载，美食家、养生家苏东坡的妾朝云曾陪伴苏氏一起赴岭南，无意中吃了一次蛇馔，竟然被活活吓死。直到今天。即使人们已普遍认识了蛇馔，但除了正宗广东人，外省人和外国人仍较少品尝蛇馔 。

广东人这样喜爱蛇馔，主要原因是为了养生。岭南地处亚热带，一到夏季就十分炎热，暑湿内侵，人们胃纳欠佳，体重减轻。到秋冬时，则需要进食一些厚味的食物来使机体能够抵抗严寒的天气。据《粤菜溯源录》记载 ，在 20 世纪二三十年代，广州有一家专营蛇馔的餐厅，名为联春堂。其在广告宣传中曾鼓吹食蛇的六项益处：增加御寒能力；杜绝来春风湿；即止盗汗夜便；治汗液与平日有别；不再萎靡不振；筋络舒畅如常。虽有夸大之处，但也不是空穴来风，像中药中的蕲蛇就有祛风通络的功效，用蛇来泡酒喝来治疗风湿的功效是可以肯定的，可见，食蛇风俗，具有明显的食疗性质，并不仅仅是追求口腹享受。更令外省人、外国人吃惊的是粤人食鼠。一般人见到鼠尚且不敢靠近，敢食鼠的外省人更是凤毛麟角，其他菜的菜谱中也没有鼠菜，但粤菜中的鼠类却是席间珍品。与食蛇一样，广东人食鼠也是为了营养和食疗。《中药大辞典》中记载，鼠肉味甘性平无毒，煮熟内服或烧灰外用，可治“虚劳羸瘦、臌胀、小儿疳积、烫伤、折伤、冻伤、疮肿”等多种疾患，可见，粤菜用料博杂，除了追求美味外，养生才是最重要的目的。

广东汤和广东文化一样，渗透着中医食疗的文化，特别是在岭南文化里面体现出来，它在中华民族防病、治病、养生中起到了很大的作用。而广东汤的源起则是佛山古镇。

岭南气候潮湿炎热，中医认为这种气候使人易受“热毒”侵害，中医因此创制出具有医疗作用的“药汤”。不过，“药汤”味道并不好，广府人便在煎熬中药时悟出了“老火汤”，既保留了药汤原有疗效，又美味可口，从此这种“老火汤”在岭南深入人心，成了一种文化。广东汤文化渗透着“医食合一”的理念，这些汤或强身壮体，或养颜美容，或清补滋润，或消暑清热等。可见，广府人对于在何时吃何物大有讲究，其最根本的目的在于最大程度地发挥出食物的养生功效。

广东的汤制作讲究，分为煲、炖、滚、烩羹四种做法。煲就是平时所讲的老火靓汤，把处理好的汤料放进盛有1/3或3/4水（沸水或冷水）的陶制汤煲中，武火烧沸，改为文火长时间（2小时）加热至汤浓料焓，调味成为成品的烹调方法。它的特点就是绵滑甘浓，可口鲜美。炖基本上是用1/2的材料和1/2的水分或者多一点，把经初步处理后的大块或整体的原料，置炖盅内，加入较多量的冷开水，加盖隔水蒸。用中火或文火较长时间（约3小时）加热至原料焓，一般进饮时调味，它的特点是原汁原味，鲜美浓郁。滚是水加姜沸腾以后，把经刀工处理后的原料，置于滚沸的淡汤或水中加热至熟，调味而成的汤菜，一滚就熟，特点是汤清味鲜，肉料爽滑。烩羹基本上就是在滚汤的基础上，将刀工处理和初步熟处理后的原料放进较多量的汤中，调味，用中文火加热至微沸，推入芡而成菜的烹调方法称为烩羹，特点是浓稠适中，香滑可口。

广东汤为岭南大地生活的广东人所钟情和喜爱，有三大原因：第一是佐餐，广东天气特别湿热，汤可以刺激胃口，补充营养的需要。第二是养生，体现了中医养生的精髓，中医说“春养肝，祛湿除困”，春天广东民间煲土茯苓、当归、木棉花、益母草煲鲫鱼，都是一些祛湿除困的汤水；中医说“夏养心，清热消暑”，到夏天滚瓜汤，瓜汤可以清热消暑，“春吃花夏吃瓜”，瓜的水分多，热量低；中医说“秋养肺”，滋阴润燥，秋天广东民间都会用霸王花、无花果、白菜干、雪梨、汕头的橄榄炖猪肺，起到润肺和滋阴润燥的功效；中医说“冬补肾，固本培元”，冬天，广东民间，特别是老人家就会炖一些汤水补肾，中医讲“冬来进补，来年打虎”，这些都体现了中医养生的理念。广东汤还体现了中医治未病的理念，在没有出现症状之前进行调理，避免出现症状和出现疾病。三伏天和大暑、小暑，广东民间会用冬瓜煲荷叶，喝这些汤水可以防止中暑。到了过年前老人家会煲白萝卜咸鱼汤，孩子们喝了在过年时熬夜、吃煎炸食物都不会上火，这些就是治未病。第三是辅助治疗疾病。当家里有人生病，家人或亲戚朋友都会送来汤水，这些汤水就为药物的辅助和身体恢复起了很好的作用。“有什么疾病就有什么汤水”，民间都很善于汤的调理，动手术的就黄芪煲生鱼，生完小孩的就用猪脚姜。

佛山的粥品也颇负盛名，其均以稀和讲究火候为特点，佛山人根据不同的节候和不同需要，用不同的火候做成各种各样的粥，如用明火熬煮的白粥有清热降火的作用，食时多配以点心，如炒粉、炒面；用猛火生滚的各类肉粥，如毋米粥、及第粥、牛肉粥、鸡粥、鱼片粥、田鸡粥等，既有营养价值又富有地方风味，适应炎夏之际肠胃功能差、胃纳不佳，满足补充营养和水分的需要。家庭式的粥品，还有花生粥、菜干粥以及各类甜粥，如祛湿粥、红豆粥、绿豆粥等。

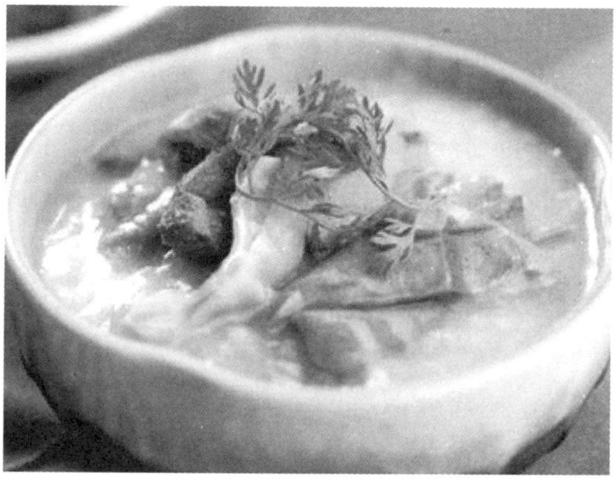

状元及第粥

佛山人注重养生，巧用“药食”结合之道。具有清热祛暑、解毒祛湿功效的中草药凉茶便是饮品和药疗相结合的产物，在佛山特别盛行。所谓凉茶是将药性寒凉和能消解内热的中草药煎水作饮料喝，以消除夏季的暑气、春季的湿气、或秋冬日干燥引起的喉咙疼痛等疾患。一般凉茶价格便宜，入口甘凉，深受佛山群众喜爱，是市民预防保健的佳品。凉茶店在佛山比比皆是，比较著名的有王老吉凉茶、邓老凉茶、健生堂凉茶、徐其修凉茶等。佛山的糖水店也非常普及，相比凉茶，糖水制作更为简单家常，就是将某些药材、豆类、生果、面制食品加上糖煲制而成，佛山几乎家家户户都有煲糖水的嗜好和习惯。一般夏秋饮用为多，夏季以绿豆糖水，薏苡仁糖水为主，有清润消暑、生津益身之功效；秋季则以冰糖、木耳、百合、雪梨为主要材料，起到生津润肺、清凉润燥等功效。

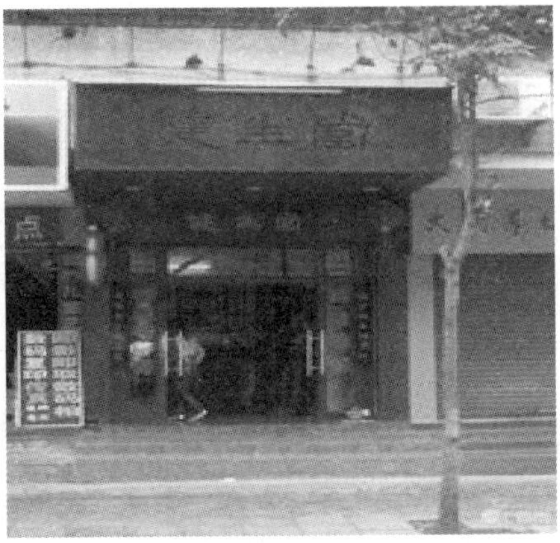 健生堂凉茶店	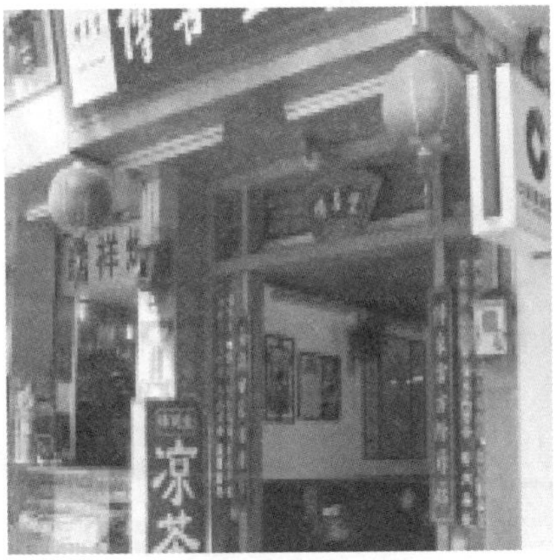 博善堂凉茶店

四、兼容博取、追求创新

今天的佛山街头，川系、湘系、闽系、京系、清真系等饮食店铺林立，潇湘名吃、四川小吃、重庆火锅、山西面食、新疆烤羊肉串、兰州牛肉拉面、东北猪肉炖粉条等随处可见。“洋快餐”麦当劳、肯德基、必胜客等连锁店也比比皆是。日本料理、韩国美食、印度咖喱、意大利比萨、美式快餐、东南亚饮食、台湾食肆、西餐酒吧品种繁多，琳琅满目。这些使“食在佛山”的美誉更加锦上添花。透过佛山饮食，可以看到佛山人思想开放、兼容博取、追求创新的精神。

第五节 运动养生：武术之乡

一、佛山武术发展近况

佛山是中国南派武术的主要集聚地和发祥地，2004 年被中国武术协会授予“中国武术之城”称号，是目前中国唯一获此殊荣的城市。武术文化作为佛山最为深厚的文化根基和主要形象标志，早已名扬海内外。佛山“因佛而起，因武而兴，因商而盛”，在中国武术史上占有相当重要的位置。相比陶瓷、粤剧、龙舟等传统文化，佛山武术更容易跨越种族、阶层、文化、地域界限，具备强大的文化穿透力，是佛山唯一具备世界级影响力的文化元素。佛山武术与旅游、教育、医疗、养生、中医、动漫、饮食、影视、雕塑等行业都有着密切的关系。

目前，佛山有各类拳种 52 个，据佛山市武术协会统计，截至 2015 年 5 月，在协会登记在册的武馆有 297 家，未注册的 132 家。另外，还有 415 家武馆遍布国内各地，源自佛山的海外武馆社团更多达 1730 家，遍及 178 个国家和地区。佛山功夫在港澳乃至海内外影响深远，全球从佛山走出去的或者说佛山生发出来的“佛山武术人”超过 670 万人。

近年来，佛山通过举办各类武术比赛、交流展示活动，有力促进了佛山武术文化的传播与发展。蔡李佛拳、咏春拳是省级非物质文化遗产，顺德咏春拳是国家体育非物质文化遗产，佛山鹰爪拳、白眉拳、龙形拳和蔡李佛鸿胜功夫推拿是市级非物质文化遗产。

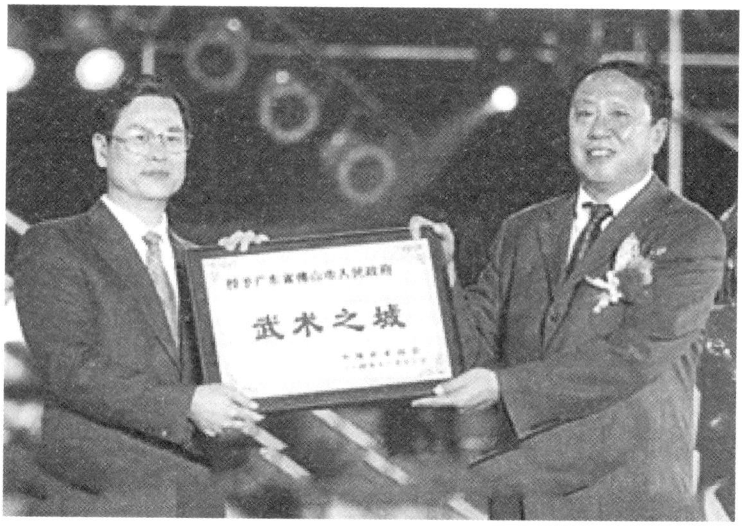

2004 年，佛山市被中国武术协会授予“武术之城”称号

二、佛山市武医结合、武术养生的历史渊源与发展

佛山的多数武术门派都注重发展跌打医药，从古到今佛山的很多师傅也是杏林圣手、医药世家出身，武道和医道融合发展，佛山堪称“医武之乡”。清末民初，佛山武医跌打得到较好发展，解放以后，这些武医大家及其传人也为武医传承作出了巨大贡献。

岭南伤科的典型代表——西关正骨，是岭南伤科流派重要的组成部分，2009 年列入广东省非物质文化遗产名录。西关正骨主要武医大家有：黄飞鸿、何竹林、李佩弦、蔡荣、霍耀池、李广海、黄耀燊、岑能、李家裕、叶润生、何应华、岑泽波等人，这些武医大家多数是佛山籍或佛山功夫传人。

此外，佛山武医跌打、武术养生的代表性人物还有梁赞、黄敏修、李才干、梁然光、曾坤等。

李佩弦（1892—1985），又名宗文，祖籍广东新会，祖居佛山，解放后定居广州西关。李佩弦受从医的父亲影响对医学亦有浓厚兴趣。1919 年李佩弦到上海精武体育会学武术。曾任中央精武会摄影部主任、舞蹈部主任、教务部主任及佛山精武会主任、广州精武会会长、广州中医学院体育教研室主任。李佩弦几十年从医，以武术气功相结合，在正骨与推拿方面有着独特的手法，并将太极、气功运用到推拿手法上。李佩弦传承了熊氏真传少林大易筋经三级呼吸法，出版了多本易筋经专著，并创编了八式保健操用于指导群众养生保健。

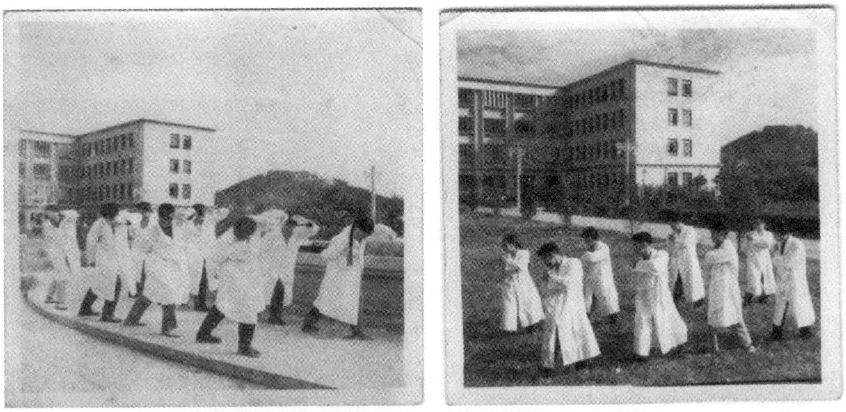

1960 年代广州中医学院职工在练习八式保健操

霍耀池（1892—1970），广东省顺德县伦教镇鸡洲乡人，西关正骨跌打医师，武术家。霍耀池行医 40 多年间，先后曾担任广州市中医公会理事和广州市成药公会监事。建国初期，当选为广州市长寿区第一届中医代表大会的代表。

黄耀燊（1915—1993），广东省南海里水大石沥美村人，著名外科杂症专家，医馆旧址在西关梯云东路。建国后黄氏任广东中医药专门学校教师。1956 年广州中医学院成立，黄耀燊历任外科教研组副主任、主任、教授，附属第一医院院长、顾问。全国政协六、七、八届委员，广东政协五、六、七届副主席。

岑能（1926—2002），祖籍广东台山，西关正骨名医、武术家，20 世纪 40 年代后期在西关设馆行医，后工作于荔湾区宝华卫生院正骨科。岑能

3 岁从秘鲁归国，8 岁随佛山南拳名家张保（九江张保）习武学艺，15 岁被广东咏春三雄之一阮奇山先生收为入室弟子，3 年后兼任武馆教练，其间伤科名医韦玉生倾其毕生之学授予岑氏。

李家裕（1926— ），广东南海佛山人，广州市老中医，骨科副主任中医师，医馆旧址在广州市十八甫北。他 17 岁开始随父亲李广海学习正骨医术。他不但继承了家传，并十分重视西学，对人体解剖学，生理学生物力学均潜心学习。在 60 余年从事骨伤科的漫长生涯中，积累了丰富经验。曾任广州市荔湾区清平卫生院院长和荔湾区医院骨科主任，所献出验方被临床广泛应用。

何应华（1929—2003），广东省南海县九江人，广州著名中医骨伤科专家、副主任中医师，何竹林长子。何应华曾任广州市荔湾区中医院院长，晚年与区卫生局卢桔等人筹创荔湾区骨伤科医院，任荔湾区骨伤科医院名誉院长及中华全国中医学会广州分会理事，广州中医骨伤科学会副主任委员，香港骨伤科研究学会名誉会长，荔湾区政协七、八、九届副主席。

岑泽波（1937—2009），广东省南海县九江人，骨伤科教授。广东省名中医、西关正骨医药顾问。岑泽波，出身于中医世家，1962 年，广州中医院医疗系本科毕业并留校任教，同年参加“广东省继承名中医学术经验座谈会”拜何竹林为师。

曾坤（1928— ），佛山鹰爪拳传人，曾任佛山市政协委员、佛山市武术协会副会长、佛山精武体育会副会长、佛山精武体育会荣誉会长、佛山市武术协会太极拳会会长，现任佛山市武术协会鹰爪拳会会长。曾坤结合

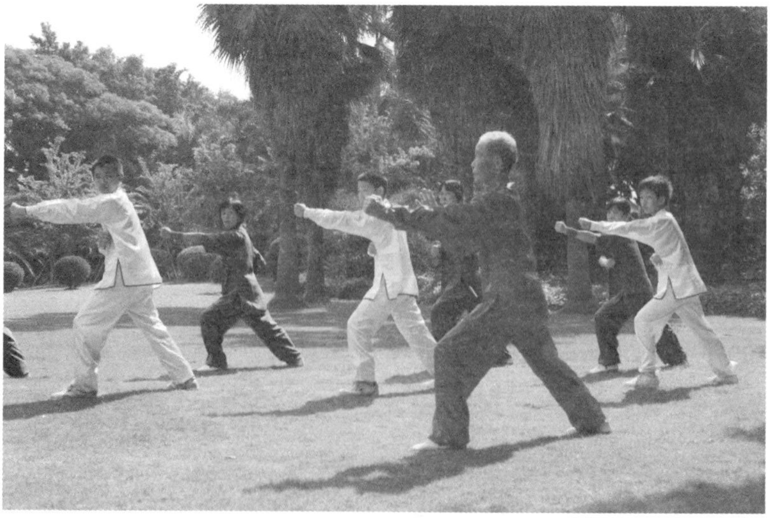

年近九旬的曾坤师傅教授六式鹰爪功

自己多年习练鹰爪拳的经验和养生实践，在传统鹰爪拳中选取养生健体明显的动作，创编出六式鹰爪功，供群众健身养生运动之用。

六式鹰爪功的主要养生功用有：改善远端关节血液循环；有效增强握力保护心血管；提高大脑反应灵敏性；舒肝明目，强筋健骨等。

佛山鸿胜馆成立至今已有160多年，蔡李佛拳传人也创造了一套推拿技法——蔡李佛鸿胜功夫推拿，它与蔡李佛拳术相结合，以中国的传统经络理论和现代人体解剖为基础，并于2012年入选第四批佛山市级非物质文化遗产，其特点可以归纳为十二个字“力由意动、刚柔并济、收放自如”，是一种对现代人亚健康和肌肉软组织劳损有直接疗效的推拿技艺。

咏春拳门派也有相关的养生功法流传，主要有肾气归元功法和龙筋虎骨金刚劲。肾气归元功法，是咏春的养生气功。它由当代咏春拳拳门宗师岑能先生根据“达摩易筋经”的基本原理，结合练功实践而独创。肾气归元功法是咏春拳的收功法。在练习完咏春的各套拳法（如小念头、寻桥、标指等）和功法（木人桩、卧虎功、红砂手等）后，均须练习肾气归元功，意在将所练功法的功力纳入体内，为己所藏。

龙筋虎骨金刚劲为古劳咏春拳之秘功，可在最短时间内挑起周身大筋，充实骨髓，令整体劲力巨增，每日仅需15分钟，1—2月功力上身。关节强化，活化异于常人，内脏结实，机理类似真传易筋经，切实可行。

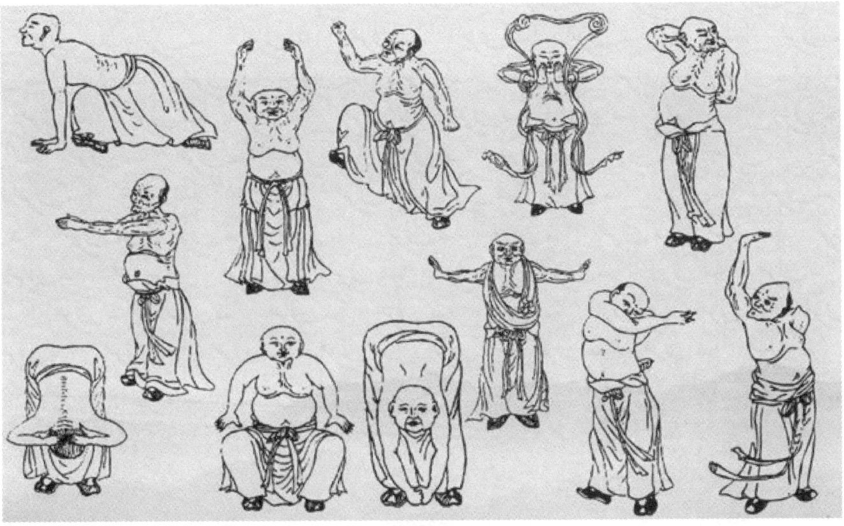

咏春拳龙筋虎骨金刚劲练习示意图

白眉拳亦是佛山非物质文化遗产。白眉拳拳术内外兼修，以内炼为主。白眉拳是以五行修炼的拳术，金木水火土，配变步、气、身、手、神。它“似刚实柔，似柔实刚，刚柔并用”，内炼阴劲功，外练阳劲力。

岭南白眉派传人黄国建等人用烫疗拔毒方配合武术养生，治疗痛风及颈肩腰腿痛有较好疗效。

三、近年来佛山武术与养生保健相结合的相关活动

（一）佛山市中医院相关武术、传统体育养生与治未病的实践

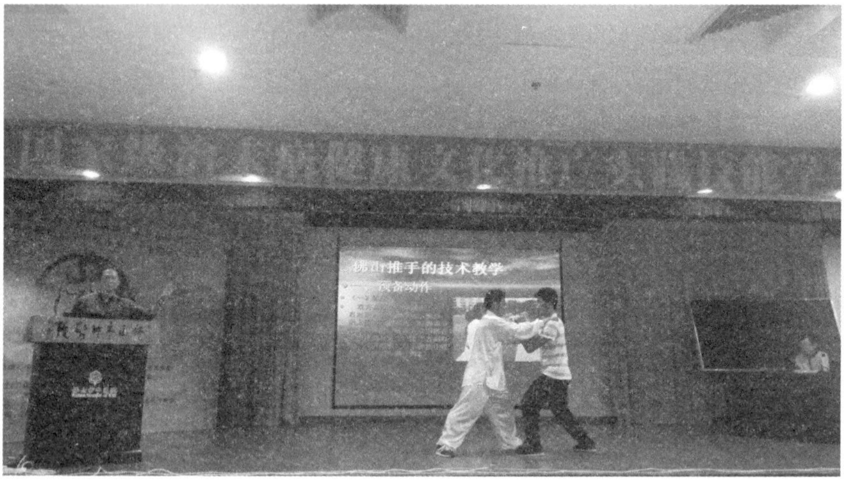

佛山市中医院与佛山科学技术学院联合在主办的学术会议上推广佛山推手

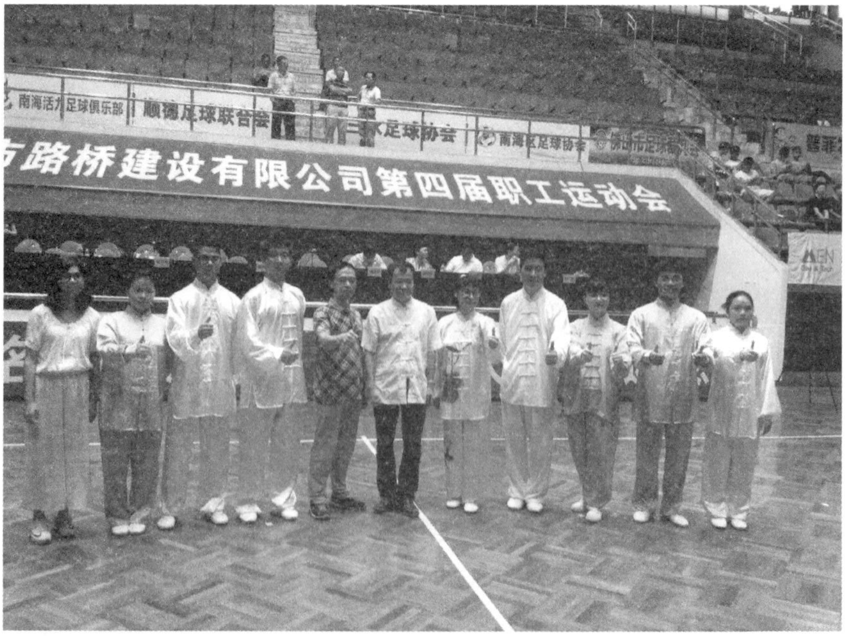

佛山市中医院与佛山科学技术学院合作积极开展健身气功进社区、企业活动

（二）佛山科学技术学院培养武医结合养生保健人才

佛山科学技术学院在社会体育专业设置了武术与养生、健身保健两个专业方向，培养武医结合养生保健及运动康复人才。刘永峰教授在任佛山科学技术学院体育学院院长期间，主持了武术与养生专业方向的课程设计，培养优秀的特色传统体育人才。

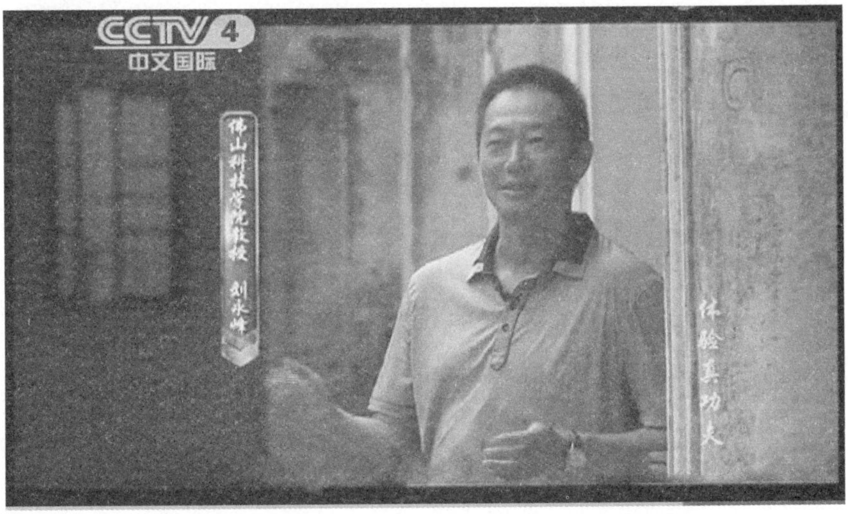

佛山岭南文化研究院院长刘永峰教授在央视介绍佛山功夫

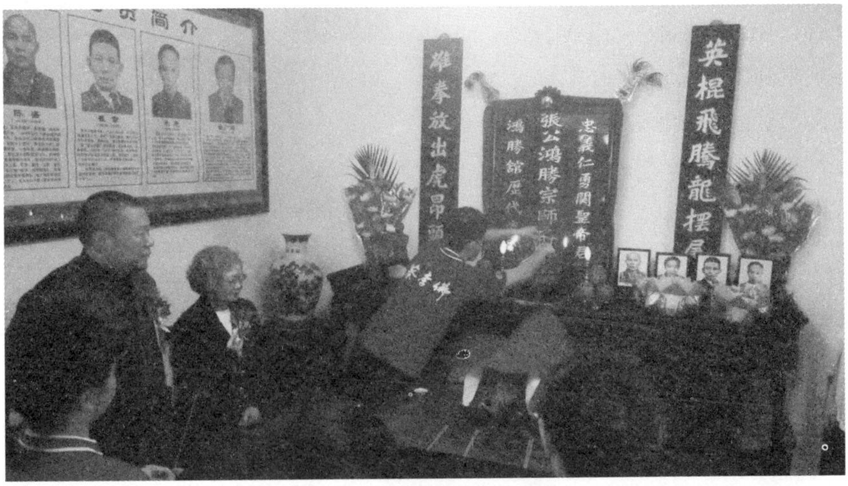

武医保健师传统拜师仪式

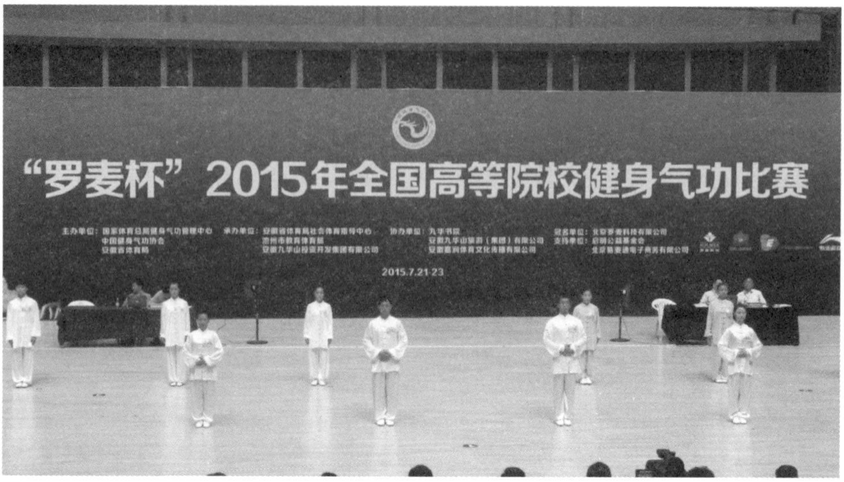

佛山科学技术学院学生参加全国高校健身气功比赛获优秀成绩

（三）武医结合养生保健非遗项目：蔡李佛鸿胜功夫推拿——佛山市级非物质文化遗产

2012 年，“蔡李佛鸿胜功夫推拿”一项被作为传统医药类代表入选第四批佛山市级非物质文化代表性名录项目。蔡李佛鸿胜功夫推拿是在传统的武术和推拿基础上逐渐形成的一种手法，特点主要是将蔡李佛功夫的招式及功力融合到推拿手法上，讲究运用腰桥膊马之力，注重手法运用时力量的使用技巧，其特点可归纳为十二个字：“力由意动、刚柔并济、收放自如”。

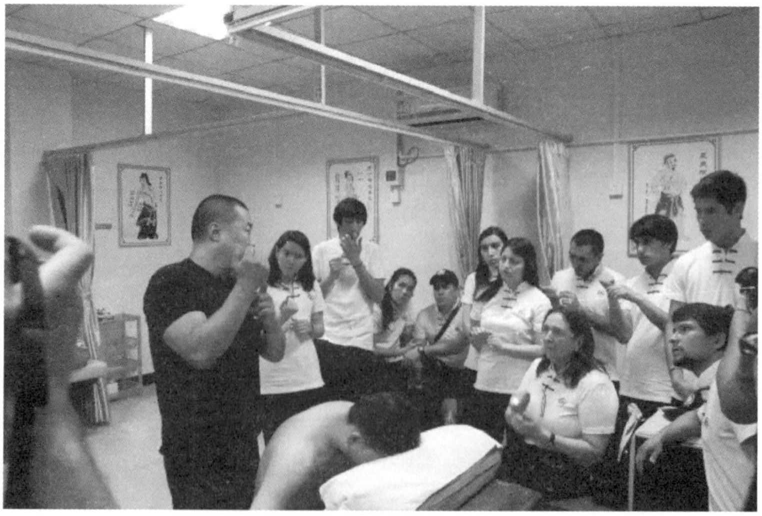

蔡李佛非物质文化遗产市级传承人、武术五段、武医师梁旭勇在给智利学生授课

（四）佛山市赞生堂武医馆举办岭南武医同源文化研讨会

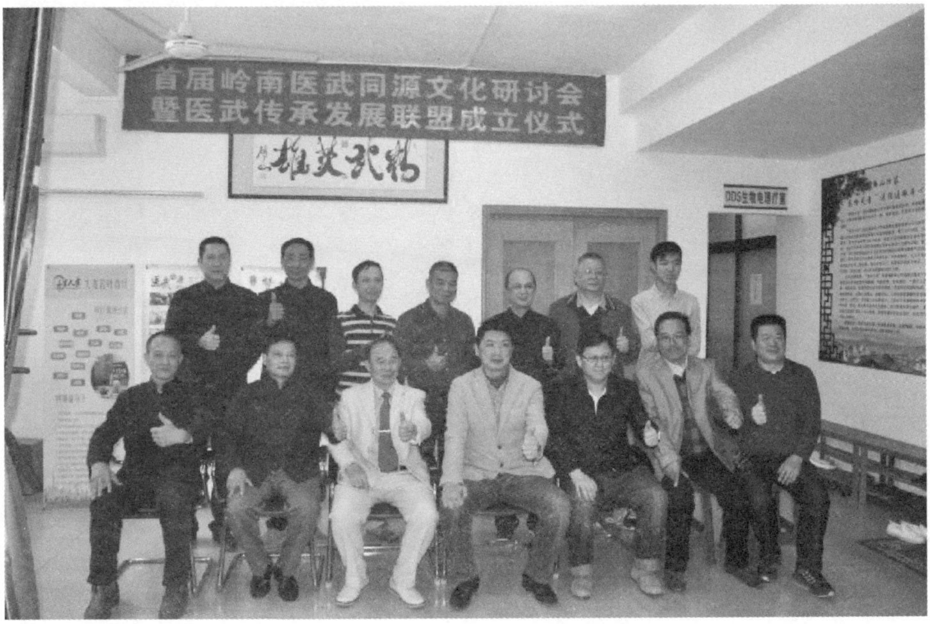

（五）佛山市武术协会、佛山市健身气功协会积极参与居民健康促进活动

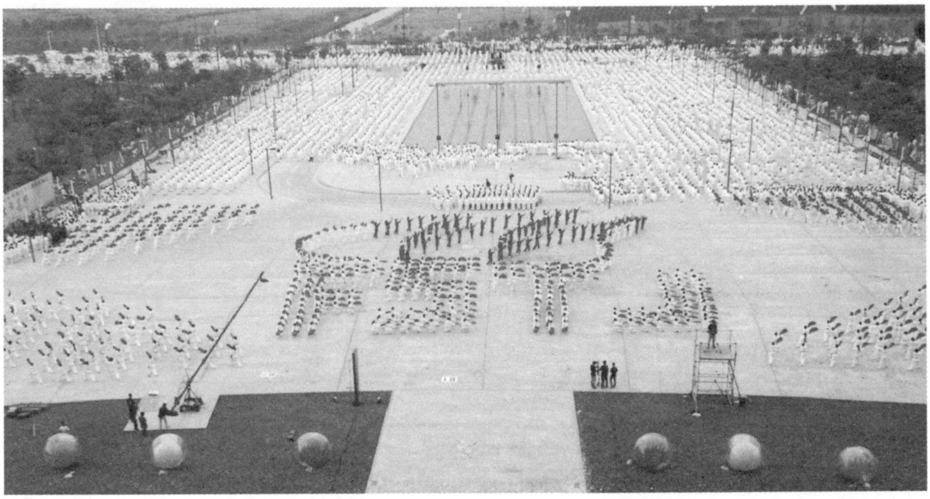

2007 年佛山市万人太极拳展示之太极扇表演

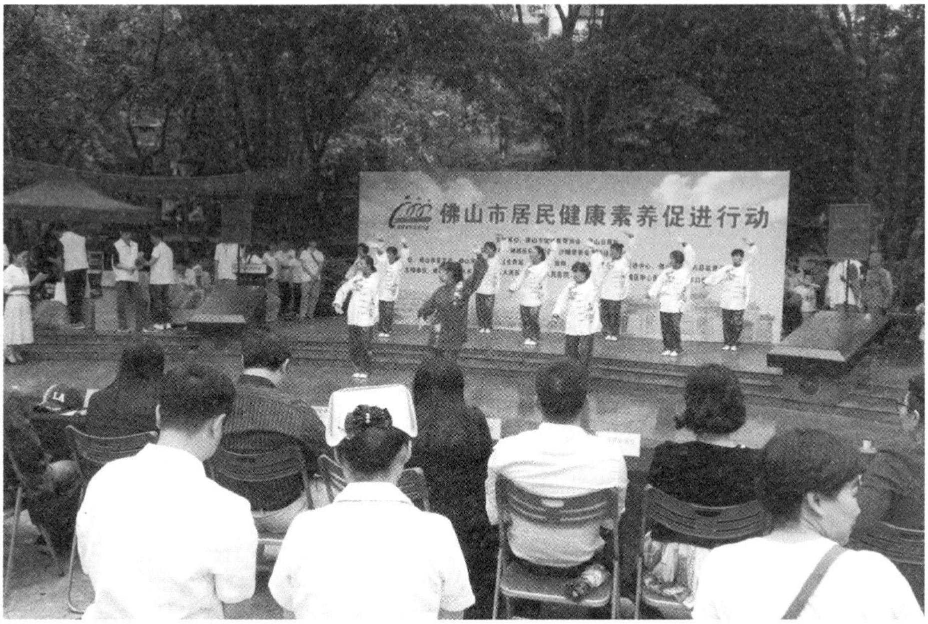

2016 年 4 月，佛山科学技术学院及佛山市健身气功协会在社区表演健身气功

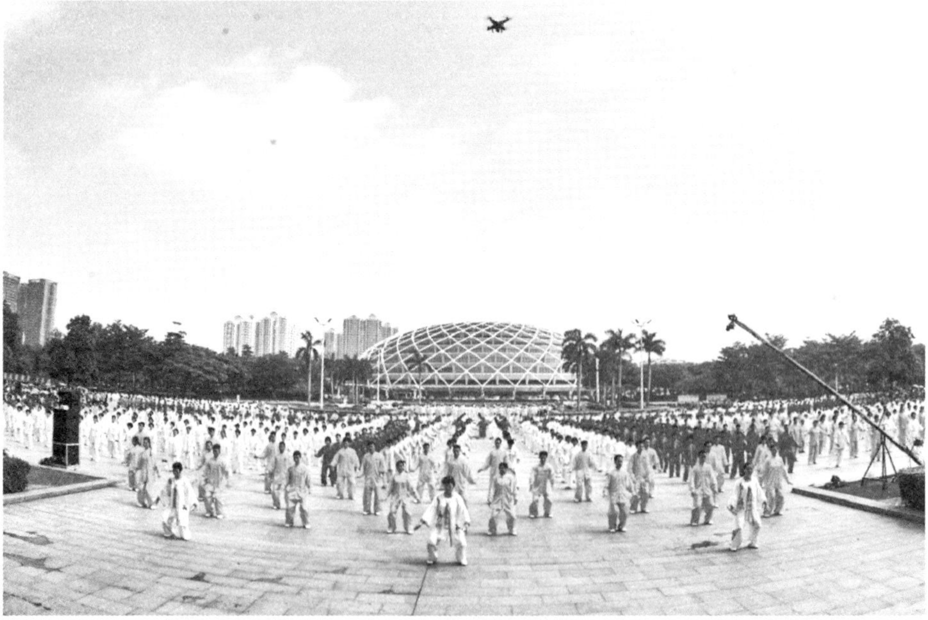

2016 年 5 月，全国百城健身气功交流展示系列活动大赛（广东站）在佛山启动

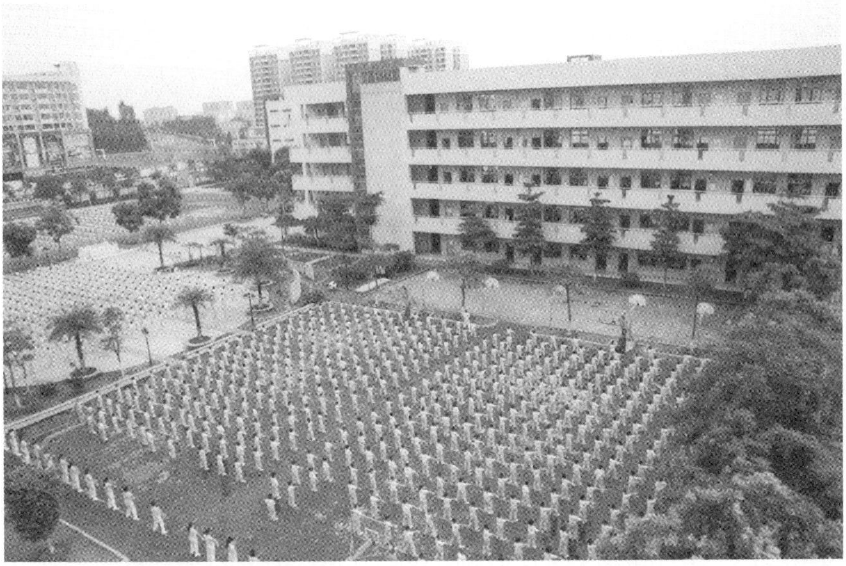

佛山市南海区罗村实验小学师生在课间集体打咏春拳

（六）佛山市举办武术健康汇演

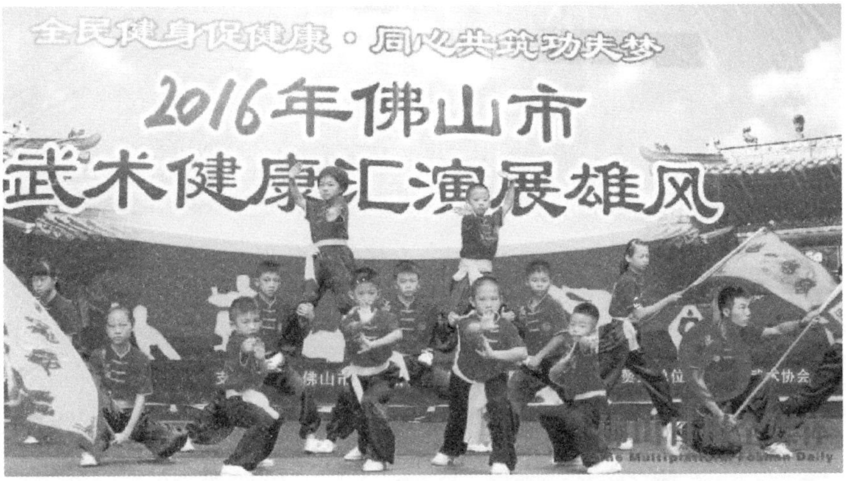

2016 年首届“佛山市武术健康汇演”于 9 月 13 日在佛山市普君新城广场上演，佛山武术协会旗下 30 多个武馆的师傅为市民展示了华岳心意六合八法拳、蔡李佛拳、白龙拳、咏春拳等各大门派的武术套路，让现场观众享受了一道丰富的武术大餐

“佛山市武术健康汇演”由佛山市体育局、佛山市武术协会主办，以“全面健身促健康，同心共筑功夫梦”为主题。佛山市武术协会主席薛绵本介绍：“在全面健身上升到国家战略层面的背景下，武术承载了更多的推广全民健身的艺术和责任，因此我们这次汇演突出了‘健康’的主题，倡导大家练武要坚持初心，拥有健康的体魄。”

（七）佛山市举办第六届世界太极健康大会

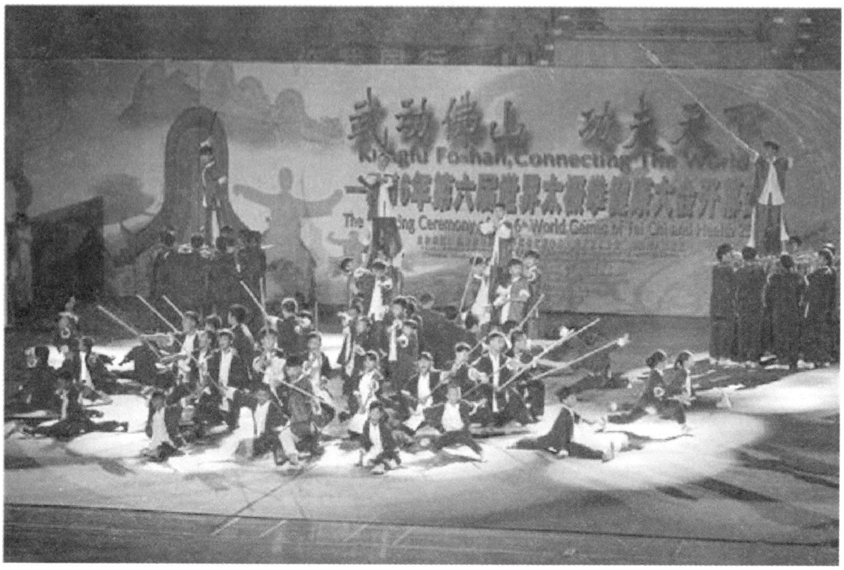

2016 年 8 月 8 日，有太极“奥运会”之称的世界太极拳健康大会在佛山岭南明珠体育馆正式拉开序幕。大赛共吸引了 20 多个国家和地区的近 1300 名爱好者参加

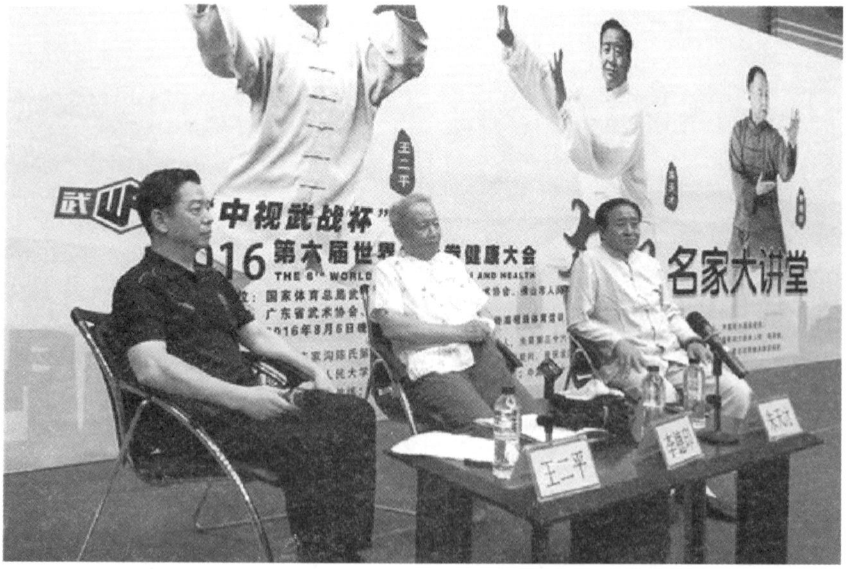

2016 年 8 月 6 日至 8 月 7 日晚，太极名家大讲堂邀请了在太极拳界享负盛名的朱天才、李德印、王二平三位大师讲述《如何练好陈式太极拳》《走向太极拳健康之路》《太极拳概述》等热点课题，并现场与市民进行互动交流

（张志坚 执笔）

参考文献：

①佛山市政府.《佛山市武术文化发展三年行动计划》

②商学兵等.《佛山读本》

③《中国佛山精武体育会创立95周年纪念图文集》

④张耀红，侯乐荣.《郑怀贤“武医结合”伤科学术思想的整理与思考》.成都体育学院学报，2016年（第42卷），第2期

⑤林伟良，李涛.《黄飞鸿武医结合的需求背景与当代发展》.搏击·体育论坛，第4卷，第4期

⑥佛山古镇文化发展公司.《佛山记忆》.广州出版社，2011

⑦陈健志.《佛山鹰爪拳》

第六节　艺术娱乐：多元化艺术与娱乐方式

佛山不仅是广东闻名遐迩的千年古镇，而且是一片神奇的沃土。在这里，孕育出粤剧、粤曲、醒狮、舞龙、麒麟、十番、锣鼓柜、八音、木鱼、龙舟、陶塑、秋色、剪纸、木版年画等具有浓郁岭南水乡特色的民族民间艺术。近几年，佛山按照“古镇都市文化”的发展定位，充分挖掘整理并开发利用本地的民间文化资源，在这片古老的土地上培育出21世纪的文化之花。佛山的民间艺术是宝贵的文化遗产，面对现代艺术的蓬勃发展，佛山的艺术工作者以民间艺术为本，与现代艺术形式“嫁接”，在发展静态的博物馆的方式的同时，注重动态的方式，使古老的民间艺术焕发出生命活力，登上世纪文化的大雅之堂。

佛山的业余文艺团体以珠江三角洲水乡民俗活动为主线，将民间音乐、民间歌谣、民间舞蹈等艺术素材，用现代高科技的舞美、灯光、音响等艺术形式包装，创作出具有浓郁民族民间特色和时代气息的大型组舞《情醉水乡》。这个节目不仅在广东国际艺术节中获得多项大奖，其中的《闹秋》还荣获全国第六届“群星奖”金奖。随后，以醒狮为题材的少儿舞蹈《狮乡童谣》、以民间音乐为素材的女子弹拨乐合奏《龙鼓》，先后获得第一届亚洲儿童民间艺术节暨广东省第五届少儿艺术花会金奖、全国蒲公英奖金奖。

合唱原是外来的音乐形式，南海文明镇业余合唱团、顺德合唱团、佛山蓓蕾金声合唱团将佛山流传的一些粤曲、民歌、民谣改编成合唱作品，演唱的《荔枝颂》《南方有条醉人的河》《月光光》等作品多次在国际合

唱艺术节中获银奖、金奖，这些充满乡土气息的音乐作品随着国际合唱艺术交流也被带到了世界各地。

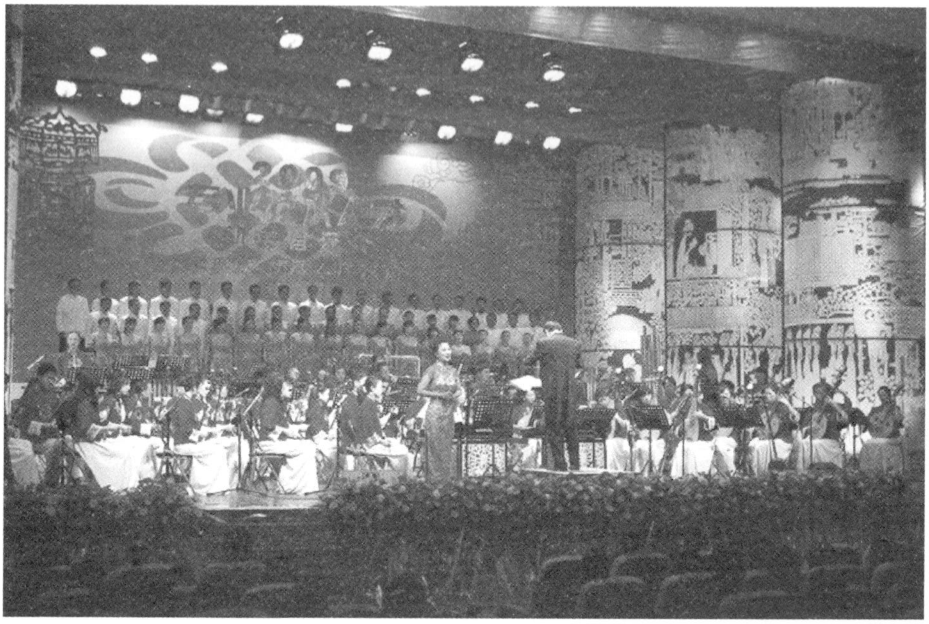

书画，是人们劳动生活创造的结晶。佛山书画的起源久远，有着丰富的文化底蕴，“画中有诗，诗中有画”，书法与画二者相得益彰。书画作品也体现了作者的情感和思想，其中又包含着艺术家强烈的思想感情，因此艺术也深深地孕育在书画中。佛山书法、国画名家人才济济，如清代吴荣光，作品《墨迹》；梁宏谏，作品《行书圆扇面》；近代林树熙，作品《行书五言联》；冼宝干，作品《行书七言联》；现代庞国钟，作品《曹操观沧海》；林君选，作品《陈毅元帅五言诗句》草书。国画大家如清代黎简，作品《山水中堂》《教子图》；梁九图，作品《墨兰》；近代黄少强，作品《人物立轴》；杨焱，作品《水乡》；现代陈凝丹，作品《西陵峡之秋》《云松飞瀑》。

油画和雕塑也是典型的舶来品，佛山的美术工作者用油画表现出了具有佛山特色的题材。佛山画院创作的油画《缫丝女》《自梳女》《铁血巾帼——陈铁军和她的战友们》《老屋》《水乡组画》等作品，在广东省和全国美展中多次获奖。以“佛山秋色”“嫁娶”等珠三角民间风俗为题材创作出的一批城市雕塑，成为了深受市民和外地游客欢迎的文化景观。

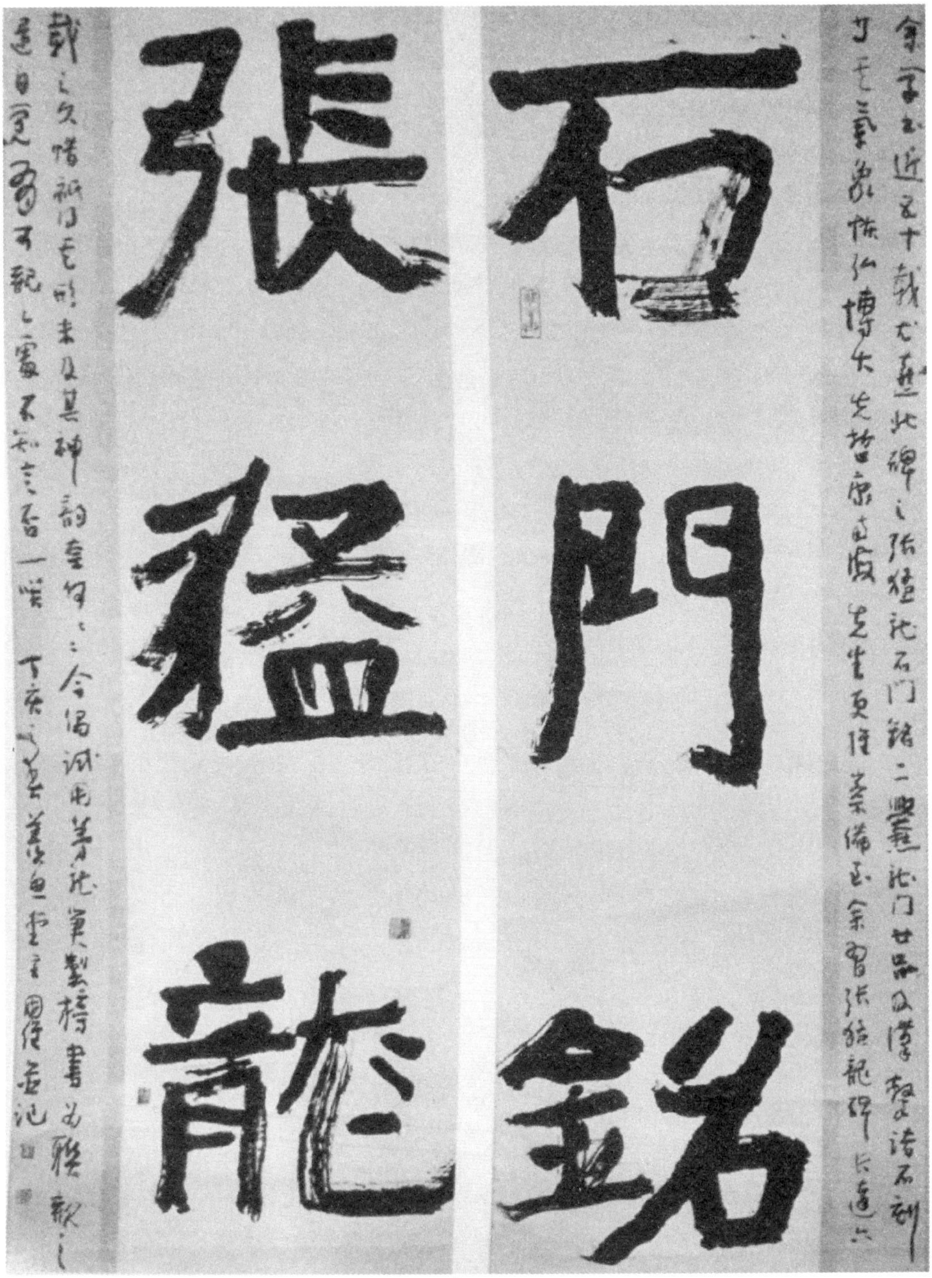

庞国钟书法作品

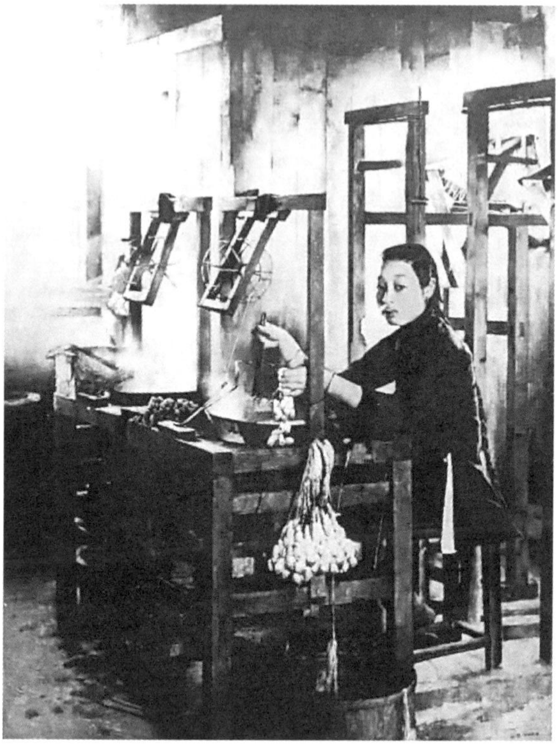

林永康油画作品《缫丝女》

借民间艺术之魂，打造现代都市个性化的文化品格现代化的都市，不仅要有美轮美奂的城市建筑，四通八达的交通体系，丰衣足食的经济基础，还要有博大精深的文化品格。但如果离开脚下的沃土，佛山的文化品格将失去独有的个性。而失去了个性的文化必然流于一般，也必然缺少生机。失去了文化个性，佛山无论多么现代，也有可能成为其他城市的复制品。

这些年来，佛山就是依靠民族民间艺术的独有魅力，创造出佛山区别于其他城市的鲜明的文化特色。在全省、全国乃至国际的大型文化活动中，佛山市文化局一一亮出“佛山制造”的品牌。

龙、狮是佛山最有特色的民间艺术。应邀进京参加庆祝中华人民共和国成立五十周年联欢晚会时，佛山的舞狮队在中心表演区推出佛山醒狮舞。一时间，那威武雄健、气势磅礴的声威，竟令大会总导演改变了演出程序，将佛山狮舞调整到在党和国家领导人登上天安门时表演。佛山龙狮队还参加了广东省庆祝国庆五十周年、广东省庆祝澳门回归、中国南京国际“梅花节”开幕式等大型活动的文艺演出。这些表演使人们从既有历史感，又不乏现代气势的龙狮中领略到佛山现代城市的个性。

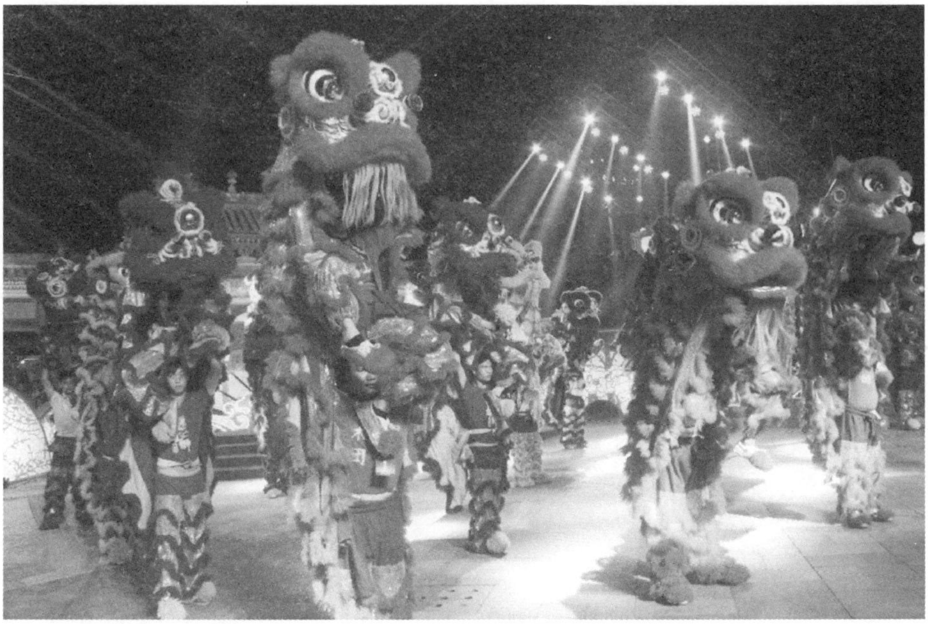

醒狮表演

佛山的民间艺术还走出了国门。1992 年，佛山市少儿艺术团代表中华人民共和国携佛山秋色小歌舞《快乐小金钹》《采莲船》《石湾公仔》《童狮舞》《伞灯喜迎春》等节目参加土耳其第十四届国际儿童联欢节，18 名小演员 40 多天共演出 38 场次，受到各国朋友的赞扬。此外，佛山民间音乐家代表团还赴日本伊丹访问，用艺术架起中日邦交的友谊之桥。1998 年至 2001 年连续四年佛山代表国家赴泰国参加国际舞狮锦标赛，并取得优异成绩。这些演出，无不向世界展示了佛山独特的文化品格。

随着经济的发展与现代都市文化和西方文化的影响，一些人的民族感开始弱化，对民族传统文化开始轻视，对于脚下这片沃土的感情也趋于淡漠。要发展自己的民族，就要热爱这个民族；要发展一个城市，就要热爱这个城市。培育人们爱民族、爱佛山的感情，首先要清楚佛山的历史。

民俗民间艺术承载着丰富的历史信息，民间艺术作为一种文化娱乐形式，既可以丰富人们的文化生活，又可以让人们在娱乐中感受佛山的可亲、可爱。改革开放以来，佛山市先后举办过多次大型秋色巡游活动，其中以 1999 年 12 月 31 日晚迎接新千年的《“历史名城 · 世纪豪情”佛山秋色欢乐节暨佛山秋色大巡游》规模最大，该活动设 50 个项目，演出人员 4800 余人，道具 3000 多件，服装 4000 多套，观看人数达 45 万人。

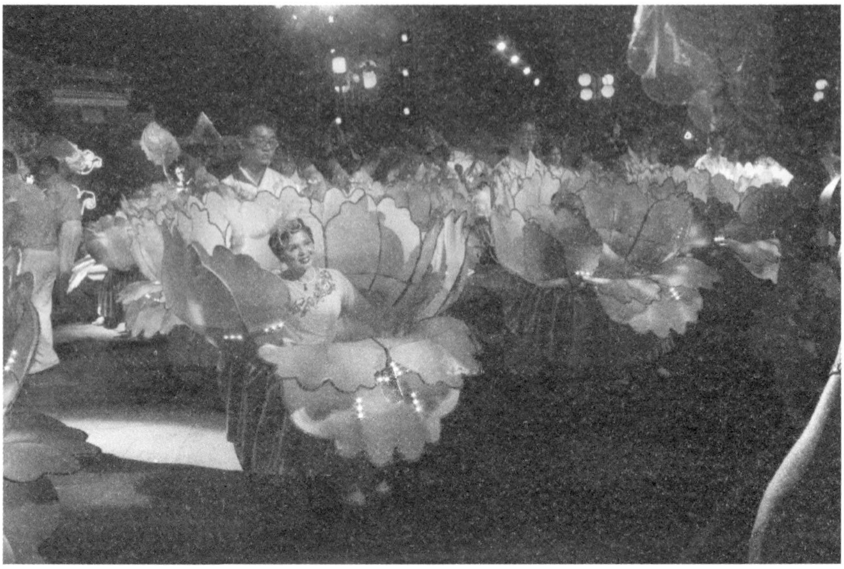

秋色巡游

南风古灶“千年之烧”活动，使陶瓷艺术的优良传统得以继承并被赋予新的内容和新的形式。陶艺家们用石湾的土与釉创作了一批具有时代气息的作品，让古老的陶文化注入更多的时代精神，既显示了艺术家对传统艺术的珍视，又体现了对当代人类生存环境的关注。

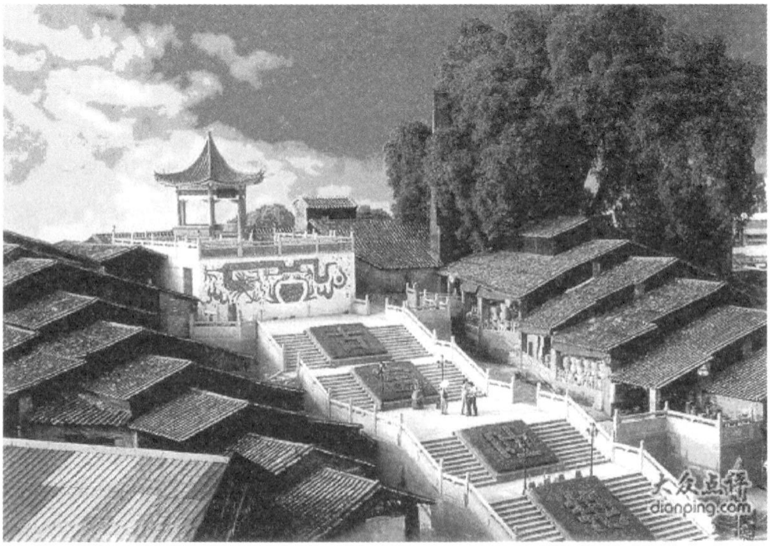

南风古灶

佛山曾先后举办过 4 届群众粤曲演唱大赛，举办了佛山市“金龙奖”

粤曲精英邀请赛、石湾区新千年粤剧粤曲艺术节，珠三角粤曲演唱大赛等。

佛山有容奇书画、大沥醒狮、盐步曲艺3个全国民间艺术之乡；被广东省命名的民间艺术之乡有容奇书画、大沥醒狮、均安粤剧、勒流书画、陈村花卉盆景、佛山秋色、桂洲诗楹、盐步粤曲、大沥美术书法、石湾陶瓷、杏坛民俗、容桂摄影等12个；还有三水的“粤曲艺术之乡”、禅城区的“粤剧艺术之乡”、高明的“岗雕乐传统演奏艺术之乡”、顺德“杏坛锣鼓柜表演艺术之乡”等……群众民间艺术活动，大大增进了人们对民族、对佛山的热爱之情，提高了他们建设新佛山的积极性。

佛山的文化管理部门对发展民间艺术文化产业有着一种紧迫感，近年来在盘活历史文化资源，将民族民间艺术资源转化为文化产业方面下大力气，也取得了较大的突破。

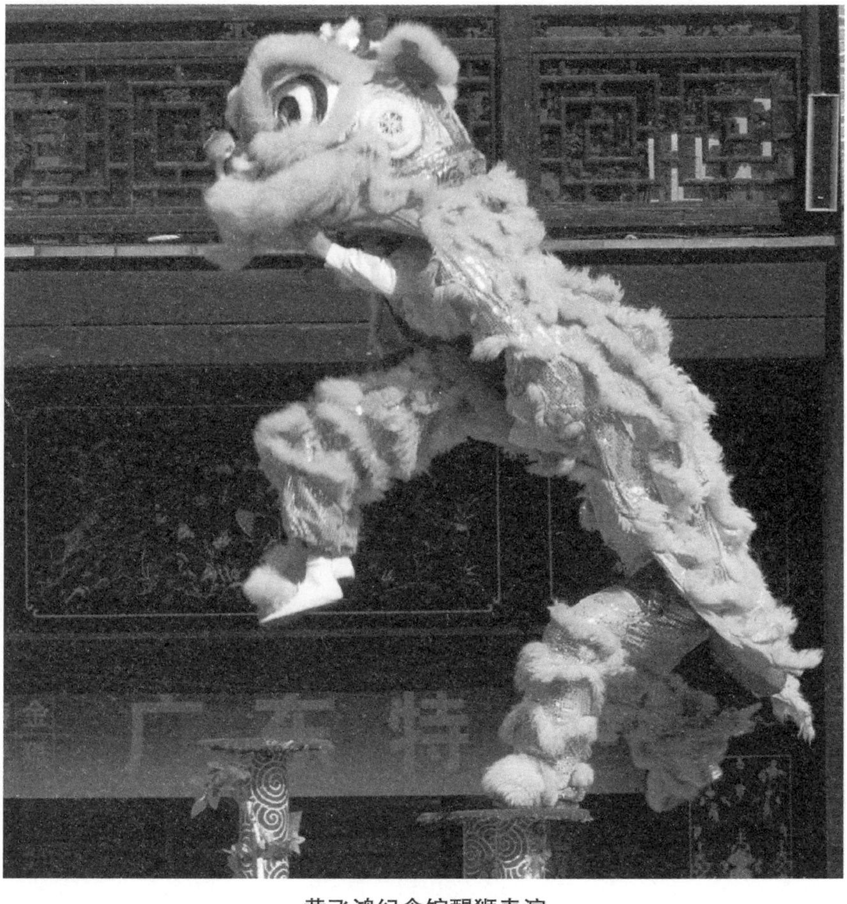

黄飞鸿纪念馆醒狮表演

佛山是闻名中外的武术之乡，为充分利用这一资源，佛山市文化局以自筹资金的方式兴建文博旅游项——“黄飞鸿纪念馆”，其馆舍设计和陈列等方面不仅且有浓郁的民族民间艺术特色，并动静结合，定期表演武术醒狮，深受游客的好评。佛山功夫博物馆在展示佛山武术文化的同时，联通海内外，成为我国武术文化研究的重要基地，不仅丰富了佛山历史文化旅游的内容，对促进佛山历史街区的开发，发展旅游，促进第三产业的发展都有着深远的意义。

佛山是粤剧的发源地，为打造粤剧文化旅游这一品牌，佛山文化局做了大量的工作，他们利用祖庙万福台作为海内外粤剧界交流的舞台，并通过重建琼花会馆（粤剧博物馆），进一步加强与世界各地粤剧界人的联系，为建设一个具有国内一流水平的戏剧博物馆打下坚实的基础。在佛山市博物馆开放的佛山粤剧博物馆国际粤剧珍藏馆，展出数千件从世界各地征集的珍贵粤剧文物，成为了佛山历史文化旅游的重要景观。

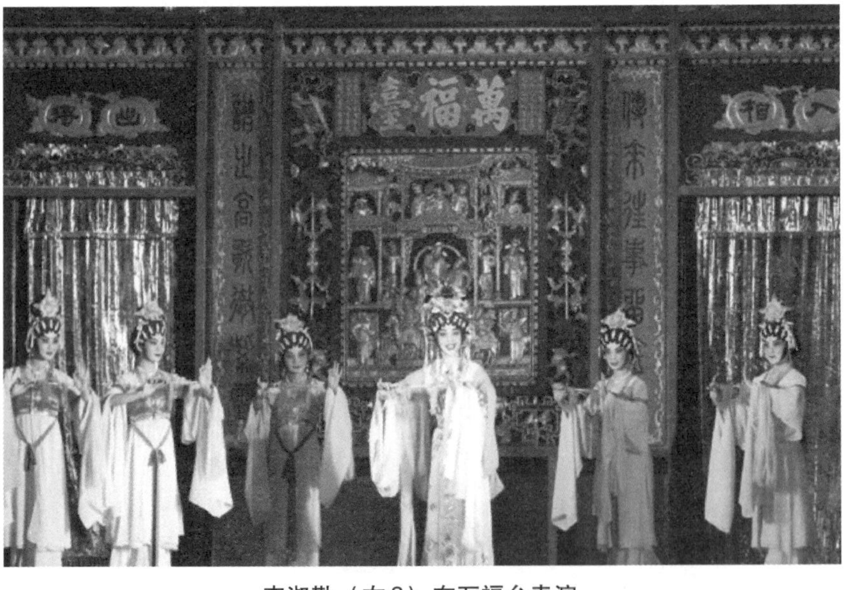

李淑勤（右3）在万福台表演

佛山市博物馆、梁园博物馆为丰富游览内容，先后开办曲艺茶座、木版年画作坊等项目，颇受欢迎，在节假日期间举办民俗巡游活动，展示粤剧、武术、扎作、灯色等民间艺术，以及学童开笔、除夕卖懒、中式古典婚礼等时岁习俗；又根据史志“挈灯者鱼贯于道，通济桥边，胜门溪畔弥望，率灯客矣”的记载，恢复已停办数十年的佛山元宵提灯会，在农历正月十五当晚吸引上万名市民带着自制的各式花灯进馆参加活动，显示出民族民间艺术强大的生命力。

佛山剪纸源于宋代，盛于明清时期，是我国优秀的民族传统工艺之一。新中国成立以后，随着社会发展，佛山剪纸继承保留了传统艺术风格和装饰性强的特色，创作设计了一大批用于民间节日装饰、反映现代生活题材的剪纸，在我国剪纸艺术中独树一帜。改革开放以来，佛山剪纸艺术大胆创新，剪纸工艺从室内的艺术装饰发展到室外的大型艺术装饰，得到了空前发展。

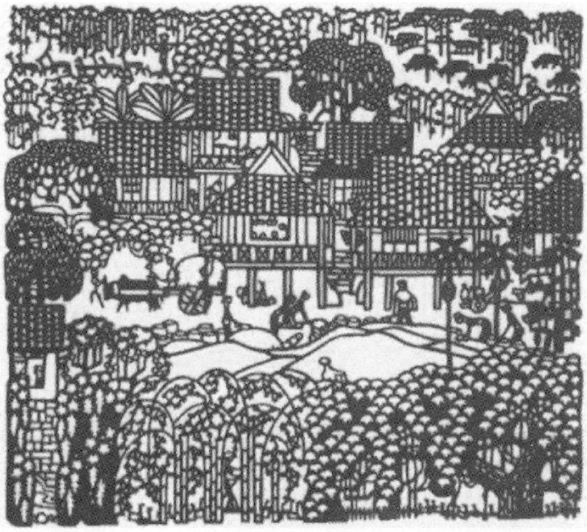

佛山剪纸

新中国成立以后，佛山剪纸经历过三次艺术变迁，可谓一次变迁一次创新。新中国成立之初，佛山剪纸继承和保留了明清时期传统的艺术风格和装饰性强的特色。党和政府十分重视佛山民间艺术的挖掘和研究工作，并于1956年成立了佛山民间艺术研究社，作为发掘、研究整理佛山民间艺术的专业机构，专门搜集、整理佛山的民间艺术工艺品。当时搜集了大量明、清的剪纸旧样（这些旧样现存于广东省工艺美术馆）。通过这些旧样，可以看到佛山传统剪纸的真面目。佛山剪纸是一种绘与刻相结合的民间艺术，它不但要刻得好，而且也要求画得好，画的笔法要自然活泼，生动有力，大多是运用涂、点、沟、撤的手法。佛山剪纸的研究工作就是在学习优良传统的基础上，大胆发挥，努力创新的。只有创新，才能给予古老的民族文化、民间艺术以新的生命。

20世纪60年代初，佛山剪纸吸收传统剪纸的手法，利用各种表现手法，在国内率先创作出反映现代生活题材的剪纸作品，在我国剪纸艺术中独树一帜，具有时代气息的新型的佛山剪纸开始问世。新型佛山剪纸对色彩画中冷暖色的对比和协调等都有所借鉴和利用，如铜衬剪纸《小鸟天堂》《渔归》，纸衬剪纸《春早》《边寨》《水乡忙》，以及门笺《傣寨娘》

等等，意境深远，整体感强，看起来十分高雅大方，不落俗套，颇受国内外人士的喜爱。

改革开放以后，佛山剪纸结合艺术创新和市场需要，在表现手法、题材、制作、包装等方面大胆创新，特别是吸收了大型壁画的创作手法，创作出以《红楼梦——金陵十二钗》为代表的一批超大型剪纸作品，既体现出了较高的商业价值，又透露出鲜明的艺术特色。2002 年佛山民间艺术研究社又成功创作出一幅长 48.8 米的题为《纸艺传情暖万心》的巨幅剪纸。2003 年，佛山剪纸艺术和木版年画获批“中国民间文化遗产抢救工程”。此后，佛山剪纸走上了新的发展之路，在佛山民间艺术研究社众多艺术人的努力下，佛山剪纸由民间走向旅游“舞台”。目前，佛山剪纸作为佛山民间艺术研究社的主要手工艺品之一，成为佛山旅游纪念品收藏中的主力军。近年来，佛山剪纸从过去的封闭式生产改为敞开式生产，让更多旅游客人了解剪纸工艺品的制作过程，既传播了剪纸的魅力，又刺激了更多旅客前来参观。

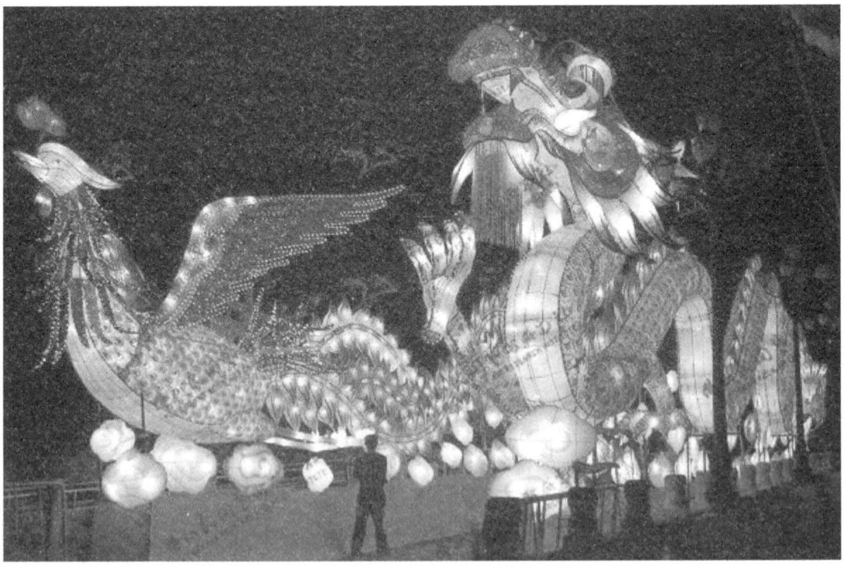

佛山民间艺术研究社彩灯扎作

多年来，佛山民间艺术研究社设计创作的彩灯扎作、剪纸、秋色等工艺品大量销往澳洲、美洲、欧洲、非洲以及东南亚、港澳台地区和国内省市，并在各地举办不同形式和规模的展览，民间艺术工艺师到美国、加拿大、澳大利亚、法国、荷兰、波兰、日本、新加坡、马来西亚等国举行巡回艺术讲座或制作技艺表演。该社制作的 300 英尺大彩龙在澳洲墨尔本参加节日巡游，轰动全城；在香港第三届国际展能节伤残人士运动会上由千人表演的千米大彩龙，为香港回归设计制作的彩龙，在香港特区政府举办的“龙腾灯耀庆千禧”大型灯会展出的“腾龙”组灯都被载入《吉尼斯世界纪录大全》。2002 年春节在佛山市区展出高 24.05 米的传统大彩灯，又被载入《吉尼斯世界大全》。

佛山剪纸在继承传统艺术的基础上不断发展创新，广州花园大酒店的大型剪纸壁画《红楼梦》成为脍炙人口的巨作，荣登《中国名壁画》之列；香港保良局设计、制作的巨型剪纸《纸艺传情暖万心》等开了民间剪纸为现代大型建筑装饰的历史先河，受到中外各界人士的高度赞赏；2002 年在韩国釜山举办的“中国历史文化名城展”，佛山武术和民族民间艺术的内容吸引了众多的韩国观众，成为展览的亮点。

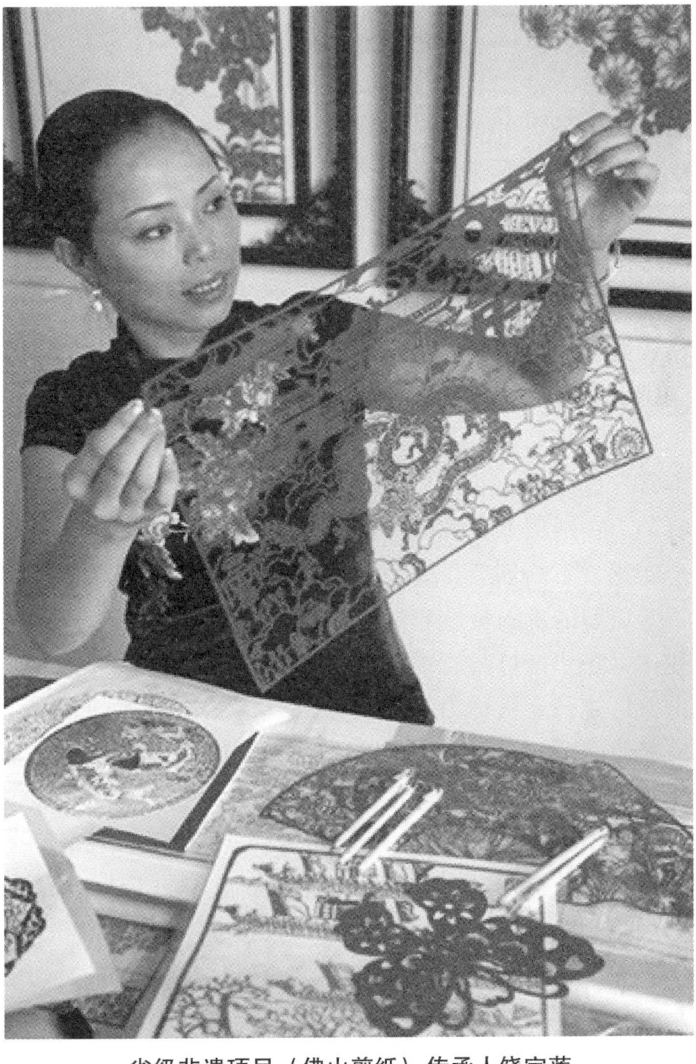

省级非遗项目（佛山剪纸）传承人饶宝莲

佛山彩灯，在佛山民间称为灯色，是中国传统彩灯艺术的主要流派之一，也是我国南方彩灯的代表。佛山彩灯具有中国南方彩灯精巧秀丽的特色，扎制工艺水平在国内领先，以品种丰富、款式新颖、装饰独特、工艺精致、富丽堂皇而深受群众喜爱。

民间风俗的兴盛带旺了佛山的彩扎行业，从明代至民国时期，佛山彩扎行业十分兴旺。清道光版《佛山忠义乡志》记载："本乡扎作极有名，人物故事尤精，外乡多来购之，又有不倒翁为行酒令之具，外省销流极广。"20世纪30年代，佛山扎作行业仍有邓忠记、升泰、罗泽记、潘沃潘焯等十余家。抗日战争爆发后，佛山灯色扎作店大部分倒闭，艺人四散逃荒。新中国成立后，佛山市政府十分重视民间工艺，于1956年建立了民间秋色工艺社，吴球、邓辉等灯色艺人先后入社，彩灯工艺重获新生。

佛山彩灯是民间艺术与民间习俗相结合的艺术品。在佛山传统习俗中，凡年前添丁得子者，于年宵灯节时在家中厅堂以及本族祠堂挂灯（佛山俗音"灯"与"丁"谐音），俗称报丁，视为入族。家有男丁者，每年灯节都要更换新灯，即香灯延续之意。为此，人们都十分重视年宵灯节的挂灯习俗，流传数百年而不衰。

佛山彩灯以工艺精细著称，艺术表现既细腻又夸张。民间艺术社制作的龙船灯，高三层，雕梁画栋，龙船内还有整套的彩扎人物以及台椅陈设，十分精致美观，可称得上是工精艺绝，极富艺术性和欣赏性。

此外，佛山彩灯还具有构思独特、题材广泛、装饰材料多样、造型千姿百态、工艺精细等特点。在装饰上，佛山彩灯选用当地民间剪纸做装饰，纹样丰富、色彩艳丽、精巧美观，使佛山彩灯更具装饰美，更突出浓郁的地方特色。在造型上，佛山彩灯千姿百态、巧妙独特，无论彩灯、彩龙，都善于变化，不断创新。2005年入选"中国灯彩"邮票设计的佛山彩蝶灯，是一盏典型的佛山传统彩灯，但作者陈棣祯却打破了六角宫灯惯用的灯形和扎作手法，使灯与彩蝶配合得生动巧妙，令人赞叹叫绝。

在佛山，灯笼行业被称为"通明行"，这源于它的行业联语："巧制玲珑凭竹织，通明光亮现花纹。"佛山彩灯品类丰富，最具特色的主要有六大类：大型彩灯与头牌灯、人物故事组灯、彩龙、年宵彩灯、中秋彩灯、灯笼，分别归属扎作、灯笼两大行业。另外，还有佛山独有的秋色特艺灯，是随着佛山出秋色习俗而兴起的民间自娱自乐的手工艺品。

佛山彩灯扎制技艺是岭南民间艺术的奇葩，在数百年历史发展过程中，经历了兴起、鼎盛、衰落、新生、挫折与复兴的阶段。新中国成立前，佛山彩灯扎制工艺以家族传承为主，父传子、夫妻互传、师传徒为其主要传承方式。新中国成立后，著名的彩灯扎制艺人仅有吴球、邓辉两位师傅。1956 年，佛山民间艺术社成立，吸收了一批年轻学徒，陈棣祯、杨玉榕、梁达光、杨小燕等一批新人迅速成长，现民间艺术研究社灯色车间有近百人从事彩灯扎作工艺，佛山彩灯传统技艺得以继承和发展。2008 年 5 月，佛山彩灯被列为第二批国家级非物质文化遗产保护项目。

第七节　医药卫生：中西医结合与治未病工作

一、中西医结合对佛山医药的影响

中华人民共和国建立后，政府把中西医结合作为长期实行的方针，将传统的中医中药知识和方法与西医西药的知识和方法结合起来，在提高临床疗效的基础上，阐明机理进而获得新的医学认识。中西医结合作为中、西医学的交叉领域，发挥于临床实践，以后逐渐演进为有明确发展目标和独特方法论的学术体系。

20 世纪 60—70 年代，中西医结合研究进入临床与实验研究开创阶段，临床各学科开展中西医结合防治研究，全面显示出中西医结合的优势。在临床上主要采用辨证分型的方式分析疾病，并开展实验研究，已经出现一批如针刺麻醉、中西医结合治疗骨折和治疗急腹症等方面的研究成果。20 世纪 80 年代后进入临床研究与基础研究深化发展阶段，开始初步运用动物模型和实验研究观察手段，把证和经络的研究推到一个更为深入的层次。20 世纪 90 年代以后中西医结合进入学科建设发展阶段，国务院学位委员会将“中西医结合”设置为一级学科，招收中西医结合研究生，促进了中西医结合学科建设；1992 年，国家标准《学科分类与代码》又将“中西医结合医学”设置为一门新学科，促进了中西医结合研究，把学科建设作为主要发展方向和历史任务。

中西医结合的方式包括了结合疾病的诊治，在诊断上病证结合，在治疗时综合协调，在理论上相互为用。病证结合就是运用西医诊断方法确定病名，同时进行中医辨证，作出分型和分期。这样就从两种不同的医学角度审视疾病，既重视病因和局部病理改变，又通盘考虑疾病过程中的整体反应及动态变化，并以此指导治疗。综合协调是指在治疗的不同环节按中西医各自的理论优选各自的疗法，不是简单的中药加西药，而是有机配合、互相补充，这样往往能获得更高的疗效。理论上相互为用是根据不同需要，或侧重以中医理论指导治疗，或侧重以西医理论指导治疗，或按中西医结合后形成的新理论指导治疗。

中西医结合在诊断方法上主要是用西医学和现代科学方法研究中医四诊，或创造新的诊法。开展最多的是经络诊法和脉诊、舌诊，经络诊法是把中医学关于经络检查所见和西医诊断联系起来，通过相关性研究，创立耳穴诊病法和经络检查法。通过各种脉象仪、舌象仪，把医生诊脉时的指下感觉用图像、曲线、数字等客观指标表示出来，把各种舌诊所见舌苔、舌质的变化通过病理形态学、细胞学、生物化学、血液流变学及光学等方法客观地反映出来；另外对脉象及舌象进行中医相关对照和从病理生理学、生物化学、微生物学、免疫学、血液动力学等多方面进行原因和机理探讨。这项研究有利于中医四诊实现仪器化、客观化和规范化。

结合中医治法治则的研究，主要集中于对活血化瘀、清热解毒、通理攻下、补气养血、扶正固（培）本等治则的研究。方法是在肯定疗效的基础上，摸清用药规律，筛选方药，进而对适用该治则的有关方药进行药理作用、成分、配伍机制的实验研究，再将所取得的认识放到临床实践中验证。

结合中医学基础理论的研究，有些与西医学理论完全不同，以往曾开展对阴阳学说、脏象学说、气血学说及有关“证”的研究等，主要是从西医角度去探索。其方法是先以临床为据确立研究对象的特征，然后通过建立中医理论的动物模型或动物疾病模型以寻找中西医理论上的结合点。

结合方剂药物的研究，包括用西医理论和方法，对传统方剂的作用加以说明。其特点是医药结合，临床与实验结合，单味药物研究与复方研究相结合。

结合针灸及经络研究，把针灸应用于西医临床各科，所治疾病已达300余种；传统针刺技术与西医理论和方法结合，创立头皮针、耳针疗法和电针、激光针疗法、穴位注射方法等；用生理学、生理化学、微生物学及免疫学方法研究针灸对人体各系统的作用机制，为针灸提供现代科学依据；通过对针刺麻醉的临床应用和对针刺镇痛原理研究进行结合；在肯定经络现象、总结循经感传规律的基础上，融汇中西医理论，以现代实验方法与科学抽象方法相结合，探索经络机制。利用现代科学技术和实验方法研究经络及针灸作用原理的一门新学科——实验针灸学，已经在中西医结合的过程中逐步形成。

中西医结合工作不仅在临床医疗和预防保健等方面广泛开展，而且涌现出一批优秀的研究成果。在临床中，用中西医结合诊治常见病、多发病、难治病已较普遍。大量事实说明，用中西医结合治疗某些疾病有明显的疗效。例如，治疗心脑血管病、再生障碍性贫血、月经不调、病毒性肺炎、肛肠病、骨折、中小面积烧伤、血栓闭塞性脉管炎、硬皮病、红斑狼疮等疗效显著。在治疗某些急腹症时，已经改变传统的治疗原则，成为一种有中国特点的新疗法，不仅提高了治愈率，而且可使一部分病人免除手术治疗，减少了合并症及副作用。治疗内科急症，如呼吸窘迫综合征、急性心肌梗塞、休克、急性弥漫性血管内凝血等也有较好的疗效。治疗骨折，形成一种新的复位固定方法，可以缩短骨折固定和功能恢复的时间，保持较好的关节功能。中西医结合还注重运用非创伤性疗法治疗疾病，把西医的某些诊治手段与中医的气功、针灸、按摩相结合，以其无损伤、简便易行、疗效确实而受到广泛的重视。例如气功治疗高血压病，针灸治疗神经功能性疾病和冠心病，正骨手法治疗软组织损伤等，通过临床观察，都取得了较好的效果。近年来已创立或正在酝酿一些新的学科领域，如中医病理学、实验针灸学和针刺麻醉学等。对中西医结合的认识，除自身的实践外，还依赖于科技水平的进步。20 世纪 80 年代以后，中西医结合突破了统一论，把中西医结合作为一种创新，在中西医各自向前发展的前提下，使中西医结合工作获得新的发展。

中西医结合助力佛山构建较为完善的医疗体系，特别是“十二五”规划以来，深化医改工作成效显著，看病难、看病贵以及医疗资源分布不均匀等状况均有改善，佛山市医疗卫生服务能力稳居全省前列。医疗服务体系也进一步健全——已经建成了 15 分钟就医圈，乡镇以及社区卫生服务中心也都可以提供 15 种以上中医适宜技术服务，医疗机构全面加强医疗质量安全管理，推广预约诊疗……这些使得佛山人民的养生保健有了坚实的保障。

新中国成立以来，特别是改革开放之后，佛山突飞猛进发展，佛山市覆盖城乡的医疗卫生服务体系进一步健全，建立了以三级综合医院为龙头的区域医疗服务网络，医疗综合服务能力位居全省前列，市域住院率达到 95%，医疗资源总量、服务质量和服务效率不断提升。“十二五”期间，全市共建设有三级医院 13 间，二级医院 31 间，近年共有 21 间镇（街）级医院从一级甲等医院晋升为二级甲等医院，覆盖禅城、南海、顺德三区的 13 个镇（街）。重点新建、扩建了佛山市妇儿医院、市一医院、市四医院、市三医院、南海区人民医院、顺德区第一人民医院、三水区人民医院、高明区妇幼保健院等医院。共设置社区卫生服务中心（站）366 间，乡镇（街）卫生院 14 间，已经建成了较为完善的 15 分钟社区卫生服务圈。

“十二五”期间佛山医疗资源持续增加，医疗服务体系得到可持续健康发展。据卫生直报系统统计，2010—2015 年全市医疗卫生机构数从 1258 个增加到 1475 个，实有病床从 23227 张增加到 33133 张，每千人口医疗卫生机构床位数从 3.23 张增加到 4.46 张，增长 38%；每千人口执业（助理）医师数从 1.64 人增加到 2.07 人，增长 26%，每千人口注册护士数从 1.88 人增加到 2.55 人，增长 35.6%。市中医院骨伤科和省中西医结合医院肺病科 2 个专科成为国家临床重点专科（中医专业）建设项目，佛山市中医院脑病科等 5 个专科成为国家中医药管理局医学重点专科，市一医院耳鼻喉科等 45 个专科成为省级重点专科。

二、佛山中医药优势明显

佛山的中医中药久负盛名，中医药传统文化厚重。中医药成为了佛山的一张名片，具有良好的发展基础和竞争优势。2006 年市委、市政府印发了《关于加快中医药发展的意见》，实施中医药强市重大策略，推动中医医疗、保健、教育、科研、产业、文化和对外交流与合作全面协调发展。中医医疗保健服务体系不断完善。组织实施了“三大工程”：名院名科名医工程、基层中医药能力提升工程和治未病健康工程，加强中医人才队伍建设。据统计，目前佛山市共有中医（中西医结合）医院 6 间，实际开放床位达到 4000 张，每千人口中医类床位数达到 0.53 张。通过评选第一届“佛山市名中医”，以专业有特长、社会有影响的名中医带动中医药人才建设。基层中医药服务能力不断提升，100% 的乡镇卫生院、社区卫生服务中心能提供 15 种以上中医药技术方法，91% 社区卫生服务站能提供 6 种以上中医药技术方法，能开展常见病、多发病中医药基本医疗和治未病预防保健等服务。

1956 年成立的佛山市中医院，经过几代人的不懈努力，目前已发展成一所集医、教、研及康复于一体的大型三级甲等中医医院，以中医骨伤科闻名国内外，是广州中医药大学附属医院（非直属）、中山大学教学医院、“佛山市创伤急救中心”和卫生部“国际紧急救援中心网络医院”，连续 6 年位居全国地级市中医院综合实力排名首席。

佛山市中医院建院时以健康、汾宁、同仁三间联合诊所合并作为基础，并吸收市内一些颇有名气的开业医生参加。全院职工 49 人，其中专业人员 36 人，设有内科、外科、正骨科、针灸科，主要收治骨科、内科病人，药房设简单炮制室、膏丹丸散室、配方室、提炼室等。1959 年增设制剂室，能生产各种注射剂、片剂、台剂及冲服剂共 120 多种。1963 年自筹资金动土兴建的三层住院大楼竣工投入使用，扩大了医院规模，初步打下了发展的基础。这个时期，医院已开展临床研究工作，如用中西医结合的方法治疗陈旧性关节脱位病人，复位成功率达 88.9%，超过当时国内报告的 87.8% 的最高水平。

1966 年，中医院吸收了多家医院和门诊的西医人员，调整原来的专业人员结构。中医为主、中西医结合，开创了中医院发展的新途径。增设西医西药，开展普外及骨科手术，平均日门诊量达 1500—1800 人次。住院病床 200 张，收治内儿科、骨科、外科、五官科病人，并成立肿瘤、肝病研究组，为治疗胃癌、肝癌病人作了一些有益的探索。

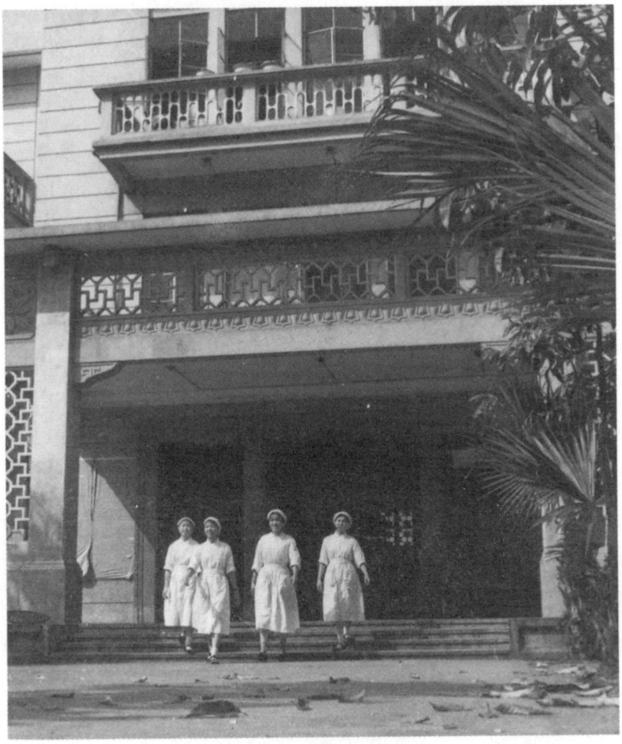

50 年代的医院护士

1975 年 12 月，经省卫生厅批准，中医院成为广东省第一批 18 间中西医结合医院的试办单位之一，促进了中医院的中西医结合工作走上新的台阶。医院在临床上用中医辨证、西医辨病方法进行辨证分析，分病种、分阶段使用不同的中药或西药，用中西医结合的理论来指导疾病的诊疗。医院重新制定和健全了 39 项医疗制度。开展骨外科手术治疗，收治病种增加至 23 种，进行中药的剂型改革。片剂、丸剂、水剂，注射剂、洗剂等一应俱全。医生根据自己的经验和学识，整理出一批临床经验文献及教材，如《老中医经验选》《中西医结合资料汇编》《中草药制荆资料汇编》《陈典

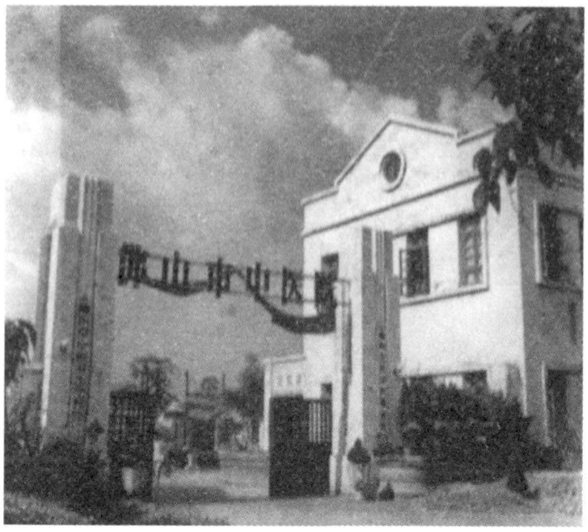

50 年代的医院大门

周医案》《外科医案选》《骨折辨证用药经验》《治疗骨伤的传统方法体会》《小夹板固定力学测验的进一步探讨》及《中医内科学》《中西医结合治疗骨折损伤》等，还出版了《中西医结合简报》，举办了《中西医结合成果展览会》，开办了全市性的西医学习中医班共 6 期、中药药剂班共 3 期，共培训了 317 名专业人员。

1979 年，党的十一届三中全会制定了实行改革开放的政策，佛山市中医院发扬中医特色、突出专科优势，取得了显著的社会效益和经济效益，并由此走上了飞速发展的道路。

目前，医院设有骨伤科、内科、急诊、ICU、外科、妇科、针灸科等 46 个临床科室和 9 个其他医技科室，设有骨伤科研究所、中医药研究室，拥有国家中医药二级实验室 2 个，各类专科专病门诊 116 个，配置了 MRI、CT、DR、彩色 B 超、全自动生化分析仪、关节镜、椎间盘镜、脊柱三维导航系统、骨密度仪及重症监护系统、先进手术设备等。

医院骨伤科、脑病科、糖尿病科、肿瘤科被评为国家中医药管理局“十二五”重点专科和建设单位，10 个专科被评为广东省中医药局重点专科和建设单位，另有 3 个市级特色专科。

骨伤科于建院初由著名岭南骨伤科专家李广海先生等人创建，是国内岭南代表性流派，相传至今已有五代传人，在治疗骨关节损伤及骨伤科危重、疑难病症方面积累了丰富的经验，以其独特的诊疗风格和优异的疗效，在国内、港澳台地区及东南亚久负盛名。

骨伤科充分发挥中医治疗骨伤疾病的优势，坚持运用正骨手法。由陈渭良教授继承创新的“正骨十四法”对关节内骨折，邻近关节骨折、骨折合并脱位及陈旧性骨折畸形愈合的闭合治疗，充分发挥了中医闭合复位、小夹板固定、动静结合、内外用药的长处，且具有安全简便、合并症少、功能恢复好的优点，不仅对新鲜的四肢骨折有效，还可用于陈旧性和一些关节内骨折，疗效居国内先进水平。目前骨伤科90%以上的闭合性骨关节损伤都运用中医手法整复、内外中药治疗，并取得了满意的疗效。

骨伤科同时也积极引进先进医疗设备与技术，弥补传统医学的不足，为患者提供更多的治疗选择，开展骨折内外固定、肢体矫形术、关节镜、椎间盘镜，脊柱矫形手术、脊柱三维导航技术、（膝、髋）人工关节置换术、显微外科断肢（指）再植、再造、大面积骨软组织缺损修补等手术，不少项目已达到国内及国际先进水平。骨伤科还不断加大中药制剂的开发和运用，多年来先后研制了“伤科黄水”“伤科黄油”等60多个专科内外药品，并广泛应用于临床，凸现中医疗效优势，在骨伤科疾病治疗中，中医药参与率达90%以上。另外，该科还注重功能重建，在骨关节损伤早期和择期手术前后，将薰蒸泡洗、手法松解、体疗理疗等康复治疗尽早介入，进一步提高了疗效。

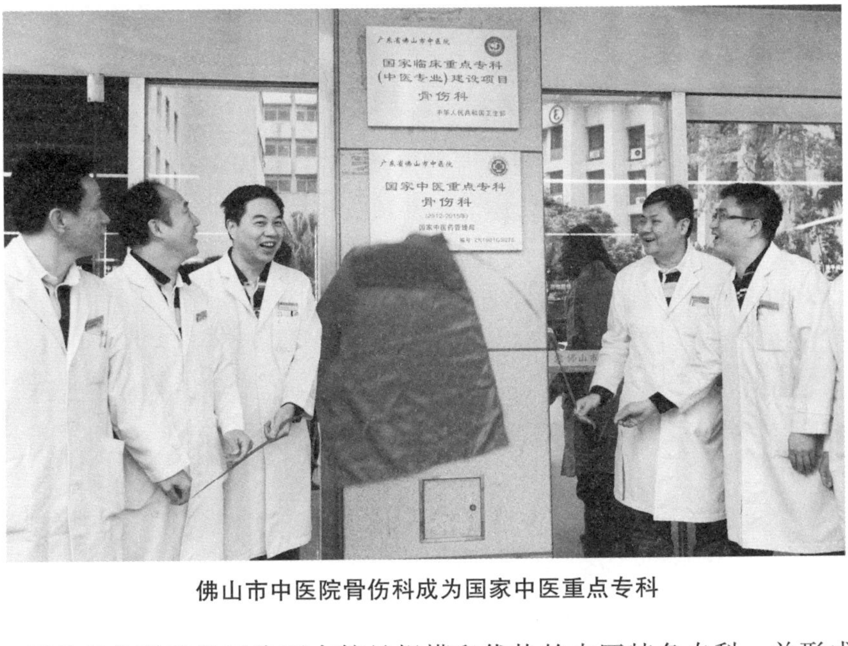

佛山市中医院骨伤科成为国家中医重点专科

目前骨伤科已发展为国内较具规模和优势的中医特色专科，并形成了急救、诊疗、康复一条龙服务，全科开设16个病区、病床近千张，全年出院3.2万人次，年手术2.4万台次，年门（急）诊病人近54.6万人次，门诊实行24小时应诊，“十五”以来一直是国家中医管理局的重点专科，为主攻病种“肱骨髁上骨折”“股骨粗隆间骨折”临床路径组长单位、广东省创伤科研中心——中医骨科基地；1996年被评为广东省“五个一工程”

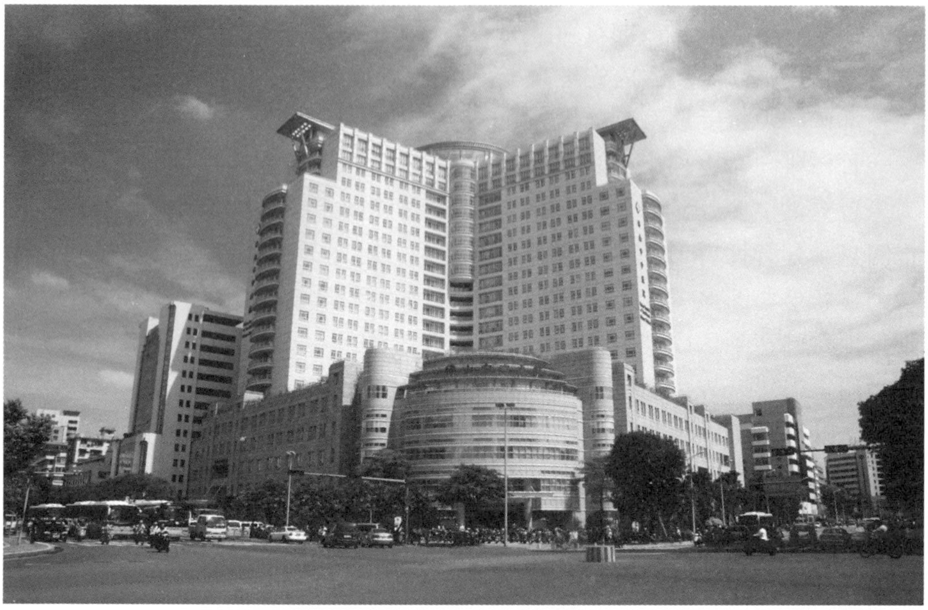

2006 年，佛山市中医院落成当时全国单体面积最大的医疗综合大楼

重点专科，2008 年被中华中医药学会骨伤科分会授予“中医名科”称号、2009 年又被评为广东省中医名科，2012 年又被遴选为 2012 年国家临床重点专科（中医专业）建设项目。专科规模、医疗技术、专科辐射能力在国内居先进水平。近年来，医院还与国外顶尖医疗机构加强合作，使骨伤科中心的发展与时俱进，加快了国际化的步伐，焕发出崭新的魅力。

骨伤科重点专科的建设带动了全院各科的发展，形成了“一马当先，万马奔腾”的局面，医院的综合实力不断提升，中医特色专科层出不穷。

急诊科、ICU、外科、麻醉科等部门设立以抢救危急重症病人的“绿色通道”，以其反应快速及卓有成效的抢救治疗效果在社会上享有良好的口碑。

国家级重点专科脑病科是佛山地区最大规模的脑病科，亦是国内综合实力较强、诊疗水平较高的中医脑病科之一，对脑卒中治疗实行“三早”法，并开展脑血管病介入和神经康复治疗，中西医结合治疗帕金森病以及各种神经内科疑难杂病疗效显著。

国家级重点专科糖尿病科成立有糖尿病强化治疗中心，在国内较早应用胰岛素泵治疗糖尿病，在糖尿病足的中西医结合防治方面也走在全省的前列；该科采取中药三期外敷序贯治疗消渴脱疽，疗效显著。同时还对各种甲状腺疾病、代谢性疾病等有较好的疗效。

肿瘤科为国家中医药管理局“十二五”重点专科建设单位，以中医药综合治疗为核心理念，确定了以乳腺癌、肺癌、肝癌三大病种凸显中医治癌特色的同时，还运用微波聚能刀系统、深部热疗系统等多种现代医学技术，取得显著疗效，科室综合实力不断壮大，在国内同行中得到广泛赞誉，该科护理组被国家中医药管理局评为“全国中医医院优质护理服务先进病房”。

其余的省级重点专科（建设单位）还包括有急诊科、风湿科、脾胃科、心病科、肝科、针灸科、推拿科等，其中风湿科在中西医结合治疗骨关节炎、类风湿性关节炎等方面形成了优势；心病科中西医并举，在佛山地区率先开展经桡动脉途径的心脏介入手术，并通过中医药辨证施治，有效预防手术并发症；肝科增设住院病区，以中医药辨证治疗各类肝病为特色吸引大量病患；针灸科对各种痛症、面瘫、偏瘫、亚健康等疗效确切，天灸治疗得到广大市民认可。

另外，妇科在子宫内膜异位、不孕症、宫颈病、更年期疾病等均取得了满意的疗效。眼科、耳鼻喉科、口腔医疗中心近年来引进高级技术人员，加大设备投入，业务发展迅猛，尤其在白内障超声乳化治疗、口腔颌面骨折治疗等方面，领先于同行。儿科、皮肤科、肛肠科等中医特色和优势明显，深受市民信赖。保健体检中心把中医养生充分融入到健康管理中，将治未病与健康管理有机地结合起来，体检人员逐年递增，而中医治未病健康文化推广也在社会产生了良好的品牌效应。2015 年，医院成立了全市首个老年病医学科，汇集多位经验丰富的专家为老年患者提供一站式门诊服务。

医院拥有一支专业技术过硬的队伍，陈渭良、钟广玲、陈志维、徐志强为省名中医，其中陈渭良被授予全国“中医骨伤名师”称号，他与钟广玲、陈志维、潘志雄、谭峰教授同被授予“全国名老中医药专家学术经验继承工作指导老师”。

刘效仿教授、陈志维教授、杨海韵教授、谭峰教授为博士生导师，全院另有 53 名中医药专家成为硕士研究生导师，2006 年医院作为广州中医药大学附属医院自主招收硕士研究生。

医院自 1997 年底成为博士后工作站，已先后培养 8 位博士后高层次人才。同时，医院作为广州中医药大学附属医院以及多所医学院校的实习教学基地，为广州中医药大学、上海中医药大学等大专院校培养出一批硕士研究生、本科毕业生。

近 5 年来，医院获各级科研立项 387 项，其中国家自然科学基金 1 项，国家中医药管理局 1 项，省科技厅 16 项，省自然科学基金 5 项，省卫生厅 9 项，省中医药局 35 项，共获资助经费 1278. 4 万元。获各级科技成果奖

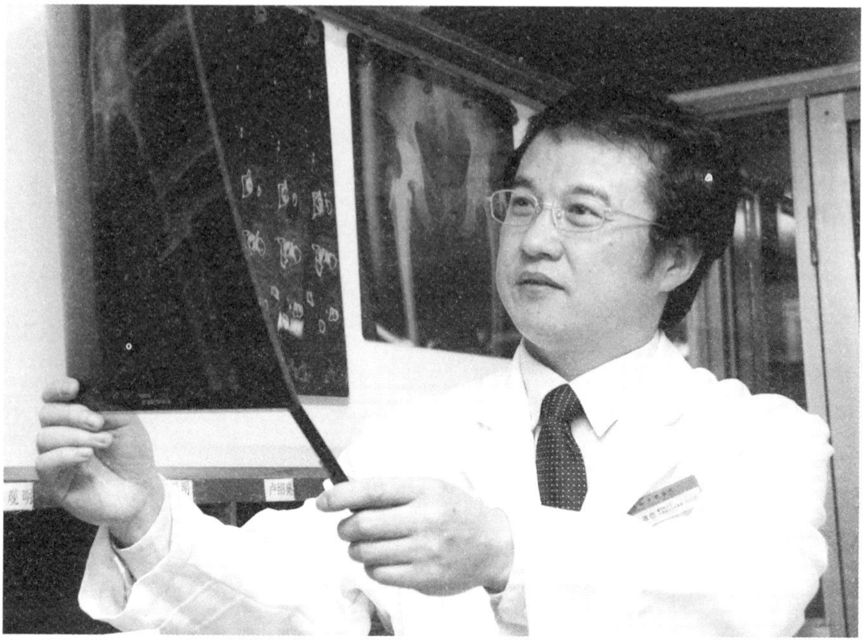

现任佛山市中医院院长、博士生导师、骨伤科主任医师刘效仿在阅片

29 项，其中省科学技术奖三等奖 3 项；市科技进步奖 19 项，其中二等奖 7 项，三等奖 12 项；中华中医药学会科学技术奖三等奖 1 项；市禅城区科技进步奖一等奖 1 项，二等奖 1 项，三等奖 3 项。发表学术论文 1987 篇，其中 SCI 源期刊 28 篇，中文核心期刊 375 篇，出版学术专著 35 本。获得国家专利 39 项，其中发明专利 8 项，实用新型 28 项。负责牵头由国家中医药管理局组织的《中医治未病技术操作规范：耳穴》的编写工作，参与骨伤科、整脊推拿、治未病、脑病、肿瘤、急诊、风湿、耳鼻喉等专业的中医药标准化项目标准制定工作。

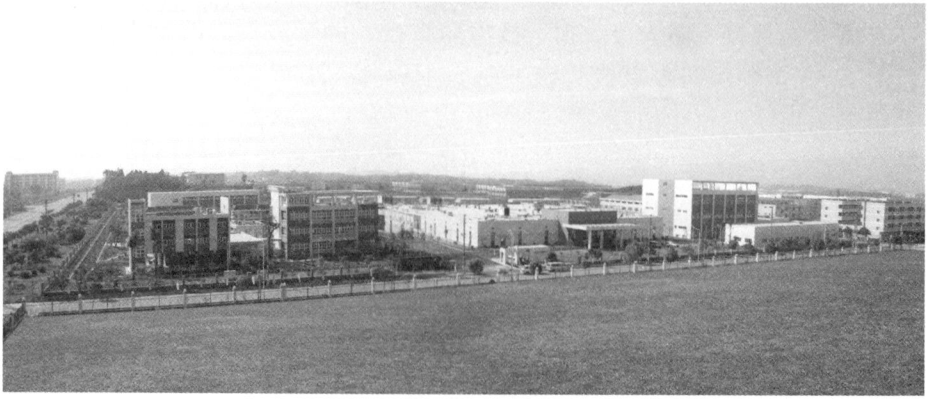

佛山市中医院的丹灶制剂中心

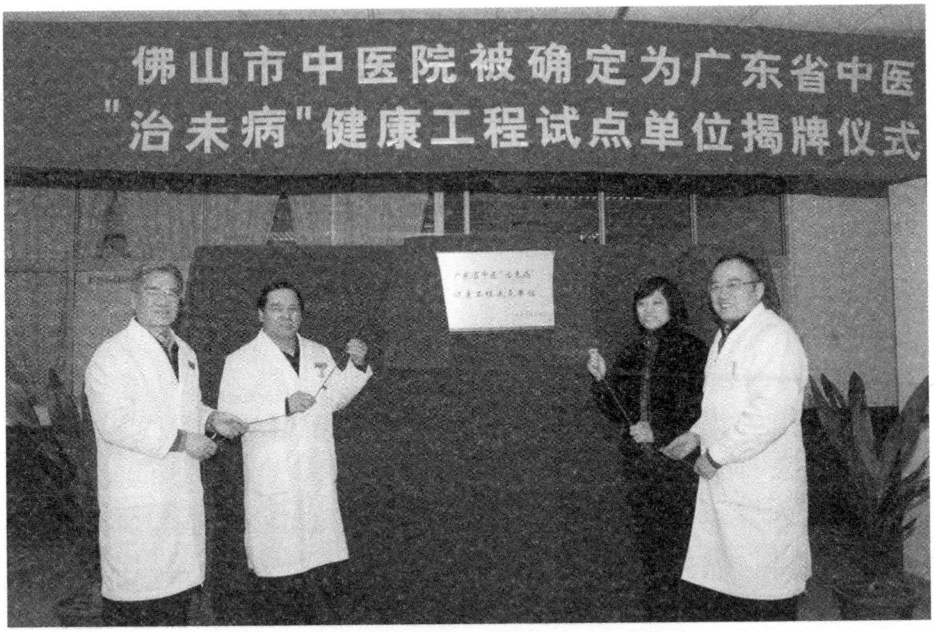

2008 年 1 月，佛山市中医院获首批广东省中医“治未病”试点单位之一

佛山素有“岭南成药发祥地”之美誉，医院拥有一大批疗效确切、富有专科特色的中药制剂。2010 年 12 月投资约 7800 万元在南海区丹灶镇的国家级工业园区建成了新的制剂中心，采用花园式的设计，符合 GMP 设计标准和医院制剂配制管理规范，为我院制剂配制的安全性、有效性和稳定性提供了可靠的硬件保障。

新制剂中心的配制规模、设备能力以及生产环境和设施在目前国内同行中处于领先水平，极大地提升院内制剂的生产及研发水平，配制生产的本院制剂有丸剂、散剂、膏药、片剂、颗粒剂、胶囊剂、口服液等 21 种剂型，共 167 个品种（其中中药制剂有 15 种剂型 142 个品种），年产值超过 5000 万元。其中伤科黄水、骨宝口服液、陈渭良伤科油等专科制剂，价廉质优，深受广大患者的好评。投入 400 多万元引进的真空冷冻干燥设备，率先在国内以冷冻干燥技术生产中药颗粒冲剂，大大提高了产品的质量。

2015 年，医院合作建成中药煎药中心，为患者中药代煎送药上门服务，提升医院中药服务能力，2016 年又增加了中药饮片快递服务，开设了中药配方颗粒药房，进一步提升中医药服务能力。

承借广东省推进中医药强省建设的东风，承借我国对中医药工作充分肯定和重视的势头，佛山市开展建设中医药强市，全市将充分发挥佛山市中医院“中医名院”的龙头作用，通过资源整合，做大做强佛山中医药，加强中医药系列创新平台建设，建立佛山市中医临床（护理）技能操作培训中心、省（市）级中医药研究院、中医远程会诊中心等，加强国际合作，提升服务质量，加大数字化医院的建设投入，充分发挥名院人才、技术和管理优势，把佛山市中医院建设成为拥有“名医、名药、名科、名院”品牌优势、管理水平及硬件设备现代化的综合性中医院，以建设国内一流、国际知名的现代化中医医院为目标，打造中医骨伤科国际品牌，争当广东省中医药强省建设的排头兵。

三、佛山中医治未病工作成绩喜人

国家中医药管理局于2007年启动了中医“治未病”健康工程，经过多年来的试点和实践，目前已初步取得了中医“治未病”健康工程的成效，全国二级以上中医医院设“治未病”中心（科），更多基层医疗机构设立“治未病”服务站，越来越多医务工作者参与治未病事业中，以“治未病”理念为核心，针对个体人健康状态，系统维护和提升个体人整体功能状态，管理个体人健康状态风险，实现“未病先防、既病早治、已病防变、瘥后防复”的目标，争取通过多年努力在全国构建起比较完善的中医预防保健服务体系。

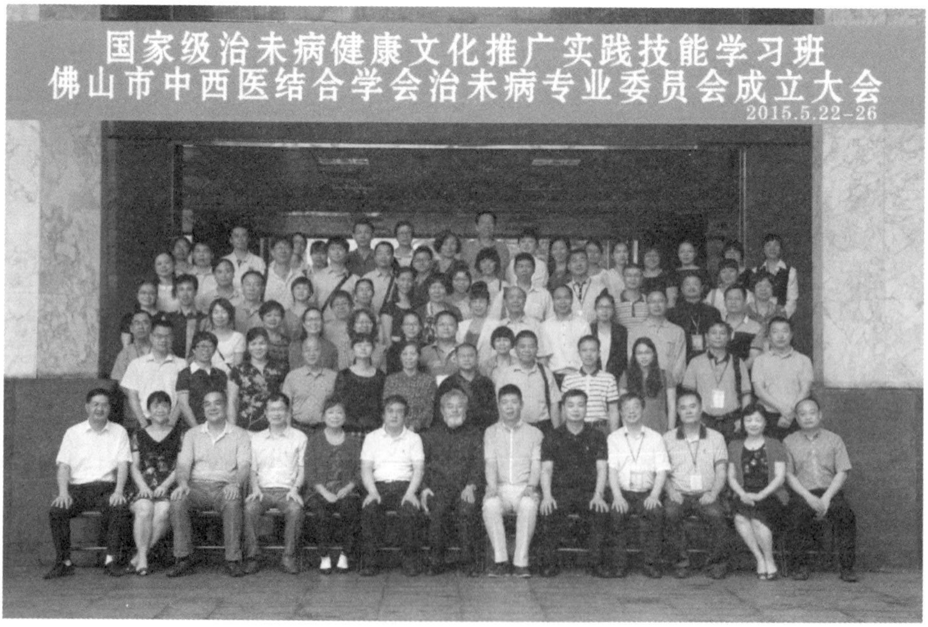

2015年5月，佛山市中西医结合学会治未病专业委员会成立

为推动佛山治未病事业的发展，提升治未病专业的学术和科研水平，

推动治未病的临床应用和社会普及，佛山市中西医结合学会于 2015 年 5 月在佛山市中医院成立了治未病专业委员会，其任务包括推进佛山市治未病专业学术活动，举办及承办国内外相关学术会议和培训班等项目；开展科学研究，承担治未病领域的专业科研课题；促进治未病诊疗技术在佛山市的临床应用及规范化发展；组织治未病科普宣传活动，促进治未病健康文化在社会的应用推广；加强佛山市治未病人才培养和互动交流，为医务人员及热心人士提供良好的服务及信息交流平台。

成立于 1956 年的佛山市中医院为佛山首家三级甲等中医院，自 2012 年以来连续五年被评为国内地市级中医院中综合实力排名第一，为广东省中医治未病健康工程首批试点单位，于 2008 年在佛山地区率先成立治未病中心，经过多年实践与努力，取得了一定的成绩，科研成果和学术论文不断涌现，为广东省中西医结合学会治未病专业委员会副主任委员单位，广州中医药大学治未病专业方向硕士培训点。2012 年 7 月成功举办了第 14 届全国耳穴学术研讨会及国家级继续教育项目“耳穴防治亚健康”培训班。中华中医药学会评审通过的“耳穴诊疗技术调理亚健康”项目，成为 2012 年首批“百项亚健康调理技术”之一。近年获省、市科研课题立项 4 项，获佛山市科技进步奖三等奖 2 项、禅城区科技进步奖三等奖 1 项。在双能 X 线吸收测量法（DEXA）测定成年人单纯性肥胖症脂肪含量分布及应用研究方面开展大量工作，能够早期、客观诊断超重、肥胖症及评价减肥治疗效果，研究成果处于国内领先水平。2014 年 12 月获得国家中医药管理局中医药标准化项目《中医治未病技术操作规范：耳穴》立项，现已取得可喜成果。

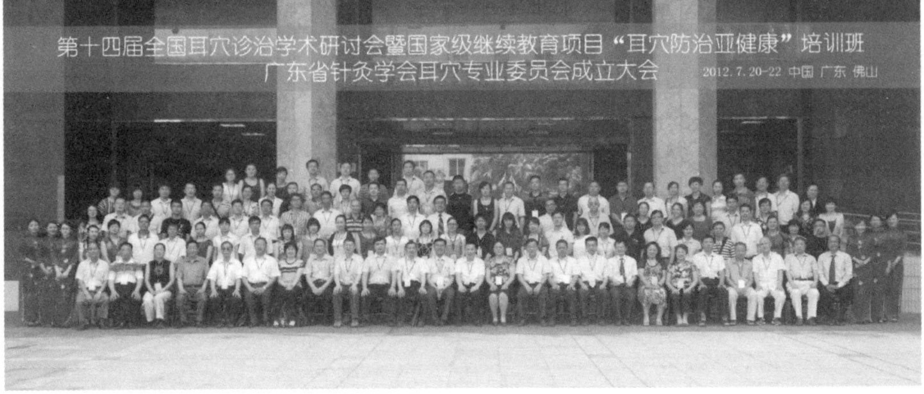

2012 年 7 月，第十四届全国耳穴诊治学术研讨会暨耳穴防治亚健康培训班在佛山举行

秉承佛山市中医院以中医药为主服务大众、推动健康养生文化的优良传统，2008年7月，医院治未病中心刘继洪主任医师为负责人的课题组申报《“治未病”健康文化推广的探索与实践》获得广州中医药大学立项，经过多年不懈努力，取得了可喜的成绩，使佛山市中医院成为“治未病”健康文化传播的重要窗口和基地，促进了治未病健康工程的开展及治未病中心的建设，并将科研成果转化为实践，开展了形式多样的治未病健康文化推广工作，开创了新局面，圆满完成了研究任务。

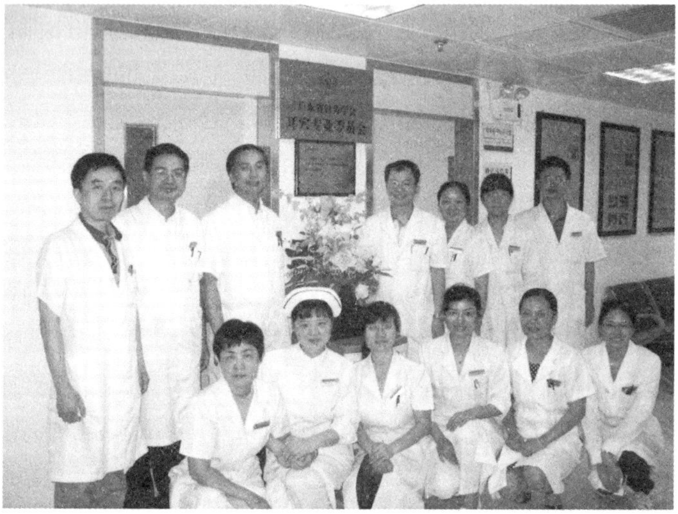

2012年7月，广东省针灸学会耳穴专业委员会挂牌于佛山市中医院治未病中心

（一）扎根传统养生文化，取得丰硕学术成果

1. 学术研究丰富

自2008年至今，课题组撰写《药王孙思邈道医养生》《常见老年病食疗精选》《肿瘤患者药膳妙方》等“治未病”论著3本，《健康同行十周年周末健康讲座精选汇编》《第14届全国耳穴诊治学术研讨会暨耳穴防治亚健康培训班》《佛山“健康一家亲”科普教育系列》等论文（健康教育）汇编5本、发表《开展“治未病”健康教育，构筑特色预防保健体系》《耳穴疗法干预调理体质偏颇患者1477例临床研究》《运用“春夏养阳秋冬养阴”理论干预治疗慢性HBV感染免疫耐受的探讨》等论文20篇，与电视台合作制作《养生汤》《耳穴疗法保健康》等专题节目18辑，每年在各类报刊、广播媒体发表治未病科普文章和相关新闻报道300余篇，并在院刊（报）、网站及宣传栏、宣传单张等进行了大量的治未病健康文化推广。

2. 学术地位突出

佛山市中医院是国家级学术专委会副主任委员单位、省级学术专委会

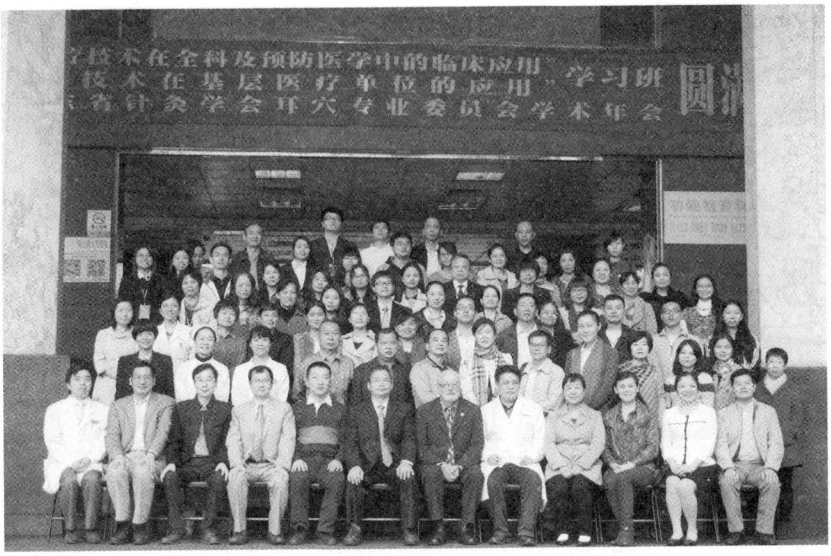

2014 年 11 月，举办"中欧耳穴诊疗技术在全科及预防医学中的临床应用"学习班

主任委员单位，并举办多次全国性学术会议。2012 年广东省针灸学会耳穴专业委员会设在该院治未病中心，刘继洪主任医师为主任委员，2013 年 8 月成立广东省中西医结合学会治未病专业委员会，当选为副主任委员，并于 2014 年 8 月当选中国针灸学会耳穴专业委员会副主任委员，2015 年 5 月当选为佛山市中西医结合学会治未病专业委员会主任委员，医院众多专家当选成为常委、委员。该院治未病中心开展的"耳穴诊疗法"是广东省内病种开展最为广泛、研究最为深入的临床科室，2013 年 9 月成功举办了第九届全国中医外治学术研讨会暨"耳穴诊疗技术临床应用"学习班，进一步提高我院耳穴诊治技术水平和影响力，受到来自海内外 200 多名同行及学员代表的肯定和称赞。远在山东省的淄博中医院及广东省中医院等各级医疗单位亦派员到该院治未病中心进修学习交流。2014 年 5 月，刘继洪主任医师经中国针灸学会耳穴专业委员会推荐、受邀请到美国参加第 9 届国际耳穴医学研讨会，并作两场学术报告受到各国代表好评。

3. 科教研成绩优异

课题组的"耳穴诊疗亚健康调理技术"通过中华中医药学会组织评审，成为"百项亚健康中医调理技术"，并在全国范围内推广应用。2012 年，广东省中医药局立项课题《急性腹痛病变定位与耳穴诊断的相关性研究》通过成果鉴定，获 2012 年佛山市科学技术进步奖三等奖；2013 年，颇具地方特色的治未病研究项目广东省中医药局立项课题《"佛山推手"对医务人员身心健康影响的研究》结题取得阶段性学术成果。发表《耳穴

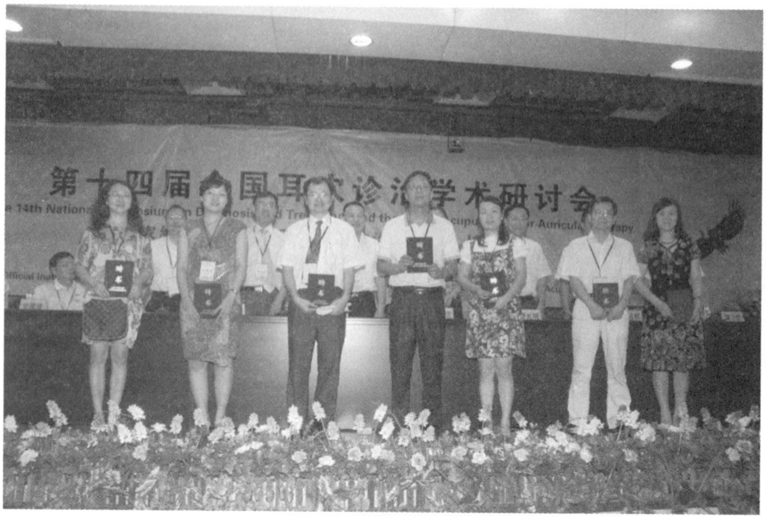

2012 年 7 月，广东省针灸学会耳穴专业委员会在佛山市中医院成立

疗法干预调理体质偏颇患者 1477 例临床研究》《佛山推手在防治亚健康领域的应用研究》等 10 余篇治未病论文在《中国针灸》《广东医学》等核心期刊上。2013 年 8 月课题组一项佛山市科技攻关项目《双能 X 线吸收测量法（DEXA）测定成年人单纯性肥胖症脂肪含量分布及应用研究》科研成果通过市科技局组织的专家成果鉴定，为肥胖症、超重患者的诊治和评估提供客观依据，被评为国内领先水平，获得 2012 年度佛山市禅城区科学技术进步奖三等奖。课题组刘继洪、蒋开平主任医师为广州中医药大学硕士生导师，已连续多年招收治未病专业方向研究生，培养出 3 名硕士研究生。

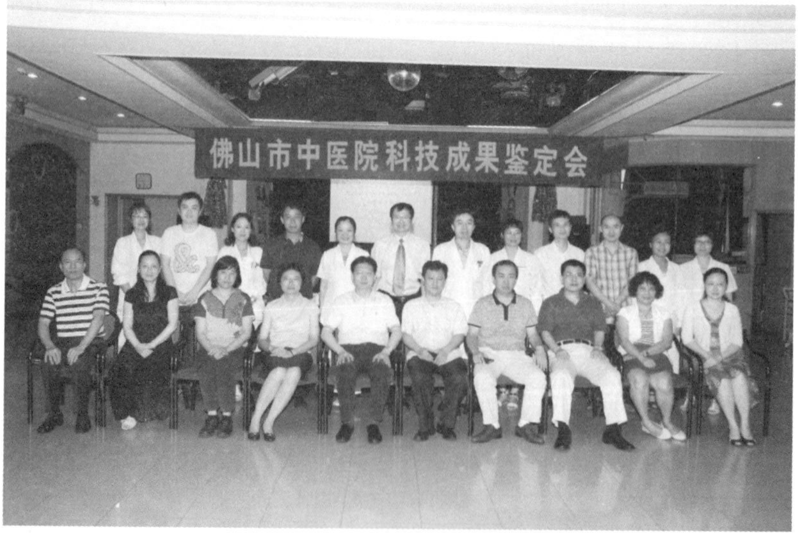

2013 年 7 月 3 日，DEXA 测定肥胖症及应用研究通过成果鉴定，被评为国内领先水平成果

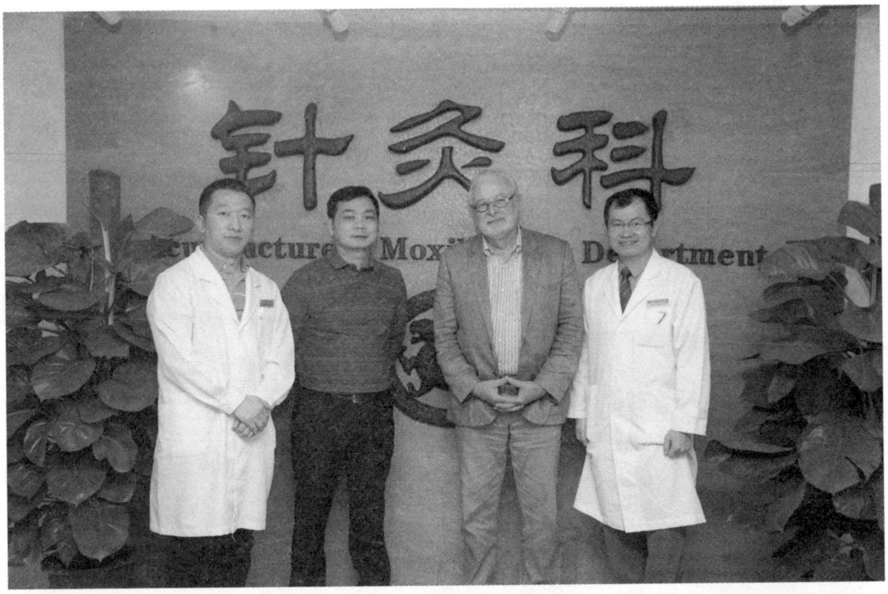

与欧洲中医药学会（EATCM）Dr. Wirz-Ridolfi 博士（右二）进行学术交流

近年来在治未病科研立项上更取得丰硕成果，2014 年获国家中医药管理局中医药标准化项目《中医治未病技术操作规范：耳穴》立项、2015 年获广东省自然科学基金项目《家兔急慢性胃炎模型耳穴超微结构变化与疾病进程的实验研究》、广东省中医药局科研项目《耳穴金针疗法对气虚质慢性疲劳综合征干预的对照研究》、佛山市技术标准战略专项资金资助项目《（中医治未病技术操作规范：耳穴诊疗）行业标准制定及推广应用》、广东省教育厅临床教学基地研究项目《标准化耳穴诊疗技术临床教学音像教材》、2016 年获佛山市科技局科技攻关项目《健脾养胃膏方对气虚质慢性疲劳综合征的临床应用研究》等国家、省、市各级科研立项 10 余项，共获资助经费 70 余万元。

（二）创新养生文化推广的形式和方法

2008 年国家中医药管理局启动了治未病健康工程并确定了部分的试点单位，但许多规范还未出台，佛山市中医院为第一批广东省中医治未病健康工程试点单位，在医院中开展“治未病”预防保健服务是一项开创性的工作，该院依托课题开展“治未病”健康文化推广的探索与实践的相关研究工作，不断将科研成果转化为实践，创新形式多样的治未病健康文化推广工作，获得同行及社会广泛的赞誉。

1. 开展特色“治未病”健康讲座活动

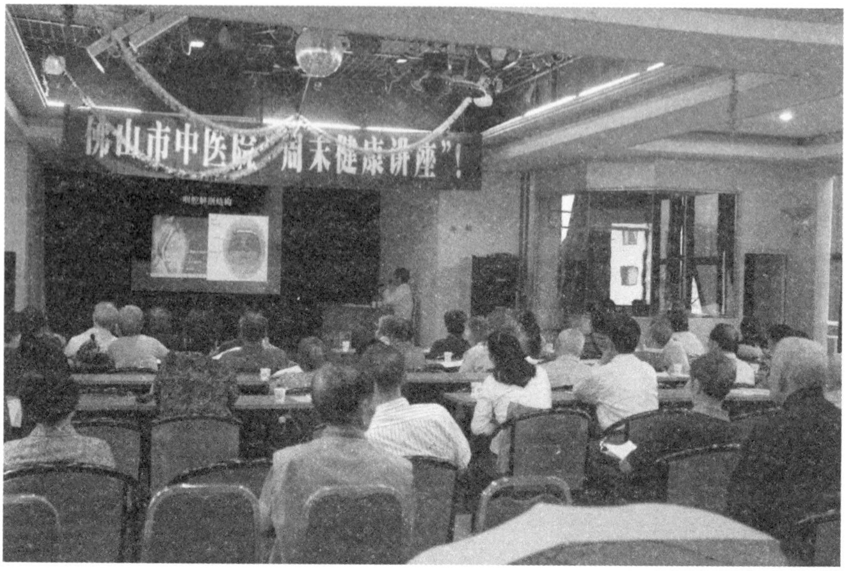

风雨无阻的周末健康讲座（2009 年 4 月 25 日）

调动各部门各专科积极参与，自 2002 年开始，通过坚持 12 年每周开展的“周末健康讲座”，讲课医务人员利用周六休息时间、风雨无阻义务为广大群众举办健康讲座，听众以佛山本地市民为主、远及省内外群众，自 2008 年以来加强了治未病健康文化的推广工作，至今听众人数近 5 万人次，成为医患沟通、传播知识及宣传教育的良好平台。健康教育视屏系统；科室、病区开展专科专病健康讲座和常年的健康教育；利用每年的 30 多个卫生健康节日进行义诊、咨询和健康宣传。制定并实施年度佛山市中医院“治未病”健康教育活动项目及“周末健康讲座”安排。

2. 以志愿服务推动“治未病”健康文化推广

2009 年 2 月成立国内首支治未病健康推广志愿服务队，近百名医务人员参加，围绕治未病开展学习交流、自助助人及宣传推广的志愿服务，以中医药养生术、中国传统武术、音乐书画交流等有关活动为载体，开展各类活动，以群众喜闻乐见的方式普及治未病健康文化知识，定期开学习班进行治未病知识学习，以沙龙形式进行对外交流活动，并进行相关课题研究等活动。

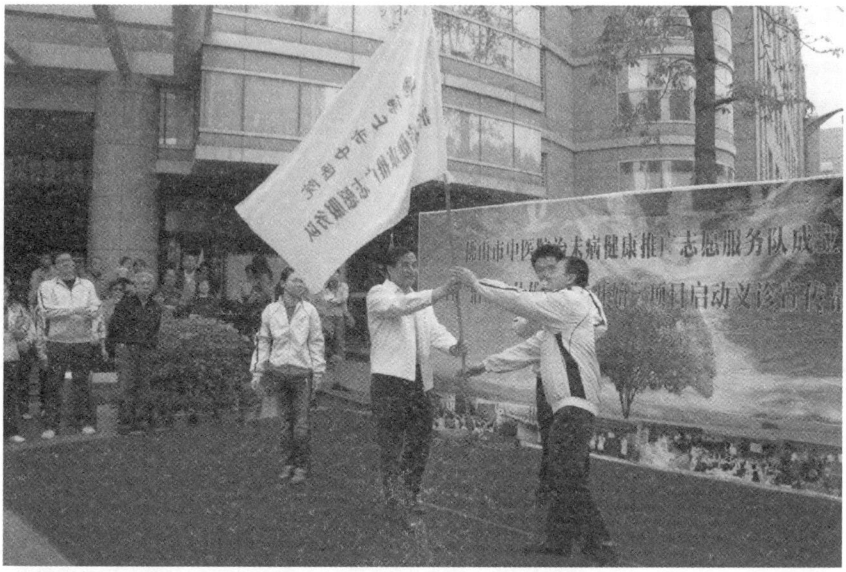

2009 年 2 月 21 日，国内首支治未病健康推广志愿服务队在佛山市中医院成立

3. 学习、整理“治未病”健康教育的内涵和知识

撰写“治未病”论文、科普文章，及时报道有关新闻和活动开展，利用报刊、电视、广播、院刊（报）及网站等媒体及宣传栏、宣传单张等进行“治未病”健康文化推广，每年发表相关文章 500 多篇。

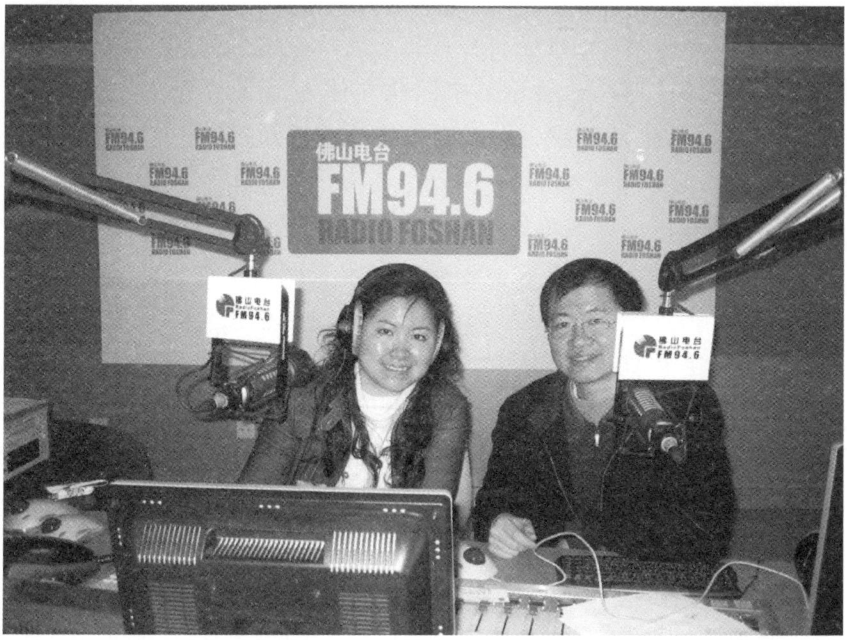

受邀请在佛山电台保健对话（2009 年 12 月 22 日）

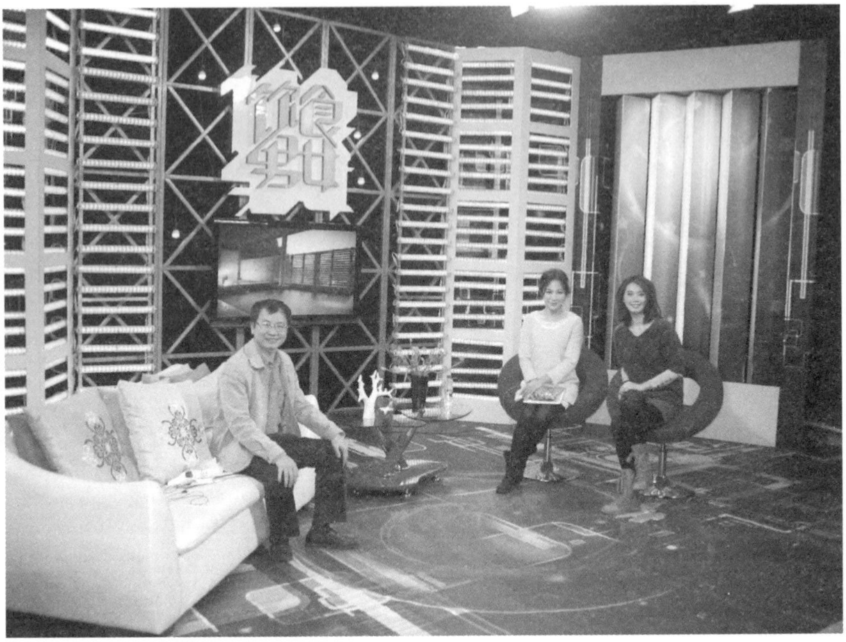

在佛山电视台录制《耳穴疗法》《温泉养生》治未病健康普及节目（2011 年 12 月 28 日）

4. 深入社区、学校、企事业单位等开展卫生专题讲座、义诊等

面向社会所有人群开展中医特色喜闻乐见的健康教育，在社区举行大型户外中医药科普教育活动，科普宣传教育文艺晚会，积极参与社会义工服务，组织义诊、讲座、展览、中医药文体表演节目等。让中医特色的“治未病”健康文化转化成为促进健康的自主行为，促进“中医三进”目标的实现。

5. 在有条件的社区及单位开设“治未病”服务站（点）

在某大型移动公司内开设治未病健康服务点，开展相关服务项目；培育“治未病”科普教育基地建设，依托三水、顺德、丹灶等地政府和群众要求，帮助筹建“治未病”基地、百草园、中医药文化展馆；在院内建设科普教育长廊及展览宣传栏。

6. 促进治未病中心建立起疾病辨识、健康干预及指导治疗的服务模式

引进体质辨识、药膳体质指导、养生功法训练等中医药内涵，面向所有人群逐步建立起具有中医特色的个人健康档案，实现个体化的预防、保健、康复、诊疗等服务。

7. 举办各种继续教育活动

通过“治未病”健康文化理念的宣传推广，举行中医药基础知识、中

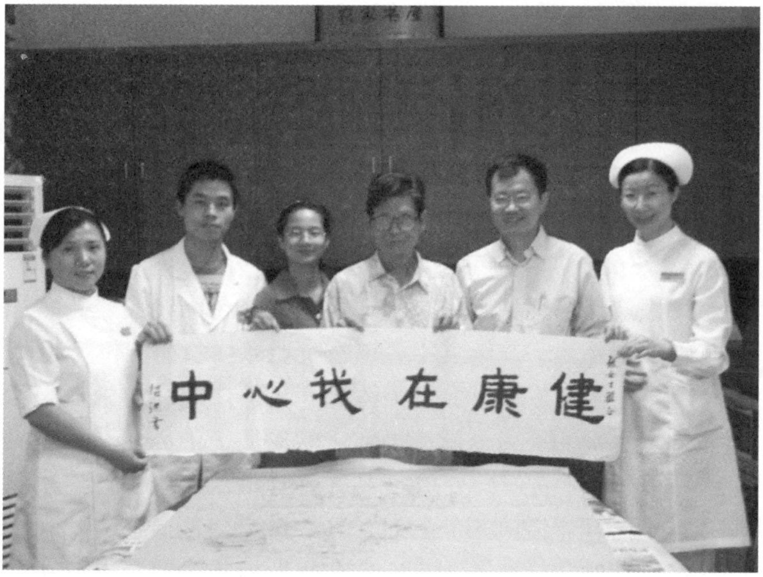

在祖庙社区设治未病健康教育义工服务点（2009 年 9 月 1 日）

医经典的学习和比赛，举办学术讲座等活动，提高广大职工对传统文化及中医人文精神的认识，促进医院文化的健康发展。

8. 策划有关治未病主题养生活动

如组织罗浮山治未病休闲养生之旅，在赏山乐水之中融入体质辨识、养生讲座、功法学习、葛洪养生文化探秘等治未病健康教育内容，收到较好的效果。

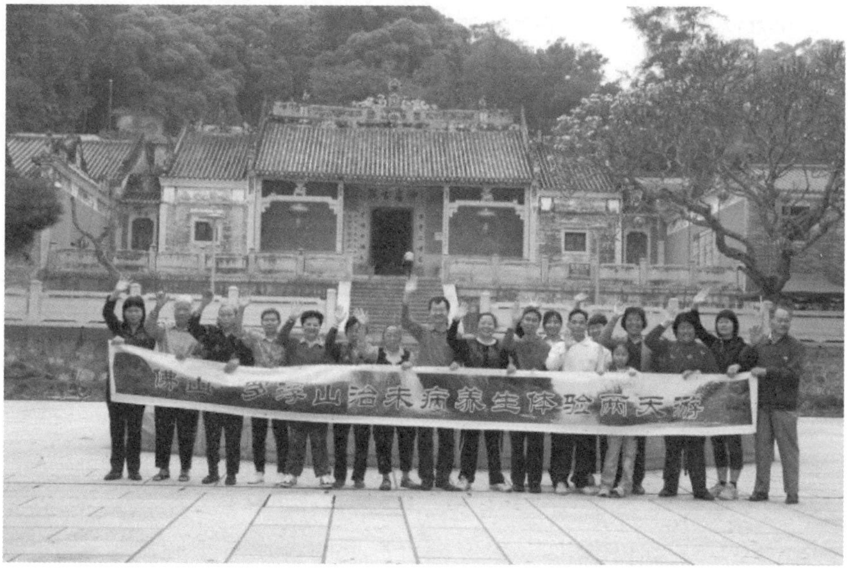

佛山—罗浮山治未病葛洪养生文化体验两天游

（三）治未病中心基地的建设

治未病中心基地成立以来，逐步建立起疾病辨识、健康干预及指导治疗的服务模式，引进体质辨识、药膳体质指导、养生功法训练等中医药内涵，面向所有人群逐步建立起具有中医特色的个人健康档案，实现个体化的预防、保健、康复、诊疗等服务。

1. 业务增长多年名列前茅

佛山市中医院治未病中心坚持走符合本院特色的发展之路，连续多年保持高速良性发展趋势，连续三年名列全院业务增长前三位。2012 年治未病中心与体检中心融合发展，促进了体检病人更多地参与到治未病各项服务中，科研学术水平的提高，带动了临床的发展，中心保健调养门诊开展自己特色的中医干预服务，广泛开展耳穴诊疗治未病、腹针疗法保健、百笑灸法调理、中医（本院制剂）辨证施治、综合降脂减肥方案、膏方健脾养胃、理气培元功法、体感音波疗法、药膳营养指导等特色疗法，求诊病人遍及全省、国内外。2015 年度该中心进行中医健康干预 12548 人次，中医体质辨识 3256 人次，建立完整中医健康管理数据有 3256 人次。这意味着越来越多的人们开始接受“治未病”这种健康管理方式，同时代表着治未病健康文化文化推广取得了实效。

2. 中医干预服务有特色

治未病中心开展的中医干预服务项目较广泛，在传统中医辨证用药及本院制剂的基础上，广泛开展了耳穴疗法、腹针脐针、新型艾灸、膏方药膳、体感音波疗法、养生功法传授等特色中医疗法，其中耳穴诊疗法是最为广泛的中医特色干预诊疗法，新型艾灸（百笑灸）及隔玉灸在我市也率先开展。

3. 健康管理服务逐步完善

对高端团体及个人客户我们逐步加入中医体质辨识及中医干预调理服务。开拓了我中心的病人来源，亦宣传了中医药知识。现在平均每天有近十位体检者进行体质辨识服务。约有 30% 进行体质辨识者接受进一步的中医干预调理服务。如 2013 年建立完整中医健康管理数据有 2398 人次，丰富并推动了中医健康管理服务系统的建立。2017 年通过调整科室布局，增加了干预调养室 1 间，咨询诊室 1 间，治疗床 8 张，改善服务流程，优化空间布局，理顺与体检中心的服务交接，加强工作人员的技能与服务培训，加强了对高端体检客户进行后续的健康咨询、中医干预服务。

4. 对外合作与交流

治未病中心与有关部门、单位进行广泛的合作与交流，如开展治未病健康讲座、中医药旅游体验、志愿者公益义诊等活动，多次组织各地参会代表、热心听众、病友到丹灶中医药文化体验之旅，参观佛山市中医院丹灶制剂中心和仙湖无极养生园，对佛山市中医院中药制剂生产及应用情况以及治未病文化有更进一步的了解。开设治未病健康体验区，设置触摸式多媒体系统，进行互动体验教学、体质辨识及健康宣教。2013 年 8 月，“欧洲中医文化养生团”一行 19 人来佛山市中医院参观旅游及中医药体验活动，在治未病中心进行了中医体质辨识、耳穴疗法、艾灸疗法等中医养生干预服务项目的诊治体验，每年有近 100 人次的外国人、归侨华侨、留学生慕名而来要求中医调理，随着国际合作、国际交流的深入开展，中医药文化正逐渐走向海外并被外国人士认可和接受。

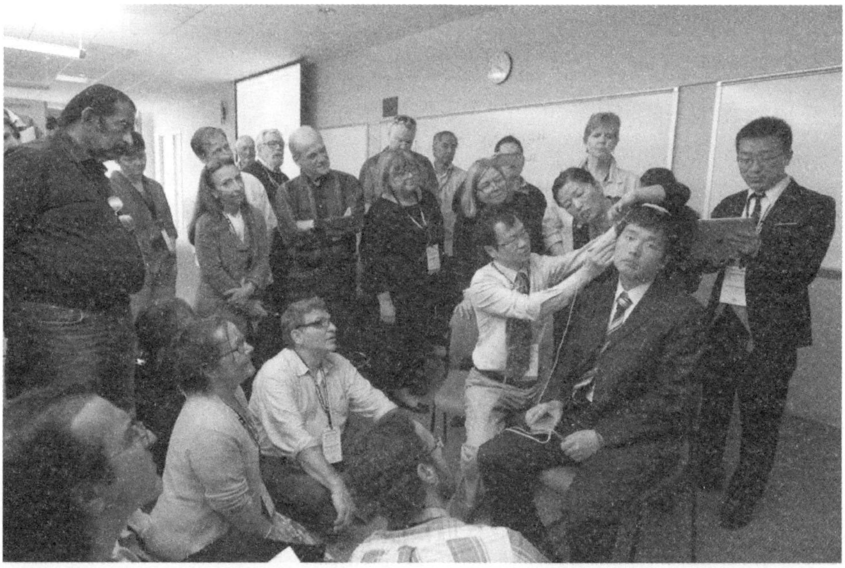

2014 年 5 月，刘继洪在美国霍普金斯大学举行的第九届国际耳穴医学研讨会上作中国耳穴诊治示范

（四）养生文化推广的社会意义

1. 发挥龙头示范作用

佛山市中医院为首批治未病健康工程试点单位，是广州中医药大学附属医院和佛山地区最大的三级甲等中医院，连续多年为全国地市级中医院综合实力排名第一单位，科室设置齐备，全院开放病床近 2000 张，平均每日门诊量约 6000 多人次。开展“治未病”健康工程的探索与实践在本地区起示范带头作用，在实践中产生的经验、健康文化宣传形式及传播机制等受到国家中医药管理局、省市上级领导及同行的肯定，现在正指导佛山下属三水、高明、顺德、南海等各区治未病健康文化推广工作的开展，并为国内、省内其他单位开展“治未病”工作起指导和借鉴作用，为建设治未病中心、构建中医特色预防保健服务体系作出了一定贡献。

2. 文化推动形成品牌效应

过去佛山市中医院治未病专家是主动到社会及基层开展健康讲座及义诊活动，现在是企业单位主动邀请专家到基层举办健康讲座，包括主流传播媒体、学校、图书馆、政府部门等社会平台，如佛山电台、电视台等媒体多次采访治未病专家录制节目倡导健康新生活；佛山图书馆、高明图书馆举办系列治未病讲座，南海区老年干部大学开展的大型养生讲座课程，还有每月一次治未病讲座及体验服务进企业、进社区已成了坚持多年的常态化健康教育活动……治未病中心颇具特色的健康讲座在社会上已形成一定的品牌，例如 2015 年度受邀在政府、企业、学校及媒体等开办治未病健康讲座近 48 次，听众人数近 5000 人次，协助佛山电视台拍摄制作《养生汤》电视节目 10 多期，根据九种体质调理方向，研发了九款美味可口又具广东汤特色的体质养生汤，受到广大群众的好评，有力推动了治未病文化推广工作。通过社会主流传播平台的信誉及辐射作用，让越来越多的群众认识和了解治未病及中医药知识，中医保健养生的铁杆“粉丝”也越来越多。

3. 促进“治未病”组织机构建设

中医医院治未病中心由健康咨询与状态辨识科室、检查科室、特色干预与治疗科室、信息管理部、宣教部及外联部等构成。健康咨询与状态辨识科室，检查科室，特色干预、治疗科室这些部门主要完成治未病的业务工作，信息管理部主要负责资料的管理，宣教部负责健康宣教，外联部负责与医院其他科室、其他医疗机构治未病中心、社区群众组织、社会上其他养生保健类机构等联络。同时，“治未病”健康文化推广促进了医院发展，“治未病”核心理念是中医药理论的精髓，中医药是每一所中医院生存和发展的基石，中医药文化是医院文化的一个组成部分，因此大力推广“治未病”健康文化推广必然促进有中医特色的中医院文化建设的发展。同时，“治未病”健康文化立足以人为本，体现出大医精诚的良好医德，通过多种的形式宣传推广，必然对树立起医院的良好形象起促进作用。

4. 倡导“治未病”解决实际社会问题

医学模式的转变和目的的调整是一个有机结合的整体，其核心是个体化的人（未病之人）的身心健康。医院的结构和功能亦将发生深刻的变化，即由单一的医疗型向健康促进、提高生命质量的医疗保健型转变。推广“治未病”，健康文化根植于中国传统健康文化，将有可能逐步缓解、解决“看病难、看病贵”的难题。

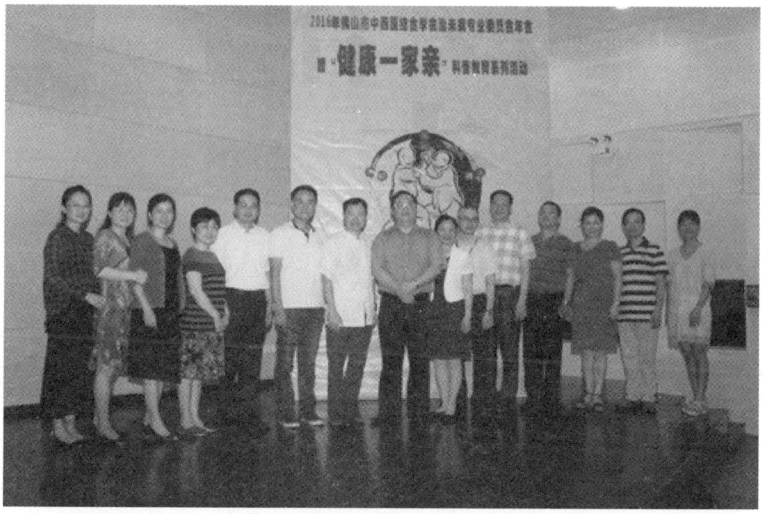

2016 年 6 月，佛山市中西医结合学会“健康一家亲”科普教育系列活动在佛山市图书馆举行

5. 促进社区卫生服务“六位一体”建设

“六位一体”是指预防、医疗、保健、健康教育、康复、计划生育技术指导六种社区卫生综合服务功能。“治未病”与其在理论上和具体实施时有着不谋而合的相通点，通过继承和发展，“治未病”理论仍以其独特的魅力指导着现代医学，尤其是预防医学的发展，将在社区卫生服务的“六位一体”中发挥重要的作用。

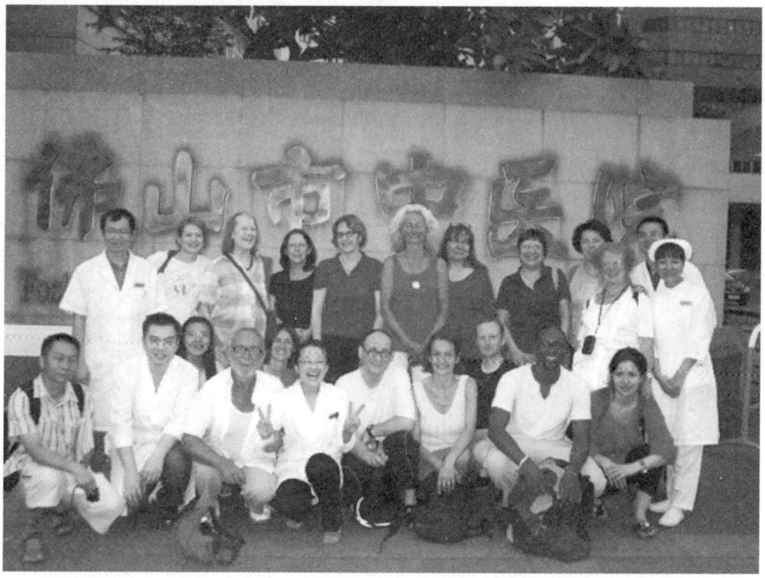

2014 年欧洲养生文化旅游团到佛山市中医院寻根探源

第八节 代表人物：李广海、李仲守、罗元恺、黄耀燊、陈渭良等

李广海

李广海生于1894年，字澄波，佛山栅下茶基人。他是骨伤科圣手，在抗日战争期间任鸿胜馆理事，经常免费收治广大抗日游击支队的指战员，使他们能重返抗日前线。他创制的“李广海跌打酒”“李广海滋补酒”远近驰名。

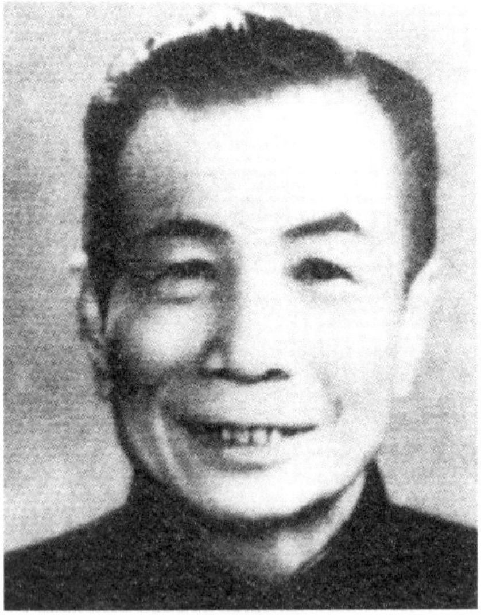

李广海

李广海自幼勤奋好学，聪颖过人。7岁读私塾。在父辈的教育与影响下，从童年起便攻读《内经》《伤寒》《金匮》《神农本草》等中医经典著作。少年时，即博览《正体类要》《伤科补要》《医宗全览》《血证论》等伤科专著。他在14岁时就随父临床学医。20岁时父亲去世，他便继承父业。

李广海对医学精益求精，学习不懈。他酷爱粤剧，常以演戏来比喻学医的道理，认为演员如果无心学艺，马马虎虎去演戏，肯定成不了名演员。学医也是如此，对医学随随便便，不求上进，也决不会成为有名的大夫。李广海成名后，上门求医的人越来越多，他从不摆名医架子，有良好的医德。抗日战争后期到解放战争初期，珠江纵队领导人郑少康曾多次介

绍伤员到李广海处治疗枪伤，他都尽力给予治疗。有些伤员伤重行动不便，李广海为了安全，专门在市郊找一间小屋来安置，他上门诊治。

1953 年，佛山的医生组织联营。那时，李广海的伤科医务院享有极高声誉，本来属于联营对象，但当时李广海未被吸收。李广海宁愿放弃伤科医务院每月的几千元收入，而主动积极申请联营，经多次要求，终于被批准加入。1956 年，他加入佛山市中医院，并任副院长；1960 年，任民革佛山市委副主任委员、中医院院长，直至逝世。他多年是佛山市人大代表，任第三届市政协副主席、广东省政协委员。

李广海擅长医治筋伤骨折、枪炮弹伤及烫火伤。他续筋驳骨，重在手法，很注意模诊的运用。他认为“治病者，先要识其体相，知其部位，手法才能得心应手，运用自如”。并常以“未审其常，不识其变”教导年青医生。李广海手法轻柔稳准，医技精湛。1959 年，一位在江门北街糖厂（今江门甘蔗化工厂）工作的波兰专家肩关节脱臼，两天未能复位，痛苦异常，特请李广海前往医治。李到达该糖厂时，已近正午，波兰专家要请李医生先吃饭，再休息一会，然后诊治。李说，先观察一下，然后吃饭，饭后才作处理。李广海叫助手固定波兰专家身子，自己作观察、检查姿势。在伤者毫不紧张状态下，突然施展复位手术。伤者刚一皱眉，李广海就高兴地对他说：“你的肩关节已经复位，现在给你包扎，暂时不要多活动。”伤者试摆动一下手臂，已经完全自如，也没有什么痛感，连声说：“神医！神医！”李广海事后对人说，大关节复位，切忌使病人心理紧张，导致局部肌肉收缩、僵直，如病人痛苦，复位就更难。

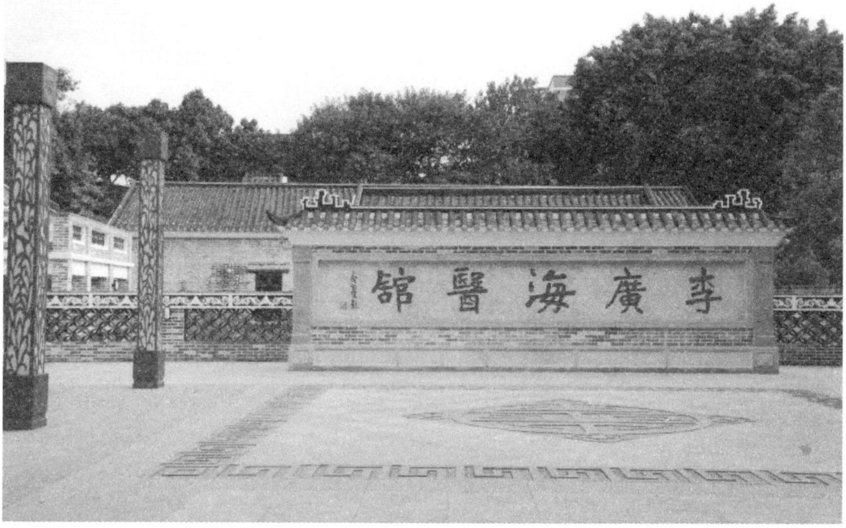

李广海医馆

李广海敢于革新，善于总结提高医技。他注意小夹板固定的研究，将生物力学运用于临床，对四肢骨干骨折及近关节骨折，提出小夹板加垫超一个关节固定，解决了固定与活动的矛盾；提出早期的练功活动能加速肢体功能的恢复；在骨折愈合方面较早提出通过“纵轴挤压”能促进骨痂生长的理论。这些对目前骨折的治疗仍有重要的指导意义。在用药方面，他科学地运用器械调制药剂，急救时服食药散，一反过去传统的用手调药，以瓦煲长时间熬药等古老方法，收到良好效果。

李广海强调内外治法的辨证施治，因人而施。对于“伤瘀”，主张早期先“大破”，认为“大破”才能“大立”，后期则善用温补以和血。对体质虚弱的伤者，则主张“攻补兼施”，并区分寒热虚实。对烫火伤的治疗，分期诊治，早期以清热解毒法祛邪解毒；中期用清热育阴法以祛余毒，并育耗散之津；后期用育阴增液，固本培元。外敷自创加丹白药膏，疗效显著。对枪炮弹伤的治疗，或用手术取弹，或用药捻导引，或用丝线缝合伤口，或用拔毒生肌膏外敷，辨证施治。抗战时期，李采用这方法治愈了很多被汤火枪伤的病人。广东粤剧名演员何非凡，枪伤破腹及前臂开放性骨折，也是经他治愈的。

李广海以丰富的临床经验于1961年编著了《中医正骨学》上下册。该书精辟地阐述了骨折、脱位的诊断与治疗，介绍了内服经验处方31条，外用处方11条。1965年，他在中医杂志上发表了《闭合复位治疗陈旧性关节脱位50例》的科研论文，给后人留下了宝贵的医学遗产。

李仲守

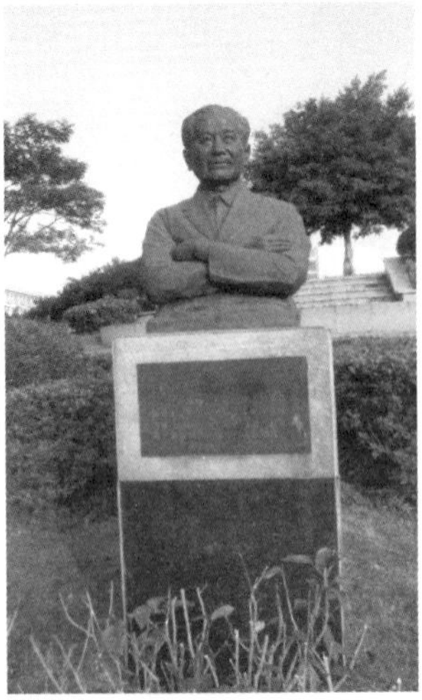

李仲守

著名中医教育家、名老中医李仲守，广东顺德人，生于1909年5月，卒于1984年11月，享年76岁。

李仲守出身于中医世家，父亲李子钧，为清末民初广州名医，以治疗温热病著称。李仲守自幼随父习医，1926年考入广东中医专门学校，学习成绩优异，1931年毕业留校任教。抗日战争时期，曾前往香港广东中医药药任教。解放初期，在广州创办“恩宁联合诊所”，任所长。1958年任职于广州中医学院，先后担任过药物学、方剂学、诊断学、儿科学、妇科学、内科学等学科的教学工作。身兼中华全国中医学会内科学会顾问、广东分会主任委员，广州中医学院学术委员会委员，内科教研室顾问、内科教授等职。后被选后广东省政协委员。

李仲守一生致力于祖国医学事业的继承和发展。早年主编《医药学报》，在国内外颇有影响。1929年国民政府中央卫生委员会会议通过废止中医药案，广东地方也发布“广州市禁止善堂延聘中医赠医施药”令。面对妄图取缔中医中药的狂澜，李仲守毅然挺身而出，立即在《医药学报》上撰文，痛斥国民党政府的反动政策，并致电全国，号召中医药界同仁行动起来“一致力争，毋任国医国药再受压抑于政治铁蹄之下。”（《医药学报》1930）为此，《医药学报》被查停办。李仲守不畏强暴，又创办了《医林一谔》杂志，继续进行不屈不挠的斗争。

李仲守酷爱读书，知识渊博，对历代医学著作更是爱不释手。青年时代就反复研读了《内经》《难经》《伤寒论》《金匮要略》等经典著作。他对先贤的学术思想常有精辟而独到的阐发，而且记忆力惊人，能将许多医籍资料的确凿出处和原文内容随口背出，素有“中医活辞典”之美誉。在理论上，他善于汇百家之长，创自家之说，在继承前人认识精华的基础上，对祖国医药学理论不断进行深入探讨，其学术观点逐渐形成自己的独特风格。他十分重视阴精在人体生理病理变化中的作用和地位。认为在阴阳协调中，阴精乃阳气的物质基础；在脏腑活动中，阴精是盛衰的本质所在。由于“人至壮年，阴精衰半”，“阳气易回，阴精难复”，因而提倡“治病求本，勿忘阴精”。他还认为“阴虚五脏皆有，治疗宜重脾胃”。肾阴乃一身阴精之本，理应注重，此乃常法；然脾为生化之源，肾精须靠后天之精的不断滋养，方能源泉不绝、生生不息，故治疗上还应注重脾胃。其治脾胃，又有独到，善用补脾益气、健脾行气、滋养胃阴、调理肠胃等多种方法；其用补而不滞，用滋而不腻，用清而不寒、用消而不伐，用药以清淡甘寒为要。

李仲守一生勤于著述。药物学方面的文章有《生草药掘发》《民间验方之我评》《南洋特产药物考察记》《断肠草之研究》《胡满蔃即断肠草辨》等，有的内容已为《中药大辞典》收入。医学方面的论著有《心脏拉杂谈》《中医止血法》《重订医余偶录》《脉学新编》《唐宗海血证论简介》《冠心病的辩证治疗》《阴虚阳亢型高血压的治疗》《中医脏腑辩证论治》《膨胀的辩证治疗》等；还主编或参加编写了《新编中医学概要》《内儿科学讲义》《简明中医内科学》《中医内科教学大纲》《中医内科辨证治疗简表》等专著和教科书。

李仲守从事中医临床50载，积累了丰富的临证经验，擅长内科病的治疗，兼长妇科，辨证有细，用药精当，强调调摄，往往手到病除。为表彰他在教学医疗上的成就和贡献，广东省人民政府授予他“广东省名老中医”的光荣称号。他对工作一丝不苟，严肃认真，待病人体贴入微，胜似亲人，高尚医德有口皆碑。曾有一华侨肝炎患者，病愈后十分感激，出国前赠与重金，李仲守婉言谢绝，患者三番五次将钱送至家中，他仍然一文不取。他那光明磊落、刚直不阿的优秀品质和精益求精、永不自满的治学精神均给人们留下了深刻的印象。李仲守一生可谓“桃李满天下”，他有着丰富的教学经验，课堂教学深受学生们的欢迎，曾荣获广州中医学院教学优秀奖。他年逾古稀，不顾身体有病，欣然接受指导研究生的任务，并担任广州中医学院研究生班主任、导师小组副组长。李仲守还积极主办广州兴华业余中医药学校，努力为中医事业培养更多的接班人。

李仲守晚年仍手不释卷，并坚持临床工作。临终当天，仍在门诊为患者治病驱疾，不幸心脏病突发，溘然长逝。他为振兴中医事业呕心沥血，直到生命的最后一息。

罗元恺

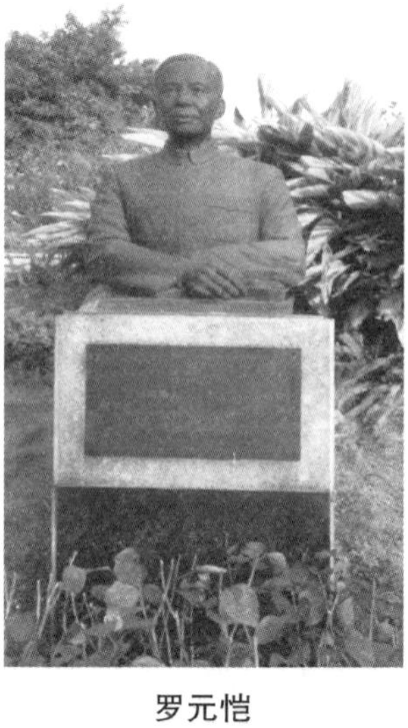

罗元恺

罗元恺（1914—1995），中医妇科学家。生于1914年，广东南海县人。出身于书香世家，其父以儒通医。幼承庭训，于1930年考入广东中医药专门学校，并与同学组成克明医学研究会，出版《克明医刊》。1935年毕业后留校任教。解放初期出任该校校长，兼任广东中医院院长及广东省中医进修学校副校长。1956年参与筹办广州中医学院，先后任金匮教研组、妇儿科教研组及妇产科教研室主任，副院长兼学术委员会主任、学位评议委员会主席，国务院学位委员会医学学科评议组成员。从医执教50余年，长于内、儿、妇科，尤精于妇科。创制的“促排卵汤”“滋肾育胎丸”曾获卫生部科技成果乙等奖。为第五、六届全国人大代表。主要著作有《点注妇人规》《罗元恺医著选》等，主编全国高等医药院校统编教材《中医儿科学》第一、二版和《中医妇科学》第五版，《高等中医院校教学参考丛书·中医妇科学》等。参与编写《中国医学百科全书·中医妇科分册》。

黄耀燊

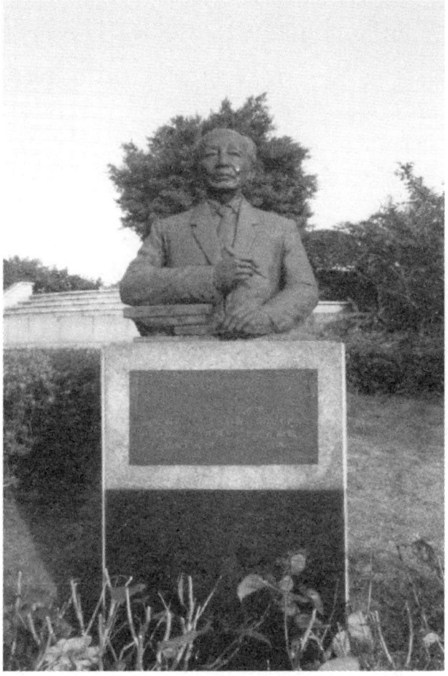

黄耀燊

黄耀燊（1915—1993），广东省南海里水大石沥美村人，是著名中医临床大家，尤擅外科杂症，医术精湛，医德高尚，曾多次为中央领导及社会知名人士诊治，并曾由卫生部委派赴朝鲜执行医疗任务。曾于广东西关梯云东路开设医馆行医。曾任原广东中医院副院长、广州中医药大学附属医院院长。黄耀燊教授在中医药科研领域建树极多，曾承担多项国家和省重点科研项目，并获1978年全国科学大会奖；担任全国高等中医药院校统一教材《外伤科学》《外科学》主编及《中国医学百科全书中医外科学分卷》主编；所研制的“骨仙片”“双柏散”现仍广泛应用于临床，造福万千病黎。

陈渭良

陈渭良，（1938— ），骨伤科主任中医师、广东省名中医，全国首批“中医骨伤名师”。曾任佛山市中医院院长、名誉院长，担任上海中医药大学和广州中医药大学硕士研究生导师、全国老中医药专家学术经验继承工作指导老师、中华中医药学会骨伤科分会顾问、中华中医药学会外固定学会理事、中华中医药学会佛山分会理事长、香港（中国）骨伤治脊学会荣誉会长等职。

长期从事骨伤科医疗、科研教学工作，精通中医辨证，谙熟正骨疗伤技法，擅长治疗各种骨关节疾病、软组织损伤、内伤及各种疑难杂症等，尤其专于外伤性的急危重症的抢救和骨伤科疑难疾病。运用独具特色的陈氏“正骨十四法”整复四肢骨干骨折、关节内或邻近关节骨折，骨折合并脱位、陈旧性骨折畸形愈合等，先后研制了90多种骨伤科及内科杂症的内外用药。

陈渭良1938年出生于广东南海，家族三代行医，由于三位叔父都是当地颇有名气的中医，他自小就受到了医学的熏陶。加上当时清末时期习武成风，他经常跟随叔父及医治跌打的武术师傅诊病问疾、敷药疗伤，10岁已经收集不少民间偏方、验方，并能记近百条方组。“‘医之始，本岐黄，灵枢作，素问详……’字还没懂得写几个，就已经将医书像歌谣一样不知不觉背下来了。”陈老回忆说，当时大部分小孩都只会念“人之初，性本善”的《三字经》，他就已经能把《医学三字经》《药性赋》等诊诀方歌朗朗成诵。耳濡目染令陈渭良逐渐了解中医的博大精深，尽管父亲反对，认为学中医没出息，但他仍立志习医，救危扶疾。

1955年，经卫生部门考核，陈渭良在石湾联合诊所独立开设骨伤门诊。1956年，国家大力发展中医药事业，并陆续在北上广等地创建中医院，而佛山也在市政府和中医同仁的努力下，将原来的健康、汾宁、同仁三间联合诊所合并，在筷子路10号正式成立佛山市中医院，将岭南名医冯德瑜、李广海等名家也吸纳于此。为了学术上的追求，尽管已经小有名气，但青年的陈渭良仍毅然向骨伤科名家李广海带艺投师，终凭借过人的医技和勤奋真诚的品格，通过激烈竞争的考核，被李广海收为入室弟子。

从师15载，陈渭良日随师临床诊病，夜苦读医典勤练正骨疗伤技法，逐渐对医理融会贯通，医技日精。“李广海最大的优点，是谦虚谨慎对病人，从不‘车大炮’，但会尽力想办法帮病人。”提起那段跟随李广海行医的日子，陈老说，无论是医技医德、为人处事，自己都从师傅身上获益良多。他指出，李广海虽然是家传的中医，但一点都不保守封闭，坚持西学中用，很早就将盘尼西林用于刀伤火炮伤的抗感染治疗，还经常与当年市一医院的院长伍学宗等西医医生研究疾病的诊疗经验。20 世纪五六十年代，全国兴起中西医交流，李广海派陈渭良外出学习西医理论和外科技术，这一机会使他受到现代医学系统的学习和训练，为他今后从事骨伤科临床和研究插上了有力的翅膀。回院后，他马上开展了中西医结合治疗创伤的工作，在设施简陋的手术室开展了开放性手术。“中医绝对不能搞成仅靠三只手指、一个枕头的‘纯中医’。当时，我们医院是国内最早开展骨外科手术的中医院之一。我们要坚持以中医为主，中西结合，引进有利于中医骨伤科发展的技术为我所用，并不断改良提升，只要是有利于骨伤科的发展，有利于临床疗效的提高，都要辩证地‘拿来’。”数十年如一日的勤学苦练，让陈渭良既继承了李氏伤科传统疗法的精髓，又荟萃了历代诸家之精华，并吸收了现代医学科学的长处，使李氏伤科学术思想得到完整的继承和全面的发展。

改革开放以来，随着工业、交通、建筑业的发展，尤其是在制造业根基雄厚的佛山，疾病谱逐渐发生改变，李广海时代的刀伤炮火伤已大大减少，交通意外、工业创伤占比上升，急危重症病人逐年增多，治疗难度也随之提高。这时已经是骨伤科学科带头人的陈渭良，意识到这是发展骨伤科的绝好机会，于是从组织、制度、设备和人才梯队等方面着手筹划专科发展。在博采众长的理念引领下，借鉴先进发达国家经验，佛山市中医院骨科也逐渐细分二级专科，学术水平和诊疗技术向更高层次迈进。就这样，沿着中西医结合发展的道路，佛山市中医院骨伤科日渐发展壮大，树立品牌。除了发展壮大骨伤专科，中医药的研制也是陈渭良为佛山市中医院、乃至世界中医药行业发展作出的重大贡献之一。早年，人们认为中医中药只能治慢性病，不能医治危急重症，陈渭良深究，这与中药剂型落后与起效缓慢有关。为了提高中医中药的疗效，他借鉴现代科学理论，运用现代技术、材料和工艺，对传统的方剂进行了有益探索。

既往处理骨伤时所用外敷膏剂透气性差，也容易损伤皮肤，骨折伴有伤口时更难以使用。自 1957 年起，陈渭良在查阅大量古书、古方，结合个人临床实践，配制出以黄连、栀子为主要成分，具有清热解毒、消肿止痛、活血化瘀、祛腐生肌功效的“外用伤科黄水”。陈渭良回忆说：“当时哪有什么设备，我是用土制炉子，用瓦锅提取中药复方，用纱布过滤，在如此条件下做出来了‘伤科黄水’。”这种被誉为“骨科神水”的药水，临床可用于各种闭合及开放性骨折、脱位和软组织损伤，在赢得患者一片赞誉的同时，也为佛山市中医院创造了良好的经济效益，并成为医院的“镇院之宝”。

之后，陈渭良更主持了有关“伤科黄水”的系列开发与研究相关课题10多项，分别获国家中医药管理局，广东省科委、广东省卫生厅等课题。它的研究也填补了国内外用中药水剂治疗开放性损伤的空白。陈渭良介绍，“伤科黄水”数十年来经历了十多次改良，沉淀由多变少、颜色从深到浅、味道从浓变淡，还有制作工艺的不断提升，最终才改进到现在大家所使用的版本。“就算是现在，我依然还在研究改良”，他“老骥伏枥、志在千里”的气魄令人敬仰。

根据多年实践，陈渭良还筛选出如佛山红药、白药膏、生骨膏、舒筋洗药等29种外用制剂，以及去伤片、三七丸、骨宝丸、复元饮等一系列内服制剂，形成了骨伤科内外用药制剂系列，中药给药途径得以拓宽，疗效得以提高，也更适应现代人的需求。

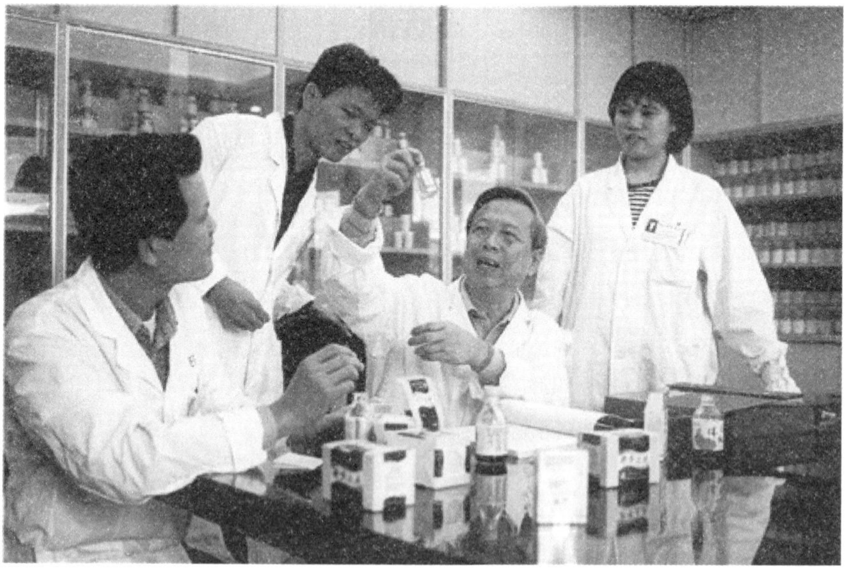

陈渭良（右二）在指导研发中药制剂

骨伤科的另一大特色便是正骨手法，陈渭良在传统骨伤科理论和方法的基础上，运用现代医学的解剖知识、创伤机理和各种现代实验手段，把西医骨科理论和治疗方法，与中医骨伤科诊断、手法整复、内外固定、功能锻炼等全过程有机融合。通过大量实践，他创新性地把传统的“正骨八法”发展为“正骨十四法”。这一发展有效解决了整复难度较大的骨折闭合复位问题以及陈旧性骨折的手法治疗问题，使过去不少西医认为一定要手术才能治愈的骨关节损伤、陈旧性骨折损伤，现在采用安全简便的正骨手法就可以复原，且功能恢复更好。这一突破使数以万计的伤员避免了开刀手术的痛苦。患者称赞：“他的正骨手法可谓出神入化，病人的痛楚大大减少了。”“手触于外而心生于内，手随心转而法从手出，学而时习之，不亦乐乎”。陈渭良说：做骨伤科医生要勤于思考，反复实践，不断总结，才能持续提高骨伤科治疗的技术水平。

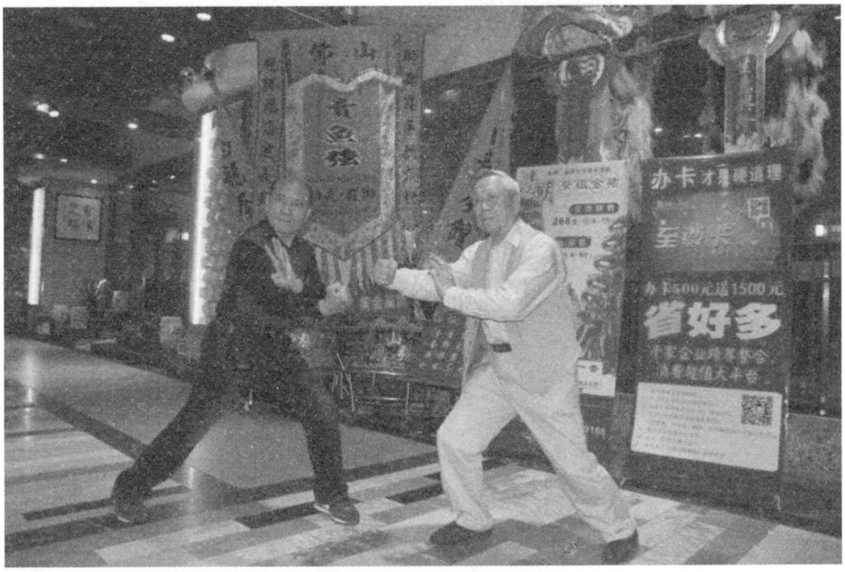

陈渭良（右一）与佛山武林名人“卖鱼强”罗强在过招

无论外用内治的药物或疗法，陈渭良始终立足于阴阳辨证，遵循脾胃学说并贯穿整个诊疗过程。在痛症的诊治方面他着重从气、瘀、痰进行辨证，“久病为虚症，攻伐勿太过”，他坚持对症施治，扶正祛邪，绝不过度攻伐。

陈渭良的创新理念和学术思想影响着一代又一代中医药传承人，继 2015 年“伤科正骨”“伤科制药”两项技艺获佛山市级非物质文化遗产称号后，2016 年佛山市中医院成为“伤科正骨”“伤科制药”两项传统技艺市级非物质文化遗产传承基地，这些成绩的背后，都与陈渭良早年奠定的深厚学术根基密不可分。如今，陈渭良每周依然有 3 天坚持开诊，每次都会看二三十位病人，都以疑难杂症为主，“人多的时候也会看到中午一两点。”尽管已经年近八十，但在中医药事业上，陈渭良从未“喊停”，他平静地说，“只要我精神好，就会继续做。”他还透露了自己的养生秘笈——“若要健，天天练”。陈渭良每天都会锻炼 2 小时以上，其中，至少 1 小时

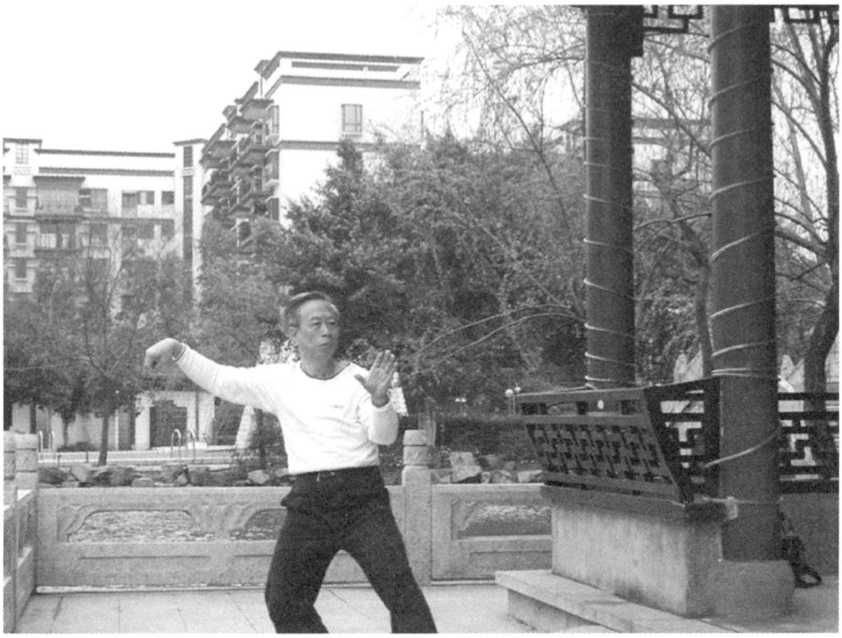

陈渭良坚持每天晨练

练八段锦、达摩易筋经、咏春拳等。他活力依然，自得其乐。饮食方面他也注重生态环保，推崇天然食品。他常警醒患者勿暴饮暴食，“膏粱厚味、足生大疔”，如饮食不节制，将招致疾病。

第十章

中医养生文化启示

［大背景］中医养生文化源远流长、绵亘数千年，内容丰富，代有发展，为中华民族的繁衍昌盛和健康事业作出了不朽的卓越贡献。养生贵在生活化，注意从人们的日常生活衣、食、住、行的方方面面总结适合自己的养生方法，注意药膳、针灸、按摩、敷贴等各种方法的简、便、效、廉，这些都是实用性的具体体现。养生文化也是一门实用学科，我们应密切联系实际，从自己做起，将所学理论运用于日常养生实践，并指导他人养生活动，不仅利于自己，更能兼济天下，全民养生，是责任，是节约，是和谐，是爱己，更是爱国。

第一节　精神养生：形神统一、情志养生

养生究其根本，自然在于健康长寿。要达到此目的，要探索和把握人自身的形体和精神关系，即形神关系。所谓形，主要指形体，它包括皮肉、筋脉、脏腑、气血津液精等；所谓神，则主要指人的神志（心理）活动。早在先秦时期，中国思想家就已提出形神关系问题。《荀子·天论》中说："形具而神生"，是说人的躯体是自然界的产物，而人的心理又是由躯体所派生的，人的身形成了，也就有了心理。东汉桓谭提出："精神居形体，犹火之然（燃）烛矣"（《新论》）。王充继承此说进而提出："天下无独燃之火，世间安得有无体独知之精?"（《论衡·论死》）桓、王二人以烛火比喻形神关系，虽表明了心理不能离开躯体而独存，但有唯物二元论的缺陷，故为唯心论者所利用，如东晋慧远就以火可以传薪为由来宣扬神不灭论。

在这个基础上，道教发展他们的养生思想。道教养生的形式主要来自道家和医家。道家的代表人物庄子从养生角度提出形为神舍的观点。故而人要守形。道教吸取了这些形神思想作为养身基础，道教经典《太平经》卷七十一说，"精神消亡，身即死矣。"另一处，又指出"独贵自然，形神相守"的思想。由此要求"守一"，守一即守形神，只有做到这一点，才能长身久视。西晋时代葛洪在《抱朴子》里提到：形是堤，神是水，堤坏则水不留。故而形为神宅，守形为第一要旨；同时要护神，因为神散则命终。《西升经集注》中又说，"形不得神，不能自生；神不得形，不能自成。形神合同，更相生，更相成。"这里非常明白地讲出了，形神合同的思想，总的说来，道教讲究形神统一，养生自然，因此既要修形又要养神。应该说道教的形神统一论是比较合理、正确的。形神并重的思想使道

教发展成为富有特色的养生理论：既注意锻炼身体，又注意精神健康。

“形神合一”是中医整体观念的重要体现，形神关系，体现《内经》心理与生理、心身关系的总体认识。何谓形？何谓神？在《素问·八正神明论》里说：“请言形，形乎形，目冥冥，问其所病，索之于经，慧然在前，按之不得，不知其情，故曰形。……请言神，神乎神，耳不闻，目明，心开而志先，慧然独悟，口弗能言，俱视独见，适若昏，昭然独明，若风吹云，故曰神。”即说出了形是可以看得见摸得着的东西，而神则是通过个人感知来判断，并依据中医理论形神关系来推理，从而得到的一些本质东西的理论阐述。

一、形为养神之体

主要体现于以下几方面：

形为神的基础，在具备形体的基础上才会产生人的精神意识，这是《内经》的重要观点之一。《素问·六节藏象论》曰：“天食人以五气，地食人以五味……以养五气，气和而生，津液相成，神乃自生。”《灵枢·平人绝谷》曰：“故神者，水谷之精气也。”《素问·八正神明论》曰：“血气者，人之神。”说明食物和氧气是维持人体生命的重要物质，并由此可以产生精、气、血、津液等以滋养神，人的神与其身体营养状况密切相关。即人体摄入的水谷充足，营养丰富，人体气血充盛，脏腑生理活动正常，则精神充沛，思维敏捷：反之，水谷不足，精微化源匮乏，脏腑气血虚衰，产生精神的物质基础亏损，则萎靡不振，思维迟钝。《素问·阴阳应象大论》曰：“人有五脏化五气，以生喜怒悲忧恐。”说明通过五脏之气的变化，可以产生出人体的五种情绪，即人的情绪不是凭空产生的，是以五脏气血作为物质基础的。《灵枢·经脉》曰：“人始生，先成精，精成而脑髓生。”又李时珍在《本草纲目》中说：“脑为元神之府。”说明脑髓源于肾中之精，而脑又是元神居住的地方，所以肾精充沛，脑髓充盈，则元神得养，功能正常发挥，即元神有赖于肾精而产生。《素问·灵兰秘典论》曰：“心者，君主之官也，神明出焉。肺者，相傅之官，治节出焉。肝者，将军之官，谋虑出焉。胆者，中正之官，决断出焉。膻中者，臣使之官，喜乐出焉……肾者，作强之官，伎巧出焉。”指出神明出于心，心在人体可以通过其所变化出的神明统领全身脏腑器官。肺是辅助君主之心治理全身的宰相。肝脏是人体正确思维谋略产生的地方。胆有稳定情绪不使偏激的作用，情绪稳定才能正确判断事物，做出决定。《灵枢·行针》曰：“多阳者，多喜；多阴者，多怒。”膻中为二阳脏所居，故喜乐出焉。凡肾之精气充足，则精能生髓，脑为髓之海。故髓充则脑健，思维敏捷，动作灵活。反之，则动作迟缓，神疲健忘，思维迟钝。

总之，神是在脏腑物质基础上产生的。

形为神的载体，由于神必须依附于脏腑形体，因而精神疾病的治疗可以从脏腑入手。《素问·宣明五气论》曰："心藏神，肺藏魄，肝藏魂，脾藏意，肾藏志。"神、魄、魂、意、志，名虽不同，皆属神的范畴，称之为五神。说明人的精神、意志、思维活动，是与五脏整体生命活动紧密相联的。唐代医家王冰在为《素问·生气通天论》作注时指出："五脏，谓五神脏也。五神脏者，肝藏魂，心藏神，脾藏意，肺藏魄，肾藏志，而此成形矣。"五脏是形体中的重要器官，它借五神以成形，又是五神的重要载体。无论从广义上还是从狭义上讲，神都是以形作为物质基础的，由此也决定了神对于形的依附性，即神寓于形体之中，不能离开形体而独立存在，形生则神生，形存则神存，形亡则神亡。故《素问·上古天真论》有："形体不敝，精神不散，亦可以百数。"之说。《荀子》也提出了"形具而神生"的观点，强调了神对形的依赖性。明代著名医学家张景岳说："无形则神无以生"，"人禀天地阴阳之气以生，借血肉以成形，一气周流于其中以成其神"。著名哲学家范缜也说："形存则神存，形谢则神灭。"《灵枢·平人绝谷》曰："五脏安定，血脉和利，精神乃居。"强调了血气精微是神存在的物质基础，人体的物质基础充盛，人之精神才能旺盛饱满，即《素问·遗篇刺法论》所谓："精气不散，神守不分。"若形体衰败，神无以附，失于充养，则亦致神气衰败。而此处神的功能之一，即精神意识思维活动也必须在形体健康的基础上才能正常行使。所以，人体的精神意识思维活动无形无质，但它不能先于形体或离开形体而独立存在，必须依附于形而存在。

气血与神，《素问·八正神明论》曰："血气者，人之神，不可不谨养。"指出神以血得以濡养，气血的盈虚决定神的盛衰。气血充盈则脏腑、经络等各种组织器官的活动旺盛，人的精神充沛，谓之"得神"，表现为意识清晰、思维敏捷、情绪稳定、面色红润、目有光彩等；气血不足则"少神"，表现为面色少华，精神不振、目光呆滞等。所以只有气血充盈和调，才能有良好的精神状态。《素问·脉要精微论》曰："夫脉者，血之府也……数则烦心"，指出脉是血液汇集的地方，血液如果有热，反映于脉搏是跳动快，主症则为心烦乱不安。所以通过清理血热是解除烦乱的方法之一。《素问·调经论》曰："血并于阴，气并于阳，故为惊狂……血并于上，气并于下，心烦惋善怒；血并于下，气并于上，乱而喜忘。"张景岳解释说："血并于阴，是重阴也。气并于阳，是重阳也。重阴者癫，重阳者狂，故为惊狂。血并于上，则阴邪抑心，故烦惋。气并于下，则火动于肝，故善怒。血并于下则阴气不升，气并于上则阳气不降，阴阳离散，故神乱而喜忘。”说明气血的盈虚及运行影响着人的精神情志，并与癫狂、烦惋、善怒等精神疾病息息相关。

二、神为养形之主

《内经》十分强调神对形的主宰作用，认为神虽由形所化，但反过来又作用于形，人体各脏腑组织的生理活动，均是在神的支配与调节下协调有序的进行。《素问·灵兰秘典论》曰：“故主明则下安，以此养生则寿……主不明则十二官危……以此养生则殃……”说明心神的功能正常，五脏六腑则能得到充分的营养供给，其功能才能正常发挥，否则心神发生病变，脏腑失去了主宰，其他的生理功能也会发生紊乱，引起病变，甚至导致死亡。《素问·移精变气论》指出：“得神者昌，失神者亡。”神的盛衰存亡是身体健康与否、病情轻重、预后好坏的征兆，是临床诊断的重要依据，必须予以高度重视。《素问·五常政大论》指出：“根于中者，命曰神机，神去则机息。”可见，神对于形体的主导作用，若神去则生机熄灭，生命也就停止了活动。故明末医家张景岳在《类经·疾病类》中指出：“人之身体在外，五志在内，虽肌肉如故，而神气失守，则外虽有形，……故当死。”这些都说明了神在人体生命活动中的主宰作用。《素问·解精微论》曰：“……是以人有德也，则气和于目，有亡，忧知于色。是以悲哀则泣下，泣下水所由生。”清代薛雪认为：“有道德则心和，心和则和气见于目。人有亡失则心忧，心忧则忧气知于色也。目为宗脉所聚，而众水归之，故悲则泣下。”这些都说明了神对于形体具有主宰调节作用，因此，良好的精神情志活动是脏腑功能正常发挥的前提，否则，将会导致人体脏腑组织功能衰弱，甚至衰败而死亡。

三、形神合一的养生意义

中医学所探索的对象，不仅是具有身躯形质的人体，而且是形神合一、形神相即的人，也就是说，人是形（物质形体）、神（精神心理）活动有机结合的人，形神两者有机结合，才构成了完整的生物机体，由此而形成了中医学的形神整体观。形神两者缺一不可，即神是形的外在表现，形是神的内在实质，人的精神心理活动以形体物质为基础，并能够反作用于形体物质，影响着脏腑气血。形神合一是中医学对心理与生理、精神与躯体间关系的精简概括。世界卫生组织对健康的定义："健康不仅是没有疾病和虚弱现象，而且还要有良好的精神状态和社会适应能力"，情志疾病是人类社会中普遍存在的多发病，心理调护已越来越受到人们的重视，因此，形神统一理论教导人们保持精神愉快，情绪乐观，加强心理健康，显得尤为重要。《素问·上古天真论》曰："上古之人……故能形与神俱，而尽终其天年，度百岁乃去。"说明身体与精神和谐统一是保持健康与长寿的基本条件之一。《素问·上古天真论》又曰："提挈天地……呼吸精气，独立守神，肌肉若一，故能寿敝天地，无有终时，此其道生。"此句谈了古人的气功养生之道，通过自我控制精神思维活动进行调神，使精神内守，不受外界干扰，同时配合呼吸，注意身体的姿势，使精神、呼吸、形体达到高度的统一状态，用这种气功锻炼的方法来修养精神，锻炼身体，就可以达到健康长寿的目的。如果形神分离得不到统一，就会导致疾病，甚至死亡。《素问·逆调论》曰："人身与志不相有，曰死。"指在疾病中，人的身体出现麻木不仁，不受精神意识的控制或精神意识感觉不到肉体的变化与是否存在，即丧失知觉的症状，是疾病加重的预示，应尽量控制避免进一步的恶化。

在诊疗中，医患双方都必须做到形与神俱，这样才有利于疾病的治疗和早日康复。《素问·征四失论》曰："所以不十全者，精神不专，志意不理，外内相失，故时疑殆。"指出治病之所以没有十全把握的原因，是由于医生的精神不能专一，意志不能集中，内在的精神与外在的身体动作不能一致，于是就发生疑惑和危险了。因此在《素问·脉要精微论》曰："持脉有道，虚静为保。"指出医生诊脉要心静没有任何杂念，这样才会形神结合体会出手下的脉象，不至于因心中杂念而分散注意力，导致对脉象做出错误的判断，从而影响对于疾病的诊断而延误病情。同时医生对于患者的耐心正确劝导，使其在思想上信任医生，放下包袱，然后进行身体方面的治疗。《灵枢·师传》曰："人之情……告之以其败，语之以其善，导之以其所便，开之以其所苦……"指出愿意活着不愿死是人之常情，所以对病人要做针对性的思想工作，让病人在思想上增强克服疾病的信心，使精神对形体发挥良性的导向作用，即做到形神相俱，早日恢复身体健康状态。《素问·汤液醪醴论》曰："精神不进，志意不治，故病不可愈。"指出病人不能做到形神相守，精神状态差，意志消沉，影响其体内正气的抗邪能力，即使给予好的治疗方案也难于达到满意的治疗效果。可见中医治疗疾病是从患者的方方面面综合考虑的。又如《素问·疏五过论》："诊有三常，必问贵贱，封君败伤，及欲侯王。"意思是在诊疗前要问病人曾经是贵贱、贫富、苦乐之不同，以便了解病人精神方面的变化。因为《内经》

认为形神相俱才是健康的表现，因此对于疾病的治疗，不仅要从形体上着手，而且要了解病人的心理状态。并且进一步考虑病人形神异常时所得疾病的治疗方案。《素问·血气形志篇》曰："形乐志苦，病生于脉，治之以灸刺……是谓五形志也。"指出凡是形体快乐而精神苦闷的人，他们的病是从血液发生的，治疗的方法应当用灸法和针刺法……这是五种不同的形体和精神之间的关系。由上可以看出，《内经》在诊疗中重视既要治形又要调神，强调了形神并治才能祛病的重要思想，既要调动病人脏腑气血的作用，还要注意病人的精神意识状态，这样才能达到立竿见影的治疗效果。

总之，无论是摄生还是治疗疾病，形神共养是重要的指导原则，形乃神之宅，是神的物质基础，神乃形之主，是生命活动的统帅，两者相辅相成，不可分离，形神合一，共同构成了人的生命。健康之人应是形神双方功能活动正常，即健康的形体是精神充沛、思维敏捷的物质保证，而充沛的精神和乐观的情绪又是形体健康的必要条件，所以中医养生学非常重视形体和精神的整体调摄，提倡形神共养。

回顾以上所论《内经》形神合一养生观，在重视形神共养的同时，又强调心主神志、心神为身形之主宰等理论，无疑反映出《内经》精神养生理论在强调形神合一、形神共养、形神互养的同时，更加重视养神为上的养生思想。

情志养生。所谓情志，即喜、怒、忧、思、悲、惊、恐等人的变化都有两重性，既能有利于人，也能害于人。同样，人的情绪、情感的变化，亦有利有弊。正如《养性延命录》所说：喜怒无常，过之为害。《三因极一病证方论》则将喜怒忧思悲恐惊正式列为致病内因。但在正常情况下，七情活动对机体生理功能起着协调作用，不会致病。七情六欲，人皆有，情志活动属于人类正常生理现象，是对外界刺激和体内刺激的保护性反应，有益于身心健康。

因为人是有复杂思想的高级动物，所以他的情绪反应较其他动物更为灵敏，容易被情绪左右。那么情绪是怎样产生的呢？《灵枢·本神》曰："所以任物者谓之心；心有所忆谓之意；意之所存谓之志；因志而存变谓之思；因思而远慕谓之虑；因虑而处物谓之智。"这段话讲了人们从认识事物到处理事物的一般过程。即客观事物首先反映于心，经过心的记忆、回忆过程称为意，是思维过程的初级阶段。有人将意、志、思、虑、智分别解释如下，意：有臆度、猜度的意思，指的是想象力，属思维范畴。"心有所忆谓之意"，其意为当人们偶有所忆，有某种设想或念头产生，但尚未做出决定时，称之为意。张景岳说："谓一念之生，心有所向而未定者，曰意”（《类经·藏象类》）。志：指志向，亦属思维范畴。“意之所存谓之志”，意思是当意已定而不变，并决定将来以行动付诸实际者，称之为志。如果或作或辍，或萌生退转的念头，便不得谓之为志。所以张景岳说：“意已决而卓有所立者，曰志”（《类经·藏象类》）。思：是思考、谋虑的意思，属思维范畴。“因志而存变谓之思”，是说为实现志向，反复思考，慎重推敲，力求妥善者，称之为思。虑：是思虑、谋虑的意思，属思维范畴。“因思而远慕谓之虑”，是说思之既深，必远有所慕，犹疑辗转，预防不测，以谋万全者，称之为虑。智：即智力、智慧。“因虑物而处物谓之智”，是说能深谋远虑，巧妙处理事物的，称之为智。智力高的人，即使猝遇意外，事出非常，亦能机智灵巧而应付自如。又因为“神”具有注意之意，之所以如此重视注意，只因为有了它才能清晰地反应周围世界中的某一特定事物，同时摆脱在当时不具有重要性的其余事物的干扰，而任何心理活动过程总是由于注意指向它所反映的事物才能产生。我们对于事物从不同的角度来考虑，便会产生不同的心境。

由上可以看出，任何事物包括情绪在内的人体思维加工程序。对于外界事物的反应首先是我们的注意力，即每个人在感知外界事物上有一定的差别。当有些情绪易伤感的人一看到秋天遍地的落叶，一派萧条的迹象，心情随着环境的改变及气候的变凉也有所变化；而有些人在此时看到的却是一片红火的枫树林，过了炎热的夏季，秋季给人们带来了凉爽的感觉。因此，这也就是许多精神养生方法的根源，如“转移注意力法”“恬淡虚无”等。当我们感知外界事物后，下一步就将其加工提取，即回忆起来，由于人体整体性的原则，这一过程虽然主要是想象以前感知的事物，但仍然带有一定的筛选性，因此这也是阻断不良情绪的一个环节。下来把筛选下的回忆事物长期储存并将符合意向的行动长期进行，通俗的讲即为毅力。如果毅力坚定的话，就会执着执行某种意向的行动，不容易被外界事物所干扰而中断或者放弃原来的意向。这是克服任何困难包括不良情绪的重要一环，志向坚定，毅力坚强，实现意愿的机率更大些，不容易为情绪所左右。其中志与意在《内经》中多次提到，《灵枢·本藏》曰：“志意者，所以御精神，收魂魄，适寒温，和喜怒者也。”说明了志意在精神养生中的重要作用。在行动过程中，除了对以前所储存的信息，还会对新收集到的有关信息进行分析，推敲出现在的情况及以后的局势，决定实现总意向的分支意向策略。这个过程对于情绪而言，可以冷静思考出不良情绪对于人们不利影响的方方面面和良好情绪对于人们有利的方面，可以帮助及早纠正或修改以前错误的情绪意向或其分支。如有些抑郁者总是对自己失去信心，认为什么也做不成，带着有色眼镜，只看到事物消极的一方面，如此就放大了自己的缺点，缩小了对自己真实力量的估计。通过患者记录自己的消极思想，并对此记录进行反思，进而用积极向上的思想代替那些消极思想。即所谓“转变法”——“良好心态”的精神养生方法的根源。虑是思的深层次思考，它比思更能看透不良情绪的本质。它表现于灵活变通能力上，也是对上面几点的综合体现。如果通过上面的一步步分析，最后落实到现实生活中，达到了自己的意愿甚至超过了自己的意愿这就是很高明的人。实际上，人体的思维可以影响情绪，情绪反过来也会影响思维，而人体在处理事物中的每一步思维都和整体思维是密切相联系的，而不是在某阶段只执行该阶段的任务，这也是人体思维千变万化，情绪与之相应变化的复杂之处。

第二节　顺应四时：四季体质养生

四时养生，也即指四季养生，是指顺应自然界春、夏、秋、冬的季节变化，通过调养护理的方法，达到健康长寿的目的。关于养生之道与健康长寿的关系，早在2000多年前就已成书的《黄帝内经》中已指出：“上古之人，其知道者，法于阴阳，和于术数，食饮有节，起居有常，不妄作劳，故能形与神俱，而尽终其天年，度百岁乃去。”书中还根据四季不同的气候特点提出了相应的养生细则，为四时养生理论奠定了深厚的理论基础。后世医家又继承和发展了四时养生的理论，使之在促进人们健康长寿方面发挥了重大作用。随着社会快速发展、生活节奏的加快，四时养生作为中医传统养生学的重要组成部分，必将对于调整人的心态，延缓人的衰老，提高人的寿命，发挥不可替代的作用。

四时与人体健康关系非常密切，祖国医学理论在预防保健方面特别强调气象因素的重要性，如《黄帝内经》中记载的“必先岁气，无伐天和”，就是在治病时首先应明确一年的天气变化情况，在预防保健中必须充分考虑气象因素和季节、节气的变化，以顺应自然规律，达到强身健体、祛病延年的目的。

中医养生学是数千年来历代医家经验的结晶。从所涉及的内容和方法来看，可谓资料丰富、记载翔实、效用确切、简便易行。随着“回归自然”的热潮，中医养生学方法的“整体”“自然”特性将显示出强大的生命力。中医学关于养生的理论和方法是极其丰富的，而其中重要的核心内容之一即是——顺时养生。正如《黄帝内经》里所说：“故智者之养生也，必顺四时而适寒暑。”“顺四时而适寒暑”，这是中医养生学里的一条极其重要的原则，也可以说是长寿的法宝。

四时养生，就是指按照一年四季气候阴阳变化的规律和特点进行调养，从而达到养生和延年益寿的目的。四季春、夏、秋、冬，四时寒热温凉的变化，是一年中阴阳消长形成的。冬至阳生，由春到夏是阳长阴消的过程，所以有春之温，夏之热；夏至阴生，由秋至冬是阴长阳消的过程，所以有秋之凉，冬之寒。人类作为自然界的一部分，不能脱离客观自然条件而生存，而是要顺应四时的变化以调摄人体，以达到阴阳平衡、脏腑协调、气血充盛、经络通达、情志舒畅的养生保健目的。

中国哲学“天人相应”“天人合一”的思想对中医学的理论形成产生了深刻的影响，这一理论也提示人们要在生产、生活中处处适应自然界的变化，如此才能安然生息。而对于人类生存最为相关的莫过于自然界日、月、星辰以及四季的变化了。日月变化古人早就发现，日升则阳气盛，日落则阳气衰，故而古人日出而作，日没而息。月圆时，人的气血流畅，肌肤致密，外邪不易侵入；月缺时体内气血流行较慢，肌肤疏松，外邪易乘虚而入。若月缺时遇到急风暴雨，则人较易生病。

一年四时气候的更迭、阴阳寒热的变化，都会直接影响人的生命活动。欲得安康，必须对自然界周期性的四季变化作出相应的调节。正如《素问·四气调神大论》所言：“逆之则灾害生，从之则疴疾不起”。根据四时气候的特点，人们总结出春养肝、夏养心、长夏养脾、秋养肺、冬养肾的五脏调养法以及“春夏养阳，秋冬养阴”的经验，对于四季养生有着重要意义。

人体阴阳平衡是健康长寿、养生疾病的前提。阴阳有着彼此消长、相互转化的关系，二者相互对立又相互制约。只有机体阴阳达到动态的平衡，人体才能保持健康稳定的状态。例如，夏天阳盛气炎，易出现热迫汗出，耗伤气阴，此时可服用养阴清凉药膳，如绿豆汤、荷叶粥、西瓜羹等，以保持体内的阴阳平衡。中药对人体的治疗也是本着阴阳平衡的原则，热病用寒药，寒病用热法，从而达到机体的阴阳平衡，使疾病不生。

四季养生的原则祖国医学在四季养生方面有着丰富的理论基础和实践经验，方法颇多。究其基本原则，大体可归纳为以下几个方面：1. 顺应自然，在天人相应的整体观思想的指导下，养生学认为，人体的一切生命活动都必须顺应四时阴阳消长、转化的客观规律。在一年四季中，春夏属阳，秋冬属阴。自然节气也随着气候的变迁而发生春生、夏长、秋收、冬藏的变化。因此，人在春夏之时，要顺其自然保养阳气，秋冬之时，亦应保养阴气，故有“春夏养阳，秋冬养阴”之说。这就要求人们凡精神活动、起居作息、饮食五味等都要根据四时的变化，进行适当的调节。在作息时间上，也要顺应四时的变化，做到“起居有常”，春夏“夜卧早起”，秋季“早卧早起”，冬季“早卧晚起”。在饮食五味上，摄取更要有规律，过饥、过饱或饮食偏嗜均能伤害脏腑，影响身体健康，蔬菜瓜果的食用亦有一定的季节性。2. 形神共养形乃神之宅，神乃形之用。故养神既可以保，保形亦可以摄神，二者相互支持，密不可分。因此，养生防病必须形神共养，以维持形与神的统一。所谓“养形”，主要指脏腑、气血津液、肢体、五官九窍等形体的摄养，“形乃神之宅”，故只有形体完备，才能有正常精神的产生。养形的具体内容非常广泛，凡调饮食、节劳逸、慎起居、避寒暑等摄生方法，以及体育锻炼、气功等健身运动，大都属于养形的重要内容。所谓“养神”，主要是安定情志、调摄精神。中医学认为，人的精神、情志变化是人体生理活动的重要组成部分。在正常情况下，“神”是机体对外界各种刺激因素的“应答性反应”。它不仅体现了生命过程中正常的心理活动，而且可以增强体质、抵抗疾病、益寿延年，但如果情志波动过于剧烈或持续过久，超过了生理的调节范畴，则会伤及五脏，影响人体的气血阴阳，导致多种疾病的发生。所以，中医养生学十分重视精神摄养，要求人们思想上安定清静，心境坦然，不暴发喜怒，不贪欲妄想，不为私念而耗神伤正，尽量减少不良的精神刺激和过度的情志波动，以保持心情舒畅、精神愉快。这样，则人体的气机和调，血脉流畅，正气充沛，形体康健，抗病能力均强，就可以减少疾病的发生。3. 动静结合，中医养生学认为“气血极欲动，精神极欲静”，既倡导“养身莫善于动”，又认为“养静为摄生首务”（《老老恒言》）。因此，只有动静结合，才能达到养生防病的目的。动，包括劳动和运动两方面。中医学历来重视“动”在养生学中的重要意义，认为“人若劳于形，百病不能成”（《保生铭》），“一身动则一身强”（《四存编》）。并创造了许多行之有效、具有民族特色的健身运动法。诸如“五禽戏”“八段锦”“太极拳”“易筋经”等。坚持这些健身运动，可以畅气机、通气血、利关节，从而增强机体的抗病能力。现代医学也已经证明，经常参加体育运动，可以促进身体的新陈代谢，使机体充满活力，从而延缓各器官的衰老。静，又称“清静”，包括精神上的清静和形体活动的相对安静状态，是与“动”相对而言，在中医养生学上亦占有重要地位。气功中的静功一般没有肢体的运动，它通过一定的体态姿式，特定的呼吸方法及特定的意念活动，在“静”的状态下，进行内部的自我锻炼和调节，从而达到对机体“调整”“修复”和“建设”的目的，静功在气功锻炼中具有重要的意义。《经史百家医录》中指出：“能察动静作息之机，自无过与不及之衍”。即指“动”和“静”

都要适度，太过或不及都会影响人体的健康，导致疾病的发生。如《黄帝内经》说："久视伤血，久卧伤气，久坐伤肉，久立伤骨，久行伤筋。"因此，勤运动，要注意适度；勤用脑，要思而不怠。动而不至大疲，静而不至过逸。总之，动和静是相反相成的两个方面，要养生防病、益寿延年，就必须心体互用，劳逸结合，动静并施，不可偏废。

总之，人们必须"顺时养生"，去适应自然；同时，又要利用自然，为我所用。只有这样，才能"尽终其天年，度百岁乃去"。

一、中医体质辨识

中医体质是指人体生命过程中，在先天禀赋和后天获得的基础上所形成的形态结构、生理功能和心理状态方面综合的、相对稳定的固有特质。是人类在生长、发育过程中所形成的与自然、社会环境相适应的人体个性特征。

中华中医药学会2009年发布了《中医体质分类与判定》，将中医体质分为9种基本类型：平和质、气虚质、阳虚质、阴虚质、痰湿质、湿热质、血瘀质、气郁质、特禀质，每种体质有其独自的特征。

（一）平和质（A型）

总体特征：阴阳气血调和，以体态适中、面色红润、精力充沛等为主要特征。

形体特征：体形匀称健壮。

常见表现：面色、肤色润泽，头发稠密有光泽，目光有神，鼻色明润，嗅觉通利，唇色红润，不易疲劳，精力充沛，耐受寒热，睡眠良好，胃纳佳，二便正常，舌色淡红，苔薄白，脉和缓有力。

心理特征：性格随和开朗。

发病倾向：平素患病较少。

对外界环境适应能力：对自然环境和社会环境适应能力较强。

（二）气虚质（B型）

总体特征：元气不足，以疲乏、气短、自汗等气虚表现为主要特征。

形体特征：肌肉松软不实。

常见表现：平素语音低弱，气短懒言，容易疲乏，精神不振，易出汗，舌淡红，舌边有齿痕，脉弱。

心理特征：性格内向，不喜冒险。

发病倾向：易患感冒、内脏下垂等病；病后康复缓慢。

对外界环境适应能力：不耐受风、寒、暑、湿邪。

（三）阳虚质（C型）

总体特征：阳气不足，以畏寒怕冷、手足不温等虚寒表现为主要特征。

形体特征：肌肉松软不实。

常见表现：平素畏冷，手足不温，喜热饮食，精神不振，舌淡胖嫩，脉沉迟。

心理特征：性格多沉静、内向。

发病倾向：易患痰饮、肿胀、泄泻等病；感邪易从寒化。

对外界环境适应能力：耐夏不耐冬；易感风、寒、湿邪。

（四）阴虚质（D型）

总体特征：阴液亏少，以口燥咽干、手足心热等虚热表现为主要特征。

形体特征：体形偏瘦。

常见表现：手足心热，口燥咽干，鼻微干，喜冷饮，大便干燥，舌红少津，脉细数。

心理特征：性情急躁，外向好动，活泼。

发病倾向：易患虚劳、失精、不寐等病；感邪易从热化。

对外界环境适应能力：耐冬不耐夏；不耐受暑、热、燥邪。

（五）痰湿质（E型）

总体特征：痰湿凝聚，以形体肥胖、腹部肥满、口黏苔腻等痰湿表现为主要特征。

形体特征：体形肥胖，腹部肥满松软。

常见表现：面部皮肤油脂较多，多汗且黏，胸闷，痰多，口黏腻或甜，喜食肥甘甜黏，苔腻，脉滑。

心理特征：性格偏温和、稳重，多善于忍耐。

发病倾向：易患消渴、中风、胸痹等病。

对外界环境适应能力：对梅雨季节及湿重环境适应能力差。

（六）湿热质（F型）

总体特征：湿热内蕴，以面垢油光、口苦、苔黄腻等湿热表现为主要特征。

形体特征：形体中等或偏瘦。

常见表现：面垢油光，易生痤疮，口苦口干，身重困倦，大便黏滞不畅或燥结，小便短黄，男性易阴囊潮湿，女性易带下增多，舌质偏红，苔黄腻，脉滑数。

心理特征：容易心烦急躁。

发病倾向：易患疮疖、黄疸、热淋等病。

对外界环境适应能力：对夏末秋初湿热气候，湿重或气温偏高环境较难适应。

（七）血瘀质（G型）

总体特征：血行不畅，以肤色晦黯、舌质紫黯等血瘀表现为主要特征。

形体特征：胖瘦均见。

常见表现：肤色晦黯，色素沉着，容易出现瘀斑，口唇黯淡，舌黯或有瘀点，舌下络脉紫黯或增粗，脉涩。

心理特征：易烦，健忘。

发病倾向：易患癥瘕及痛证、血证等。

对外界环境适应能力：不耐受寒邪。

（八）气郁质（H型）

总体特征：气机郁滞，以神情抑郁、忧虑脆弱等气郁表现为主要特征。

形体特征：形体瘦者为多。

常见表现：神情抑郁，情感脆弱，烦闷不乐，舌淡红，苔薄白，脉弦。

心理特征：性格内向不稳定、敏感多虑。

发病倾向：易患脏躁、梅核气、百合病及郁证等。

对外界环境适应能力：对精神刺激适应能力较差；不适应阴雨天气。

（九）特禀质（I型）

总体特征：先天失常，以生理缺陷、过敏反应等为主要特征。

形体特征：过敏体质者一般无特殊；先天禀赋异常者或有畸形，或有生理缺陷。

常见表现：过敏体质者常见哮喘、风团、咽痒、鼻塞、喷嚏等；患遗传性疾病者有垂直遗传、先天性、家族性特征；患胎传性疾病者具有母体影响胎儿个体生长发育及相关疾病特征。

心理特征：随禀质不同情况各异。

发病倾向：过敏体质者易患哮喘、荨麻疹、花粉症及药物过敏等；遗传性疾病如血友病、先天愚型等；胎传性疾病如五迟（立迟、行迟、发迟、齿迟和语迟）、五软（头软、项软、手足软、肌肉软、口软）、解颅、胎惊等。

对外界环境适应能力：适应能力差，如过敏体质者对易致过敏季节适应能力差，易引发宿疾。

二、不同季节的养生特点

（一）春季养生

春季养生应遵循养阳防风的原则。春季，人体阳气顺应自然，向上向外疏发，因此要注意保卫体内的阳气，凡有损阳气的情况都应避免。春分是一年四季中阴阳平衡、昼夜均等、寒温各半的时期，所谓“春分者，阴阳相半也，故昼夜均而寒暑平。”

春季养生，就是指在春天通过各种方法颐养生命、增强体质、预防疾病，从而达到延年益寿的一种春季养生医事活动。所谓生，就是生命、生存、生长之意；所谓养，即保养、调养、补养之意。总之，养生就是保养生命的意思。以传统中医理论为指导，遵循阴阳五行生化收藏之变化规律，对人体进行科学调养，保持生命健康活力。精神养生是指通过怡养心神，调摄情志、调剂生活等方法，从而达到保养身体、减少疾病、增进健康、延年益寿的目的。

肝脏是人体的一个重要器官，它具有调节气血，帮助脾胃消化食物、吸收营养的功能以及调畅情志、疏理气机的作用。因此，春季养肝得法，将带来整年的健康安寿。

中医养生学理论认为“春与肝相应”，意思是说春季的气候特点与人体的肝脏有着密切的关系。早春时节，养肝护肝要从饮食、起居、锻炼和情志四方面入手。

1. 饮食

春季饮食要根据个人体质进行选择，普通健康人群不主张大量的进补。身体特别虚弱的人可以适量食用海参、冬虫夏草等补品。

对于健康人群而言，春季饮食要注意清淡，不要过度食用干燥、辛辣的食物。

同时，因为此时阳气上升容易伤阴，因此要特别注重养阴，可以多选用百合、山药、莲子、枸杞等食物。

对于“吃肝补肝”的说法，可以适量吃一些猪肝，但一定要保证饮食卫生。

2. 起居

春天的三个月，是自然界万物复苏，各种生物欣欣向荣的季节。人们也要顺应自然界的规律，早睡早起，起床后要全身放松，在庭院中悠闲地散步以舒畅自己的情志。

人们从冬季已经习惯了的“早睡晚起”，过渡到春季的“晚睡早起”要有一个逐渐适应的过程，不要太急于转变，而要顺应自然界的昼夜时间变化而逐步转变自己的睡眠习惯。

3. 锻炼

春季的运动养生保健是恢复身体“元气”的最佳时节。由于寒冷的冬季限制人们的运动锻炼，使机体的体温调节中枢和内脏器官的功能，都有不同程度的减弱，特别是全身的肌肉和韧带，更需要锻炼以增强其运动功能。春季人们应该进行适当的运动，如散步、慢跑、体操、太极拳等，保持体内的生机，增强免疫力与抗病能力。

不过，春天的气候呈现温差大、风大的特点，要注意防风御寒，因此在遇到强风时要适当地减少外出锻炼，以免风大伤肝。

4. 情志

中医理论认为肝属木，与春季相应，生理特性为“喜条达而恶抑郁”，故有“大怒伤肝”之说。肝的生理特点是喜欢舒展、条畅的情绪而不喜欢抑郁、烦闷。

在春季保健重点是保持自己的心情舒畅，努力做到不着急、不生气、不发怒，以保证肝的舒畅条达。

春季养生，情绪上要乐观，不宜抑郁或发怒，不要过分劳累，以免加重肝脏负担。有肝脏疾患的人，要做到心宽、心静。在繁忙浮躁和充满诱惑的尘世纷扰下，要做到“恬然不动其心”，就能保持机体内环境的稳定，防止心理疾病的发生。

5. 养生禁忌

忌“春捂”不当，单鞋不要过早穿，雾天不宜锻炼，忌上火就用解毒丸，春主生发，燥是一大特点，很多人会出现口干舌燥、大便干结等“上火”症状。中医将“上火”分为实火、虚火，要根据“火种”来灭火。忌吃得太酸太辣，忌门窗紧闭。

（二）夏季养生

夏季养生，夏季是阳气最盛的季节，气候炎热而生机旺盛。此时是新陈代谢的时期，阳气外发，伏阴在内，气血运行亦相应地旺盛起来，活跃于机体表面。夏季养生重在精神调摄，保持愉快而稳定的情绪，切忌大悲大喜，以免以热助热，火上加油。心静人自凉，可达到养生的目的。夏季养生应注意以下几点：

1. 天气渐热静养勿躁

入夏之后，天气逐渐变热。因此需以“凉”克之，“燥”以“清”驱之。因此，夏季养生的关键在于“清”。养生专家表示，夏天天气炎热，昼长夜短，晚间睡眠不足，人体经过一个上午的劳动和工作，体力和精力消耗较大，所以午睡对保障身体健康、减少某些疾病的发生起着关键作用。此外，要顺应夏季昼长夜短的特点，及时调整自己工作计划和生活节奏，适当地减缓速度，并留有一定余地。业余时间听听音乐、想想美好的事情，或去公园散步、郊游，尽可能地让肌体和精神获得充分的放松。此时节还要节欲守神，善于满足，应保持淡薄宁静的心境，处变不惊，遇事不乱，凡事顺其自然，静养勿躁。

夏季的高温、闷热、雷雨、大风、天气骤变，常会诱发或加重头痛。另外，睡眠不足、情绪激动、精神疲劳都可诱发头痛。应对夏季头痛，不能过分依赖药物，可通过调剂饮食、补充水分，消暑降温、节制冷食、调整情绪、注意休息等手段进行保守治疗。

夏季也是皮肤病的多发季节，痱子、过敏性皮炎、汗斑、湿疹等恼人的皮肤病威胁着很多人的健康。应对皮肤病，公众要常洗澡、勤换衣服，被子、毛巾等经常漂洗消毒。尽量少到蚊虫多的地方，皮肤瘙痒时可涂些止痒药水。

夏季还是细菌性痢疾、急性肠胃炎、食物中毒等胃肠疾病的高发期，消暑方式不当是主要原因。预防肠胃疾病要注意饮食卫生，饭前、便后要洗手。还要喝开水，少吃冷饮。

2. 夏季养生要根据症状对号入座

夏天人们的生理状态也会发生一定的改变。中医认为“夏气与心气相通”，“汗为心液”，夏季养生要早睡早起，注意养阳，方能与万物生长之势相应。因此，要避免大汗淋漓，“过汗”伤阳。还要保持愉快的心情，切勿发怒。

另外，对不同的身体情况应采取不同的调养方式：

（1）如出现口燥咽干、心中时烦、手足心热，则应减少户外活动，饮食宜清淡；可多吃些芝麻、糯米、蜂蜜、乳品、鱼类等食物，对于葱、姜、蒜、韭、椒等辛味之品，则应该少吃。

（2）面色淡白、老觉得困的人应多食有壮阳作用的食物，如羊肉、牛肉。在夏季，更应配合天地阳旺之时，多晒晒太阳。

（3）爱出汗是气虚的原因，应多吃粳米、糯米、小米等谷物，以及山药、马铃薯、大枣来补气。

（4）肥胖、嗜睡的人，应多做运动，每顿饭不能吃太饱。

（5）经常头晕眼花、心悸失眠、手足发麻，这是血虚的表现，可多吃荔枝、松子、黑木耳、菠菜、胡萝卜、猪肉、羊肉、牛羊肝等补血、养血的食物。

（6）面色晦滞、口唇色暗、易出血、舌紫暗或有淤点，则应避免湿气侵袭，多吃桃仁、油菜等具有活血作用的食物。

（7）若感觉夏日燥热难耐，面赤心烦、口渴，则少吃辛辣食物，多食水果蔬菜，如香蕉、西瓜、柿子、苦瓜、番茄、莲藕。

（8）面色苍暗或萎黄、情绪大起大落的人，立夏后天气逐渐炎热，不宜调理气息。多吃一些能行气的食物，如橙子、柑皮、荞麦、韭菜、茴香、大蒜等。

（三）秋季养生

秋季养生贵在养阴防燥，秋季阳气渐收，阴气生长，故保养体内阴气成为首要任务，而养阴的关键在于防燥，这一原则应具体贯彻到生活的各个方面：

1. 健康饮食

秋季膳食要以滋阴润肺为基本原则。年老胃弱者，可采用晨起食粥法以益胃生津，如百合莲子粥、银耳冰糖糯米粥、杏仁川贝糯米粥、黑芝麻粥等。此外，还应多吃一些酸味果蔬，少吃辛辣刺激食品，这对护肝益肺是大有好处的。

2. 调理脾胃

立秋之后应尽量少吃寒凉食物或生食大量瓜果，尤其是脾胃虚寒者更应谨慎。夏秋之交，调理脾胃应侧重于清热、健脾，少食多餐，多吃熟、温软开胃，易消化食物。少吃辛辣刺激油腻类食物，秋季调理一定要注意清泄胃中之火，以使体内的湿热之邪从小便排出，待胃火退后再进补。

3. 预防秋乏

俗语说，“春困秋乏。”秋乏，是补偿夏季人体超常消耗的保护性反应，常表现为倦怠、乏力、精神不振等。防秋乏的最好办法就是适当地进行体育锻炼，但要注意循序渐进；保持充足的睡眠，亦可防秋乏。

4. 预防秋燥

秋天雨水较少，天气干爽，人体容易虚火上延出现“秋燥”，中医认为，燥易伤肺，秋气与人体的肺脏相通，肺气太强，容易导致身体的津液不足，出现诸如津亏液少的“干燥症”，比如皮肤干燥，多有咳嗽。防秋燥，重在饮食调理，适当的选食一些能够润肺清燥、养阴生津的食物，比如梨、甘蔗、荸荠、百合、银耳等。

5. 预防感冒

秋季感冒增多，预防感冒，首先要根据气温变化适当增减衣服，尤其是老年人更要注意；其次室内的空调温度不要过低，一般在25℃—27℃最好。秋季是疾病的高发期，遇到疾病一定要及时就医以免耽误病情。

6. 早起早睡

早睡以顺应阴精的收藏，早起以舒达阳气。近代研究表明，秋天适当早起，可减少血栓形成的机会；起床前适当多躺几分钟，舒展活动一下全身，对预防血栓形成也有重要意义。

7. 加强锻炼

秋天气候渐冷，衣服不可一下增加过多，有意让机体冻一冻，经受一些寒凉之气的锻炼，这也是增强机体对冬季寒冷气候的适应能力的重要方法。金秋时节天高气爽，是运动锻炼的好时期，尤其应重视耐寒锻炼，如早操、慢跑、冷水浴等，以提高对疾病的抵抗力。

8. 慎食瓜果

夏令大量食瓜果虽然不至于造成脾胃疫患，却已使肠胃抗病力有所下降，入秋后再大量食瓜果，势必更助湿邪损伤脾阳，脾阳不振不能运化水湿，腹泻、下痢、便溏等急慢性胃肠道疾病就随之发生。因此，入秋之后应少食瓜果，脾胃虚寒者尤应禁忌。

9. 适时进补

常言道："秋季进补，冬令打虎。"但进补时要注意不要无病进补和虚实不分滥补。中医的治疗原则是虚者补之，不是虚症病人不宜用补药。虚病又有阴虚、阳虚、气虚、血虚之分，对症服药才能补益身体，否则适得其反。还要注意进补适量，忌以药代食，提倡食补。秋季食补以滋阴润燥为主，如乌骨鸡、猪肺、龟肉、燕窝、银耳、蜂蜜、芝麻、核桃、藕、秋梨等。这些食物与中药配伍，则功效更佳。

10. 注意养阴

秋季天气干燥，秋季养生要注意养阴。秋天养阴，第一，要多喝水，以补充夏季丢失的水分。第二，多接地气，秋季我们要多走进大自然的怀抱，漫步田野、公园，这都有助于养阴。第三，避免大汗淋漓。汗出过多会损人体之"阴"，因此，秋季锻炼要适度。

（四）冬季养生

中医认为冬季是匿藏精气的时节，冬令进补以立冬后至立春前这段期间最为适宜。冬季养生主要指通过饮食、睡眠、运动、药物等手段，达到保养精气、强身健体、延年益寿的目的。《内经·四气调神大论》认为："冬三月，此谓闭藏，水冰地坼，无扰乎阳，早卧晚起，必待日光，使志若伏若匿，若有私意，若已有得，去寒就湿，无泄皮肤，使气亟夺，此冬气之应，养藏之道也，逆之则伤肾，春为痿厥，奉生者少。”冬季当使神志伏匿，并情志舒畅而闭藏，以适天时闭藏之期。逆之则水伤，木失所养，并影响春季生发之气。

冬季气候寒冷，寒气凝滞收引，易导致人体气机、血运不畅，而使许多旧病复发或加重。特别是那些严重威胁生命的疾病，如中风、脑出血、心肌梗死等，不仅发病率明显增高，而且死亡率亦急剧上升。所以冬季养生要注意防寒。

冬季，人体阳气收藏，气血趋向于里，皮肤致密，水湿不易从体表外泄，而经肾、膀胱的气化，少部分变为津液散布周身，大部分化为水，下注膀胱成为尿液，无形中就加重了肾脏的负担，易导致肾炎、遗尿、尿失禁、水肿等疾病。因此冬季养生要注意肾的养护。

冬季养生的重要原则是“养肾防寒”。肾是人体生命的原动力，肾气旺，生命力强，机体才能适应严冬的变化。而保证肾气旺的关键就是防止严寒气候的侵袭。

冬季饮食应遵循“秋冬养阴”“养肾防寒”“元忧平阳”的原则，饮食以滋阴潜阳、增加热量为主。

寒气内应肾。肾是人体生命的原动力，是人体的“先天之本”。冬季，人体阳气内敛，人体的生理活动也有所收敛。此时，肾既要为维持冬季热量支出准备足够的能量，又要为来年贮存一定的能量，所以此时养肾至关重要。饮食上就要时刻关注肾的调养，注意热量的补充，要多吃些动物性食品和豆类，补充维生素和无机盐。狗肉、羊肉、鹅肉、鸭肉、大豆、核桃、栗子、木耳、芝麻、红薯、萝卜等均是冬季适宜食物。黏硬、生冷的食物多属阴，冬季吃这类食物易损伤脾胃。而食物过热易损伤食道，进入肠胃后，又容易引起体内积热而致病；食物过寒，容易刺激脾胃血管，使血流不畅，而血量减少将严重地影响其他脏腑的血液循环，有损人体健康，因此，冬季饮食宜温热松软。

冬天肾的功能偏旺，如果再多吃一些咸味食品，肾气会更旺，从而极大地伤害心脏，使心脏力量减弱，影响人体健康。因此，在冬天里，要少食用咸味食品，以防肾水过旺；多吃些苦味食物，以补益心脏，增强肾脏功能，常用食物如：槟榔、橘子、猪肝、羊肝、大头菜、莴苣、醋、茶等。冬季作息时间应“早睡晚起”，起床的时间最好在太阳出来之后。因为早睡可以保养人体阳气，保持温热的身体，而迟起可养人体阴气。待日出再起床，就能躲避严寒，求其温暖。睡觉时不要贪暖而蒙头睡。被窝里的空气不流通，氧气会越来越少，时间一长，空气变得混浊不堪。人在这样的环境中睡觉，就会感到胸闷、恶心或从睡梦中惊醒、出虚汗，第二天会感到疲劳。

头暖。头部暴露受寒冷刺激，血管会收缩，头部肌肉会紧张，易引起头痛、感冒，甚至会造成胃肠不适等。

背暖。寒冷的刺激可通过背部的穴位影响局部肌肉或传入内脏，危害健康。除了引起腰酸背痛外，背部受凉还可通过颈椎、腰椎影响上下肢肌肉及关节、内脏，促发各种不适。

脚暖。一旦脚部受寒，可反射性地引起上呼吸道黏膜内的毛细血管收缩，纤毛摆动减慢，抵抗力下降。后果是病毒、细菌乘虚而入，大量繁殖，使人感冒。

盥洗烫伤。寒冷时，裸露在外的面部、手部表面血管收缩，温度较低，尤其是刚从室外归来时。此时突然用热水盥洗，热量不能及时被血液吸收，很容易被烫伤，最终会因受烫伤皮肤血液循环变差而诱发冻疮。

被窝烫伤。偏瘫、截瘫、老年性痴呆症患者和老人易发生烫伤，他们的肢体皮肤感觉迟钝，不知闪避，因此他们在睡觉时用热水袋、电热毯要控制好温度，家人要多留心观察他们的取暖情况。

取暖器烫伤。电炉、油灯等取暖器表面金属部位在使用时温度很高，老人和幼童行动迟缓，手脚接触时容易烫伤，家人还须多加照看，注意安全。

冬季气温与人体温度相差很大，因此不舒适感较其他季节更加显著。尤其是对于老年人和体质较弱的人，冰天雪地的恶劣环境不仅影响着健康，还给出行带来了潜在的危险。一个理想的环境对防寒、养生是十分必要的。

冬天，外界寒冷，室内外温差较大，室内一般保持16℃—20℃较适合，以18℃为最理想。若室温过高，会令人感到闷热或干热而头昏脑胀，萎靡不振。时间长了，还会引起口干舌燥、眼睛干涩，久而久之，会打破人体的生理平衡，造成疾病。尤其是在北方，室温过高特别容易引起外感风寒。而室内温度过低，则会大大消耗人体的热能，令人感到寒冷；身体虚弱者会引起寒颤；胃肠虚弱者会引起腹胀、胃肠痛，甚至引起关节炎病等。至于室内的湿度，也要适宜，一般以30%—70%为宜。室内湿度过高，人体散热就比较困难，令人憋闷难耐，时间长会引起湿度症、关节炎病等。室内湿度过低，空气干燥，人就会感到口干舌燥，呼吸道干涩难受。同时，冬季依然应保持勤开窗的习惯，保持空气流通，避免有害病菌在室内的停留。

第三节　环境变迁：创造美好养生生态环境

佛山，广东省第三大城市，位于珠江三角洲腹地，现辖禅城区、南海区、顺德区、三水区、高明区五个区，全市面积3813.64平方公里，总人口743.06万人（2015年末统计数字）。佛山是一座历史悠久的文化名城。早在明清时代已被列为全国“四大名镇”之一。也是明清末代，民初时期岭南武术宗师及名医、南拳流派洪拳名家黄飞鸿的故乡。历来商贸云集、物流畅顺。改革开放以来，佛山经济和社会发生了巨大变化，佛山经济总量迅速增长。2002年全市国内生产总值已达1168.66亿元。工业总值2687.89万元。佛山经济基础雄厚，工业是佛山经济最主要的组成部分，经多年改革调整和发展，佛山已建成了陶瓷、纺织服装、房地产、电子、电器、塑料、建材、机电、印刷包装、食品机械等行业为骨干的主导产业群，随着佛山五区归一城市化进程的加快，人口的增加，人民生活水平的不断提高，工业用水受污染矛盾日益突出，治理水环境，改善饮用水质量，势必需要更新和引进大量的给排水及水处理技术和设备，政府将投资47亿元启动生态环保工程。以珠江、汾江整治为重点，全面实施水环境综合整治。

自然环境是人类和一切生物赖以生存和发展的物质基础。生物与自然环境之间有着密切的相互作用和相互影响的关系。人和生物是地球和环境进化到一定阶段的必然产物。正如《黄帝内经》里所说的：“人以天地之气生。”

地理环境因素自古以来就非常受人们重视，居住在空气清新、气候寒冷的高山地区的人多长寿，居住在空气污浊、气候炎热低洼地区的人多短寿。现代医学研究认为，海拔1500—2000米之间的山区，负离子密集，确实是长寿的地理环境。根据我国第三次人口普查统计，百岁以上老人有3700多人，他们大都生活在森林茂密的山庄和少数民族地区。

人与地理环境之间存在着一种必然联系。我们经常见到，习惯了一方水土的人，如果到另一个地方，就会出现“水土不服”，无法正常生活。正是由此，才出现了中国古代的风水理论和风水术。由此可以看出，水和土对人们的生活及健康影响很大。

众所周知，人的死亡主要是由疾病所引起，可是从目前的情况来看，仅仅依靠治病的途径来达到延长人类寿命的目的，潜力是十分有限的。因为近百年来，人类死亡原因发生了根本性的变化。它已从以往的各种传染性疾病，改变为以衰老性疾病为主要原因。引起这些病的原因虽然是多方面的，但其中恶劣环境的影响是不容忽视的重要因素。早在100多年前，英国医生就发现，在英国，生活在黏土、砖土和河谷冲积土分布区的居民，癌症死亡率很高，而生活在古老、坚硬的岩层区和排水良好的地区的居民，癌症发病率则很低。美国学者也发现，美国的癌症高发区集中在东北部、五大湖周围以及西部沿岸地区。

适宜的居处环境，可以促进人体的健康长寿；反之则损伤人体，并遗害于子孙后代。古代养生家一向非常重视居处地点的选择，认为应选择一个空气新鲜、风景优美、阳光充足、气候宜人、水源清洁、整洁安宁的自然环境，如山林、海滨、农村、市郊等。科学家们通过调查发现，凡是长寿之乡，都是宁静秀丽的山庄，或是景色宜人的田园。在这样的环境里生活，赏心悦目，精神舒畅，体魄健壮，颐养天年。

园林景观本身及景观中的各要素都有促进身心健康的功效。保健功能在维护人们健康方面具有广阔的发展前景，保健功能的发挥关键在于将居住区的园林景观要素与保健功效对接起来，为居住区人们的生活、工作、学习、休闲提供良好的环境支持。只有增加居住区的景观设计，满足公众对环境的需求，才能更好地发挥居住区的新功能。

目前，很多居住区园林景观方案布局教条化、机械化、商业化，设计粗糙肤浅，仅仅满足了符合规范或绿化法规条例的要求，缺乏情趣、人情味、可持久的生态景观设计“人”是景观的使用者。保健型园林设计要以“以人为本”的设计理念为根本指导，从人的需求出发，“以景养心，以境养人”真正服务于人。“以人为本”就是要充分考虑使用者的要求，考虑大众的行为心理，以居民行为方式为根本，按照规划设计要求、人居环境发展规律，运用景观生态学、中医五行学说等理论结合现代功能、技术、经济进行合理布局。居住区的整体布局采用自然式园林的造法，以自然舒缓的布局营造生态健康居住环境。人都有亲近自然、接触自然的本能渴望，设计时全方位考虑设计空间与自然空间的融合，平面构图与功能需求的吻合，力求线条流畅、曲折有度、空间错落有致、互相渗透。小区分区明确，合理分布，相互关联，互不干扰，有机、生态、自然、和谐融入周边大环境中，让人造景观与自然环境密切结合，相互辉映，相得益彰。最大限度地发挥园林的保健功能，为居民提供与自然和谐共生共荣的环境，利用自然生态过程与循环、共生、竞争等规律，达到人与自然的协调关系、人和社会协调关系、人和环境协调关系，维护人类与自然界的和谐关系，从而真正提高人们居住、休闲、交流、健身、娱乐、文化等各方面的生活质量。

绿地是园林景观的重要组成部分，绿地带给人回归自然的感觉，有消除身心疲劳、缓解视觉压力、减轻心脏负荷、舒张心血管等功效。保健型的居住区景观在进行植物配置时，应注意考虑植物生理习性、季相景观，结合园林美学、心理学、保健功能等知识，科学合理地配置各类保健植物，不仅形成乔、灌、草结合的生态保健植物群落，而且发挥原有植物景观所没有的保健功能，同时注意根据不同年龄层次业主的特点配置相应的保健植物群落。

老年活动区。老年人大多身体虚弱、抵抗力低下、应注重身体健康，减缓衰老、降血压、防止心脑血管疾病的发生，达到延年益寿的功效。因此，老年群体的活动区域一般设计成私密安静的休憩区域，配置具有祛风湿、止痛、降血压的植物群落，如樟树散发芳香性挥发油，能帮助人们祛风湿、止痛。

儿童活动区。儿童本性天真活泼、喜动、好奇心强，儿童活动区的植物配置，宜选择颜色鲜艳、美丽、树形奇特、散发花香且无刺、无毒、无飞毛的园林保健植物，促进孩子智能发展、活跃思维，启发、培养青少年的观察能力，增强新生儿感知世界的能力。

青年活动区。现代人生活压力大，容易导致身心疲惫、心情烦躁，他们主要以放松心情、舒缓压力、调节情绪为主。保健植物应选择帮助成年人放松心情、提神醒脑的植物。

设计特色景观疗区：保健绿地除了充分发挥植物的观赏、保健功能外，还可以结合其他景观因子及养生体验，将园艺疗法等景观疗法融入社区活动中。既能发挥景观疗法本身对人体的养生保健功能，又能在活动中增进社区居民之间的交流，有利社区精神家园建设。阳光、空气、水、植物等自然因素对人也具有直接或间接的保健作用。保健居住区设计时应利用这些景观因子，它们是自然疗养因子的重要组成部分，是生命存在的必要物质，是维护机体内外环境平衡的必备条件。景观因子属于自然生态因子范畴，广布于周边空间，来源充足。如阳光可将皮肤内 7 - 脱氢胆固醇变成维生素 D，增强机体对钙磷及微量元素的吸收。空气富含负离子能使环境清新，花草树木对空气有净化和杀菌作用。沐浴在景观因子丰富的自然美景中，进行森林浴、日光浴、空气浴、芳香疗法、色彩疗法等各种浴疗能从多方面调节人体机能，促进人们身心健康。保健居住区里，应结合这些天然景观因子设计健康步道、生态滑坡、果蔬林地、特色餐饮等景区，围绕这些景区，结合合理生活制度、营养卫生和景观疗法开展各种保健活动。如植物种植、植物采摘、品尝花茶、盆栽制作、垂钓等，有利于居民养神健脑，达到增进健康、防治疾病和延年益寿的目的。

识别户外活动空间：居民进行娱乐、交往、健身、园艺操作等有趣有益的体育锻炼活动时，都需要相应的场所。但调研表明，居住区的室外活动场所设施严重缺乏，不合理的规划设计使人们的必要活动受限。各种养生保健活动常常依附于常规的游憩空间，如楼房架空层、林荫大道、林荫小广场、入口广场、疏林草地等。户外健身空间识别性不强，多类养生保健活动同时发生在同一个空间，不同类型的活动有时会相互排斥，空间设计要针对不同人群设计成开敞、半开敞半私密、隐私空间，且提供各种活动设施支撑各类保健活动：1. 儿童活动器材主要是供给小朋友们游玩、娱乐，由于小朋友的自我保护意识相对薄弱，所以需要充分考虑小孩的安全问题，让小朋友玩得开心，让家长放心。小朋友爱玩的运动器材有蹦蹦床、跷跷板、骑木马等。2. 青年运动器材主要是供给学生和中年人下班后运动，可解除学习、上班疲劳，使头脑放松，缓解压力，也可以丰富业余嗜好。一般以篮球、乒乓球、羽毛球、排球为主，以桌球和游泳池为辅。3. 老人休闲器材主要是下象棋、打乒乓球、聊天和散步，给老人们增添很多有趣的平台，让老人们不再觉得孤独。设计保健户外场所时，除了相关针对性的设施空间，应充分考虑人性的尺度、良好的连通性、明确的或视觉上的围合感以及可感知的安全感等，形成有利于诱发步行和促进运动的条件，引导业主主动走出家门，投身户外。

引导唤醒保健意识：保健居住区的营建与推广还应注重宣传引导，唤醒居民的自觉保健意识，业主无意识的“被保健”效果不会很理想。可采用对各个景点保健植物做相关保健功效说明，对植物种植区域的操作方法做相关介绍，对景观疗法进行宣传等方法，强化对自然的感知和认识，方便业主对植物及保健植物的功效等进行认识，更多地了解如何借助园林景观达到完整的健康状态，在与自然的接触中获得身心放松。做到民众的保健意识增强，保健知识熟知，健康水平增加。

第四节　饮食文化：饮食有节配搭得当

我国的中医养生食疗立足于人体所需的 6 大营养物质，即蛋白质、糖类、油脂、维生素、水以及无机盐。由于食材的复杂多样，加之各种食材中所包含的营养元素有所不同，不少人在进食时鲜少考虑到其中的营养搭配问题。中医养生食疗主张饮食应遵循基本的营养均衡原则，不宜偏嗜，食疗养生效果应从多种食材搭配中摄取。此外，形成一定的饮食节制也是极为重要的。营养价值再高的事物也应有节制摄取，否则当饮食数量超过身体负荷之时也会导致生理功能的破坏，影响身体健康。

一、中医养生食疗的发展渊源

我国的中医养生食疗历史久远，早在商朝期间，宰相伊尹所著的《汤液经》就已经主张通过食物烹饪的方法来达到特定的疗疾效果。这主要是由于人类在事物寻找中偶然发现了事物的特定药性，甚至这种药性远远胜过药品的疗效，于是中医食疗得以传播。我国西周时期就已设置食官，来专门负责食物的营养与药用搭配。直至汉唐时期，养生食疗的发展更为鼎盛，形成了这一时期特有的食疗理论系统。古代医学理论专著《黄帝内经》中就对各种食物的药用价值进行了一一阐述，将中医养生医疗的思想广泛传播。唐代医尊孙思邈对养生食疗进行了彻底研究，将食疗实践推向历史发展高潮。在李时珍的《本草纲目》中，对某些植物的药用功效进行了系统分析，凸显“以食为养”的食疗理念，中医食疗体系更加完善。

当今社会中，中医养生食疗也成为了人们青睐的养生保健手段之一。在张锡纯的《医学衷中参西录》中就提出了“用之对症，病自渐愈”食疗主张。科学合理的食疗养生习惯，不仅能够实现饮食的均衡搭配，对于抗老延衰、延年益寿也有着积极的促进意义。此外，养生食疗也应遵循四时阴阳变化，从人体基本生理调节的角度提高人体机能的适应性。又或是在四季变化或是晴雨交替之时，中医养生食疗要从慢性病预防和以气护胃的角度体现食疗养生的药用效果。比如上火症状就是气候变化和饮食失调时容易产生的问题，胃疼、咳嗽、失眠等状况频频出现，这时我们就需要通过食疗养生的途径来达到特定的医疗效用。出现轻微干咳症状时我们可食用糯米百合杏粥，这是由于百合为心肺清补佳品，对养阴润肺、止咳平喘效果显著；女性面色黯哑晦暗可经常食用西红柿银耳羹，这主要是因为银耳对于生津养阴和润肺健脑有着绝佳疗效；痰火出现时食用蜂蜜雪梨是比较有效的，雪梨素有“百果之宗”的美誉，是安定宁神、清痰润肺、除火降噪的圣品。此外，如猪肝治贫血、芝麻润发、荔枝补气、生姜健胃、桑葚防癌、荠菜治眼等都是中医养生食疗所涵盖的重要内容。

二、中医养生食疗应遵循的基本原则

中医养生食疗的效果并非一蹴而就，而是在长期的饮食习惯中逐渐形成的一种食疗养生意识，注重饮食的均衡搭配，了解食材的药用功效，都是中西养生食疗需要注意的问题。实践过程中，中医养生食疗还应遵循基本的养生原则，主要包括以下几点：

（一）五脏协调的原则

协调五脏是中医养生食疗中最为基本的养生原则。这主要是由于人体五脏中任何一处病变都将严重制约人体机能的发挥，影响人体健康。五脏以脾胃为重，运气濡血均需通过脾脏运行，这也是食疗养生的根本场所。古语云“虚不受补”，只有在保障脾胃功能的基本前提下才能更好地体现食材的药用疗效。

（二）阴阳平衡的原则

阴阳平衡也是中医食疗中需要注意的基本原则。阴阳盛衰失调必然会影响到养生食疗的药用效果，这对机体平衡也极为不利。中医养生食疗崇尚“补其不足、损其有余”的食疗理念，重视人体的阴阳平衡，比如鹿角胶粥、二冬膏等均能起到很好的滋阴补阳效果。在阴阳平衡的机体状态下，方能促进食材药用疗效的发挥。

（三）辨证施膳的原则

辨证施膳是一种药膳养生整体观的体现，同一种临床症状可能表现为多种病症特征，这就需要中医食疗过程需要时刻与实际病症相对应，切忌出现食材胡乱搭配的现象。一些气候变化、地域特征或是个体素质差异都有可能造成不同的食疗效果，需要我们妥善分析，积极寻找科学合理的施膳途径。

（四）三因制宜的原则

所谓的三因制宜原则主要是指中医养生食疗过程中应坚决做到因时配膳、因人配膳以及因地配膳。因时配膳应以四时变化为基础，顺应气候变化的规律来选择食材。因人配膳则需从个体的身体素质出发，重视临床症状与食材疗效的相互对应。至于因地配膳则是立足于不同地域特征的药膳特点，注重从生理与环境的双重角度来体现中医养生食疗的效果。

我国中医养生食疗的发展历史已逾千年，其丰富的食疗内容和显著的食疗效果使得人们的饮食更加合理和均衡，在中医养生领域独树一帜。在当前生活水平和医药事业的双重推动下，一些散布于民间的中医养生食疗秘方得到了搜集与整理，中医食疗被推上了国际舞台。甚至在我国炙手可热的中医药学当中，中医食疗养生也被作为一门专业的学科来加以研习，无论是临床还是教学方面都取得了显著成效。现代化发展进程中，以食疗为主的中医养生领域必将对中医药事业的发展产生积极而深远的影响。此外，饮食有节配搭得当的养生习惯也是人体健康长寿的重要保障。

佛山人的饮食，在讲究色、香、味的同时，在也讲究温、寒、滋补。

建国前，富贵人家宴席吃的是山珍海味，果子狸、穿山甲、山瑞、鹧鸪、鲍鱼、海参、鱼翅、燕窝、江瑶柱、明虾、肉蟹、鲈鱼、大鳝、马鲛、鲳鱼等，以及颇有地方特色的三蛇羹、龙虎会（蛇肉、猫肉）、禾花雀等。最为丰盛的是“九大簋”，后来菜肴更丰富，不限于“九大簋”了。

中等人家常吃的菜谱有时菜、猪肉、牛肉、鱼、蛋等，摆宴席时多数有烧猪肉、白切鸡、烧鸭（俗称“三碗硬”）、炒鱿鱼、虾米粉丝、炒杂、炒肉丁等。

贫苦人家日常助膳的多是咸鱼、咸菜、豉油仁面、面豉酱，或蒸鱼骨、鸡壳、鸭壳（拆去肉的鸡鸭骨）。有的每天早上到酒楼茶室门口买两三个铜钱的菜脚（宴会的残羹剩菜倒在一起的大杂烩）。有的长吃净饭，甚至以粥充饥。

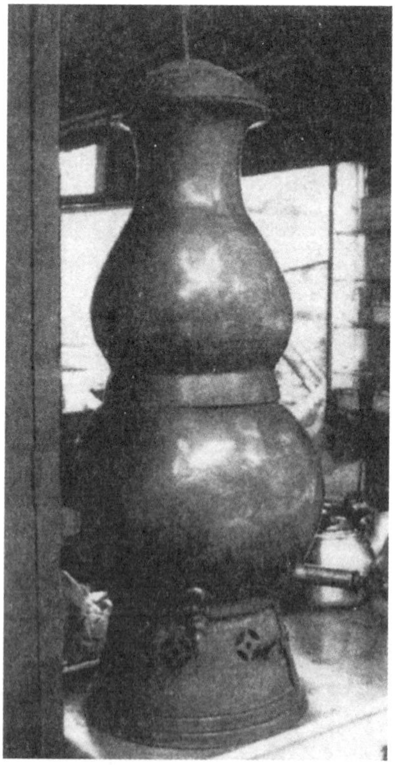

凉茶店独有的葫芦形茶煲

佛山人很早便有饮早茶的习惯，以手工艺工人（俗称“手作仔”）居多，上班前，到茶居（茶酒楼）来个“一盅两件”（即泡一盅茶吃两件小点心），与茶友谈天。商人也爱上茶居饮早茶，并借此看行情、交朋友、谈生意。街边早点以油炸鬼（油条）、咸煎饼、伦教糕、猪肠粉、白果腐竹粥为主。甜品有芝麻糊、绿豆沙、杏仁糊之类。凉茶是佛山人的保健饮料，王老吉、百草凉茶是人们爱饮的。酸瓜菜是佛山很具特色的街边小食。人们花上一两个铜钱，便可吃上又酸又辣又脆的酸芥菜、酸萝卜、酸辣椒之类。传统名菜有“三品楼柱侯鸡”“得心斋酝扎猪蹄”等。

建国后，党和政府提倡勤俭节约，人们已经养成了艰苦朴素、勤俭持家的风尚。建国前的“九大簋”已经很少有人问津。劳动人民一般以猪肉、鱼肉、瓜菜为主食谱。1959 年国家经济困难时，鲜鱼、猪肉、三鸟、蛋品凭票定量供应，平时佐餐多以青菜为主。有个时期集体食堂吃双蒸饭，酒楼摆番薯宴。最困难时有人吃小球藻、禾草饼等。1969 年后，国民经济日渐好转。1965 年自由市场（农贸市场）出售食物多了，价钱近于牌价，人们餐桌上又常出现鸡、鸭、鹅、猪、牛、鱼、蛋等熟食了。

党的十一届三中全会以后，生产发展了，人们的收入多了，饮食日渐丰富多彩。中西式餐厅、酒楼、大排档遍布市内各个角落；海鲜山珍，各色美点应有尽有。有钱人设宴请客，一桌（10 人）一千几百元是常事。茶市不但有传统的早茶而且增设了晚茶。到茶楼酒店去饮早茶的人除了退休老人（多是过去手工业工人）外，还有机关企业单位的工作人员等。青年人喜欢过夜生活，饮茶、跳舞、宵夜形成一股风气。食物中不但有高档食品，也有田螺、石螺等佛山人喜爱的风味小食。过去不能摆上筵席的菜蔬，今天也登上了大雅之堂，且颇受人们欢迎，如咸鱼矮瓜煲、荷兰豆芽（叶），甚至番薯叶等也成了美菜。

第五节　运动养生：形神合一持之以恒

养生是以培养生机、预防疾病、争取健康长寿为目的。运动养生是指用活动身体的方式维护健康、增强体质、延长寿命、延缓衰老的养生方法。中华民族的运动养生特色是：以中医的阴阳、脏腑、气血、经络等理论为基础，以养精、练气、调神为运动的基本特点，强调意念、呼吸和躯体运动相配合的保健活动。传统的运动养生，经过历代养生家的不断总结和补充，逐渐形成了运动肢体、自我按摩以练形，呼吸吐纳、调整鼻息以练气，宁静思想、排除杂念以练意的保健方法。用活动身体的方式实现维护健康、增强体质、延长寿命、延缓衰老的养生方法。

人类初始，狩猎以取牺牲，采摘而得天赐。运动是人类生存的前提，只是在社会发展，私有制出现，而后才有了“劳心者治人，劳力者治于人”的现象。运动养生先是迎合了社会上层的需求，如湖南长沙马王堆汉墓出土的导引图就是现今发现的最早记录。医学的发展，为运动养生提供了理论依据、指导原则、发展方向以及必要限制等，使运动养生向全面、合理的方向发展。流通气血、长养精神、强筋壮骨、滑利关节、坚肤壮肌、聪耳明目、充脏畅腑，从而达到精力旺盛，气血充足，思维敏捷，反应快速，耐力持久，老而不衰。

运动养生形式亦多。散步：每日慢步，讲规律，讲持久，民谚曰：“饭后百步走，活到九十九”，持之以恒，方可见功。跑步：提倡以适当的速度跑适当的距离，太短、太慢难于起到健身作用，太快、太长则以竞赛为目的而非健身了，须量力而行，要持之以恒，一般人选择跑步距离在800—3000米之间较为适宜。健身操和健美操：徒手操如早操、工间操、课间操，均属健身操类，目的在于全民健身，人人可行。时下流行的健美操，则要求更高，运动量更大，可以增强肌肉，使体形匀称健美，主要适应于中青年人。健身、健美器械有哑铃、杠铃、单杠、双杠、爬绳（爬杆）及各种健身器等，可选择自己适合和喜爱的项目进行锻炼。但杠铃不适于未成年人，以免影响身高的发育。单杠、双杠中一些复杂动作须有专人指导及保护，以免练习不当而受伤。踢毽跳绳，简单易行，可以大力推行。登山：是良好的户外运动，取其景致自然，空气新鲜，于怡情中健身，孔子曰仁者乐山、智者乐水，登山之乐，由来已久。游泳：古代受气候的限制，不能四季皆行，但春江水暖，更衣游水，沐浴自然，《论语》中有“暮春者，春服既成，冠者五六人，童子六七人，浴乎沂，风乎舞雩，咏而归”，俨然是一种集体的活动了。武术：可分徒手及持械两大类，其目的既有技击格斗、御敌防身的一面，亦有强健体魄、养生延年的一面。在徒手健身术中，有五禽戏、八段锦、易筋经、太极拳、形意拳、八卦掌等多种。其中，五禽戏为汉末名医华佗所创，历史悠久，相传其弟子习此而寿至九十余，至今沿习不衰。太极拳相传为元明道士张三丰所创，是目前练习最多、流传最广、门派颇多的一种健身术。八段锦、易筋经，亦是常习的健身功法。从中国武术的大概念看，内家拳得于导引者多，以健身为首要，而技击格斗、御敌防身为次。而在众多的拳术中，多数属于外家拳的范畴，其作用与内家拳相反。持械，械指器械、武器，民间概括称之为十八般兵器。持械本为战争之用，亦为保身，健身的意义则次之；在近代的武术锻炼上，持械则为保身与健身，失去了用于战争的意义。还有一些以沙袋、木棍等捶击身体的锻炼方式，俗称金钟罩、铁布衫功，意在保身，是武术中未学打人、先学挨打的一种功夫。铁裆功也属此类。它们仍以御敌保身为首要，与养生不完全相同。

运动养生，运动是形式，养生是目的。形式灵活多样，且可以自创，只要能够达到健身的目的即可。能量守衡，运动需要消耗，那么运动后身体要恢复，都要能量，所以运动不能过了，免影响恢复得不赏失。运动一般强度的情况下，30—45 分钟比较适合。生物时间规律，就一般人而言，每周三次比较合适。每周 3—5 次参加各类运动也在正常范围，但一周最少有一天是休息的。当然每天短时间的健身操、休闲的太极之类可以不算。如果对训练效果要求不高，隔天运动，是目前运动健身比较提倡时间安排。但像运动员，专项训练员是例外。如果人不去运动，不去接触外界，就会出现停滞退化，就算有充足的营养，人也不会长大多少，身体各项机能会在对抗大自然中慢慢失去作用，最终被自然淘汰。就像久不说话，几年后就真不会说话了，因为声线退化了。

锻炼能够维持机体的水平，足够的锻炼能让身体得到刺激，适应这种压力，机体会在锻炼中不断增强，在这种压力下生存下来。锻炼能增长肌肉，增强体质就是体现在这。锻炼是相对身体而言的，并不是相对于之前自己的训练量而言的。

第六节　艺术娱乐：身心愉悦形式多样

琴、棋、书、画，被古人称为四大雅趣，也是娱乐养生的主要形式和方法。它将艺术、感情交融在一起，既有强烈的感染力，又有明显的养生作用。而且，还各具特色。兹分述如下：

一、琴与音乐

琴是我国一种古老而富有民族特色的弹弦乐器，因它常与瑟一起演奏，故常琴瑟并称。琴瑟之音，即指音色优美动听的乐曲，若从广义上讲，就是指音乐。音乐，可以欣赏，可以自娱，包括唱歌与演奏乐曲。欣赏音乐可以使人情绪改变，而弹拨或唱歌则不仅可以调节情志怡养心神，还可直接宣泄情绪。

音乐可以表达思想感情，抒发内心情怀，可以引起人的共鸣。《礼记·

乐记》说："诗言其志也，歌咏其声也，舞动其容也，三者本于心，然后乐气从之。是故情深而文明，气盛而化神。和顺积中而英华发外。"所以，养生的音乐，只能是文明健康、美妙动听而感人的音乐。消极颓废的音乐则非养生所宜。《吕氏春秋·孟春纪》："靡曼皓齿，郑卫之音，务以自乐，命之曰伐性之斧"，说的就是这个道理。

（一）养生机理

1. 抒发情感，调节情志

音乐用其特殊的语言形式，满足了人们宣泄情绪，表达愿望的需求，而情感的适当抒发对人的健康十分有利。

音乐不仅可以表达情感，还能通过其旋律的起伏和节奏的强弱调节人的情志。《寿世全书》说："声音感人之道，其效力速于训话与身教……况丝竹能陶冶性情，讴歌能发抒抑郁，故无论男女，当职业余之时，或安弦操缦，或铁板铜琶，或引吭高歌，或曼声徐度，于身心二者，交有裨益。"音乐使人的感情得以宣泄，情绪得以抒发，因而令人消愁解闷，心绪安宁，胸襟开阔，乐观豁达。正如音乐家冼星海所说："音乐，是人生最大的快乐；音乐，是生活中的一股清泉；音乐，是陶冶性情的熔炉。"

2. 调和血脉，怡养五脏

《史记·乐书》中说："故音乐者，动荡血脉，通流精神而和正心也。"音乐通过调节情志，使人欢悦，故而令周身脉道通畅，气血调达。古人认为五声音阶中的宫、商、角、徵、羽五音，分别与五脏有不同的调节作用。宫音悠扬谐和，助脾健运，旺盛食欲；商者铿锵肃劲，善制躁怒，使人安宁；角音条畅平和，善消忧郁，助人入眠；征音抑扬咏越，通调血脉，抖擞精神；羽音柔和透彻，发人遐思，启迪心灵。说明音乐确能起到和血脉，谐调五脏功能的作用。

3. 动形健身

音乐不仅可以通过听赏而令人心情舒畅，气血和调，演奏不同的乐器或伴随优美的乐曲而翩翩起舞可使人动形健身。吹、拉、弹、拨各种不同的乐器，可以心、手并用，既抒发情感，也活动肢体，而且，手指的活动还可以健脑益智。在音乐旋律的境界中，舒展身体，轻歌曼舞，使人情动形动，畅情志而动筋骨，从而达到动形健身的目的。

现代医学研究表明，音乐的活动中枢在大脑皮层右侧颞叶。轻松、欢快的音乐能促使人体分泌一些有益于健康的激素、酶、乙酸胆碱等活性物质，从而调节血流量和兴奋神经细胞，音乐还可以改善人的神经系统、心血管系统、内分泌系统和消化系统的功能。

人体有种种周期性生理节律，如心跳，呼吸，胃肠蠕动等，统称为生物节律。正常的生物节律，都有稳定的周期，各种生物节律之间构成同步的或协调的关系。人体的这些生物节律时刻保持着与大自然的昼夜、年月、季节、温度、湿度、气压、磁场等自然节律的协调关系，处于同步状态，亦即《内经》中多次强调的“与天地如一”的状态，这是维持人体健康的一个重要条件。如果这种相互关系遭到破坏，人体就会产生不适或疾病。音乐的旋律与节奏在快慢变化起伏跌宕之中，可以起到调节人体生物节律的作用，故而对人体健康有益。

（二）注意事项

1. 欣赏音乐要根据不同情况有针对性地选择：如进餐时，听轻松活泼的乐曲较为适宜，有促进消化吸收的作用；临睡前，听缓慢悠扬的乐曲，有利于入睡；工间休息时，听欢乐、明快的乐曲，有利于解除疲劳等。

2. 要结合个人的身体情况，选择曲目：如老年人，体弱者及心脏病患者，宜选择慢节奏的乐曲；年轻人宜选择强节奏的乐曲等等。

3. 要根据个人爱好选择曲目：无论民族乐、管弦乐，还是地方戏曲，均以个人喜好为原则，其同样都能起到调节情志的作用。

4. 要注意情绪的变化：练习、演奏乐曲，要在心闲气静之时，方能达到养生健身的目的。情绪波动，忧伤恼怒之时，以暂不弹奏为佳。

二、弈棋

我国棋类有很多，如围棋、象棋、军棋，雅俗共赏，变化万千，趣味无穷。弈棋之时，精神专一，意守棋局，杂念皆消，神情有弛有张。古人就有“善弈者长寿”之说，弈棋不仅是紧张激烈的智力竞赛，更是有利身心、延年益寿的娱乐活动。

（一）养生机理

1. 养性益智：下棋是一种静中有动、外静内动的活动，需要凝神静气、全神贯注，神凝则心气平静，专注则杂念全消。而棋局的变化，可以锻炼人的应变能力，既是一种休息、消遣，也是一种益智养性的活动。

2. 锻炼思维：下棋是一种有兴趣有意义的脑力活动，棋盘上瞬息万变的形势，要求对弈者全力以赴，开动脑筋，以应不测。两军对垒，这是智力的角逐；行兵布阵，是思维的较量。经常下棋，能锻炼思维，保持智力聪慧不衰。

3. 身心舒畅：与棋友会棋，磋商技艺，能增进朋友之间的往来，特别是中老年人，下棋作为一种活动，也可使人精神愉快，有所寄托，使身心舒畅。

（二）注意事项

下棋固然是有益的活动，但不掌握适度，以致废寝忘食，反而有损于健康，故而应注意以下几点：

1. 饭后不宜立即弈棋：饭后应稍事休息，以便食物消化吸收。若饭后即面对棋局，必然会使大脑紧张，减少消化道的供血，导致消化不良和肠胃病。

2. 不要时间过长：下棋不注意适度，会使下肢静脉血液回流不畅，出现下肢麻木、疼痛等症。故应适当活动，不应久坐。

3. 不要情绪波动：过分紧张、激动，对老年人十分有害，往往可诱发中风、心绞痛，应以探讨技艺为出发点和目的，不争强好胜，不计较得失，才能心平气和。

4. 不要挑灯夜战：老年人生理功能减退，容易疲劳，且不易恢复，若夜间休息减少，身体抵抗力下降，就会容易发生疾病。

三、书画

书指书法，画指绘画，中国书画是具有浓郁民族特色的艺术表现形式，也是养生的有效手段之一。

以书画进行养生、治病，有两方面的内容。一是习书作画，二是书画欣赏。习书作画是指自己动手，或练字或作画，融学习、健身及艺术欣赏于一体。书画欣赏是指对古今名家的书画碑帖艺术珍品的欣赏，在艺术美的享受之中，达到养生键身的目的。

《老老恒言·消遣》中说："笔墨挥洒，最是乐事"，"法书名画，古人手迹所存，即古人精神所寄，窗明几净，展玩一过……谛审其佳妙，到心领神会处，尽有默默自得之趣味在。"经常练字的人都有这样的感觉，随着自己在书法上的长进和增高，体力、精力也有很大的增益。

（一）养生机理

1. 调血气，通经脉

习书作画要有正确的姿势。头部端正，两肩平齐，胸张背直，两脚平放，这样才能提全身之力。宋代陆游有"病体为之轻，一笑玩笔砚"之名句。写字作画必须集中精力，心正气和，灵活自若地运用手、腕、肘、臂，从而调动全身的气和力。这样，很自然地通融全身血气，身体内气血畅达，五脏和谐，百脉疏通，使体内各部分功能得到调整，使大脑神经兴奋和抑制得到平衡，促进血液循环和新陈代谢，精力自然旺盛。

2. 静心宁神

书画活动可以使心理达到平衡。唐代大书法家欧阳询认为："澄神静虑，端己正容，秉笔思生，临池志逸"。作画习书必须用意念控制手中之笔，"用心不杂，乃是入神要路"。绝虑凝神，志趣高雅，便能以"静"制"动"。这样，使人消除紧张变得遇事沉着。

学然后知不足，知不足乃能立志进取，购买书法理论，碑刻字帖，参观书展、观摩欣赏，苦练作画习书之功，才能提高鉴别能力，也才能真正掌握功夫。进取总使人欣慰，一旦有所长进，便会自得其乐，心情愉快。

中国书画，是两种不同的艺术表现形式，书法重在字的间架结构变幻及笔力、气势；而中国画则重在丹青调配，浓淡布局。但其本质都在于追求意、气、神，讲究章法、布局。所谓意，指意境；气指气势；神指神态。讲意境，即要求静息凝神，精神专注，杂念全消，一意于构思之中。讲气势，是要求全神贯注，气运于笔端，令作品在笔墨挥洒之间一气呵成。讲神态，是指意境、气势的集中表现。

习书作画及观赏玩味能够令人增加清趣，陶冶情操，并在练习书画之时，使身体经常处于内意外力的"气功状态"，使人神形统一，并能令人静思凝神，心气内敛，这也是排除不良因素干扰的一个重要方面。且习书作画不仅意在心中，还须力在笔端，这又锻炼了筋骨，使气血流通。

总之，书画之健身养性之理在于增加情趣，身心兼娱，意气相合，神形统一。

（二）注意事项

练习书法或作画，也十分强调情绪好坏。情绪的好坏直接影响字画作品的效果。唐代著名书法家孙过庭曾说："一时而书，有乖有合，合则流媚，乖则雕疏。"精神愉快，心有所悟，雅兴勃发，自然就能在作书画时尽兴发挥自己所长。反之，情绪不舒，即便写字作画，往往也未必成优良之作，更谈不上于身体有益。要作书画，就要注意自己的心情，若情绪不良，不必勉强。因而，要注意以下几点：

1. 劳累之时或病后体虚，不必强打精神，本已气虚，再耗气伤身，会加重身体负担，不易恢复。

2. 大怒、惊恐或心情不舒，不宜立刻写字作画，气机不畅，心情难静，此时一则不会写出好字绘出好画，二则也伤身体。

3. 饭后不宜马上写字作画。饭后伏案，会使食物壅滞胃肠，不利于食物的消化吸收。

4. "功到自然成"，不可操之过急，要持之以恒，坚持经常练习。

四、旅游

旅游是娱乐养生的内容之一。历代养生家多提倡远足郊游，而道家、佛家的庵、观、寺、庙也多建立在环山抱水，风景幽美之处，以得山水之清气，修身养性。旅游不仅可以一览大好河山之壮丽景色，而且还能借以舒展情怀，心胸开阔，锻炼身体，增长见识，是一种有益于身心调养的活动。

（一）养生机理

旅游是一种有益于身心的综合运动，不仅可以欣赏自然美景，又可锻炼身体，更可以开阔眼界，拓展知识，可谓一举多得。

《寿亲养老新书·古今嘉言》说："余家深山中，每春夏之交，苍藓盈阶，落花满径，门无剥啄，松影参差，禽声上下……从容步山径，抚松竹，与麛犊共偃息于长林丰草间。坐弄流泉，漱齿濯足。"古人非常推崇远足郊游活动，特别是文人墨客，游山玩水之间，佳句诗作乃生。北宋大文学家苏轼在游览了西湖之后，写出了"水光潋滟晴方好，山色空蒙雨亦奇，欲把西湖比西子，淡妆浓抹总相宜"的优美诗句。

1. 领略自然风光，呼吸新鲜空气。当人们投身于大自然，深山密林，江河湖海，溪泉潭瀑，田园花草，不禁耳目为之一新，呼吸到大自然的新鲜空气，神情为之一爽。

新鲜空气主要指空气中的负氧离子含量高。研究表明，负氧离子含量若小于25个/m^3，人就会头痛、恶心、晕眩、疲劳；而含量若大于1万个/m^3，人就会因代谢活跃，心情舒畅，精力充沛，食欲增加；若大于10万个以上/m^3，就可用来治疗某些疾病。可见，空气是否清新对人的健康很重要。而阴离子的多少，因环境不同有很大差异。城市街道、尤其繁华地段阴离子很少，但乡村、山地阴离子则较多，海边、瀑布等地含量最多。经常能够去空气新鲜的地方游玩，对人的身体会有好处。既可预防疾病，保持身体健康，又能对某些疾病起到良好的康复治疗作用。

2. 陶冶性情，增长知识。当身处海边山顶瞭望自然风光时，那广阔无垠的原野，苍翠幽深的崇山峻岭、变幻莫测的云雾，奔腾不息的江河大海，广阔的天地，使人神清意爽，不良情绪立即化为乌有。诗人、音乐家、书画家更可以从中找到艺术创造的灵感。了解不同的风土人情和不同的地理环境，既饱眼福，又广见闻。所以旅游不但可以陶冶性情，还能增长知识，开阔眼界。既有修身养性的作用，又能提高文化和鉴赏水平。中国著名的旅游胜地，如西安的秦兵马俑、苏州的怡园、杭州的西湖、山东的孔庙和碑林、敦煌的石窟等等，均能使人在参观旅游之时学到许多中国传统文化知识，若能去国外旅游，还能了解许多带有异国情调的文化。

3. 锻炼体魄。在远足跋山涉水之中，不仅观赏了大自然的奇妙风景，领略了美好的环境，同时也活动了身体筋骨关节，锻炼了旅行者的体魄。使人气血流通，利关节而养筋骨，畅神志而益五脏。对于年老体弱者，应只求漫步消遣，不必求快求远，可缓步而行，时辍时行；对体胖者，旅行是减重的好方法。

国内外许多学者研究认为，运动脚趾也如运动手指一样，有助于大脑健康，甚至有人认为脚掌为人体的“第二心脏”。脚趾活动的减少已成了腰痛等系列“文明病”的病因，因此要保持身体健康，就应多远足郊游，在游览期间病体可为之一轻。

4. 获得精神享受。人类社会的进步，其本身就是一个征服未知的过程。好奇是人的本能，变未知为已知，到陌生的地方去旅行，开阔眼界，这对大多数永远是一种向往，有着巨大的吸引力。只要条件具备，人们就会欣然踏出自己的生活环境，到大自然中去。

心理学家认为，人的需要有五个基本层次。除生理需要、安全需要，在人群中的地位需要，以及自尊自爱和被人尊敬的需要，还有自我实现或个人发展的需要。现代人在获得了相当充分的物质享受的基础上，越来越追求美好的精神享受，旅游观光、周游世界，便可以有效地满足人们高层次的精神需求。

（二）旅游健身原则及注意事项

要考虑到季节。春季天地气清，万物以荣，春芽初萌，自然生发之气始生，逢春季应顺应自然之生机，踏青便是一项有益活动。夏季天气炎热，暑热之气难耐，此时若去海滨或森林，则可避暑养气。若旅游外出，也应择时而往，避免太阳直射，尤避长时间在阳光下暴露。傍晚时分，泛舟湖上，观赏荷花，能使人顿感凉爽。秋高气爽的季节，是旅游的最佳时候。无论登山临水，还是游览古迹，均不失为最使人惬意的黄金季节。冬季，雨雪偏多，一般不宜远游，但近处踏雪赏梅，观冰山玉树，看漫天飞絮，也颇有情趣。

要根据人的气质不同选择旅游项目。一般地讲，多血质者应去名山大川，直抒胸怀；胆汁质者则游亭台楼榭，宁静心境；抑郁质与粘液质则应以观今古奇观和起落较大的险景胜地为上，改坐抑郁多愁之心境，这样因人而异，更能起到理想的效果。

应提高文化和鉴赏水平。如果文化素养太差，鉴赏水平会受到影响，有时还会直接破坏旅游兴致。很多古代文化中的奥秘，只有深入其中，才能体会其绝妙。游风景名胜，从某种角度说，是在看一部历史。鉴赏水平提高了，就能赏味风景名胜的内在美，从而使旅游获得最佳的养生效果。

要特别注意安全，避免发生意外。

五、花木、垂钓

（一）花木

自古以来，鲜花以其颜色、馨香、风采和风格，赢得了人们的喜爱。鲜花不仅能美化环境，净化空气，有益于人们的身心健康，而且还是人类生活中不可缺少的物质资源。

1. 养生机理

花木不仅在于其形、色美化环境，使人心情舒畅，其香能令人心醉神往，而且种植花木还能促使人不断学习有关知识，掌握新技术，更可以活动筋骨，丰富生活情趣。调畅情志，活动筋骨，具有神、形兼养之功。

清代养生学家曹慈山，75 岁以后，仍学而不厌，无书不读，吟诗作赋，写字画画，奏乐鼓琴，著书立说，栽花植木，兴趣十分广泛。据《嘉善县志》载：他在院内累土为山，广植花木，以奉其母。并把他的养生经验写进《养生随笔》：“院中植花木数十本，不求名种异卉，四时不绝便佳”，“阶前大缸贮水，养金鱼数尾”，并要求“事事不妨身亲之”。

科学家研究证明，每日到园林或绿色地带活动，可使耐力增加 15%，使消除疲劳的时间缩短 80%，在绿色的花园里，皮肤温度可降低 1℃—2℃，脉搏每分钟可减少 4—8 次，呼吸慢而均匀，血流减慢，紧张的神经可以松弛下来，嗅觉、听觉和思维活动的灵敏性得到增强。

据研究发现，树叶可吸收声波，减低噪音；树叶的光合作用又可净化空气；夏天树叶还可蒸发水分，既增加空气湿度，又吸收热量；绿色还可调节神经的疲劳，保护视网膜，同时还有缓和神经紧张、使人安静的效能。现代人的生活，无不受噪音灰尘所染，如若能培养养花的爱好，在庭院或阳台种些树木，养植草坪，盆栽花草，户外的体力劳动，既可调剂生活、美化环境，又能学到一些科学技术知识，提高艺术文化的素养，增添家庭乐趣。

鲜花不仅以它的颜色令人赏心悦目，更主要的是，在花的香味中，含有一种既能净化空气、又能杀菌灭毒的物质——芳香油。当芳香油的气味和人的鼻腔内的嗅觉细胞接触时，立即通过嗅觉神经传递到大脑皮层，使人产生沁人心脾的快感。令人气顺意畅，血脉调和。据研究，不同的花朵，能产生不同质芳香油。如萝卜花、南瓜花、百合花的香味，可治疗糖尿病；天竺花香味可镇静神经、促进睡眠，并有良好的健脑作用；豆蔻花的香能治胃病；苏合花香对高血压、冠心病很有疗效。另据研究发现，有些花，如文竹、仙人掌、秋海棠、天竺葵等还可以分泌出植物杀菌素，使某些细菌致死。还有些花草的气味具有驱散苍蝇、蛾子、蚊虫的作用。

2. 养花健身的原则

家庭养花，是一件富有情趣的活动。但也应注意以下几方面。

因室养花：室内养花，应根据居室条件，不可培养太多。如果窗台上摆满花草，影响阳光照射，使人得不到必要的室内阳光。

注意观察，随时更换：有些花草分泌的香精油会使某些人头痛，或使患有支气管哮喘的病人发病；会对花粉过敏的人，室内不宜放花，遇有这种情况，应立刻移至户外或更换别种花卉。还有些花如天竺葵、金盏花、报春花等不可用手去摸，以免患过敏性皮炎或湿疹。

（二）垂钓

垂钓作为一种户外活动，不仅能锻炼身体，而且修身养性，有益健康

1. 养生机理

锻炼身体：钓鱼往往要远足水边，才能寻到垂钓的好地方。不论是步行，还是骑车前往，这本身就是一种身体锻炼，行至途中，已想到鱼儿上钩，此番情趣，使人周身轻松。

陶冶情趣：垂钓的环境多处于群山环抱、绿林深处或秀水清溪地，这种环境使人摆脱城市的喧闹及空气污染，令人安静，悠然自得。

练意养神：垂钓时身体极度放松，这是形松体静，但另一方面，思想必须集中。若思绪纷杂，即使有鱼也难钓到。钓鱼时应脑、手、眼配合，静、意、动相助，眼、脑专注于浮标，形体虽静，而内气实动，这种动静结合，使一小部分神经活动，而大部分脑神经得到充分休息。对提高视力和头脑灵敏性均有好处。

磨炼意志：钓鱼需耐心和细心。稳坐钓鱼船的“稳”字，就是一个很好的概括。钓鱼不可性急，不求收获，但求意境。若一味追求钓到大鱼，反而心躁性浮，于健康不利。应将钓鱼视为磨炼意志、克服急躁情绪的手段，培养稳重的性格。

2. 垂钓的注意事项

风湿症患者应舍此活动，因近水可使病情加重，身体不适。

注意安全，不要坐在潮湿处，以免染病。

时间适度，要注意时间不可过长，不应太专注于此，更不因未钓到鱼而垂头丧气，这样，就破坏了垂钓的良好初衷。最好多人结伴，与野游、

野炊等活动结合，更为有趣。

第七节　医药卫生：治未病
——未病先防、既病防变、瘥后防复

中国早在2000多年前就明确提出了“预防”的概念，《周易·既济卦》说“君子以思患而豫（预）防之”，是目前发现关于“预防”的最早的文字记载。中医“治未病”最早源于中医学的经典著作《黄帝内经》，由汉代张仲景《伤寒杂病论》和《金匮要略》阐发，后经历代医家不断丰富和发展，到明清已经初步形成较为完备的理论和实践框架。近年来，随着中医药现代化和我国医疗卫生改革的发展，中医治未病预防保健的理论体系已初步形成。

一、中医治未病的发展溯源

奠基于战国时期：中医药传统治未病理论奠基于2000多年前的战国时期，其时主要指“未病先防”，包括了“养生保健”和“欲病救萌”两个方面。《黄帝内经》提出了中医治未病的基本理论和实践框架。《黄帝内经·素问》中“四气调神大论”“上古天真论”“生气通天论”等篇均有专门阐述中医治未病理念的内容。《素问·四气调神大论》“是故圣人不治已病，治未病，不治已乱，治未乱”是对治未病的最为经典的论断，明确提出了治未病养生“未病先防”的思想内核。《素问·上古天真论》云：“恬淡虚无，真气从之，精神内守，病安从来。”《素问·阴阳应象大论》亦曰：“圣人为无为之事，乐恬淡之能，从欲快志于虚无之守，故寿命无穷，与天地终。”提出了治未病相应的养生保健基本原则。而《素问·八正神明论》又云：“上工救其萌芽”，补充提出了未病先防的另一个含义，疾病出现某些先兆，或处于萌芽状态时，应采取措施，防微杜渐，从而防止疾病的发生，即“欲病救萌”。实践应用方面，《素问·刺热篇》：“肝热病者，左颊先赤；心热病者，颜先赤；脾热病者，鼻先赤；肺热病者，右颊先赤；肾热病者，颐先赤。病虽未发，见赤色者刺之，名曰治未病也。”《灵枢·逆顺》：“上工，刺其未生者也；其次，刺其未盛者也……故曰：上工治未病，不治已病。”都提出了治未病的具体方法，强调把握先于疾病发作的时机，进行治疗，从而达到“治未病”的目的。

发展于汉唐时期：传统中医治未病理论于汉代产生了跨越式的发展，进一步丰富其理论内涵和实践手段，将“既病防变”和“病后康复”纳入了治未病范畴。汉代张仲景在《伤寒杂病论》中对治未病的理论进行了精妙的阐发，《金匮要略·脏腑经络先后病脉证篇》中“夫治未病者，见肝之病，知肝传脾，当先实脾”的论述进一步明确提出了既病防变的重要思想。《伤寒论》于六经病篇之后，专设《辨阴阳易差后劳复病脉证并治》，指出伤寒新愈，若起居作劳，或饮食不节，就会发生劳复、食复之变。从而将病后调摄，以防复发，补充为治未病内容的重要延伸。《金匮要略》对疾病的发生和预防也作了很多原则性的阐述，并提出了纲领性的治疗方法，如《金匮要略·脏腑经络先后病脉证第一》强调虽然客气邪风是致病的主要因素，但可通过“养慎，不令邪风干忤经络”等一系列措施进行预防，进一步阐发了治未病养生保健的内容。

唐代孙思邈是又一位在治未病方面作出重大贡献的医家。他将疾病分为“未病”“欲病”“已病”三个层次，提出“上医医未病之病，中医医欲病之病，下医医已病之病”，认为医生和患者要“消未起之患，治未病之疾，医之于无事之前”。他对治未病主要从养生保健和欲病早治的角度着眼，“喜养性者，治未病之病”，所著《千金要方》记载了大量养生延年的方法和措施，有很高的实用价值。此外，东汉华佗创五禽戏健身法，晋代葛洪强调气功摄生，都对治未病的实践应用进行了深化。

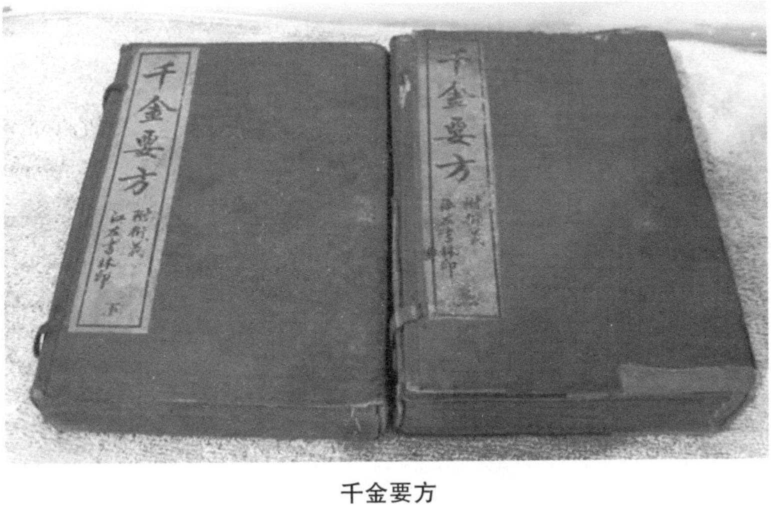

千金要方

成熟于明清时期：中医传统治未病理论成熟于明清时代，这个时期的医家们在临床实践中灵活应用治未病理论，大大丰富了治未病的方法和手段。明末清初喻嘉言也是治未病思想的大力倡导者，并专门撰写了《医门法律》，如中风门中的人参补气汤便是御外入之风的绸缪之计；又如血痹虚劳篇中对于男子平人谆谆致戒，是望其有病早治，不要等虚劳病成，强调于虚劳将成未成之时，调荣卫，节嗜欲，积贮渐富，使虚劳难成。

清代叶天士对于治未病研究颇深，明确提出了逐邪务早、先证用药、先安防变等临床用药原则，如在《温热论》中指出："务在先安未受邪之地"。如邪入营分而见斑疹隐隐，必须"急急透斑为要"，故用清热凉血之剂，使营血热毒得解。又如对"平素心虚有痰者"，治法总兼以养心化痰，主张用石菖蒲、郁金、牛黄丸、至宝丹等开其闭，以防其"昏厥为痉"。后来吴鞠通在《温病条辨》中提出保津液和防伤阴的治疗原则，提出要在温病治疗过程中注意步步顾护津液，与叶氏"务在先安未受邪之地"之意恰恰吻合，亦体现了治未病的思想。

应用于新时期：近年来，随着我国医疗卫生体制改革和中医药现代化的不断深入，人们对疾病预防治疗和健康服务的理解和认识也不断深化，一些管理者和学者将目前我国严重的医疗卫生问题和中医治未病的思想进行碰撞和融合，初步提出了治未病预防保健理论体系的概念，即运用中医治未病的伟大思想和丰富手段，在完善临床医疗体系的同时，通过养生保健、疾病预防、重大疾病阻断和康复的全过程、多层次的实践，构建我国具有中医特点的预防保健理论体系，以冀充分发挥中医治未病的特色和优势，更好地解决我国当前的医疗卫生困境，同时也进一步提升了中医治未病的理论内涵和实践价值。

二、中医治未病的理论内涵

中医治未病的理论内涵经历代医家不断充实，今之学者因各自视角不同而略有差异。很多学者将之和现代预防医学的三级预防近似地联系起来，围绕疾病进行了阐释。也有部分学者认为，治未病出自《内经·养生篇》，主要还是讲养生保健，不宜和疾病治疗联系起来。治未病是中国传统文化理念"防患于未然"在中医学中的具体应用，从一定意义上可以说，治未病是关于预防的哲学思想在中医学养生、保健、预防、医疗、康复全过程中的应用体现，而且随着后世不断发展完善，不断注入了新的内涵和方法。新时期中医治未病预防保健的理论体系可以概括为：未病就是疾病未生、疾病未发、疾病未传和疾病未复；治未病就是以健康为核心，无病养生以防患未然；欲病救萌以防微杜渐，已病早治以防其传变，病后调摄以防止复发；治未病预防保健体系充分体现了在辨证论治和整体观的原则之下，以健康为核心，贯穿个体化、积极主动地开展防治结合的全程养生和预防的理念。

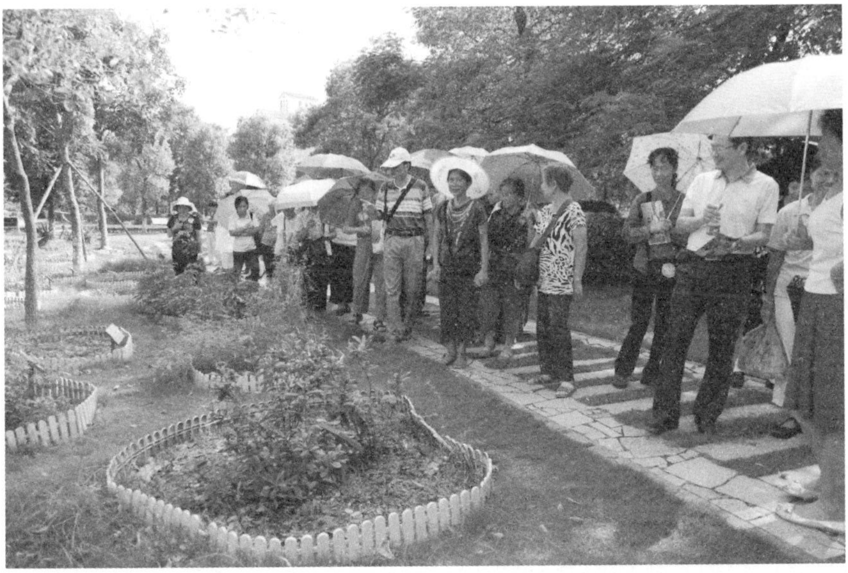

2012 年 8 月，佛山市中医院周末健康讲座十周年“健康同行十周年”——组织听众参观养生园

疾病未生——无病养生、防患未然：疾病未生时的治未病，即指在身体尚未发生疾病之前，就采取各种积极措施，加强养生保健调理，增强人体对疾病的抗御能力，防止疾病的发生。于疾病未生之时进行治理和调摄，也就是重视养生保健的思想。通过养内和防外两方面的措施，达到养生保健、防病于未然的目的。

未病先防——欲病救萌、防微杜渐：疾病未发时的治未病，即指疾病虽尚未发生，却已出现某些先兆，或疾病已经处于萌芽状态时，应早期发现、早期诊断、早期治疗，防微杜渐，及时把疾病消灭在起始和萌芽状态。病情的发生发展有一定规律，一方面要强调及早治疗，防微杜渐，避免疾病的深入发展；另一方面不同情形要有针对性治疗措施，要在适当的时候采用恰当的方法，如“疾之居腠理也，汤熨之所及也；在血脉，针石之所及也；其在肠胃，酒醪之所及也；其在骨髓，虽司命无奈之何”（《史记·扁鹊仓公传》）。

既病防变——已病早治、防其传变：疾病未传时治未病，是指要善于把握疾病的传变规律，在已有疾病尚未传变之时，“见肝之病，知肝传脾，当先实脾”。在疾病发生的初期，就及时防止或阻止疾病的发生、蔓延、恶化或传变，救急防危。在疾病初期，一般病位较浅，病情较轻，对正气的损害也不甚严重，故早期治疗可达到易治的目的。如《金匮要略·脏腑经络先后病脉证第一》云“适中经络，未流传脏腑，即医治之”，疾病由外及内，四肢才觉重滞，马上进行导引、吐纳、针灸和膏摩等，勿令九窍闭塞，可以在疾病部位尚浅时治愈，防止传变脏腑。

瘥后防复——病后调摄、防止复发：疾病未复时治未病，是指疾病初愈，或处于疾病尚未发作的间歇期，疾病尚未复发之时，虽然症状消失，但此时邪气未尽，正气未复，气血未定，阴阳未平，必须调理方能渐趋康复。所以应慎起居、节饮食、勿作劳，做好疾病后期的善后治疗与调理，方能巩固疗效，防止疾病复作，以收全功。

三、中医治未病服务方法的产业应用

中医治未病几千年来应用于实践，其丰富的养生、保健、预防、诊疗和康复的理念、手段和方法，蕴含着大量的产业化元素。中医治未病除了辨证论治的主要方法以外，健康服务的主要方法还包括以下几类：（1）服食方药（膏方）：中医服食方药历史悠久，根据个性化原则，不同季节服食不同方药，对于预防疾病有很好的效果。特别是近年来中药作为绿色天然药物，适合人们回归自然崇尚天然的趋向。从大量的中医服食方药中开发适合不同人群的保健产品，具有很强的市场竞争优势。（2）针刺艾灸：针灸能增强免疫力，延缓衰老，具有明显的保健作用。据研究，针刺内关、神门、心俞、巨阙、百会、印堂诸穴可用来调整心功能，补益心气，镇静安神；艾灸神阙、关元、中极、命门、肾俞、太溪能补肾壮阳，增强性功能。根据中医治未病和辨证的原则开发相应的针灸技术和产品，能达通经脉，调其气血，使阴阳归于相对平衡，脏腑功能趋于调和，达到治未病的目的。（3）推拿按摩：根据中医理论，按照整体观念和辨证施治的原则，运用规范的手法作用于人体相应的穴位或部位，刺激经络和腧穴，以调整机体的生理状态，促使人体气血流通，改善其病理环境，从而使人体增强抗病能力。运用传统规范的推拿按摩手法，能疏通经络、运行气血、消肿止痛、调和营卫、养心安神、平衡阴阳，可预防亚健康的发生，并有缓解筋脉拘急及延年益寿的作用，具有广阔的市场需求。（4）精神调摄：中医治未病强调清静养神，如《太平御览方术部》“太上养神，其次养形。神清意平，百节皆宁，养生之本也”。唐代孙思邈在《千金要方·养性序》：“善养性者则治未病之病，是其义也。”在心理疾患日益增多的今天，发掘“恬淡虚无，真气从之，精神内守，病安从来”的精神内涵，注重精神调摄，有重要的应用价值。（5）食疗药膳：战国后期的《吕氏春秋·季春纪篇》说“大甘、大酸、大苦、大辛、大咸，五者充形则生害矣”，提出了

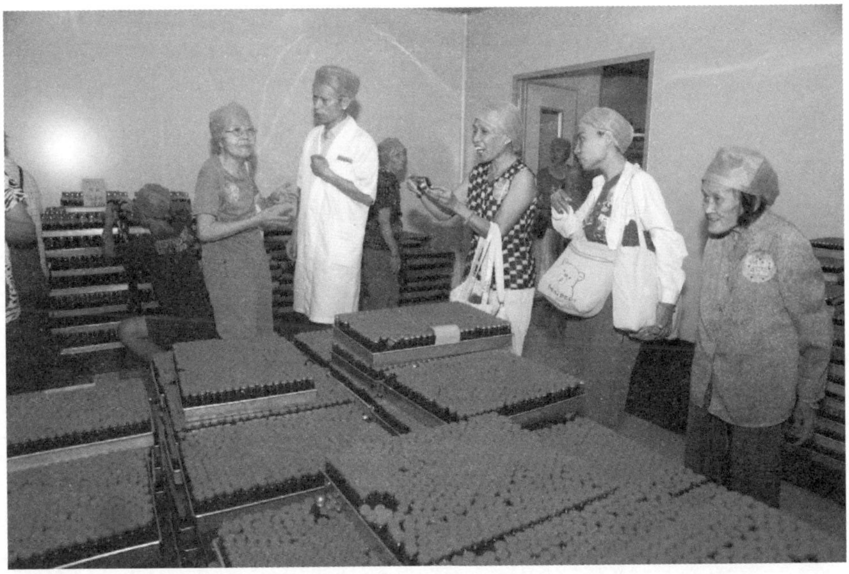

2012 年 8 月，佛山市中医院周末健康讲座十周年“健康同行十周年”，组织参观制剂中心

中医治未病饮食调养的一些原则。历代以来中医治未病积累了大量的有效食疗方和药膳的方法，如辨体施膳、平衡饮食等等，也是市场开发的重要源泉。（6）其他传统养生保健方法：如五禽戏、八段锦、太极拳、气功、导引等运动保健的方法，对于预防改善身心状态、预防疾病有着突出效果；再如根据五行制化原则开发的音乐疗法，按照宫、商、角、徵、羽之间存在着相生相克关系，可以很好地调节情绪，愉悦性情，治病延年。

中医治未病遵循个体化的原则，针对不同的个体，由于体质、生活环境等内外因素的不同导致其生理特征、病理变化的不尽相同，“因时、因地、因人制宜”，应用了多种多样预防、养生、保健和康复的手段和方法，也有着更为广阔的开发应用前景。

附录一

日常耳穴保健按摩法

日常耳穴保健按摩法是治未病保健调理技术之一，是佛山市中医院治未病中心承担国家中医药管理局中医药标准化项目《中医治未病技术操作规范：耳穴》（编号：SATCM－2015－BZ）制订工作中的一个内容，经过两年多的研究、制订与实践，将于2017年作为国家行业标准颁布实施。同时，该中心“耳穴诊治亚健康中医调理技术”是2011年中华中医药学会首批“百项亚健康中医调理技术”之一。操作简便、易学易懂、疗效确切，推广十多年来群众反应良好。

1. 前后擦耳：以掌心前后摩擦耳廓正反面20次，可对全身进行保健，能疏通经络、振奋脏腑、强身健体。

2. 按摩耳轮：以拇、食指上下摩擦耳轮部20次，可防治颈、肩、腰、腿痛、头痛、头晕等。

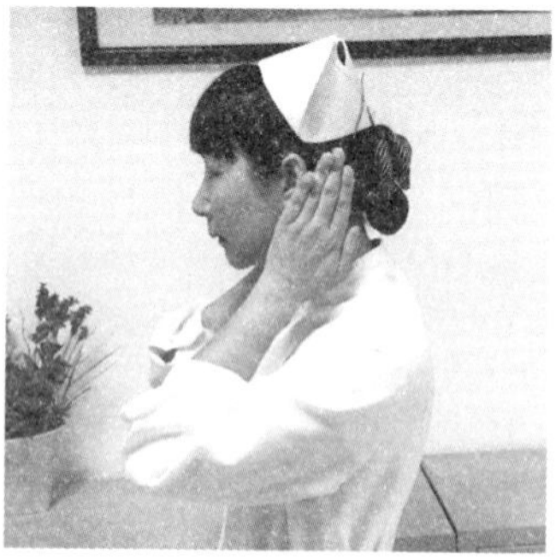

前后擦耳

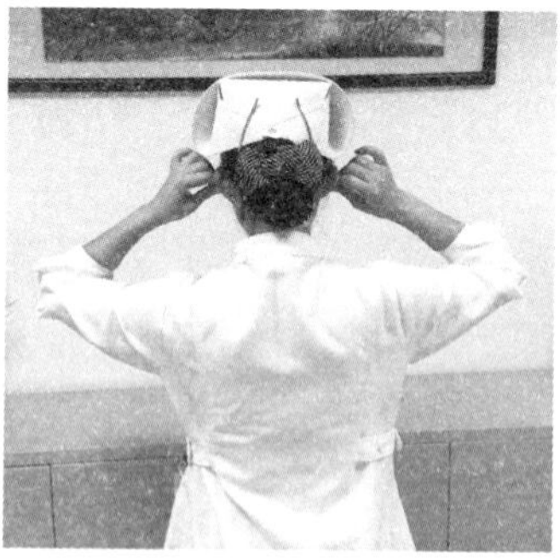

按摩耳轮

3. 提拉耳尖：以拇食指向上提拉耳顶端20次，有镇静、止痛、抗过敏、退热、清脑、明目、降压等功效。

4. 按揉耳垂：拇食指夹捏耳垂部向下再向外揪拉、摩擦耳垂20次，可防治头晕、花眼、近视、耳鸣、痤疮、黄褐斑等症，是美容要法。

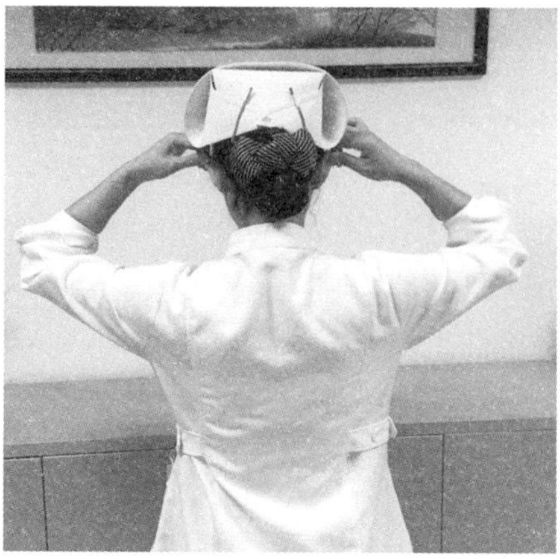

提拉耳尖

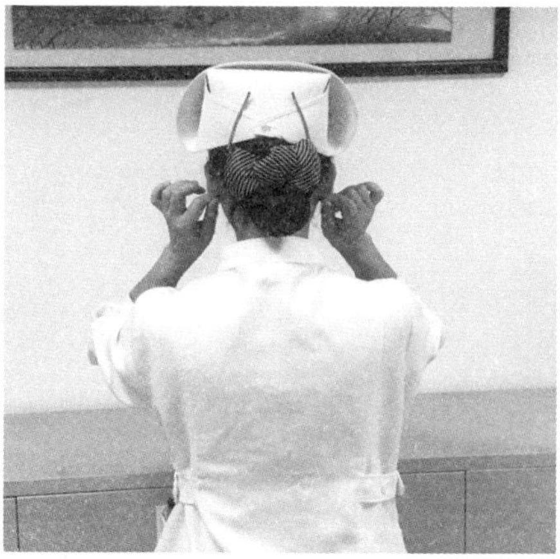

按揉耳垂

5. 按压脏腑：以食指指腹自三角窝开始摩擦耳甲艇、耳甲腔各 20 次，使之发热，可防治脏腑病症，对内脏有保健和治疗作用。

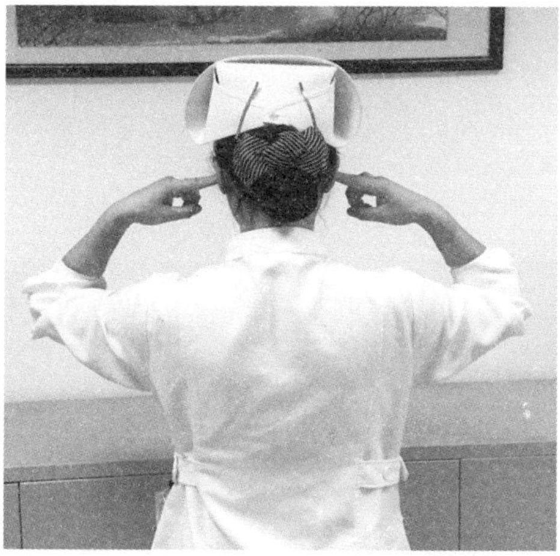

按揉耳垂

附录二

理气培元调养功

理气培元调养功是佛山市中医院治未病中心刘继洪主任医师在临床应用研究的基础上，吸取传统推拿功法、薄氏腹针疗法与音乐疗法的精华，研发编制出的一套功法。选取分布于腹部的任脉、胃经及脾经，以及背后的膀胱经，配合呼吸吐纳的方法，达到疏通经络，理气培元，调整脏腑功能的作用。适合于体质偏颇、亚健康人群，尤其对于气郁、气虚体质、内分泌紊乱、月经不调、失眠等病症有良好的治疗调理效果。

1. 安静调息：选取木音角调舒肝解郁型背景音乐，在流畅悠扬的音乐下，平卧床上，双目微闭，宽衣露腹，左手掌重叠于右手背上，将右手掌心轻轻放在下腹部，手掌心中的劳宫穴对准关元穴（腹中线脐下三寸处），呼吸调匀，呼气时意识从双肩部来到双掌下的关元穴，静卧 2 分钟。

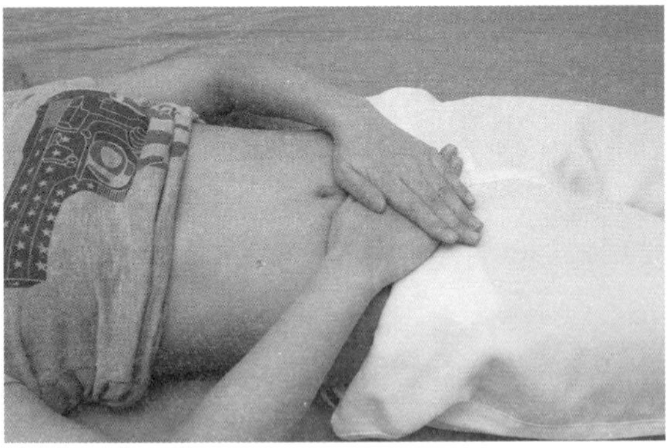

安静调息

2. 柔和暖宫：以双手掌适当用力按顺时针、逆时针作环形柔和按摩各 20 次；同样移至脐部，右掌心劳宫穴对准脐部神阙穴，按顺时针、逆时针作环形柔和按摩各 20 次，以掌贴皮肤腹部发热为佳。

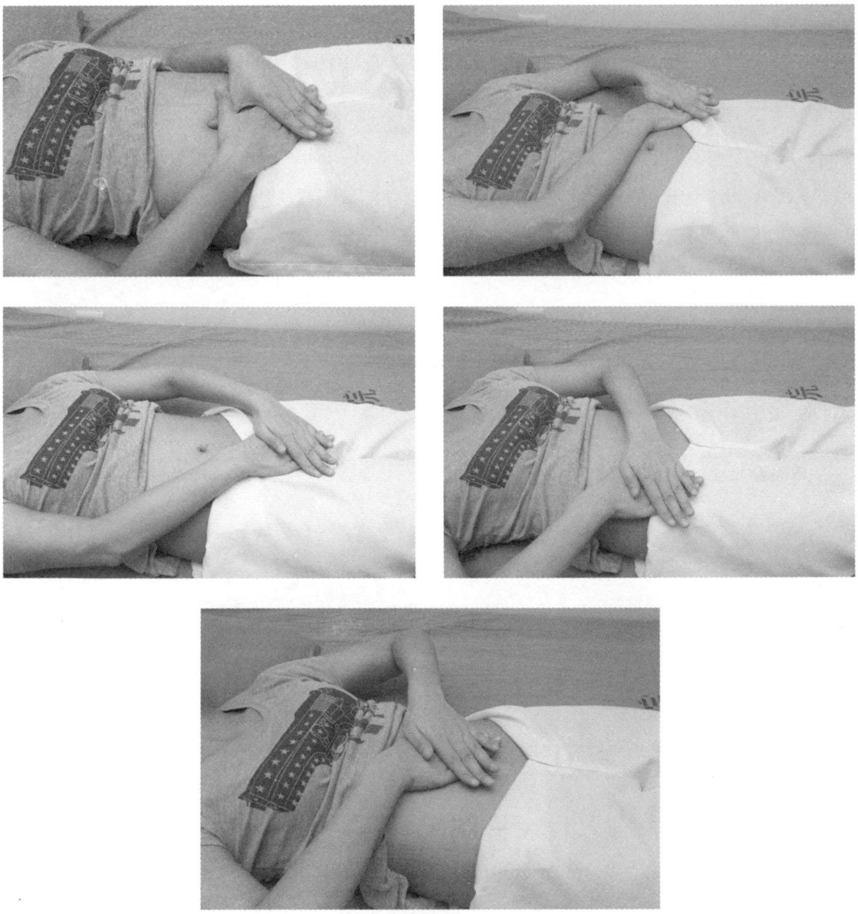

柔和暖宫

3. 推理任脉：双手交叉，左手在下右手在上，右拇指端按压左拇指端顶于剑突下凹陷处（鸠尾穴），左右无名指相触放于脐部（神厥穴），左右拇指稍用力按压沿腹中线（任脉）向脐部推行，过脐部到关元穴处弹拨而起，如此重复 20 次。

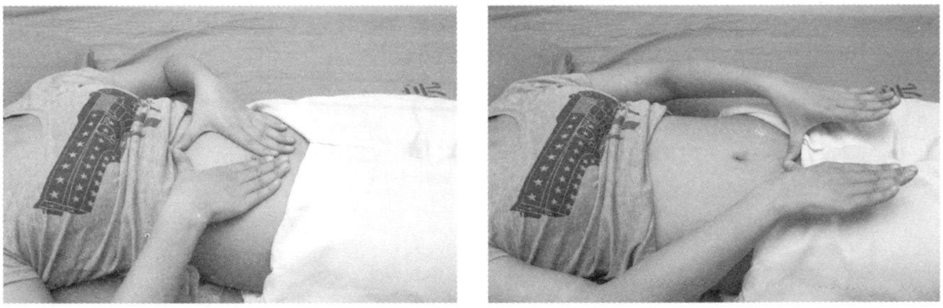

推理任脉

4. 调理脾胃：双手掌四指并拢，掌心向下置于腹部，拇指内展相互触碰置于剑突下，食指相互触碰置于脐部（神厥穴），以大鱼际及掌根部用力向下推按（胃经），至子宫穴（脐下4寸，中极旁开3寸处）停留5秒，再弹拨而起，如此重复20次。同上起势，以两掌小鱼际及掌根部沿腹部两侧（脾经）向下推按至下腹腹股沟处（冲门穴）处弹拨而起，如此20次。

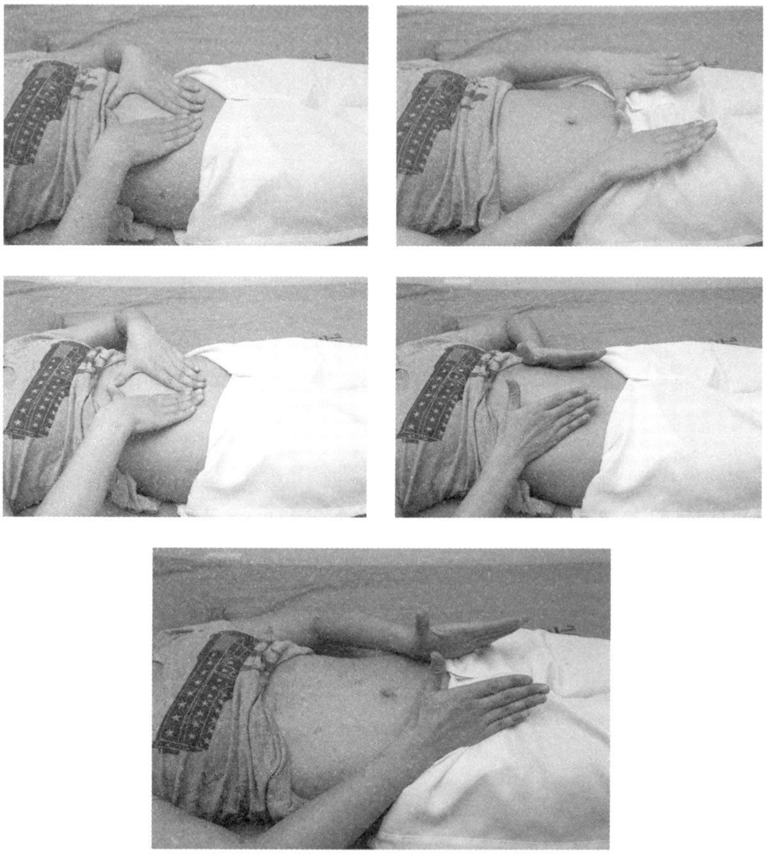

调理脾胃

5. 强壮肾腰：转身俯卧，以双手背内侧屈曲置于脊柱两旁及肝俞穴处，上下推理至腰骶部两侧，用力搓擦20下，以腰部发热为佳。

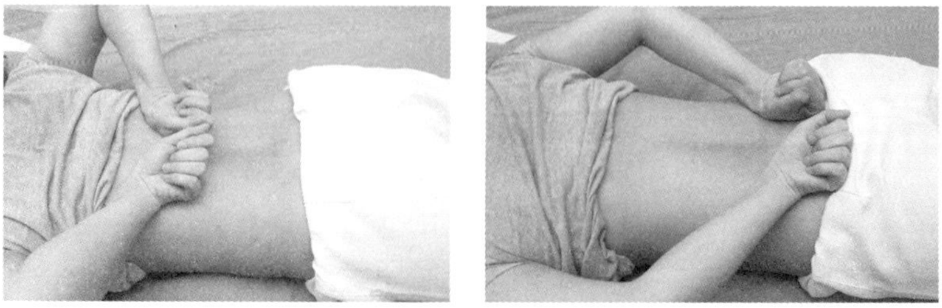

强壮肾腰

6. 音乐静养：左手掌在下，双手掌叠放于脐下，掌心（劳宫穴）置于丹田处（气海穴，脐下 1.5 寸处），在音乐导引下，舌顶上颚，感受气血从掌下经会阴部、尾闾部，沿背部脊柱到头顶百会，再经舌喉、胸腹部回到丹田部。如此静养 2 分钟而结束。

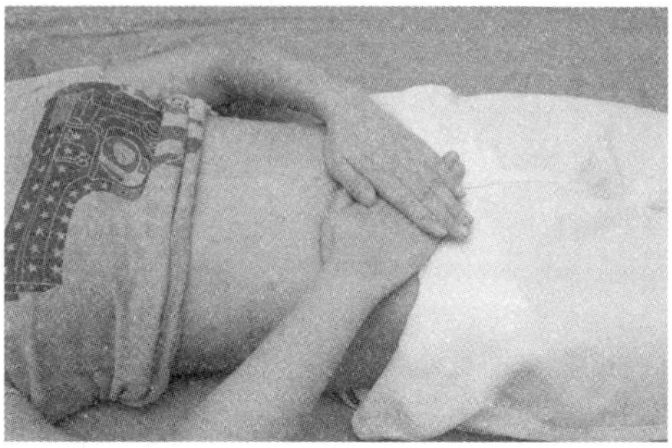

附录三

平衡减肥功

平衡减肥功是佛山市中医院治未病中心“综合减肥降脂疗法”中的特色内容之一，“综合减肥降脂疗法”是在治未病理念指导下，将中医情志调理、针灸耳穴治疗、中药辨证施治、导引功法、药膳食疗及道医养生等理论和方法有机结合与统一，形成耳穴管针与腹针并用、平衡减肥系列功等技术和降脂冲剂与胶囊系列产品的行之有效的中医治未病服务方法和技术项目。十多年来诊治肥胖、超重患者数千人次，效果良好。

一、基本功

1. 划圆疏经

动作：全身自然放松、身体直立，双手做腹部深呼吸的同时双手从内向外向上举至头顶划一个半圆，然后慢慢呼气的同时双手向下从胸前划过另一个半圆，至小腹前交叉，此时呼气刚好最尽。划一个圆为一次。每天做50—100次。

作用：疏理全身经脉和气血，促进腹中浊气、残渣排出。

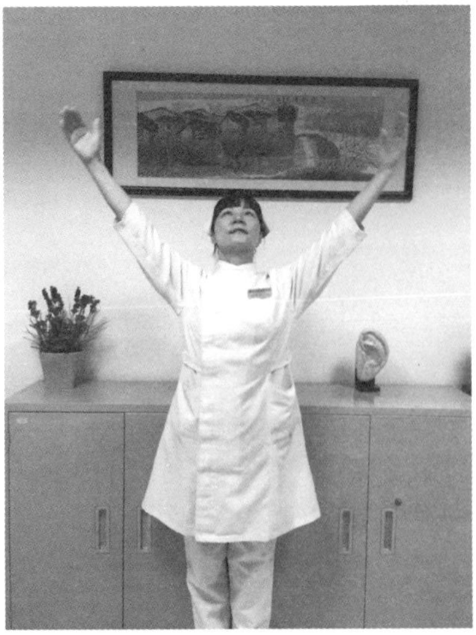

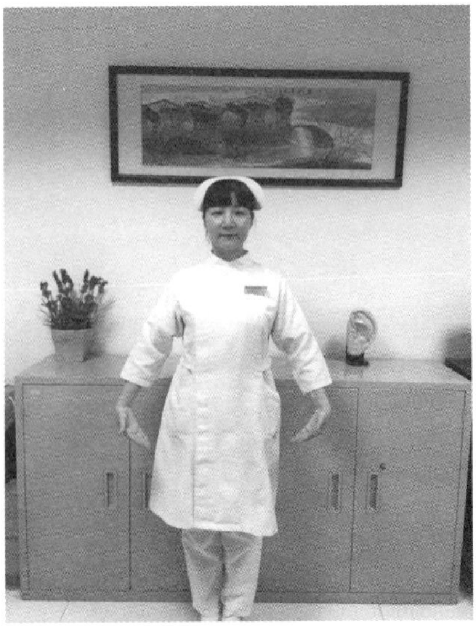

2. 顺逆理肠

动作：双手掌叠按以内力按腹部，顺时针沿脐周划圆，50 圈后再行逆时针按摩腹部 50 圈，做完后腹部有热感舒畅为度。顺时针、逆时针各 50 下，共 100 次。

作用：以内力按摩肠道以促进大便排空、肠道周围脂肪加速分解。

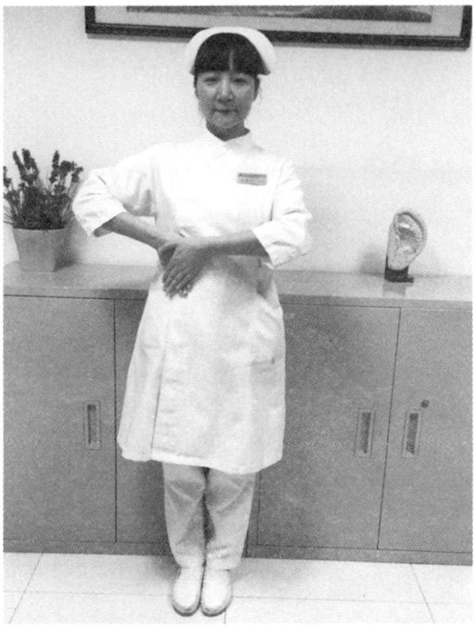

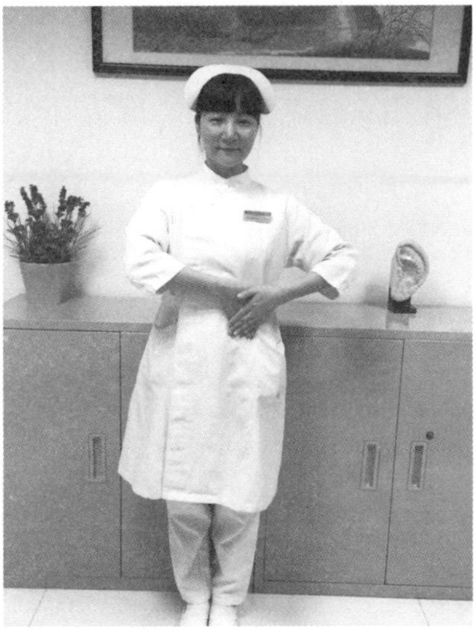

3. 跳腾消脂

动作：原地站立后蹲下尽力垂直向上跳动 50—100 次，以全身出汗、心率 120 次/分以上为适宜。

作用：促使体内脂肪转化为热量，以达消耗体内脂肪的目的。

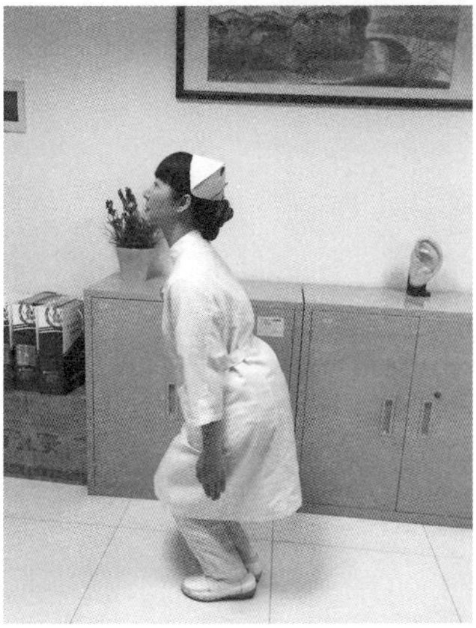

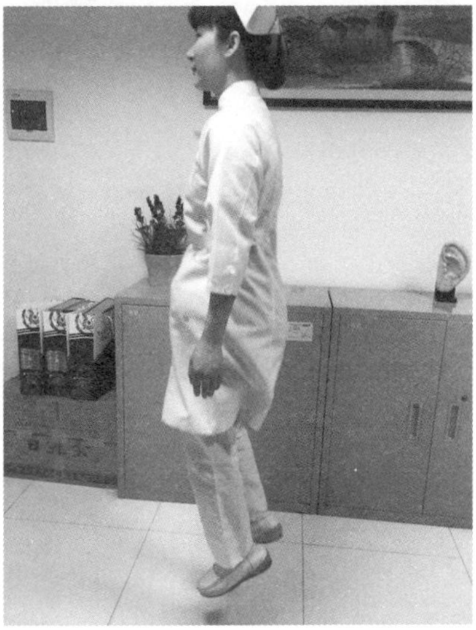

二、强力消脂功

1. 慢速起坐抬脚

动作：每早晚仰卧于床上以慢速度做动作，仰卧起坐及抬脚，并口中数数20秒。

20下/次，每天早晚各练一次。

作用：减腹部脂肪，减肥后恢复腹部皮肤的弹性。

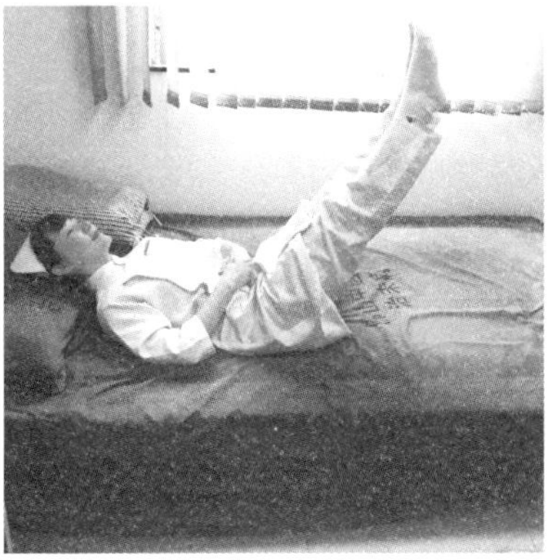

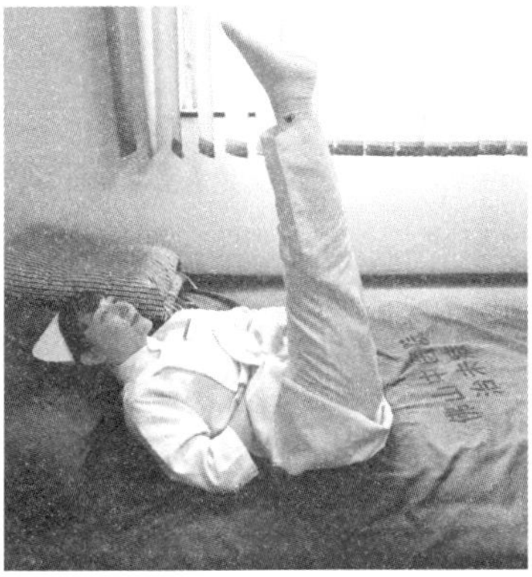

2. 跪地游走

动作：在软垫或床上跪着游走20分钟。

作用：减臀部及大腿脂肪。

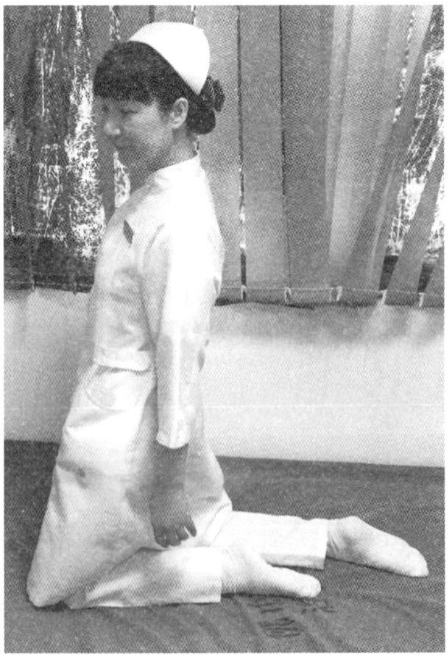

附录四

养生汤谱

2013 年 5 月起，佛山电视台与佛山市中医院合作录制电视《养生汤》系列栏目，观众跟随主持人和名医的讲解制作出有益健康的大众化汤品。由于符合都市人的养生保健需求，适合一家老少共同品尝，雅俗共赏深入人心，获得了较大的成功，该节目一直保持较高的收视率，佛山电视台多个频道仍不断重播至今。摄制组与治未病中心合作拍摄的是九款体质养生汤，刘继洪主任医师根据治未病保健调养的特点，将人体分九种体质进行药膳指导，设计研发出九款体质养生汤，在药材与食材相搭配的百味汤水中寻找养生之道。九种体质，九种靓汤，不失为适合不同体质人群的靓汤养生汤谱。

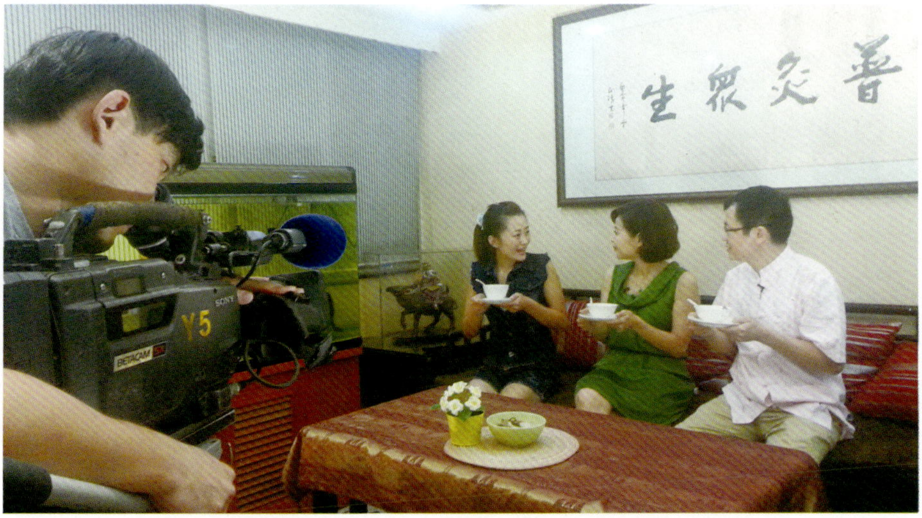

佛山电视台与佛山市中医院合作录制《养生汤》栏目

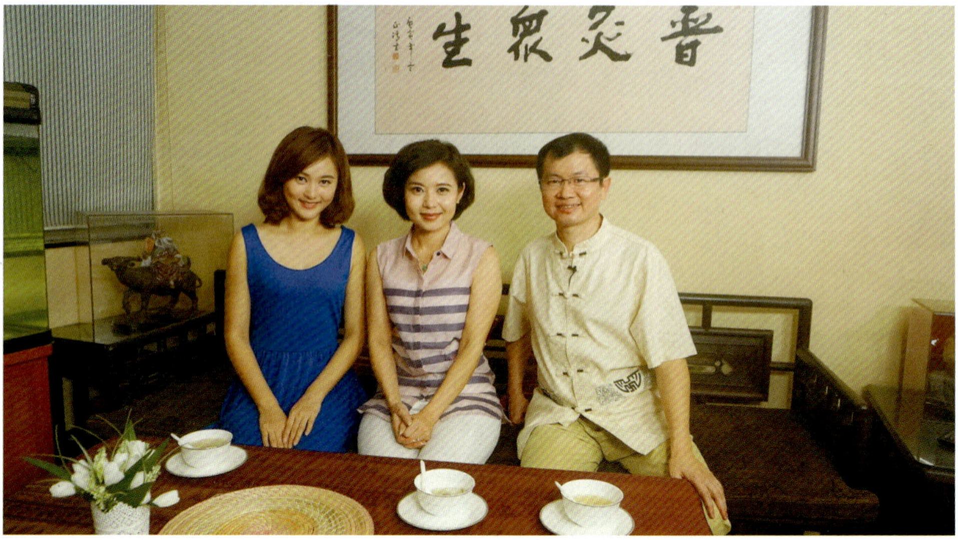

刘继洪主任医师与摄制组人员合影

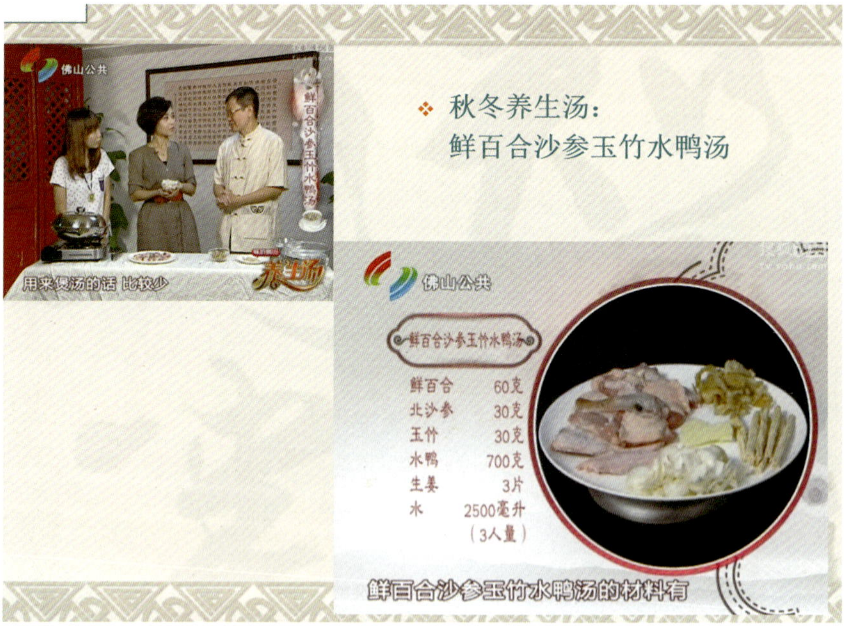

①平和体质养生汤（秋冬时节）

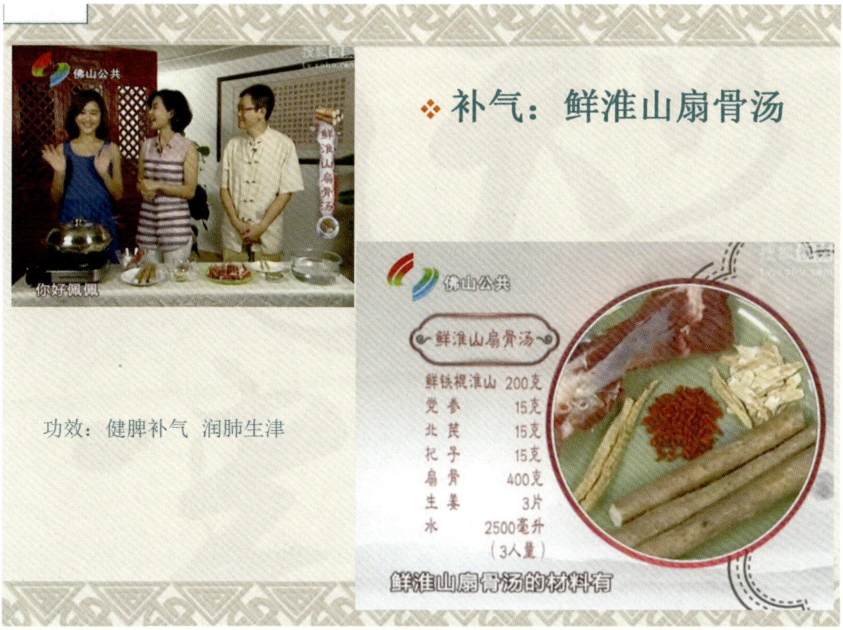

②气虚体质养生汤

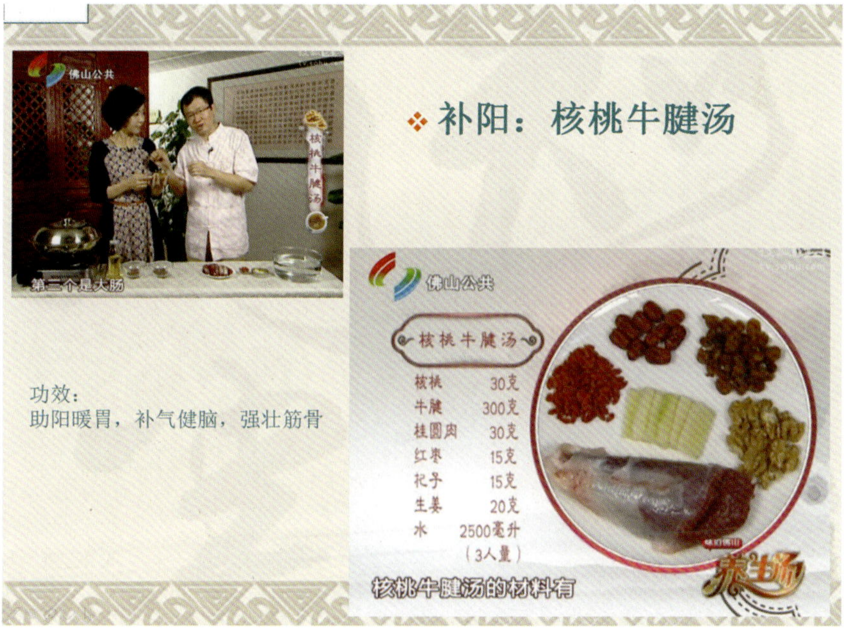

③阳虚体质养生汤

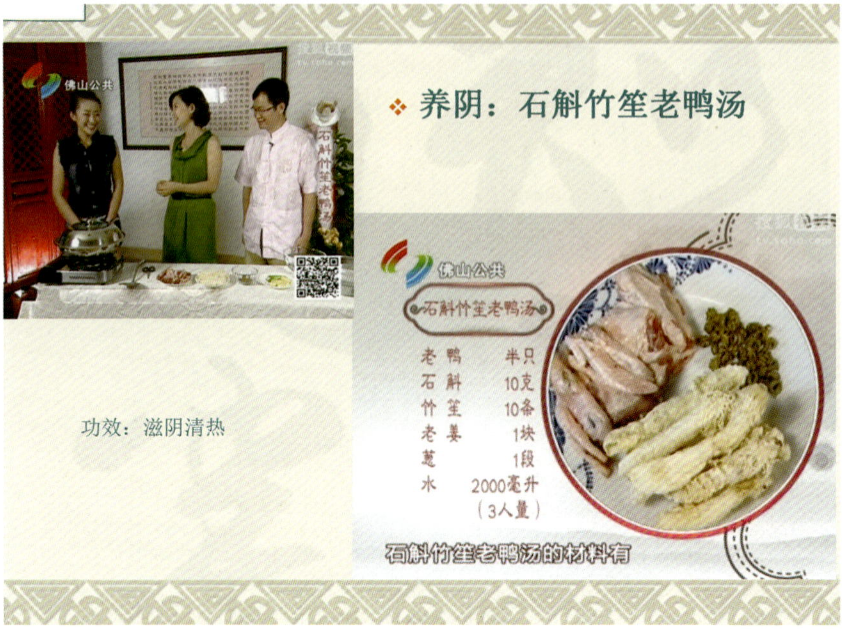

④阴虚体质养生汤

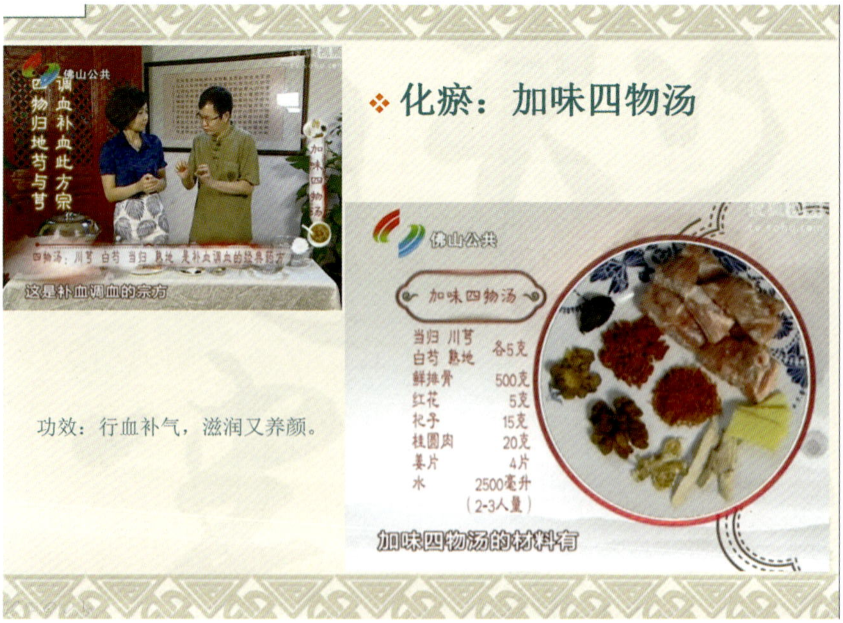

⑤血瘀体质养生汤

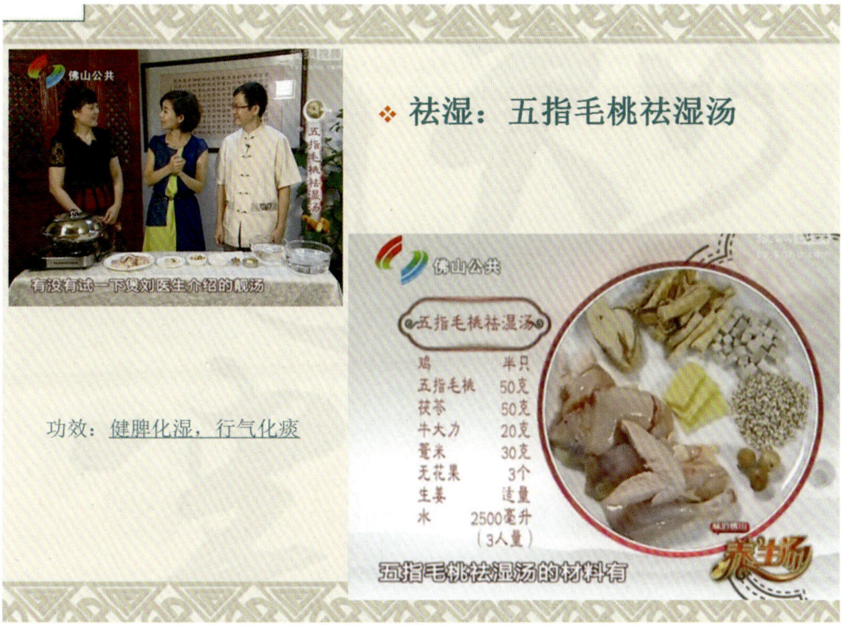

⑥痰湿体质养生汤

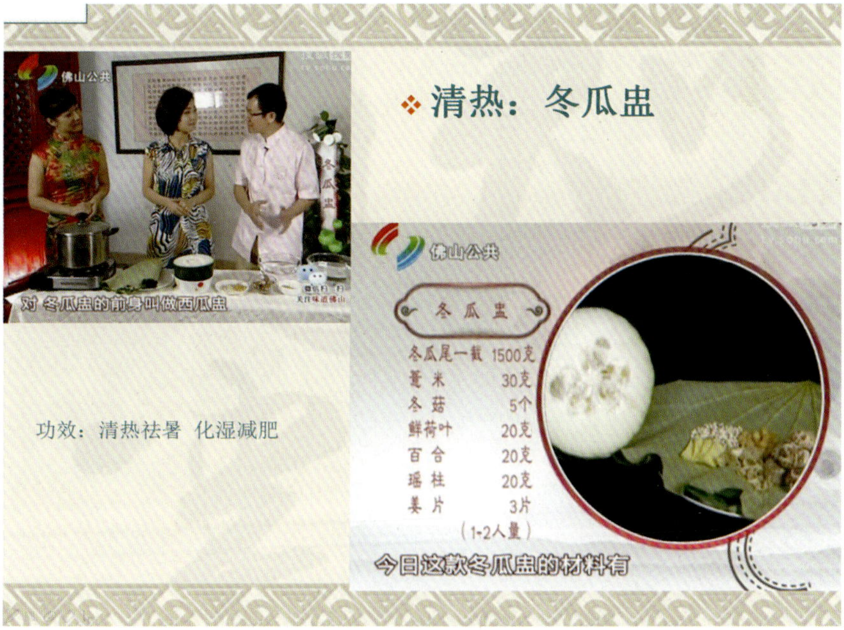

⑦湿热体质养生汤

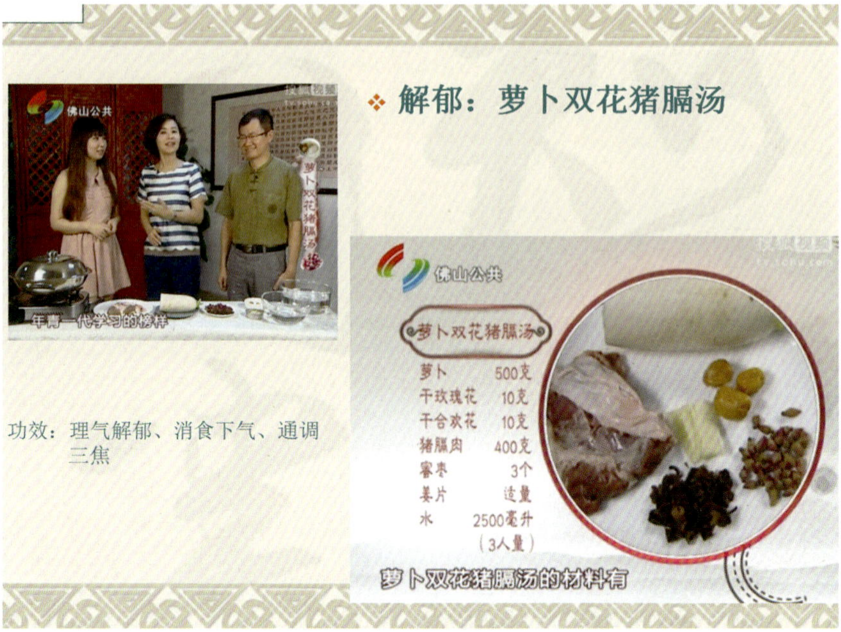

⑧气郁体质养生汤

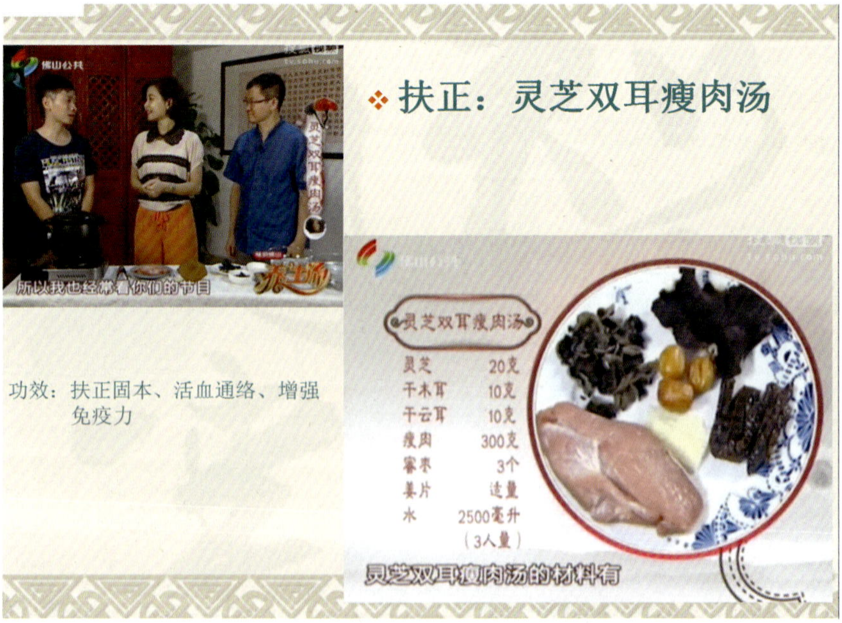

⑨特禀体质养生汤

附录五

养生调理制剂

佛山素有“岭南成药发祥地”的美誉，有着悠久历史的佛药所作出的贡献是有目共睹的。作为佛山传统中医药发展的一张亮丽名片，佛山市中医院拥有一大批疗效确切、富有专科特色的中药制剂，深受病患好评和追捧。近年随着人们对养生保健的愈发重视及对健康体型的追求，健脾养胃膏、减肥系列方剂等一系列特色调理制剂更是呈现出蒸蒸日上的态势，使用量逐年增长。

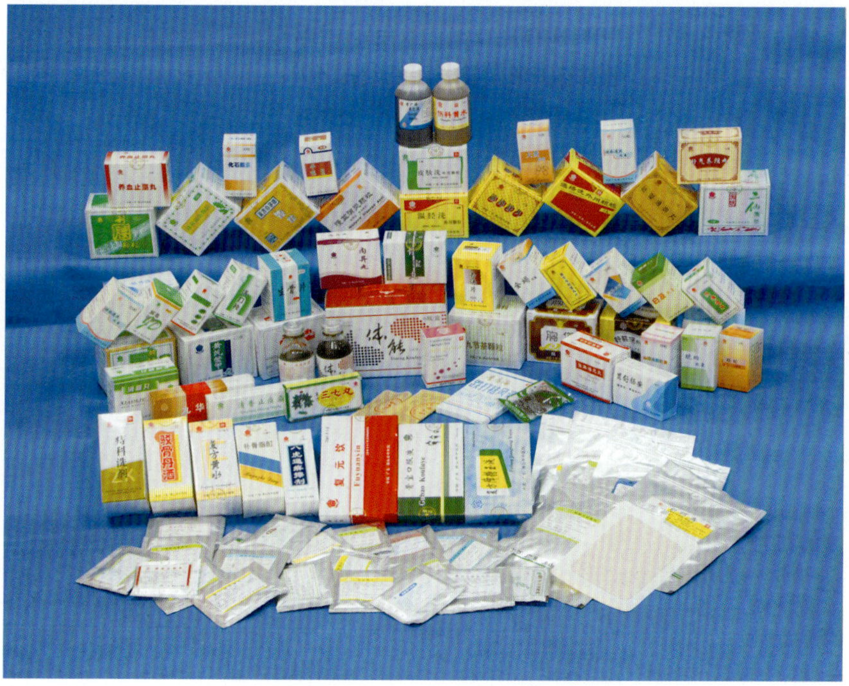

佛山市中医院琳琅满目的中药制剂品种

健脾养胃膏

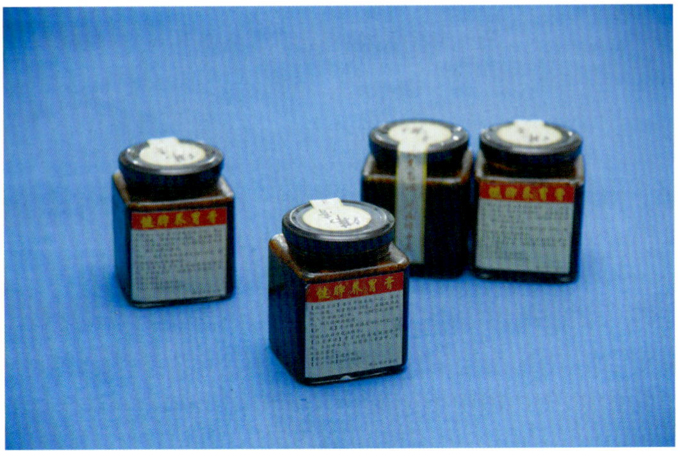

健脾养胃膏

现代人慢性疾病及亚健康状态的发病率日益增高，多以虚损状态、功能低下为主，尤其以脾虚、肾虚为多，佛山中医院治未病中心与制剂中心首创的健脾养胃膏正是针对此类人群的体质研制而成，该膏方由经典名方“薯蓣丸”合“参苓白术散”化裁而来，适合脾胃虚弱的人群长期服用，深受广大人们群众的喜爱。

脾胃为后天之本，气血营卫生化之源，健脾养胃膏（组成：党参、淮山、白术、茯苓、炙甘草、莲子、薏苡仁、黄芪、桂枝、白芍、防风、鸡内金等）首重脾胃，方中重用山药、党参，使脾胃健运，气血阴阳化生有源；以白术、黄芪补气，大枣补血，生姜温阳，共呈补气血阴阳诸不足之功，达到扶正目的；又以桂枝、防风扶正气以祛风邪，茯苓、白扁豆、薏仁、莲子化湿和中，神曲、鸡内金消食健脾；以桔梗宽胸理气，再以甘草调和诸药。诸药合用，健脾益胃，气血并补，阴阳和调，执中州以灌四旁。

健脾养胃膏滋而不腻，补而不燥，每天口服1—2次，每次10—20g，服用方便，适用一年四季服用，疗程1个月，三个疗程为一调理周期。

《健脾养胃膏方对气虚质慢性疲劳综合征的临床应用研究》获2016年佛山市科技局医学类科技攻关立项项目。

同时，我院治未病专家根据社会和群众需求，正在研发养生益寿膏、失眠调养膏、养颜调理膏、育胎调养膏等系列膏方，相信，不久的将来，膏方调养将成为广大市民养生方式的一种新时尚。

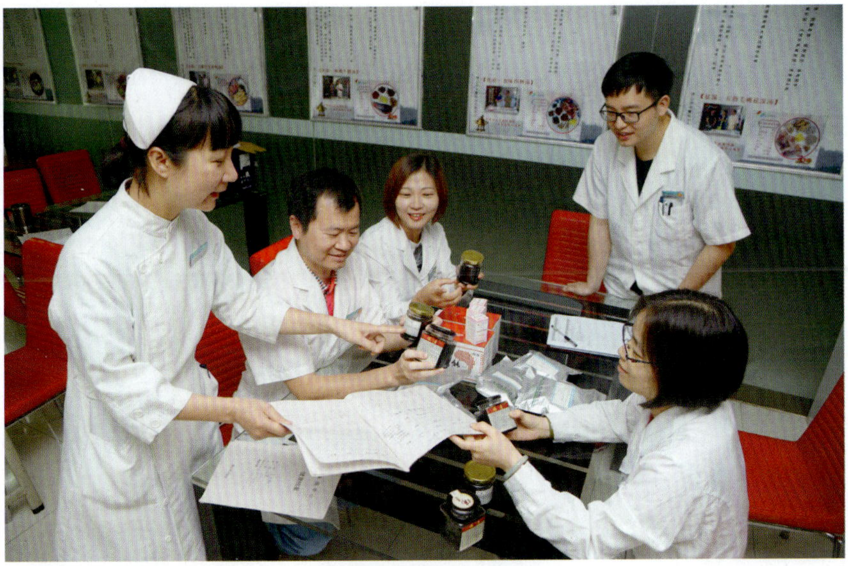

膏方效果评估讨论

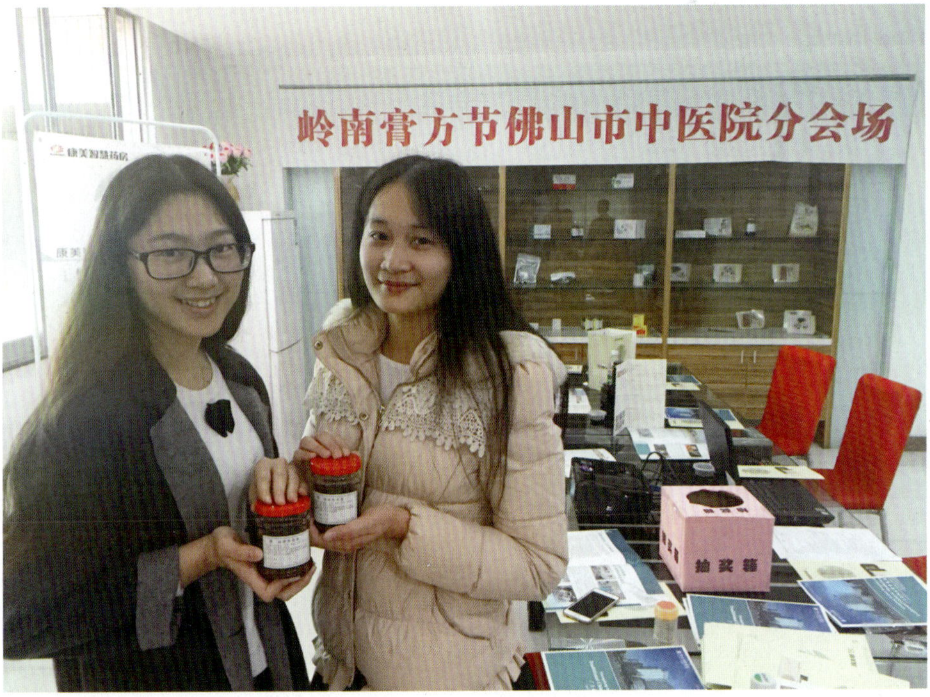

健脾养胃膏方参加 2015 年“岭南膏方节佛山市中医院分会场”

减肥降脂方剂

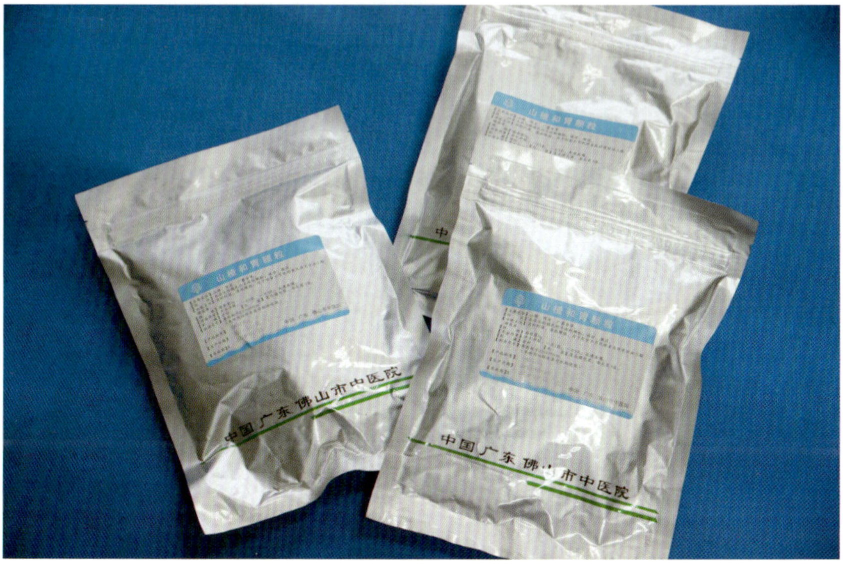

山楂和胃颗粒

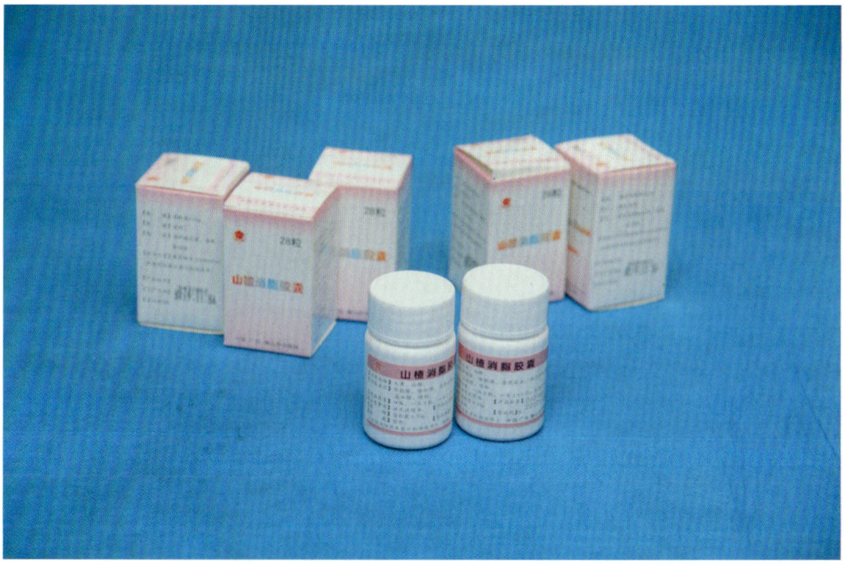

山楂消脂胶囊

炎黄子孙代代相传，秉承民以食为天，佛山素有“食在广东，厨出凤城”的说法，尤其佛山顺德美食声名远播，享誉全球，现代人在享受美食的同时，也承受了随之而来的诸多问题。痰湿等不良体质的人群越来越多，痰湿体质又常以湿浊偏盛为特征，病者形体多肥胖、腹部肥满、身重易倦、口黏苔腻等症状。

肥胖症除了影响身体美观外，还与Ⅱ型糖尿病、血脂异常、高血压、非酒精性脂肪肝、动脉粥样硬化等多种高发代谢性疾病密切相关，甚至导致多种恶性肿瘤的发生，对人类健康造成严重威胁。

佛山市中医院在刘继洪主任医师经验方基础上于1998年研制出的山楂消脂胶囊、山楂和胃颗粒冲剂，临床使用近20年来疗效明显，口碑颇佳，对岭南地区常见的痰湿型、湿热型、痰瘀型肥胖、超重患者有明显减重、消脂作用，正是日愈扩大的肥胖症人群及便秘人群的福音。

《山楂消脂胶囊对肥胖症的临床干预研究及其机理探讨》获2013年广东省科技厅立项。

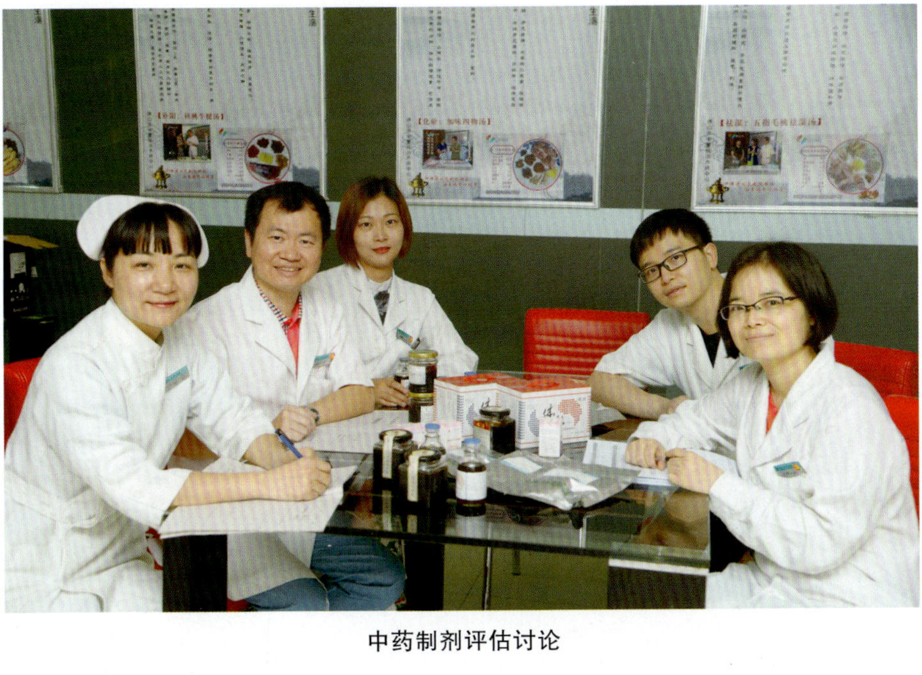

中药制剂评估讨论

附录六

养生新风向：
中医治未病标准化技术研究与推广

养生需寻根探源，还要有章可循，更要展望未来，标准化的中医治未病养生技术与方法将指导人们更好地健康生活。佛山市中医院治未病中心自2014年起承担了国家中医药管理局中医药标准化项目《中医治未病技术操作规范 耳穴》，由刘继洪主任担任项目负责人。2017年6月，该项目通过中华中医药学会组织的专家审查会并获得好评，行业标准即将发布。同时，2015年，获佛山市技术标准战略专项资金资助项目《〈中医治未病技术操作规范：耳穴诊疗〉行业标准制定及推广应用》；2016年，获广东省教育厅临床教学基地研究项目《标准化耳穴诊疗技术临床教学音像教材》。

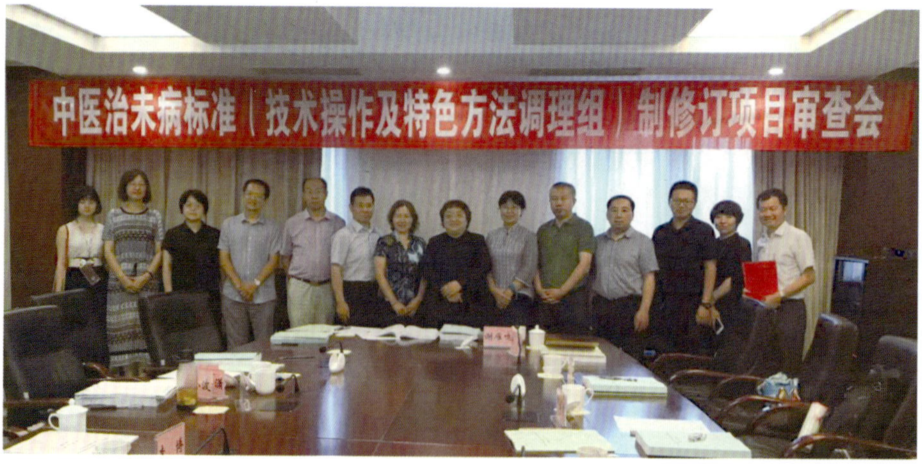

2017年在京与中华中医药学会组织的项目审查专家合影

中医治未病标准化技术研究与推广是今后养生的新风向，佛山市中医院治未病标准化技术应用与推广做了如下工作：

1. 2017年6月，佛山市中医院与广州中医药大学针灸康复医学院、华南针灸研究中心共建“华南耳穴标准化研究与培训基地”揭牌，致力推动耳穴标准化研究和走向世界，同时为广大医务工作者、耳穴及养生保健爱好者提供学习、培训的场地及课程。

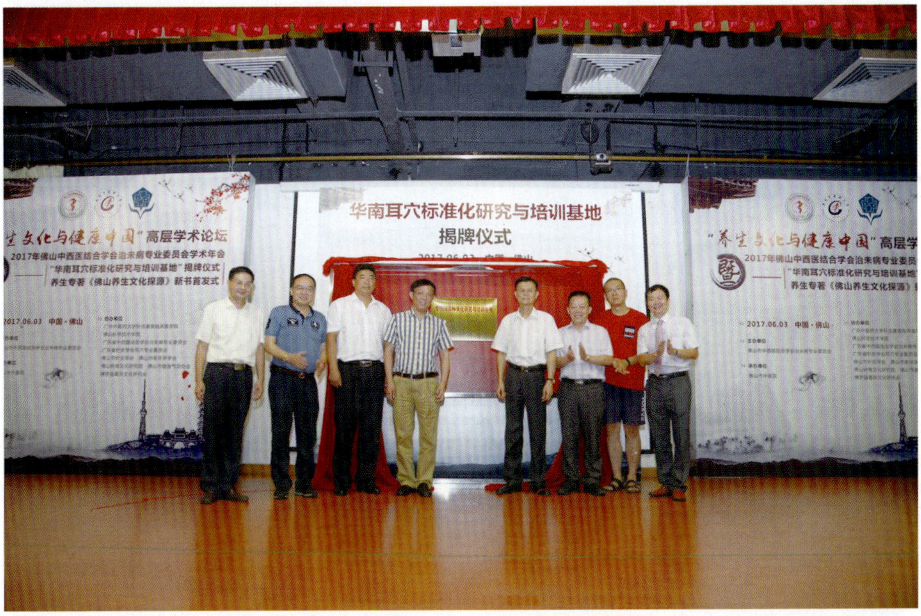

广东省中医药局、广州中医药大学等领导为“华南耳穴标准化研究与培训基地”揭牌

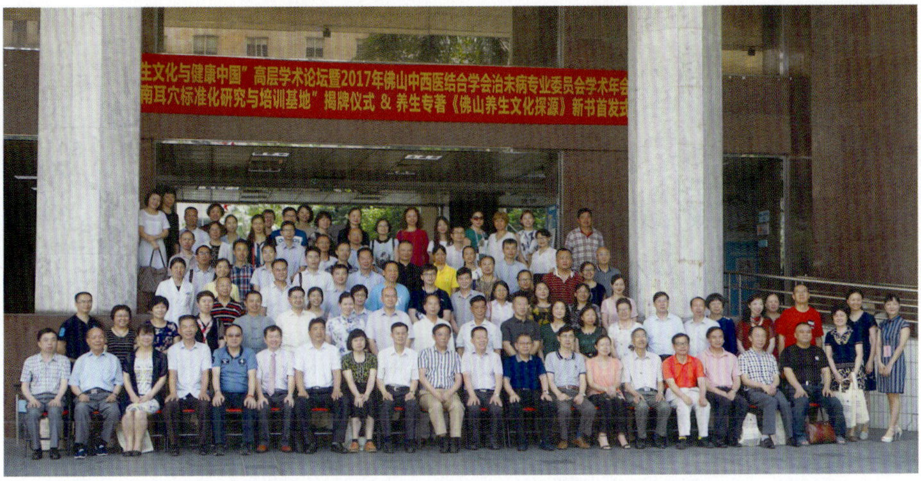

2017年在“华南耳穴标准化研究与培训基地”揭牌仪式上的大合照

2. 完成广东省教育厅临床教学基地研究项目《标准化耳穴诊疗技术临床教学音像教材》的摄制，为保健养生及美容从业人员提供示范性操作指导。

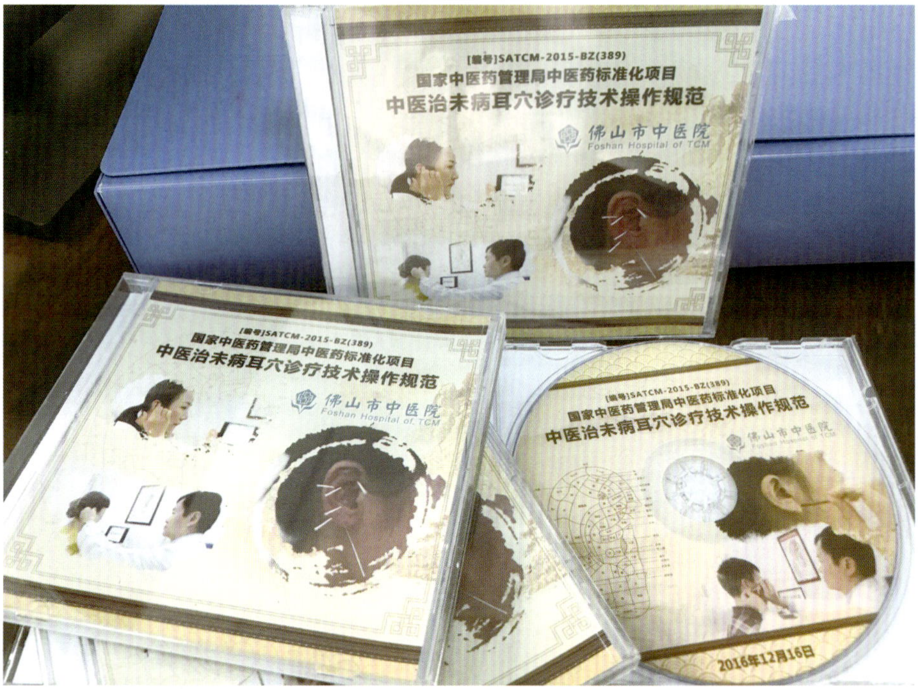

标准化耳穴诊疗技术临床教学音像教材

3. 举办耳穴诊疗技术规范等各种学习班和义诊活动，推广中医标准化诊疗技术，提高医务人员诊疗水平和广大群众防治疾病、养生保健的科普知识。

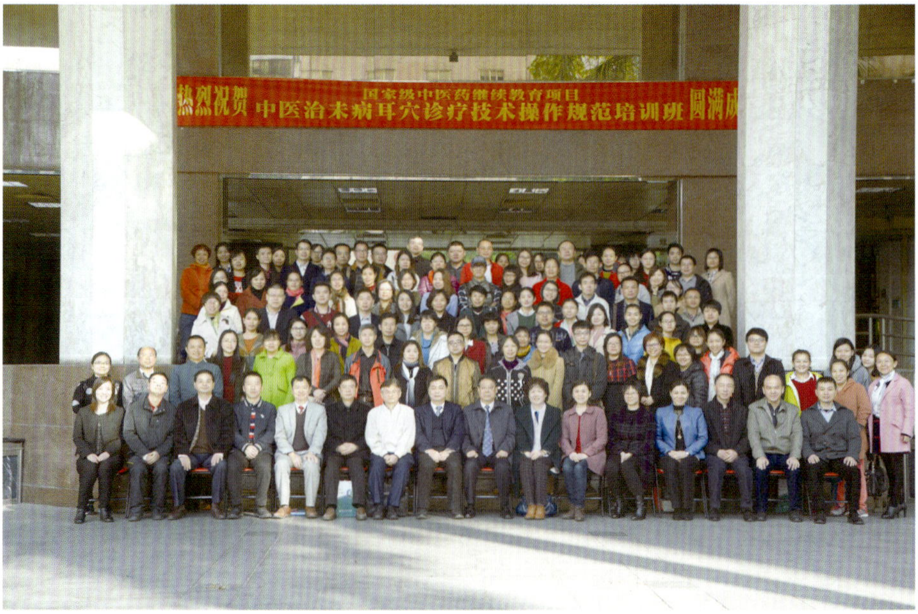

2016 年举办国家级继续教育项目“中医治未病耳穴诊疗技术操作规范培训班”

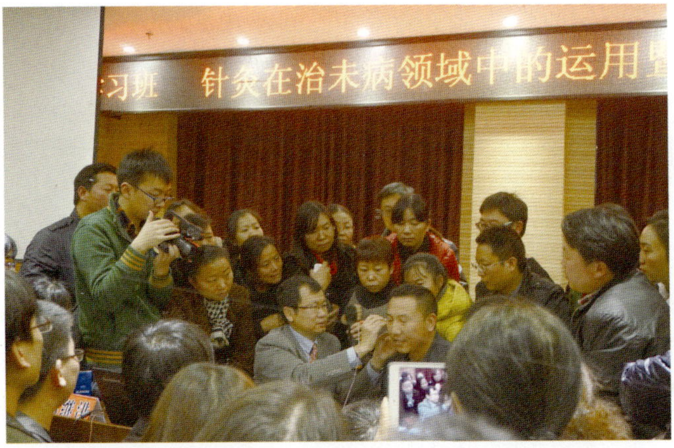

2014 年刘继洪教授在云南举办的针灸治未病学习班上讲授耳穴诊疗技术

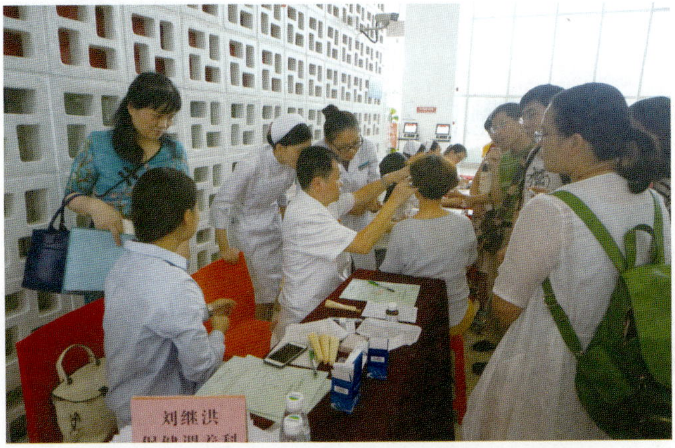

2016 年利用耳穴诊疗技术开展基层义诊活动

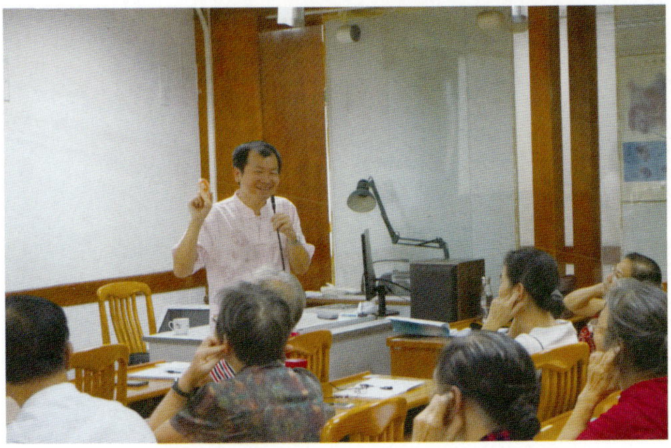

2017 年在老年大学进行耳穴保健的健康讲座

4. 积极参与国内外的学术交流和民间往来活动，吸纳各学术流派的精华，让世界认识中医药，促进中医标准化健康可持续发展。

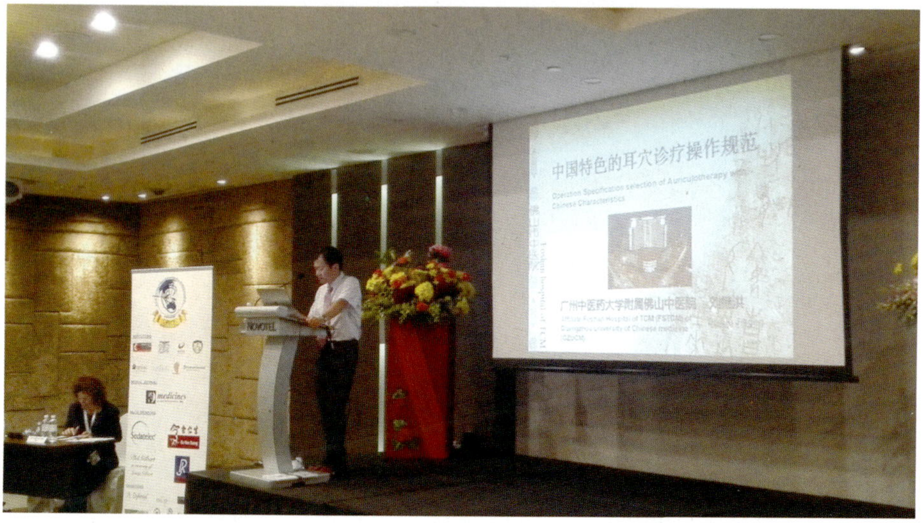

2017 年在新加坡举行的第九届国际耳针疗法研讨会上介绍中国耳穴诊疗操作规范

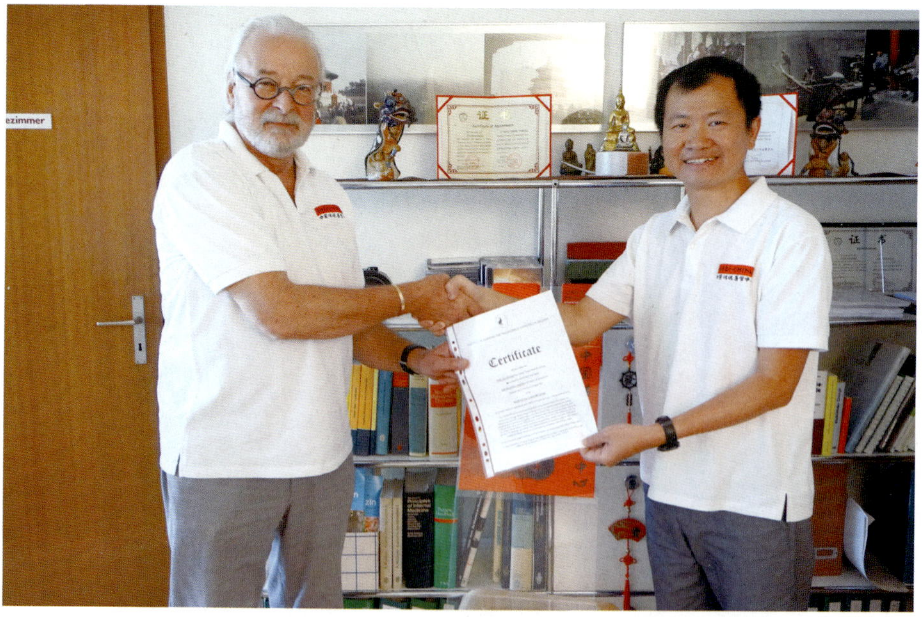

2015 年刘继洪教授赴瑞士学习欧洲耳针并进行学术交流活动

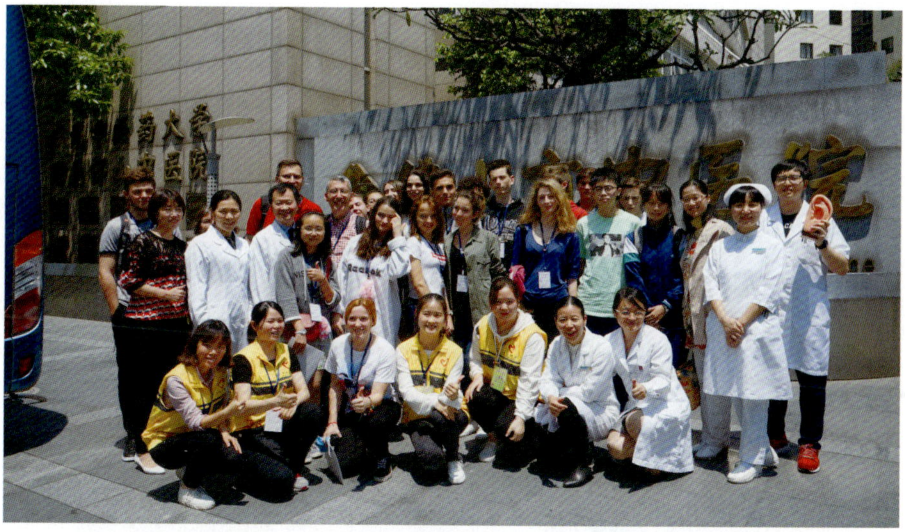

2017 年与法国圣马克中学和法国圣约瑟中学爱好耳穴的学生交流

5. 近年来，佛山市中医院治未病中心除承担《中医治未病技术操作规范　耳穴》标准化项目外，还积极参与到天津中医药大学、广东省中医院等单位承担的标准化项目中，协助开展了《中医治未病实践指南　超重状态调治》《中医治未病实践指南　健康生活方式》《中医治未病实践指南　四季调养》《中医治未病信息数据元》《中医治未病实践指南　防皱美容》《中医治未病实践指南　预防肥胖》等多个合作项目，取得一定成绩。

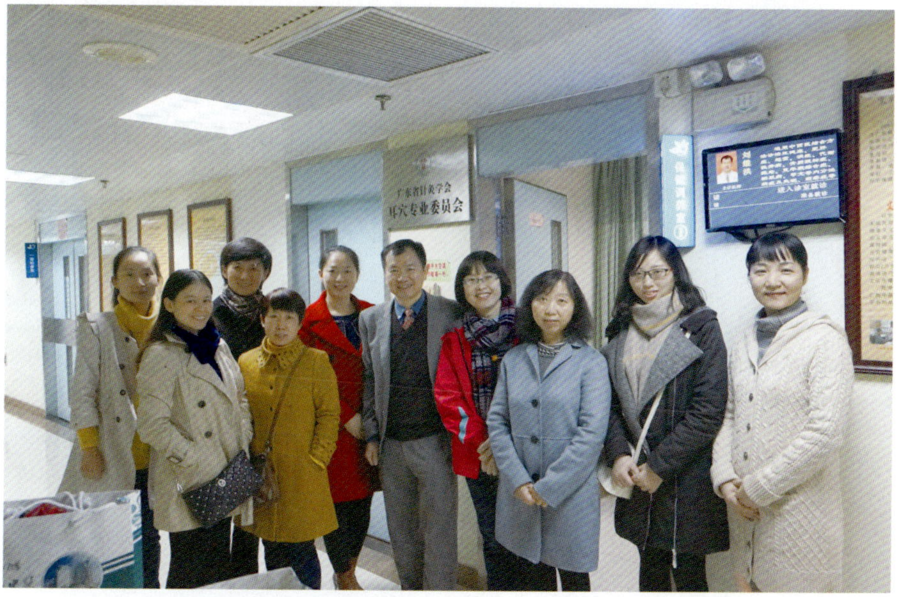

2016 年《中医治未病技术操作规范　耳穴》项目组部分协作单位负责人参观治未病中心

附录七

编写剪影

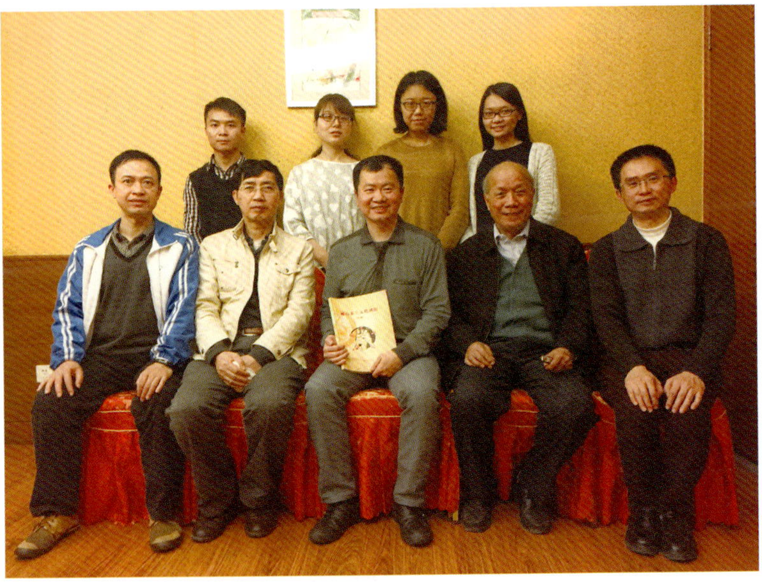

佛山禅城书稿研讨会（2016 年 3 月）

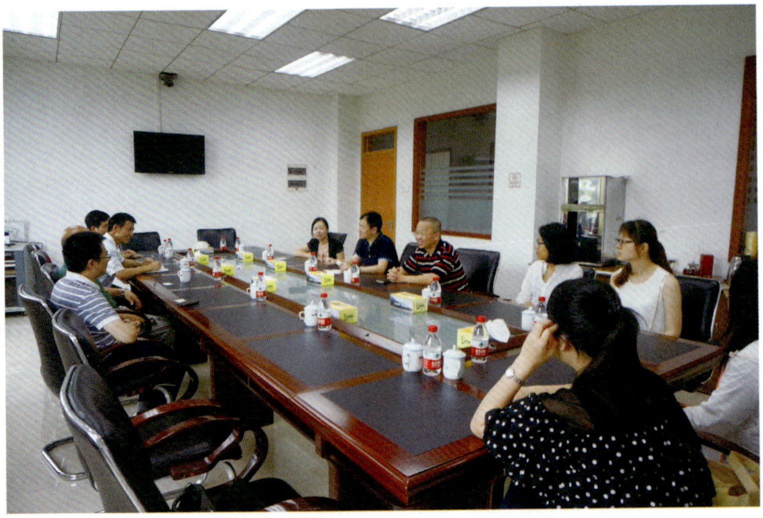

三水南山调研活动（2016 年 5 月）

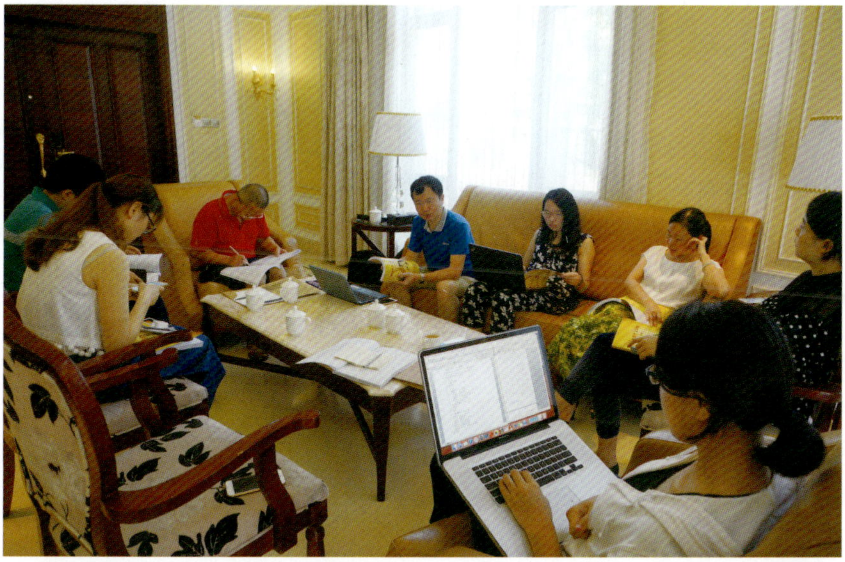

三水书稿研讨会（2016 年 5 月）

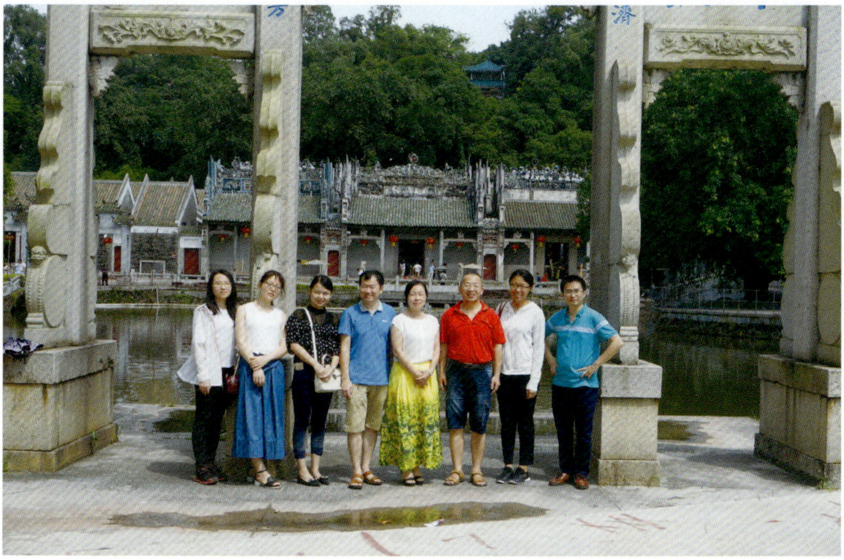

三水芦苞祖庙调研活动（2016 年 5 月）

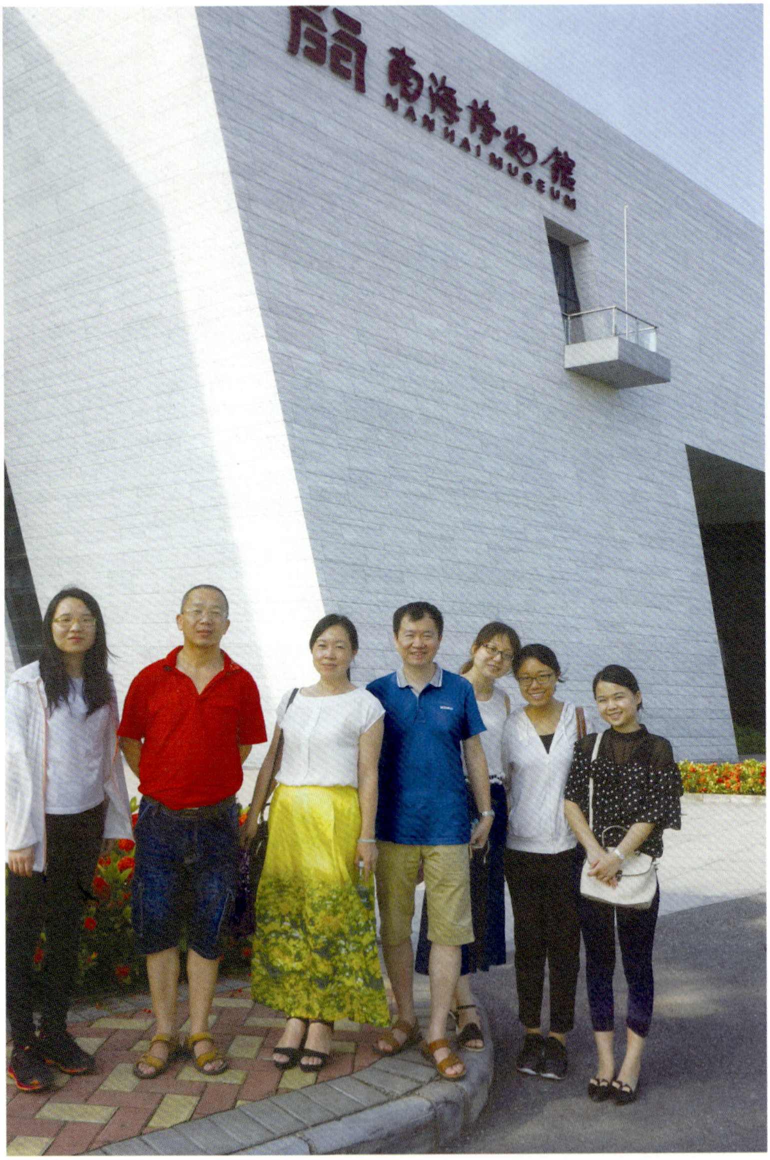

南海博物馆调研活动（2016 年 5 月）

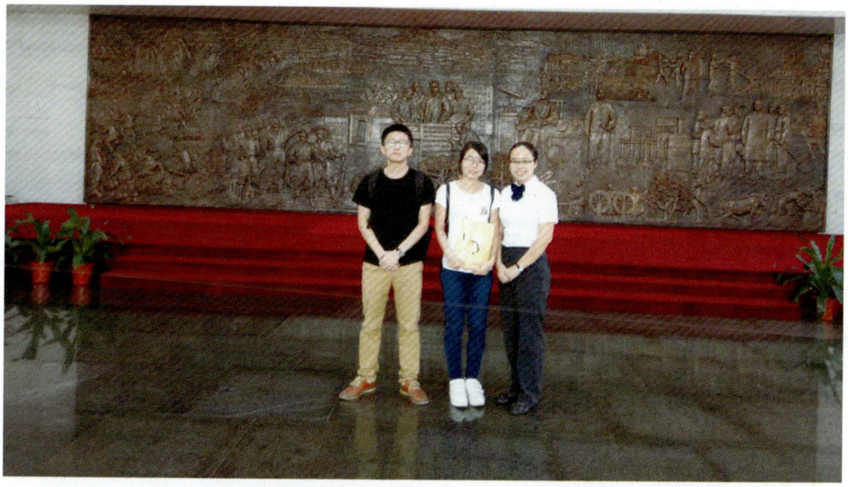

到博物馆调研活动（2016 年 9 月）

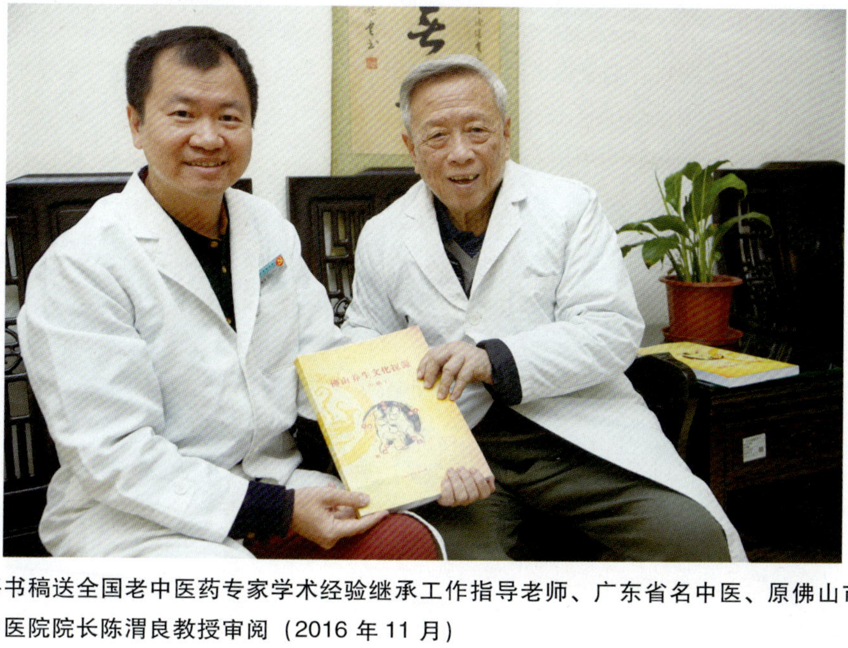

将书稿送全国老中医药专家学术经验继承工作指导老师、广东省名中医、原佛山市中医院院长陈渭良教授审阅（2016 年 11 月）

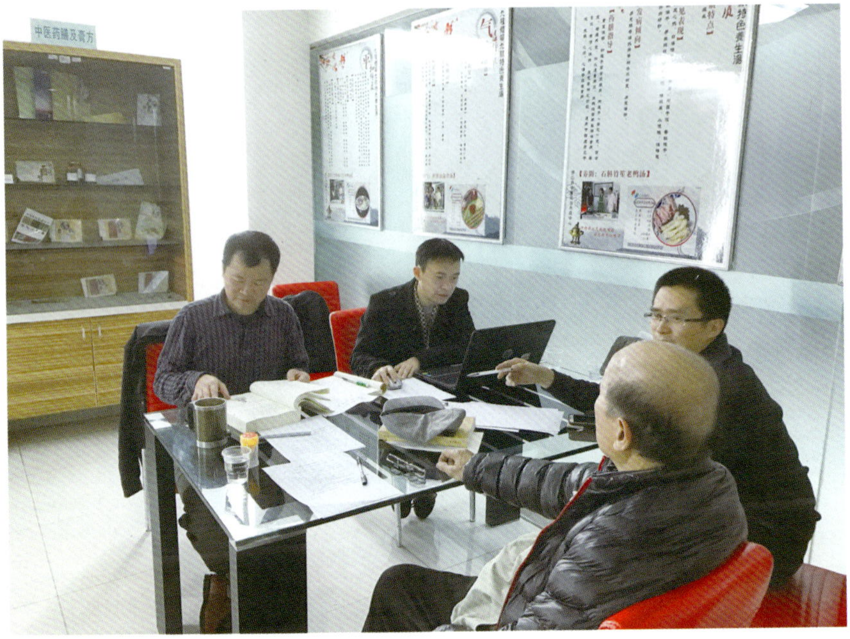

对书稿进行校对研讨（2017 年 3 月）

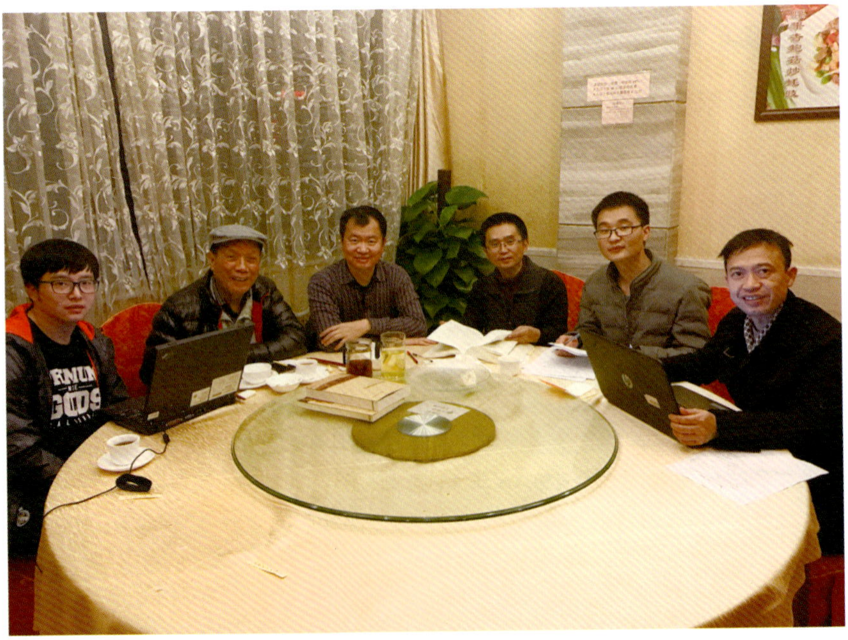

对书稿进行校对研讨（2017 年 3 月）

后　记

在本书即将终审付印之际，回顾两年多时间的艰辛努力，我脑海中闪动得最多的一个词是“前赴后继”，那些为本书作出支持和贡献的领导、专家、同事、朋友、学生，他们亲切热情的笑容仍历历在目，特别是不少跟过我的学生也参与到本书的编写过程中，限于篇幅，他们的名字有的并没有列入本书，成为默默无闻的无名英雄。

孔子有云“四十而不惑，五十而知天命”，我非常幸运，在差不多40岁的时候从事中医治未病工作，并以此作为自己今后的人生事业，不再迷惑！治未病，说到底就是探求养生保健之道，8年的坚持，我开始有了知天命的感觉，对未来也充满期待！期待这本书的出版能带给人们追求养生之道的启迪和“有朋自远方来不亦乐乎”的快乐。

编写这本书的动机，情感源于对这片土地的热爱，生于斯、长于斯、为于斯，耳闻目染，故土情深；启发得益于多年前跟随陈渭良老院长开诊时，他经常引用《大学》里的一句话“物有本末，事有终始，知所先后，则近道矣。”他谆谆教导我们后辈，要知道事物因果，才能承前启后；经验来源于曾参与《佛山市中医院院志》《李广海先生的故事》等文史考证类书稿编写工作的经历。

编写本书的尝试始于2014年7月，当时佛山市卫生和计划生育局转发了《佛山市社科联关于资助出版人文社科丛书的通知》到我院，才知道佛山市社科联每年都有资助出版人文和社科丛书的计划项目，虽然每年只资助寥寥数本且竞争激烈，但我仍然抱着试试看的心情提交了编写《佛山养生文化溯源》的申请和纲目，有幸进入第二轮评审，但最终夭折，理由很简单：主题不错内容单薄。我没有气馁，用一年的时间准备，完成初稿20万字，第二年也就是2015年继续申请，总算功夫不负有心人，经过专家评审，幸运地成为当年的5本资助书籍之一，获6万元经费以资助出版。

编写此书并非一帆风顺，作为一名医务工作者，每天要承担繁重的医疗、科研及教学任务，很少有时间、有精力去调研、考证和撰写，好在有医院领导的支持，科教科张小娟科长、何秋月老师无微不至的关心和指导，我们及时组建了编写团队，分工合作，这其中不单有佛山市中医院的写作宣传骨干邝立副主任医师、叶惠欣护师及我科潘智斌、宋少英、胡晨鸣、陈诗慧等同事参与，也有对佛山武术颇有研究的佛山科学技术学院体育学院的张志坚老师、热心养生文化事业的佛山市养生文化研究会创办人之一林岐老师，香港中文大学考古专业的研究生何黎锦跨越两地运用其专业知识参与到我们的编写与调研工作中，我的研究生徐光镇、陈月娥不辞辛苦支持老师、表现出色，特别是光镇同学在手部伤患未愈的情况下仍承担了后期大量的写作和统稿任务，毫无怨言；实习生潘佳宜、黄鹏、蔡泽鑫及前来进修的吴金宗、王娟等不同时期参与到编委会的工作中，这里更有部门负责人余寿益主任医师、黄志庆主任中医师的资源整合与协调，及时修正不足。他们都为本书的完成作出了贡献。

本书的顺利完成，有赖于佛山市社会科学界联合会的启动与监督，特别是市社科联邓翔主席、李若岚部长亲自批示过问，淦述卫老师无微不至的关心与督促。本书的顾问团，佛山市地方志办公室副主任黄国扬、《佛山艺术》主编何百源、市社科联科研规划部部长李若岚、佛山科学技术学院教授姚朝文博士，在本书编写过程中，给予我们很多宝贵建议和意见。最后阶段，佛山作家协会名誉主席郑启谦、佛山市中西医结合学会副秘书长余海波等作为审稿专家，为书稿认真审阅、具体把关，并为本书作序。

由于水平、时间有限，书中不少素材不能一一考证，也可能不能面面俱到，我们特意将原书名《佛山养生文化溯源》更改为《佛山养生文化探源》，以作今后深入溯源的首次探索；另外，书中引用了不少前人文献资料，未能一一注明出处，在此表示歉意！同时，越临近付印出版之际，越发现更多的遗漏和缺陷，希望今后有再版修订之日，拾遗补缺，令本书更趋充实完善。

最后，我深深感到，这是一件团队集体智慧的作品，我们的工作，又是一项没有终点、前赴后继的事业，感谢一路上有您，祝愿佛山养生文化之花带给您健康、快乐的人生！

刘继洪

2016 年 10 月 28 日

2017 年 5 月 16 日修改